国家卫生健康委员会"十四五"规划教材
全 国 高 等 学 校 教 材
供基础、临床、预防、口腔医学类专业用

新形态教材

医学遗传学

Medical Genetics

第8版

主　　编 | 左伋　张学

副 主 编 | 吴志英　富伟能　黄雷

数 字 主 编 | 黄雷　刘雯

数字副主编 | 富伟能　马长艳　罗兰

U0292816

人民卫生出版社
·北京·

图书在版编目（CIP）数据

医学遗传学 / 左伋，张学主编 . — 8 版 . —北京：
人民卫生出版社，2024.5（2024.8 重印）
全国高等学校五年制本科临床医学专业第十轮规划教
材

ISBN 978–7–117–36297–9

Ⅰ. ①医…　Ⅱ. ①左…②张…　Ⅲ. ①医学遗传学 –
高等学校 – 教材　Ⅳ. ①R394

中国国家版本馆 CIP 数据核字（2024）第 089758 号

人卫智网	www.ipmph.com	医学教育、学术、考试、健康，
		购书智慧智能综合服务平台
人卫官网	www.pmph.com	人卫官方资讯发布平台

医学遗传学
Yixue Yichuanxue
第 8 版

主　　编：左　伋　张　学
出版发行：人民卫生出版社（中继线 010-59780011）
地　　址：北京市朝阳区潘家园南里 19 号
邮　　编：100021
E - mail：pmph @ pmph.com
购书热线：010-59787592　010-59787584　010-65264830
印　　刷：人卫印务（北京）有限公司
经　　销：新华书店
开　　本：850 × 1168　1/16　印张：17
字　　数：503 千字
版　　次：2001 年 9 月第 1 版　2024 年 5 月第 8 版
印　　次：2024 年 8 月第 2 次印刷
标准书号：ISBN 978-7-117-36297-9
定　　价：65.00 元
打击盗版举报电话：010-59787491　E-mail：WQ @ pmph.com
质量问题联系电话：010-59787234　E-mail：zhiliang @ pmph.com
数字融合服务电话：4001118166　E-mail：zengzhi @ pmph.com

编委名单

编　委 （以姓氏笔画为序）

马长艳　南京医科大学
王　慧　华中科技大学
左　伋　复旦大学
刘　炎　南通大学
刘　雯　复旦大学
阮绪芝　湖北医药学院
李　丽　同济大学
李　莉　山西医科大学
李卫东　天津医科大学
杨　娟　西安交通大学
吴志英　浙江大学
何俊琳　重庆医科大学
张　学　哈尔滨医科大学
陈　峰　哈尔滨医科大学
罗　兰　昆明医科大学
岳丽玲　齐齐哈尔医学院
郑　红　郑州大学
黄　雷　上海交通大学
富伟能　中国医科大学
熊　符　南方医科大学
潘有福　遵义医科大学

编写秘书 杨　玲　复旦大学

数字编委

新形态教材使用说明

　　新形态教材是充分利用多种形式的数字资源及现代信息技术,通过二维码将纸书内容与数字资源进行深度融合的教材。本套教材全部以新形态教材形式出版,每本教材均配有特色的数字资源和电子教材,读者阅读纸书时可以扫描二维码,获取数字资源、电子教材。

　　电子教材是纸质教材的电子阅读版本,其内容及排版与纸质教材保持一致,支持手机、平板及电脑等多终端浏览,具有目录导航、全文检索功能,方便与纸质教材配合使用,进行随时随地阅读。

获取数字资源与电子教材的步骤

1 扫描封底红标二维码,获取图书"使用说明"。

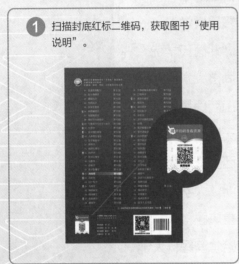

2 揭开红标,扫描绿标激活码,注册/登录人卫账号获取数字资源与电子教材。

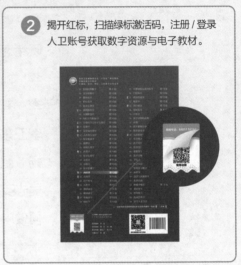

3 扫描书内二维码或封底绿标激活码,随时查看数字资源和电子教材。

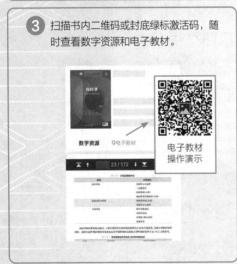

4 登录 zengzhi.ipmph.com 或下载应用体验更多功能和服务。

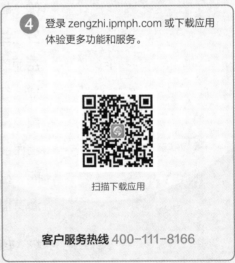

扫描下载应用

客户服务热线 400-111-8166

读者信息反馈方式

人卫e教
medu.pmph.com

　　欢迎登录"人卫e教"平台官网"medu.pmph.com",在首页注册登录后,即可通过输入书名、书号或主编姓名等关键字,查询我社已出版教材,并可对该教材进行读者反馈、图书纠错、撰写书评以及分享资源等。

序言

百年大计，教育为本。教育立德树人，教材培根铸魂。

过去几年，面对突如其来的新冠疫情，以习近平同志为核心的党中央坚持人民至上、生命至上，团结带领全党全国各族人民同心抗疫，取得疫情防控重大决定性胜利。在这场抗疫战中，我国广大医务工作者为最大限度保护人民生命安全和身体健康发挥了至关重要的作用。事实证明，我国的医学教育培养出了一代代优秀的医务工作者，我国的医学教材体系发挥了重要的支撑作用。

党的二十大报告提出到 2035 年建成教育强国、健康中国的奋斗目标。我们必须深刻领会党的二十大精神，深刻理解新时代、新征程赋予医学教育的重大使命，立足基本国情，尊重医学教育规律，不断改革创新，加快建设更高质量的医学教育体系，全面提高医学人才培养质量。

尺寸教材，国家事权，国之大者。面对新时代对医学教育改革和医学人才培养的新要求，第十轮教材的修订工作落实习近平总书记的重要指示精神，用心打造培根铸魂、启智增慧、适应时代需求的精品教材，主要体现了以下特点。

1. 进一步落实立德树人根本任务。遵循《习近平新时代中国特色社会主义思想进课程教材指南》要求，努力发掘专业课程蕴含的思想政治教育资源，将课程思政贯穿于医学人才培养过程之中。注重加强医学人文精神培养，在医学院校普遍开设医学伦理学、卫生法以及医患沟通课程基础上，新增蕴含医学温度的《医学人文导论》，培养情系人民、服务人民、医德高尚、医术精湛的仁心医者。

2. 落实"大健康"理念。将保障人民全生命周期健康体现在医学教材中，聚焦人民健康服务需求，努力实现"以治病为中心"转向"以健康为中心"，推动医学教育创新发展。为弥合临床与预防的裂痕作出积极探索，梳理临床医学教材体系中公共卫生与预防医学相关课程，建立更为系统的预防医学知识结构。进一步优化重组《流行病学》《预防医学》等教材内容，撤销内容重复的《卫生学》，推进医防协同、医防融合。

3. 守正创新。传承我国几代医学教育家探索形成的具有中国特色的高等医学教育教材体系和人才培养模式，准确反映学科新进展，把握跟进医学教育改革新趋势新要求，推进医科与理科、工科、文科等学科交叉融合，有机衔接毕业后教育和继续教育，着力提升医学生实践能力和创新能力。

4. 坚持新形态教材的纸数一体化设计。数字内容建设与教材知识内容契合，有效服务于教学应用，拓展教学内容和学习过程；充分体现"人工智能＋"在我国医学教育数字化转型升级、融合发展中的促进和引领作用。打造融合新技术、新形式和优质资源的新形态教材，推动重塑医学教育教学新生态。

5. 积极适应社会发展，增设一批新教材。包括：聚焦老年医疗、健康服务需求，新增《老年医学》，维护老年健康和生命尊严，与原有的《妇产科学》《儿科学》等形成较为完整的重点人群医学教材体系；重视营养的基础与一线治疗作用，新增《临床营养学》，更新营养治疗理念，规范营养治疗路径，提升营养治疗技能和全民营养素养；以满足重大疾病临床需求为导向，新增《重症医学》，强化重症医学人才的规范化培养，推进实现重症管理关口前移，提升应对突发重大公共卫生事件的能力。

我相信，第十轮教材的修订，能够传承老一辈医学教育家、医学科学家胸怀祖国、服务人民的爱国精神，勇攀高峰、敢为人先的创新精神，追求真理、严谨治学的求实精神，淡泊名利、潜心研究的奉献精神，集智攻关、团结协作的协同精神。在人民卫生出版社与全体编者的共同努力下，新修订教材将全面体现教材的思想性、科学性、先进性、启发性和适用性，以全套新形态教材的崭新面貌，以数字赋能医学教育现代化、培养医学领域时代新人的强劲动力，为推动健康中国建设作出积极贡献。

教育部医学教育专家委员会主任委员

教育部原副部长

林蕙青

2024 年 5 月

全国高等学校五年制本科临床医学专业
第十轮 规划教材修订说明

全国高等学校五年制本科临床医学专业国家卫生健康委员会规划教材自1978年第一轮出版至今已有46年的历史。近半个世纪以来,在教育部、国家卫生健康委员会的领导和支持下,以吴阶平、裘法祖、吴孟超、陈灏珠等院士为代表的几代德高望重、有丰富的临床和教学经验、有高度责任感和敬业精神的国内外著名院士、专家、医学家、教育家参与了本套教材的创建和每一轮教材的修订工作,使我国的五年制本科临床医学教材从无到有、从少到多、从多到精,不断丰富、完善与创新,形成了课程门类齐全、学科系统优化、内容衔接合理、结构体系科学的由纸质教材与数字教材、在线课程、专业题库、虚拟仿真和人工智能等深度融合的立体化教材格局。这套教材为我国千百万医学生的培养和成才提供了根本保障,为我国培养了一代又一代高水平、高素质的合格医学人才,为推动我国医疗卫生事业的改革和发展作出了历史性巨大贡献,并通过教材的创新建设和高质量发展,推动了我国高等医学本科教育的改革和发展,促进了我国医药学相关学科或领域的教材建设和教育发展,走出了一条适合中国医药学教育和卫生事业发展实际的具有中国特色医药学教材建设和发展的道路,创建了中国特色医药学教育教材建设模式。老一辈医学教育家和科学家们亲切地称这套教材是中国医学教育的"干细胞"教材。

本套第十轮教材修订启动之时,正是全党上下深入学习贯彻党的二十大精神之际。党的二十大报告首次提出要"加强教材建设和管理",表明了教材建设是国家事权的重要属性,体现了以习近平同志为核心的党中央对教材工作的高度重视和对"尺寸课本、国之大者"的殷切期望。第十轮教材的修订始终坚持将贯彻落实习近平新时代中国特色社会主义思想和党的二十大精神进教材作为首要任务。同时以高度的政治责任感、使命感和紧迫感,与全体教材编者共同把打造精品落实到每一本教材、每一幅插图、每一个知识点,与全国院校共同将教材审核把关贯穿到编、审、出、修、选、用的每一个环节。

本轮教材修订全面贯彻党的教育方针,全面贯彻落实全国高校思想政治工作会议精神、全国医学教育改革发展工作会议精神、首届全国教材工作会议精神,以及《国务院办公厅关于深化医教协同进一步推进医学教育改革与发展的意见》(国办发〔2017〕63号)与《国务院办公厅关于加快医学教育创新发展的指导意见》(国办发〔2020〕34号)对深化医学教育机制体制改革的要求。认真贯彻执行《普通高等学校教材管理办法》,加强教材建设和管理,推进教育数字化,通过第十轮规划教材的全面修订,打造新一轮高质量新形态教材,不断拓展新领域、建设新赛道、激发新动能、形成新优势。

其修订和编写特点如下：

1. 坚持教材立德树人课程思政　认真贯彻落实教育部《高等学校课程思政建设指导纲要》，以教材思政明确培养什么人、怎样培养人、为谁培养人的根本问题，落实立德树人的根本任务，积极推进习近平新时代中国特色社会主义思想进教材进课堂进头脑，坚持不懈用习近平新时代中国特色社会主义思想铸魂育人。在医学教材中注重加强医德医风教育，着力培养学生"敬佑生命、救死扶伤、甘于奉献、大爱无疆"的医者精神，注重加强医者仁心教育，在培养精湛医术的同时，教育引导学生始终把人民群众生命安全和身体健康放在首位，提升综合素养和人文修养，做党和人民信赖的好医生。

2. 坚持教材守正创新提质增效　为了更好地适应新时代卫生健康改革及人才培养需求，进一步优化、完善教材品种。新增《重症医学》《老年医学》《临床营养学》《医学人文导论》，以顺应人民健康迫切需求，提高医学生积极应对突发重大公共卫生事件及人口老龄化的能力，提升医学生营养治疗技能，培养医学生传承中华优秀传统文化、厚植大医精诚医者仁心的人文素养。同时，不再修订第9版《卫生学》，将其内容有机融入《预防医学》《医学统计学》等教材，减轻学生课程负担。教材品种的调整，凸显了教材建设顺应新时代自我革新精神的要求。

3. 坚持教材精品质量铸就经典　教材编写修订工作是在教育部、国家卫生健康委员会的领导和支持下，由全国高等医药教材建设学组规划，临床医学专业教材评审委员会审定，院士专家把关，全国各医学院校知名专家教授编写，人民卫生出版社高质量出版。在首届全国教材建设奖评选过程中，五年制本科临床医学专业第九轮规划教材共有13种教材获奖，其中一等奖5种、二等奖8种，先进个人7人，并助力人卫社荣获先进集体。在全国医学教材中获奖数量与比例之高，独树一帜，足以证明本套教材的精品质量，再造了本套教材经典传承的又一重要里程碑。

4. 坚持教材"三基""五性"编写原则　教材编写立足临床医学专业五年制本科教育，牢牢坚持教材"三基"（基础理论、基本知识、基本技能）和"五性"（思想性、科学性、先进性、启发性、适用性）编写原则。严格控制纸质教材编写字数，主动响应广大师生坚决反对教材"越编越厚"的强烈呼声；提升全套教材印刷质量，在双色印制基础上，全彩教材调整纸张类型，便于书写、不反光。努力为院校提供最优质的内容、最准确的知识、最生动的载体、最满意的体验。

5. 坚持教材数字赋能开辟新赛道　为了进一步满足教育数字化需求，实现教材系统化、立体化建设，同步建设了与纸质教材配套的电子教材、数字资源及在线课程。数字资源在延续第九轮教材的教学课件、案例、视频、动画、英文索引词读音、AR互动等内容基础上，创新提供基于虚拟现实和人工智能等技术打造的数字人案例和三维模型，并在教材中融入思维导图、目标测试、思考题解题思路，拓展数字切片、DICOM等图像内容。力争以教材的数字化开发与使用，全方位服务院校教学，持续推动教育数字化转型。

第十轮教材共有56种，均为国家卫生健康委员会"十四五"规划教材。全套教材将于2024年秋季出版发行，数字内容和电子教材也将同步上线。希望全国广大院校在使用过程中能够多提供宝贵意见，反馈使用信息，以逐步修改和完善教材内容，提高教材质量，为第十一轮教材的修订工作建言献策。

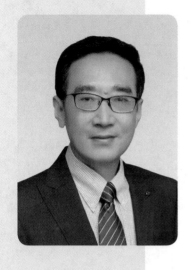

左 伋

复旦大学上海医学院细胞与遗传医学系教授，博士研究生导师，复旦大学教学指导委员会委员，复旦大学基础医学院教学指导委员会主任委员。兼任中国优生科学协会会长、《中国优生与遗传杂志》总编辑、中国转化医学联盟医学细胞生物学分会副会长；曾任教育部实验室建设教学指导委员会委员，政协上海市委员会第十三届委员会常务委员。

在高校从事教学研究工作近 40 年，主要致力于医学遗传学和医学细胞生物学的教学、教学研究和科学研究。教学上，主持的"医学遗传学"课程是国家级精品课程、国家精品在线课程和国家级一流课程，有关医学遗传学的教学研究获上海市教学成果奖一等奖两次、二等奖两次；所带领的团队获国家级教学团队称号。科研上，主要聚焦于分子伴侣的生物学及其与肿瘤和老年退行性疾病的关系的研究，先后承担国家自然科学基金、上海市自然科学基金、上海市自然科学基金重点项目多项；国内外发表论文 200 余篇（其中 SCI 论文 60 余篇），主编、副主编或参编专著 5 本，获省部级科研奖成果 2 项；主编"十五"~"十四五"国家级规划教材《医学遗传学》（第 4 版~第 8 版），享国务院政府特殊津贴，个人曾获宝钢优秀教师奖、复旦大学校长奖、上海市教学名师奖、上海市模范教师称号。

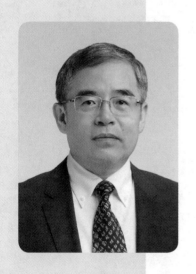

张 学

医学遗传学专家，一级教授，中国工程院院士，中国医学科学院学部委员。现任哈尔滨医科大学星联讲席教授、中国医学科学院基础医学研究所/北京协和医学院基础学院长聘教授、疑难重症及罕见病全国重点实验室 PI；兼任中国遗传学会副理事长、中国医师协会医学遗传医师分会会长、《中华医学遗传学杂志》主编。曾先后担任原国家卫生计生委罕见病诊疗与保障专家委员会主任委员、中华医学会医学遗传学分会主任委员、*Am J Hum Genet* 等 8 家国际杂志编委。曾任中国医科大学基础医学院细胞生物学教研室主任、原卫生部细胞生物学重点实验室主任、北京协和医院临床遗传学实验室主任、首都儿科研究所医学遗传室主任。

主要从事罕见病致病基因研究，发现家族性反常性痤疮和 Marie Unna 型稀毛症等单基因病的致病基因以及先天性全身多毛症和家族性多发基底细胞癌综合征等基因组病的致病 DNA 重排，在 *Science* 和 *Nature Genetics* 等杂志发表系列高水平论文。2011 年获谈家桢生命科学创新奖，2014 年"遗传病致病基因和致病基因组重排的新发现"项目获国家自然科学奖二等奖（第一完成人），2017 年获全国创新争先奖和何梁何利基金科学与技术进步奖（医学药学奖）。

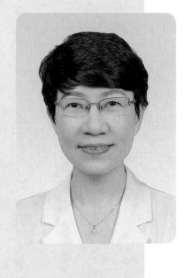

吴志英

浙江大学求是特聘教授,二级教授,浙江大学医学院附属第二医院神经内科主任医师,医学遗传科/罕见病诊治中心主任。国家杰出青年科学基金获得者。担任中国神经科学学会副理事长,中华医学会神经病学分会神经遗传学组组长,浙江省医学会神经病学分会主任委员。擅长神经遗传病和疑难罕见病的精准诊治和致病机制研究。研究结果以唯一或最后通信作者在 *Nature Genetics* 等国际主流期刊发表 SCI 论文 160 多篇。入选"新世纪百千万人才工程国家级人选",先后获得中国青年科技奖、中国青年女科学家奖、全国优秀科技工作者、国家卫生计生突出贡献中青年专家、中国杰出神经内科医师学术成就奖等荣誉。

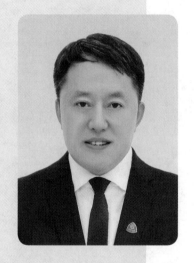

富伟能

教授,博士研究生导师。现任中国医科大学生命科学学院遗传学教研室主任、中国遗传学会理事、中华医学会医学遗传学分会副主任委员、中国医师协会医学遗传医师分会委员、《中华医学遗传学》杂志编委、辽宁省医学会医学遗传学分会前任主任委员。从事教学工作至今31 年,是国家一流本科课程"遗传学和生殖发育生物学"和省级一流本科课程"医学遗传学"负责人。编写、编译教材和著作 10 部,其中,副主编 2 部,副主译 1 部。主持省级教学课题 2 项。主持科研课题 10项,其中,国家级课题 3 项。获国家教学成果奖二等奖 1 项,省级教学成果奖一等奖 1 项,省部级科技进步奖二等奖 1 项、三等奖 2 项,霍英东教育基金会第七届高等院校青年教师奖三等奖 1 项。

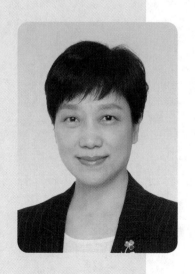

黄 雷

上海交通大学医学院教授、博士研究生导师。组织胚胎学与遗传发育学系副主任,医学遗传学课程组组长,医学遗传与胚胎发育团队首席教师,"肿瘤早期发生相关基因和信号通路研究"课题组长(PI)。任上海病理生理学会理事、中关村肿瘤微创治疗产业技术创新战略联盟精准医学专业委员会常务委员及上海市医师协会罕见病专业委员会委员。

从事教学与科研工作 32 年。先后承担了近 20 项国家级及省部级科研项目。从事肿瘤发生机制与靶向治疗研究,累计在 *STTT* 等杂志发表 SCI 收录论文 40 余篇。曾获上海市自然科学奖三等奖、上海医学科技奖三等奖和"明治乳业生命科学奖"。荣获"全国五一劳动奖章"等荣誉。

前言

为深入贯彻落实党的二十大精神,深刻领悟"两个确立"的决定性意义,增强"四个意识"、坚定"四个自信"、做到"两个维护",全面推进习近平新时代中国特色社会主义思想和党的二十大精神进教材,认真贯彻执行《普通高等学校教材管理办法》,建设一流核心教材,人民卫生出版社于 2022 年 9 月启动了五年制本科临床医学专业第十轮规划教材的修订工作,并于 2023 年 5 月初在北京召开了"全国高等学校五年制本科临床医学专业第十轮规划教材主编人会议",在总结第九轮教材编写和使用情况的基础上,对第十轮教材的修订工作提出了新的工作原则和要求。

根据第十轮教材的整体安排,主编人会议后,成立了《医学遗传学》(第 8 版)编委会,编委来自全国十九个从事五年制本科临床医学专业教学的单位,并于 2023 年 6 月 8~10 日在山西太原召开了编写会,会议传达了主编人会议的精神,认真讨论了编写大纲,落实编写分工,对编写进度进行了安排。2023 年 9 月各位编委完成初稿后进行了互审,于 2023 年 11 月 12~14 日在深圳召开定稿会,对所有稿件进行进一步修订。

医学遗传学是一门探讨疾病发生的遗传学机制以及应用遗传学原理和技术开展疾病诊断、治疗和预防的学科。医学遗传学课程在医学教育中占有特定的地位。随着生命科学的发展,基于人类基因组的医学研究不断深入。就疾病的发生而言,越来越多的疾病基因或易感基因被发现;遗传因素和环境因素交互作用成为绝大多数疾病的发病机制;遗传调控机制(尤其是表观遗传学领域)的不断进展使药物靶向治疗更加精准;相关技术的进步使疾病的预测、诊断和治疗逐步成为现实;相应地,一些遗传伦理问题也成为社会关注的热点。因此及时更新教材内容已刻不容缓。本次《医学遗传学》(第 8 版)的修订,遵循"全国高等学校五年制本科临床医学专业第十轮规划教材修订工作原则和基本要求",体现了教材的延续性,除个别章节的顺序有所调整外,基本框架保持不变,更新了部分内容和图表,但在编写过程中仍然坚持"三基"(基础理论、基本知识、基本技能)、"五性"(思想性、科学性、先进性、适用性、启发性)、"三特定"(特定的对象、特定的要求、特定的限制)的原则要求,强调内容安排合理,深浅适宜,适应五年制本科教学的需求。

本次《医学遗传学》(第 8 版)的修订得到了复旦大学、山西医科大学、南方医科大学等多方面的支持,谨表示衷心感谢。由于学科的不断发展,同时由于我们编者水平的局限,不足之处恳请本教材的使用者提出批评和改进意见。

左伋 张学
2024 年 5 月

目录

绪论 ·· 1
 第一节 医学遗传学的任务和范畴 ··············· 1
 第二节 医学遗传学发展简史 ··················· 2
 第三节 人类基因组 ························· 4
  一、人类基因 ························· 4
  二、人类基因组 ······················· 5
  三、基因表达与调控 ···················· 6
 第四节 遗传病概述 ························· 7
  一、遗传病的特点 ····················· 8
  二、人类遗传病的分类 ·················· 8
  三、在线《人类孟德尔遗传》（OMIM） ········ 10
  四、疾病的发生与遗传因素和环境因素的关系 ····· 10
  五、遗传病在医学实践中的一些问题 ·········· 11
 第五节 医学遗传学的发展方向 ················ 12

第一部分 医学遗传学基础 15

第一章 基因突变与遗传多态性 16
 第一节 基因突变的本质及其特性 ··············· 16
  一、多向性 ························· 17
  二、重复性 ························· 17
  三、随机性 ························· 17
  四、可逆性 ························· 17
  五、有害性 ························· 17
 第二节 基因突变的诱发因素 ················· 17
  一、物理因素 ······················· 18
  二、化学因素 ······················· 18
  三、生物因素 ······················· 19
 第三节 基因突变的形式 ··················· 19
  一、静态突变 ······················· 19
  二、动态突变 ······················· 23
 第四节 DNA 损伤的修复 ··················· 24
  一、紫外线引起的 DNA 损伤修复 ··········· 24
  二、电离辐射引起的 DNA 损伤与修复 ········· 26
  三、修复缺陷与错误修复 ················ 26
 第五节 遗传多态性 ······················ 27
  一、遗传多态性的概念 ·················· 27
  二、遗传多态性的表现形式 ··············· 27

三、 DNA 遗传多态性研究的意义及应用 ·················· 28

第二章　基因突变的分子效应 ································· **30**
  第一节　基因突变导致蛋白质功能异常 ·················· 30
    一、 基因突变对蛋白质功能的影响 ·················· 30
    二、 基因突变导致蛋白功能异常的分子机制 ·········· 31
    三、 突变蛋白的分子细胞病理学效应与临床表型之间的
      关系 ·· 35
  第二节　基因突变引起性状改变的分子生物学机制 ········ 36
    一、 酶分子异常引起的代谢缺陷 ···················· 36
    二、 非酶蛋白分子缺陷导致的分子病 ················ 38
    三、 不同类型蛋白的基因突变影响不同 ·············· 39
  第三节　非编码 RNA 的基因突变 ······················· 39
    一、 非编码 RNA 的作用原理 ······················· 39
    二、 非编码 RNA 基因突变的生物学效应 ············· 40

第三章　单基因遗传 ······································· **44**
  第一节　单基因概述与系谱 ···························· 44
    一、 单基因概述 ···································· 44
    二、 系谱与系谱分析 ································ 45
  第二节　常染色体显性遗传 ···························· 46
    一、 A1 型短指（趾）症 ······························ 46
    二、 婚配类型与子代发病风险 ······················ 47
    三、 常染色体显性遗传病的系谱特征 ················ 47
  第三节　常染色体隐性遗传 ···························· 47
    一、 尿黑酸尿症 ···································· 48
    二、 婚配类型及子代发病风险 ······················ 48
    三、 常染色体隐性遗传病的系谱特征 ················ 49
    四、 常染色体隐性遗传病分析时应注意的两个问题 ···· 49
  第四节　X 连锁显性遗传 ······························· 51
    一、 低磷酸盐血症性佝偻病 ························ 51
    二、 婚配类型和子代发病风险 ······················ 52
    三、 X 连锁显性遗传病的系谱特征 ·················· 52
  第五节　X 连锁隐性遗传 ······························· 53
    一、 血友病 A ······································ 53
    二、 婚配类型和子代发病风险 ······················ 53
    三、 X 连锁隐性遗传病的系谱特征 ·················· 54
  第六节　Y 连锁遗传 ································· 55
  第七节　影响单基因病分析的因素 ····················· 55
    一、 假常染色体遗传 ································ 55
    二、 遗传印记的遗传学效应 ························ 56
    三、 基因型-表型相关性 ···························· 56
    四、 生殖腺嵌合 ···································· 58

五、 遗传早现 ·· 59

六、 X 染色体失活 ······································ 59

第四章 多基因遗传 ······································ **61**

第一节 数量性状的遗传 ·································· 61

一、 质量性状与数量性状 ···························· 61

二、 数量性状的遗传 ································· 62

第二节 多基因病的遗传 ·································· 64

一、 易患性与发病阈值 ······························ 64

二、 遗传率及其估算 ································· 65

三、 多基因病的遗传特点 ···························· 67

四、 影响多基因病再发风险估计的因素 ············ 68

第五章 群体遗传 ·· **71**

第一节 群体的遗传平衡 ·································· 71

一、 Hardy-Weinberg 定律 ···························· 71

二、 Hardy-Weinberg 定律的应用 ···················· 73

第二节 影响遗传平衡的因素 ···························· 74

一、 非随机婚配 ····································· 74

二、 突变和选择 ····································· 76

三、 遗传漂变 ······································· 77

四、 迁移和基因流 ··································· 79

第三节 遗传负荷 ·· 79

一、 突变负荷 ······································· 79

二、 分离负荷 ······································· 80

三、 影响遗传负荷的因素 ···························· 80

第四节 群体中的遗传多态现象 ·························· 80

一、 DNA 多态性 ····································· 80

二、 连锁不平衡及应用 ······························ 81

第六章 线粒体遗传 ·· **83**

第一节 人类线粒体基因组 ································ 83

一、 线粒体基因组的结构 ···························· 83

二、 线粒体 DNA 的复制 ······························ 84

三、 线粒体基因的转录 ······························ 84

四、 线粒体遗传系统的特点 ·························· 85

第二节 线粒体基因突变 ·································· 87

一、 mtDNA 的突变类型 ······························ 87

二、 突变导致的功能缺陷 ···························· 88

第三节 线粒体病的遗传特点 ···························· 89

一、 母系遗传 ······································· 89

二、 阈值效应 ······································· 89

三、 核质协同性 ····································· 90

第七章　人类染色体··91
　第一节　人类染色体的基本特征··91
　　一、染色质和染色体··91
　　二、人类染色体的数目和形态结构······································94
　　三、性别决定及性染色体··95
　第二节　人类染色体核型与命名体系····································96
　　一、染色体的研究方法··96
　　二、染色体核型··98
　　三、人类细胞遗传学/细胞基因组学国际命名体系
　　　　（ISCN）··100

第八章　染色体畸变··**104**
　第一节　染色体畸变发生的原因··104
　　一、化学因素··104
　　二、物理因素··105
　　三、生物因素··105
　　四、母亲年龄··105
　第二节　染色体数目异常及其产生机制····························105
　　一、整倍性改变··105
　　二、整倍体产生原因··106
　　三、非整倍性改变··106
　　四、非整倍体的产生原因··107
　　五、染色体数目畸变的描述方法······································108
　第三节　染色体结构畸变及其产生机制····························108
　　一、染色体结构畸变的描述方法······································108
　　二、染色体结构畸变的类型及其产生机制··············109
　第四节　染色体畸变的生物学效应······································113
　　一、染色体数目畸变的生物学效应··································113
　　二、染色体结构畸变的生物学效应··································114

第二部分　医学遗传学临床　　　　　　　　　　　　**117**

第九章　单基因病··**118**
　第一节　分子病··118
　　一、血红蛋白病··118
　　二、血浆蛋白病··124
　　三、结构蛋白缺陷病··125
　　四、受体蛋白病··127
　　五、膜转运蛋白病··128
　第二节　先天性代谢缺陷··128
　　一、先天性代谢缺陷的共同规律······································129
　　二、糖代谢缺陷病··130
　　三、氨基酸代谢遗传病··133

四、 核酸代谢遗传病 ·· 134

五、 脂类代谢遗传病 ·· 135

第十章　多基因病　137

第一节　精神分裂症 ·· 137

一、 精神分裂症的临床特征 ······································ 137

二、 精神分裂症发生的遗传因素 ································ 137

第二节　糖尿病 ·· 139

一、 糖尿病的临床特征及分类 ··································· 139

二、 糖尿病发生的遗传因素 ······································ 140

第三节　支气管哮喘 ·· 141

一、 哮喘的临床特征 ··· 141

二、 哮喘发生的遗传因素 ··· 141

第四节　阿尔茨海默病 ··· 142

一、 阿尔茨海默病的临床特征 ··································· 142

二、 阿尔茨海默病发生的遗传因素 ···························· 142

第十一章　线粒体病　144

第一节　疾病过程中的线粒体变化 ································· 144

第二节　线粒体病的分类 ·· 144

第三节　mtDNA 突变引起的线粒体病 ··························· 145

一、 莱伯遗传性视神经病变 ······································ 146

二、 肌阵挛性癫痫伴破碎红纤维综合征 ······················ 147

三、 线粒体脑肌病伴高乳酸血症和卒中样发作 ·············· 147

四、 氨基糖苷类抗生素致聋 ······································ 148

五、 卡恩斯-赛尔综合征 ·· 148

六、 亚急性坏死性脑脊髓病 ······································ 149

七、 母系遗传的糖尿病伴耳聋 ··································· 149

八、 其他与线粒体有关的病变 ··································· 149

第四节　核 DNA 突变引起的线粒体病 ·························· 150

第十二章　染色体病　153

第一节　染色体病发病概况 ··· 153

一、 染色体病的发生率 ·· 153

二、 染色体分析的临床指征 ······································ 155

第二节　常染色体病 ·· 155

一、 唐氏综合征 ··· 155

二、 18-三体综合征 ·· 155

三、 13-三体综合征 ·· 156

四、 5p$^-$ 综合征 ··· 157

五、 微小缺失综合征 ··· 157

第三节　唐氏综合征 ·· 158

一、 唐氏综合征的发生率 ··· 158

二、唐氏综合征的表型特征 ······· 158
三、唐氏综合征的遗传分型 ······· 158
四、唐氏综合征发生的分子机制 ······· 160
五、唐氏综合征的诊断、治疗及预防 ······· 162
第四节　性染色体病 ······· 163
一、性染色体的数目异常 ······· 163
二、X染色体的结构异常 ······· 165
第五节　染色体异常携带者 ······· 165
一、易位携带者 ······· 165
二、倒位携带者 ······· 166

第十三章　遗传性免疫缺陷 　169
第一节　T细胞免疫缺陷 ······· 170
一、先天性胸腺发育不全 ······· 171
二、重症联合免疫缺陷 ······· 171
三、MHC Ⅰ类、Ⅱ类分子缺陷 ······· 172
四、共济失调毛细血管扩张症 ······· 173
五、Wiskott-Aldrich综合征 ······· 173
第二节　B细胞免疫缺陷 ······· 173
一、X连锁无丙种球蛋白血症 ······· 174
二、IgA缺陷及IgG亚型缺陷 ······· 174
三、高IgM综合征 ······· 174
四、普通变异型免疫缺陷 ······· 175
五、婴儿期短暂性低丙种球蛋白血症 ······· 175
第三节　吞噬细胞免疫缺陷 ······· 175
一、慢性肉芽肿病 ······· 175
二、白细胞黏附缺陷 ······· 176
第四节　补体缺陷 ······· 176
一、补体固有成分缺陷 ······· 177
二、补体调节蛋白缺陷 ······· 177

第十四章　出生缺陷 　180
第一节　出生缺陷的发生率 ······· 180
一、先天畸形和围生期死亡 ······· 180
二、新生儿畸形发病率 ······· 180
三、儿童死亡率 ······· 182
第二节　出生缺陷的临床特征 ······· 182
一、出生缺陷的分类 ······· 182
二、出生缺陷的诊断 ······· 183
第三节　常见的出生缺陷 ······· 183
一、神经管缺陷 ······· 183
二、先天性心脏病 ······· 185
第四节　出生缺陷的发病机制 ······· 186

一、出生缺陷的发生因素 ·········· 186

二、致畸剂诱发出生缺陷的机制 ·········· 189

第十五章 肿瘤与遗传 ·········· **191**

第一节 肿瘤发生的遗传因素 ·········· 191

一、肿瘤的遗传现象 ·········· 191

二、遗传性肿瘤综合征 ·········· 192

三、遗传性肿瘤 ·········· 192

第二节 基因组不稳定性与肿瘤发生 ·········· 193

一、DNA 序列不稳定性与肿瘤发生 ·········· 193

二、染色体不稳定性与肿瘤发生 ·········· 193

第三节 肿瘤遗传基础与细胞增殖和凋亡 ·········· 194

一、癌基因 ·········· 194

二、抑癌基因 ·········· 198

三、肿瘤发生与细胞周期调控 ·········· 199

四、肿瘤与细胞凋亡 ·········· 200

第四节 肿瘤发生的遗传理论 ·········· 200

一、单克隆起源理论 ·········· 201

二、Knudson 二次打击理论 ·········· 201

三、肿瘤发生的多阶段遗传物质损伤理论 ·········· 201

第五节 肿瘤的分子诊断与靶向治疗 ·········· 202

一、肿瘤的遗传易感性与肿瘤分子诊断 ·········· 202

二、肿瘤的靶向治疗 ·········· 203

第十六章 表观遗传异常引起的疾病 ·········· **205**

第一节 表观遗传与肿瘤 ·········· 205

一、DNA 甲基化与肿瘤 ·········· 205

二、组蛋白修饰与肿瘤 ·········· 206

三、染色质重塑与肿瘤 ·········· 206

四、非编码 RNA 与肿瘤 ·········· 207

第二节 表观遗传与神经精神疾病 ·········· 207

一、DNA 甲基化与神经精神疾病 ·········· 207

二、组蛋白修饰与神经精神疾病 ·········· 208

三、非编码 RNA 与神经精神疾病 ·········· 208

第三节 表观遗传与心血管疾病 ·········· 209

一、DNA 甲基化与心血管疾病 ·········· 209

二、组蛋白修饰与心血管疾病 ·········· 209

三、非编码 RNA 与心血管疾病 ·········· 210

第四节 表观遗传与代谢性疾病 ·········· 210

一、DNA 甲基化与代谢性疾病 ·········· 210

二、组蛋白修饰与代谢性疾病 ·········· 211

三、非编码 RNA 与代谢性疾病 ·········· 211

四、基因组印记与代谢性疾病 ·········· 211

第十七章　遗传病的诊断 　　**213**

第一节　临症诊断和症状前诊断 ·························· 213
　一、病史、症状和体征 ···························· 213
　二、家系分析 ································· 214
　三、常规检查 ································· 214
　四、遗传学检查 ······························· 214
第二节　产前诊断 ·································· 216
　一、产前诊断的对象 ···························· 216
　二、产前诊断的方法 ···························· 216
　三、胚胎植入前诊断 ···························· 218

第十八章　遗传病的治疗 　　**219**

第一节　遗传病治疗的原则 ···························· 219
　一、遗传病的个体化治疗 ·························· 219
　二、遗传病疗效的长期评估 ························· 220
　三、杂合子和症状前患者的治疗 ······················ 220
　四、遗传病治疗的策略 ···························· 220
第二节　手术治疗 ·································· 220
　一、手术矫正治疗 ····························· 220
　二、器官和组织移植 ···························· 221
第三节　药物和饮食治疗 ····························· 221
　一、禁其所忌 ································· 221
　二、去其所余 ································· 221
　三、补其所缺 ································· 222
　四、酶疗法 ·································· 222
第四节　基因治疗 ·································· 223
　一、基因治疗的策略 ···························· 223
　二、基因治疗的技术路径 ·························· 225
　三、适于基因治疗的遗传病 ························· 228
　四、基因治疗的临床应用 ·························· 228
　五、基因治疗面临的安全和伦理问题 ···················· 230

第十九章　遗传咨询 　　**232**

第一节　遗传咨询的临床基础 ··························· 232
　一、一些常见的遗传咨询问题 ························ 232
　二、遗传咨询的主要步骤 ·························· 233
第二节　遗传病再发风险率的估计 ························· 234
　一、遗传病再发风险率的一般估计 ····················· 234
　二、贝叶斯定理在遗传病再发风险率评估中的应用 ·············· 236
　三、人工智能在遗传病再发风险率评估中的应用 ··············· 236
第三节　遗传病的群体筛查 ···························· 237
　一、新生儿筛查 ······························· 237
　二、携带者筛查 ······························· 237

　　　三、产前诊断 ·· 238
　　第四节　遗传伦理 ·· 238
　　　一、临床中的伦理问题 ······································ 239
　　　二、遗传隐私 ·· 240
　　　三、人工智能在遗传咨询中面临的问题 ················· 241

推荐阅读 242

中英文名词对照索引 243

绪　论

【学习要点】

1. 医学遗传学的基本概念及发展历程。
2. 遗传病的概念和特征。
3. 临床工作者应具备的遗传学思维。
4. 医学遗传学的发展趋势。

随着生命科学和医学的飞速发展,人们逐渐认识到医学实践中所遇到的一些问题(许多疾病的病因、发病机制、病变过程、预后、诊治和预防等)需要用遗传学的理论和方法才能得以解决。例如,为什么有高血压家族史的人更易罹患高血压病? 为什么有一小部分人群不易感艾滋病(一种传染病)? 为什么同一药物对有同一疾病的不同患者的疗效不同(有人显效、有人无效、有人表现出严重的不良反应)? 第一胎生了一个有先天缺陷的婴儿,第二胎也为先天缺陷患儿的(再发)风险有多大,是否可能生出健康的第二胎? 唐氏综合征(Down syndrome,也称 Down 综合征或 21-三体综合征,一种由于染色体异常而引起的常见"痴呆"症)是如何发生的,它在新生儿中出现的机会为什么随母亲年龄的增大而增加? 遗传病能不能得到有效的根治? 怎样才能预防遗传性疾病的发生而达到健康生殖(healthy birth)的目的? 随着社会的不断进步,人们对健康生殖的要求越来越迫切;另一方面,由于人们对疾病发生、发展本质的认识有了进一步提高,认为绝大多数疾病的发生、发展和转归都是内在(遗传)的和外在(环境)的因素综合作用的结果;同时在疾病的发展过程中,遗传与致病因素交互作用,或致病因素对机体细胞产生损害作用,或机体细胞对致病因素产生适应性反应(在多数情况下,这一反应通常是通过基因表达而保护机体细胞并去除有害的致病因素),这些交互作用的结果决定着机体细胞未来的发展方向,或恢复细胞的正常生理功能,或细胞产生异常损害,继而发生组织、器官的损害,导致疾病的形成,并在临床上表现为一定的特征。因此,与环境因素一样,遗传因素已成为现代医学中的另一个重要方面,医务工作者在医疗工作中正遇到越来越多的遗传学问题,与此同时,医学与遗传学的结合即形成了医学遗传学(medical genetics)这一重要交叉学科。

第一节 │ 医学遗传学的任务和范畴

在传统的观念上,遗传因素与环境因素在疾病发生、发展中的交互作用考虑得较少,所以比较局限。一般把遗传因素作为唯一或主要病因的疾病称为遗传病(genetic disorder);相应地,医学遗传学就是用人类遗传学(human genetics)的理论和方法来研究这些"遗传病"从亲代传递至子代的特点和规律、起源和发生、病理机制、病变过程及其与临床关系(包括诊断、治疗和预防)的一门综合性学科。有的学者将侧重于遗传病的预防、诊断和治疗等内容划归为临床遗传学(clinical genetics)。医学遗传学既研究遗传病的病因学和病理生理学等基础问题,同时也侧重遗传病的临床诊疗和预防问题,因此也有学者将医学遗传学称为遗传医学(genetic medicine),而医学遗传学则侧重于遗传病的病因学、病理生理学的研究。然而,现代医学遗传学的概念比传统医学中的概念有很大的扩充,它首先认为疾病是一个涉及内在(遗传)因素与外在(环境)因素的复杂事件,现代医学遗传学更侧重于从综合的角度比较全面地探讨和分析遗传因素在疾病发生、发展和转归过程中的作用。

医学遗传学是以人类遗传学为基础的，是人类遗传学在临床上的应用，它们都是以"人"为研究对象，这是它们的共同点。不同的是，人类遗传学主要从人种和人类发展史的角度来研究人的遗传性状（例如人体形态的测量以及人种的特征），同时广泛地研究形态结构、生理功能上的变异（例如毛发的颜色、耳的形状等）。在临床上，这些变异并不干扰或破坏正常的生命活动，其临床意义不大。而医学遗传学往往是从医学角度来研究人类疾病与遗传的关系。因此，医学遗传学可以说是一门由"遗传病"这一纽带把遗传学和医学结合起来的边缘学科。

第二节 | 医学遗传学发展简史

孟德尔于1865年发表的《植物杂交实验》揭示了生物遗传性状的分离和自由组合规律，这是科学意义上的"遗传学"学科诞生的标志，但孟德尔这项工作的重要价值直到1900年才被认识；随即，孟德尔定律就被用来解释一些人类疾病的遗传现象。杰出的内科医生Archibald Garrod（1901）描述了4个尿黑酸尿症家系，首次提出了先天性代谢病的概念，认为这些疾病的性状属于隐性遗传性状；William Farabee（1903）指出短指（趾）为显性遗传性状；Godfrey Hardy和Wilhelm Weinberg（1908）研究了人群中基因频率的变化，提出遗传平衡定律，奠定了群体遗传学的基础；Herman Nilsson-Ehle（1909）研究数量性状的遗传，用多对基因的加性效应和环境因素的共同作用阐述数量性状的遗传规律。在那个时期，遗传学的理论研究得到充分的发展，但限于当时的技术水平，这些理论的实验验证及遗传物质的微观研究还无法深入开展。20世纪20—40年代，Frederick Griffith和Oswald Avery用肺炎双球菌转化实验证明了DNA是遗传物质；1953年，James Watson和Francis Crick提出了DNA的双螺旋模型，使人们认识了遗传物质的化学本质。随着生物化学实验技术的发展，对一些先天性代谢缺陷疾病的生化机制逐步阐明，先后发现了糖原贮积症I型是由于缺乏葡萄糖-6-磷酸酶，苯丙酮尿症是由于缺乏苯丙氨酸羟化酶引起的，并提出了一种基因一种酶的假说。

1952年，由于低渗制片技术的建立（徐道觉等）和使用秋水仙碱获得了更多中期细胞分裂象［Joe Hin Tjio（蒋有兴）和Albert Leven］后，才证实人体细胞染色数目为46（而非48），标志着细胞遗传学的诞生。以后相继发现Down综合征为21-三体（Jérôme Lejeune等）、Klinefelter综合征为47，XXY（Patricia Jacob和John Strong）等。在染色体显带技术出现后，由染色体畸变引起的疾病不断被发现和报道。

20世纪70年代，限制性内切酶的使用使得科学家首次能够对DNA进行可控的操作。1978年，Yuet-Wai Kan（简悦威）运用这两种技术实现了对镰状细胞贫血的产前基因诊断。Kary Mullis在20世纪80年代发明的聚合酶链反应（PCR）技术能在体外实现DNA分子的快速扩增，从而使某些疾病的DNA检测成为临床的常规工作。如今，PCR已成为生命科学领域应用最为广泛的基本技术。

真正促使医学遗传学发生革命性变化的是20世纪90年代开始的人类基因组计划。该计划的研究目标是从整体上阐明人遗传信息的组成和表达，包括遗传图绘制、物理图构建、测序（sequencing）、转录图绘制和基因鉴定等方面的工作，为人类遗传多样性的研究提供基本数据，揭示上万种人类单基因异常（有临床意义的约计7 000种）和上百种严重危害人类健康的多基因病（例如心血管疾病、糖尿病、恶性肿瘤、自身免疫性疾病等）的致病基因或疾病易感基因，建立对各种基因病新的诊治方法，实现精确医学（precision medicine），从而推动整个生命科学和医学领域的发展（表绪-1）。现在，医学遗传学已成为21世纪分子医学（molecular medicine）的主体。

表绪-1　医学遗传学大事记

年代	里程碑	主要贡献者
1839	细胞学说	Matthias Schleiden 和 Theodor Schwann
1865	遗传定律	Gregor Mendel

年代	里程碑	主要贡献者
1882	发现染色体	Walther Flemming
1902	发现先天性代谢缺陷病	Archibald Garrod
1903	染色体是遗传物质的载体	Walter Sutton 和 Theodor Boveri
1911	首次定位人类基因	Edmund Wilson
1944	遗传物质的本质 DNA	Oswald Avery
1953	DNA 的双螺旋结构	James Watson 和 Francis Crick
1956	镰状细胞贫血为点突变所致	Vernon Ingram
1956	人染色体数目应为 2n=46	Joe Hin Tjio（蒋有兴）和 Albert Leven
1959	首例染色体病（Down 综合征）	Jérôme Lejeune
1960	首次产前筛查性别	Povl Riis 和 Fritz Fuchs
1960	外周血的染色体分析	Paul Sidney Moorhead
1961	PKU 的新生儿筛查	Robert Guthrie
1961	X 染色体失活现象	Mary Lyon
1961	遗传密码	Marshall Nirenberg
1964	产前超声筛查	Ian Donald
1966	首次产前染色体分析	WR Breg 和 MW Steel
1966	《人类孟德尔遗传》（MIM）问世	Victor McKusick
1970	染色体显带技术	T. Caspersson 和 Zechl
1975	DNA 测序技术	Frederick Sanger、Walter Gilbert、Allan Maxam
1976	首次 DNA 诊断	Yuet-Wai Kan（简悦威）
1979	体外受精技术（试管婴儿）	Patrick Steptoe 和 Robert Edwards
1982	基因工程生产的胰岛素上市	众多学者
1986	发明 PCR 技术	Kary Mullis
1987	人类染色体连锁图	众多学者
1987	OMIM 诞生	Victor A McKusick
1990	首次基因治疗	French Anderson 和 Michael Blaese
1990	首次成功的 PGD	Alan Handyside，Robert Winston 等
2000	人类基因组序列的框架图	众多学者
2003	人类基因组测序完成	人类基因组测序协作组和 Celera 公司
2007	人类基因组 SNP 图谱公布	国际 HapMap 协作组
2010	人类可遗传的变异大全出版（可能涉及了 95%）	国际千人基因组计划
2013	CRISPR-Cas9 技术在细胞内实现 DNA 精确编辑	Jennifer Doudna 和 Emmanuelle Charpentier

第三节 ｜ 人类基因组

基因(gene)是细胞内遗传物质的结构和功能单位,以脱氧核糖核酸(DNA)的化学形式存在于染色体上。在人类,基因通过生殖细胞从亲代向子代传递。人类基因组(human genome)是人体所有遗传信息的总和,包括两个相对独立且相互关联的核基因组(nuclear genome)与线粒体基因组(mitochondrial genome)。如果不特别注明,人类基因组通常是指核基因组。

一、人类基因

人类对基因的认识经历了一个漫长的历史发展过程。从 1865 年孟德尔发表的《植物杂交实验》到 1953 年 James Watson 和 Francis Crick 提出了 DNA 分子双螺旋结构模型(double helix)经过了将近一百年的时间,人们才认识到基因是具有特定"遗传效应"的 DNA 片段,它决定细胞内 RNA 和蛋白质(包括酶分子)等的合成,从而决定生物的遗传性状。进一步的研究发现在整个生物界中,绝大部分生物(包括人类)基因的化学本质是 DNA。但在某些仅含有 RNA 和蛋白质的病毒中,其 RNA 是遗传物质。

(一) 基因的化学本质

组成 DNA 分子的基本单位是脱氧核苷酸。4 种不同的脱氧核苷酸:脱氧腺嘌呤核苷酸(dAMP,A)、脱氧鸟嘌呤核苷酸(dGMP,G)、脱氧胞嘧啶核苷酸(dCMP,C)和脱氧胸腺嘧啶核苷酸(dTMP,T)按一定顺序排列起来构成脱氧多核苷酸长链(DNA 单链)。两条反向平行排列的脱氧多核苷酸单链通过 A 与 T、C 与 G 的碱基互补方式组成 DNA 双链。4 种脱氧核苷酸(A、T、G、C)的排列顺序在不同的 DNA 分子中各不相同,蕴含着各种生物性状的遗传信息。

(二) 基因的结构

包括人类在内的真核生物的结构基因是断裂基因(图绪-1),由编码序列(外显子)和非编码序列(内含子)组成,两者相间排列。不同基因所含内含子的数目和大小各不相同。例如,导致杜氏肌营养不良症(Duchenne muscular dystrophy,DMD)(Duchenne 肌营养不良症)的基因 *DMD* 全长 2 400kb,是目前已知人类最大的基因,大约由 79 个外显子和相应的内含子组成,cDNA 全长为 11 000bp,编码相对分子质量为 427 000 的蛋白,称为抗肌萎缩蛋白(dystrophin)(含 3 685 个氨基酸残基),从 *DMD* 转录形成一条完整的 mRNA 分子需要 16 小时。

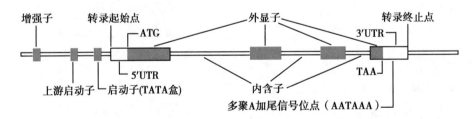

图绪-1 **断裂基因的结构示意图**

断裂基因中的内含子和外显子的关系不是固定不变的,即在同一条 DNA 分子上的某一段 DNA 序列,在作为编码某一条多肽链的基因时是外显子;作为编码另一条多肽链的基因时是内含子,这是由于 mRNA 剪接加工的方式不同所致。结果使同一个基因(确切地说是同一段 DNA 序列)产生两条或以上的 mRNA 链。这是真核生物基因的表达中,由于一个基因的内含子成为另一个基因的外显子,产生基因的差异表达,构成断裂基因结构上的一个重要特点。每个断裂基因中第一个外显子的上游和最末一个外显子的下游,都有一段不被转录的非编码区,称为侧翼序列(flanking sequence)。包括启动子、增强子以及终止子等对 DNA 转录起调控作用的 DNA 序列。

断裂基因结构中外显子-内含子的接头区是高度保守的一致序列,称为外显子-内含子接头。这是断裂基因结构上的又一个重要特点。每一个内含子的两端具有广泛的同源性和互补性,5′端起始的两个碱基是 GT,3′端最后的两个碱基是 AG,通常把这种接头形式叫作 GT-AG 法则（GT-AG rule）。这两个序列是高度保守的,在各种真核生物基因的内含子中均相同。

二、人类基因组

随着人类基因组计划研究的深入和结构基因组学的基本完成,已知人类基因组（human genome）约有 20 000~22 000 个基因。这些与蛋白质合成有关的基因序列只占整个基因组序列的 1.1% 左右；4% 为基因调控序列和 RNA 基因序列；20% 为内含子、基因非翻译区序列以及假基因；75% 为基因外（extragenic）序列,其中 55% 为重复 DNA 序列。近年来发现人类基因组存在 8 000 多种非编码 RNA 基因,表明了人类基因组实际上具有很高的复杂性。人类基因组按 DNA 序列分类既有单拷贝序列,也有重复频率不等的多拷贝序列（表绪-2）。

表绪-2　人类基因组组成

特征	核基因组	线粒体基因组
大小（完成全测序的时间）	3.28×10^9bp（2004 年）	16 568bp（1981 年）
DNA 分子的类型	23 个（在女性中）或 24 个（在男性中）线性 DNA 分子	1 个环形 DNA 分子
每个细胞所含的 DNA 分子	不同倍性的细胞各异。如二倍体细胞为 46 个	通常为几千个拷贝
相关蛋白	不同类型的组蛋白和非组蛋白	没有蛋白
蛋白质编码基因数目	21 000 个左右	13 个
RNA 基因数目	不确定,>8 000 个	24 个
基因密度	不确定,~1/120kb	1/0.45kb
重复 DNA	超过核基因组的 50%	很少
转录	通常基因是独自转录的	重链和轻链同时产生多个基因转录物
内含子	大多数基因含有内含子	没有内含子
蛋白质编码序列的百分比	~1.1%	~66%
密码子	61 个氨基酸密码子+3 个终止密码子	60 个氨基酸密码子+4 个终止密码子
重组	减数分裂时每对同源染色体至少发生 1 次重组	没有重组现象
遗传方式	X 染色体和常染色体呈孟德尔式遗传；Y 染色体呈父系遗传	主要呈母系遗传

（一）单拷贝序列

在基因组中仅有单一拷贝或少数拷贝,又称非重复序列。单拷贝序列（single copy）的长度在 800bp~10kb 之间,多为结构基因。单拷贝或低拷贝 DNA 序列可占到人类基因组的 45%。

（二）重复序列

重复序列（repetitive DNA）约占人类基因组的 55%。有的重复序列较短,有的较长,分散地穿插于整个基因组。这些重复 DNA 是通过变性、复性实验研究被发现的,重复 DNA 的复性速度较非重复 DNA 快。

1. 串联重复　串联重复（tandem repeats）序列以 5bp、10bp、20bp 或 200bp 为一个重复单位,它们串联重复很多次,约占整个基因组的 10%。大多数重复次数多（高度重复）,长度可达几百 kb,即为串联重复 DNA 或卫星 DNA（satellite DNA）。通过原位分子杂交检测,已知串联重复 DNA 大多数位于染色体的异染色质区。由 15~100bp 组成的重复单位（常富含 GC）,重复 20~50 次形成的 0.1~20kb 的短 DNA,叫作小卫星 DNA（minisatellite DNA）,又叫作可变数目串联重复（variable number of tandem repeat,VNTR）,比上述的卫星 DNA（几百 kb）短。而在基因组的间隔序列和内含子等非编码区内,广泛存在着与小卫星 DNA 相似的一类小重复单位（长度<100bp），重复序列为 1~6bp，称为微卫星 DNA（microsatellite DNA）或短串联重复（short tandem repeat，STR），如（A）$_n$/（T）$_n$、（CA）$_n$/（TG）$_n$、（CT）$_n$、（AG）$_n$ 等。由于这些微卫星 DNA 区域在人类基因组中出现的数目和频率不同，表现为多态性（polymorphism），为人类遗传分析提供了大量的多态遗传标志，其多态信息量大于 RFLPs，可用于基因定位、群体进化以及基因诊断等研究。在脆性 X 综合征（fragile X syndrome，FXS）、脊髓小脑共济失调等疾病中都发现微卫星 DNA 如（CAG）$_n$、（CTG）$_n$ 等的不稳定性，往往发生三核苷酸重复扩增突变。

2. 散在重复 DNA 序列和其他可动 DNA 因子　散在重复（interspersed repeats）DNA 是以分散方式分布于整个基因组内的重复序列，约占整个基因组的 45%。散在重复 DNA 序列基本上来自转座子（transposon），即能迁移到基因组不同区域的可移动的 DNA 序列，主要包括第 1 类转座子（class I，也称反转录转座子）和第 2 类转座子（class II，也称 DNA 转座子）。

这些间隔的 DNA 长度可短至 100~400bp（<500bp），称为短散在重复元件（short interspersed nuclear element，SINE）；也可长达 6 000~7 000bp，称为长散在重复元件（long interspersed nuclear element，LINE）。

ALU 重复（*ALU* repeat）是 *SINE* 典型的例子，是人类基因组含量最丰富的散在重复序列，平均每 3kb 发生一次以上的重复，占基因组总 DNA 含量的 11%，长达 300bp，在一个基因组中重复 30 万~50 万次。在 *ALU* 重复序列内含有一个限制性内切酶 *ALU* I 的特异性识别位点 AGCT，可被 *ALU* I 酶解为一个 170bp 和 130bp 的两个片段，故称为 *ALU* 重复。研究表明，神经母细胞纤维瘤的发生是由于 *NF1* 抑癌基因突变所致。曾发现一例患者的 1 对 *NF1* 等位基因之一有一新的 *ALU* 重复序列，使这一 *NF1* 基因失活，当另一个 *NF1* 基因发生突变后，遂造成神经母细胞纤维瘤。某些隐性遗传病也是由于 *ALU* 重复序列插入到外显子中，致使蛋白质编码区的结构改变，出现临床症状。

人类的 *LINE* 包括 3 类基因家族：*LINE-1*、*LINE-2* 和 *LINE-3*，约占基因组总 DNA 含量的 20%。它们主要位于常染色质区，特别是位于中期染色体富含 A-T 碱基的深染 G 带（G-显带阳性）。其中，*LINE-1*（或称 *L1*）家族最为常见，是持续活跃的转座因子，也是最重要的人类转座因子，约占基因组总 DNA 含量的 17%。*LINE-1* 全长约 6.1kb，编码 2 种蛋白：可读框（ORF）1 编码一个 RNA 结合蛋白 p40，具有核酸分子伴侣活性；可读框（ORF）2 编码一个同时具有内切核酸酶与反转录酶活性的蛋白。*LINE-1* 负责基因组中大多数的反转录，可使非自主的 *SINE* 和某些 mRNA 拷贝反转座，产生假基因和反基因（retrogene）。在整个 6 100bp 的 *LINE-1* 全长序列中，80~100bp 的序列便有转座能力，可随着插入一个重要的保守序列而破坏基因的功能，从而导致疾病（如某些血友病患者）。

三、基因表达与调控

（一）基因表达

基因表达（gene expression）一般是所储存的遗传信息转变为由特定的氨基酸种类和序列构成的多肽链，再由多肽链构成蛋白质或酶分子，从而决定生物各种性状（表型）的过程。基因表达包括两个步骤：①以 DNA 为模板转录合成 mRNA；②将遗传信息翻译成多肽链中相应的氨基酸种类和序列。

1. 转录　转录（transcription）是在 RNA 聚合酶催化下，以 DNA 的 3′→5′ 单链（模板链 template strand，或称反义链 antisense strand）为模板，按照碱基互补配对原则（但 RNA 以 U 和 DNA 的 A 配对，其余配对形式与 DNA 复制时一致），以三磷酸核苷酸（NTP）为原料合成 RNA 的过程。转录的最终产物是 mRNA、tRNA 和 rRNA 等。合成不同的 RNA 所需的 RNA 聚合酶不同，RNA 聚合酶 I 合成 rRNA；RNA 聚合酶 II 合成 mRNA 的前体，RNA 聚合酶 III 合成 snRNA 及 tRNA 等小分子 RNA。由 RNA 聚合酶 II 催化所形成的初始转录产物，仅仅是 mRNA 的前体，必须经过加工和修饰，才能形成有功能的 mRNA（图绪-2）；同样，tRNA 和 rRNA 的转录最后也要经过相应的加工和修饰过程，才具有功能。

2. 翻译　翻译（translation）是以 mRNA 为模板指导蛋白质合成的过程。蛋白质合成在细胞质内的核糖体上进行。mRNA、tRNA 和核糖体在翻译中起着重要的作用，mRNA 携带遗传信息，作为合成蛋白质的模板；tRNA 转运活化的氨基酸和识别 mRNA 分子上的遗传密码；核糖体是蛋白质合成的

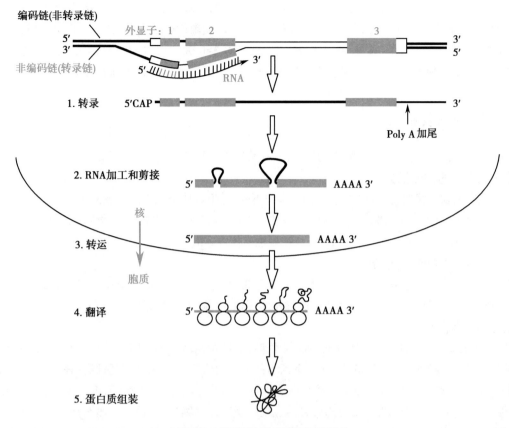

图绪-2　转录及其加工过程示意图

场所,把各种特定的氨基酸分子连接成多肽链。蛋白质合成通常分为 3 个阶段:起始、延长和终止。每个阶段都涉及许多不同而重要的生化过程。

要成为有功能的成熟的翻译产物,需要对合成初级翻译产物进行加工。mRNA 只能决定多肽链中的氨基酸顺序,而蛋白质分子的空间结构是由翻译后修饰所决定的。

(二) 基因表达调控

绝大多数真核生物是多细胞的、复杂的有机体,基因表达控制的特点是能在特定时间和特定细胞中激活特定的基因,从而实现"预订"的有序的分化发育过程。各种优势蛋白质决定各种组织细胞的特殊形态和功能。一种组织细胞中通常只有一种或几种蛋白质发挥优势作用,如上皮细胞为角蛋白、结缔组织为胶原蛋白和弹性蛋白、红细胞为血红蛋白、胰岛细胞为胰岛素等,这些特异表达的基因称为奢侈基因(luxury gene)。相对地,几乎在一切体细胞中均能被表达的基因称为持家基因(housekeeping gene),如与 DNA 复制、RNA 转录和蛋白质合成酶有关的基因及控制糖酵解和三羧酸循环的基因。这表明,细胞表型的分化是由于编码这些蛋白质的基因被选择性地表达,而其他多数基因则处于失活状态或效率相对低的表达状态。真核生物基因表达的调控是通过多阶段水平实现的,可以将复杂的调控机制简要归为转录调控、转录后调控、翻译、翻译后调控和表观遗传学调控五个层次。当然每种表达调控因素并不是完全独立的,如长链非编码 RNA(long non-coding RNA,lncRNA)是一类转录本长度超过 200nt 的 RNA 分子,不编码蛋白,定位于细胞核或细胞质内,以 RNA 的形式在多种层面上(表观遗传学、转录水平以及转录后水平等)调控基因的表达。

第四节 ｜ 遗传病概述

基因的结构或表达调控异常则可导致遗传病的发生。按经典的概念,遗传病或遗传性疾病的发生需要有一定的遗传基础,并通过这种遗传基础、按一定的方式传于后代发育形成的疾病。因此,遗传病的传递并非现成的疾病,而是遗传病的发病基础。而在现代医学中,遗传病的概念有所扩大,遗传因素不仅仅是一些疾病的病因,也与环境因素一起在疾病的发生、发展及转归中起关键性作用。因此,在了解医学遗传学时,既要把握经典的遗传病概念,也要对遗传病的新进展有所认识。但在本教材中,主要是以经典概念为线索展开讨论的。

一、遗传病的特点

作为以遗传因素为主要发病因素的遗传病,在临床上有许多特点。

(一) 遗传病的传播方式

一般而言,遗传病与传染性疾病、营养性疾病不同,它不延伸至无亲缘关系的个体。就是说,如果某些疾病是由于环境因素致病,在群体中应该按"水平方式"出现;如果是遗传性的,一般则以"垂直方式"出现,不延伸至无亲缘关系的个体,这在显性遗传方式的病例中尤其突出。

(二) 遗传病的数量分布

患者在亲祖代和子孙中是以一定数量比例出现的,即患者与正常成员间有一定的数量关系,通过特定的数量关系,可以了解疾病的遗传特点和发病规律,并预期再发风险等。

(三) 遗传病的先天性

遗传病往往有先天性特点。所谓先天性是生来就有的特性,如白化病是一种常染色体隐性遗传病,婴儿刚出生时就表现有"白化"症状。但并非所有的遗传病都是先天的,如亨廷顿病(Huntington disease, HD, Huntington 病)是一种典型的常染色体显性遗传病,往往在 35 岁以后才发病。反过来,先天性疾病也有两种可能性,即有些先天性疾病是遗传性的,如白化病;有些则是获得性的,如妇女妊娠时因风疹病毒感染,致胎儿患有先天性心脏病。虽然患儿出生时有心脏病,但按传统概念来说它是不遗传的。

(四) 遗传病的家族性

遗传病往往有家族性等特点。所谓家族性是疾病的发生所具有的家族聚集性。遗传病常常表现为家族性,如上述的 Huntington 病常表现为亲代与子代间代代相传;但并非所有的遗传病都表现为家族性,如白化病在家系中很可能仅仅是偶发的,患儿父母亲均为正常。反过来,家族性疾病可能是遗传的,如 Huntington 病;但不是所有的家族性疾病都是遗传的。如有一种夜盲症(即当光线比较弱时,视力极度低下的一种疾病)是由于饮食中长期缺乏维生素 A 引起的,如果同一家庭饮食中长期缺乏维生素 A,则这个家庭中的若干成员就有可能出现夜盲症。这一类家族性疾病是由共同环境条件的影响,而不是出自遗传原因,如果在饮食中补充足够的维生素 A 后,全家患者的病情都可以得到改善。所以说,由于维生素 A 缺乏所引起的夜盲症,尽管表现有家族性,但它不是遗传病。

(五) 遗传病的传染性

一般的观点认为,遗传病是没有传染性的,故在传播方式上,它是垂直传递,而不是水平传递的。但在目前已知的疾病中,人类朊粒蛋白病(human prion disease)则是一种既遗传又具传染性的疾病。朊粒蛋白(prion protein, PrP)是一种功能尚不完全明确的蛋白质。目前认为 PrP 基因突变会导致 PrP 的错误折叠或通过使其他蛋白的错误折叠进而引起脑组织的海绵状病变,最终导致脑功能紊乱,称为蛋白折叠病;而错误折叠的 PrP 可以通过某些传播方式使正常人细胞中的正常蛋白质也发生错误折叠并致病。

总之,必须正确地、辩证地认识人类遗传病,这将有助于在医学实践中采取相应的诊断、治疗和预防措施。

二、人类遗传病的分类

人类遗传病的种类繁多。据统计,目前每年新发现的遗传性综合征有 100 种左右。面对种类如此众多的遗传病,过去一是按人体系统分类,如神经系统遗传病、血液系统遗传病、生殖系统遗传病、心血管系统遗传病、泌尿系统遗传病、内分泌系统遗传病等;二是按照遗传方式进行分类。现代医学遗传学将人类遗传病划分为5类。

（一）单基因病

单基因病是由单基因突变所致。这种突变可发生于两条染色体中的一条,由此所引起的疾病呈常染色体(或性染色体)显性遗传;这种突变也可同时存在于两条染色体上,由此所引起的疾病呈常染色体(或性染色体)隐性遗传。单基因病相对较少见,在各个种族或民族中的发生频率不同,发生率较高时也仅为1/500,但由于其遗传性,因而危害极大。

（二）多基因病

多基因病是有一定家族史、但没有单基因性状遗传中所见到的系谱特征的一类疾病,如先天性畸形及若干人类常见病(高血压、动脉粥样硬化、糖尿病、哮喘、自身免疫性疾病、阿尔茨海默病、癫痫、精神分裂症、类风湿关节炎、智能发育障碍等)。环境因素在这类疾病的发生中起不同程度的作用。多基因病是最常见、最多发的遗传病。

（三）染色体病

染色体病是染色体结构或数目异常引起的一类疾病(综合征)。从本质上说,这类疾病涉及一个或多个基因结构或数量的变化,故其对个体的危害往往大于单基因病和多基因病,其中最常见的染色体病为Down综合征。染色体病在新生儿中的发病率约为0.5%。

（四）体细胞遗传病

单基因病、多基因病和染色体病的遗传异常发生在人体所有细胞包括生殖细胞(精子和卵子)的DNA中,并能传递给下一代,而体细胞遗传病(somatic cell genetic disorder)的累积突变只在特定的体细胞中发生,体细胞基因突变是此类疾病发生的基础。这类疾病包括恶性肿瘤、白血病、自身免疫缺陷病以及衰老等。在经典的遗传病的概念中,并不包括这一类疾病。

（五）线粒体病

线粒体是细胞内的一个重要细胞器,是除细胞核之外唯一含有DNA的细胞器,具有自己的蛋白质翻译系统和遗传密码。线粒体病就是由线粒体DNA缺陷引起的疾病,包括Leber视神经萎缩等。

表绪-3列举了一些遗传病及其遗传方式和发生率。

表绪-3　常见遗传病的遗传方式及发生率

疾病（OMIM）	遗传方式	发生率
单基因病		
腺苷脱氨酶缺乏症（102700）	AR	少见
α₁-抗胰蛋白酶缺乏症（107400）	AR	1/20 000~1/3 000
囊性纤维变性（219700）	AR	1/2 000;亚洲人极罕见
Dunchenne 肌营养不良（310200）	XR	1/3 500~1/3 000
家族性高胆固醇血症（143890）	AD	1/500
脆性 X 综合征（309550）	XL	男性:1/500;女性:1/3 000~1/2 000
葡萄糖-6-磷酸脱氢酶缺乏症（305900）	XR	男性:1/20~1/4
血友病 A（306700）	XR	男性:1/10 000
Huntington 舞蹈症（143100）	AD	4/100 000~8/100 000
强直性肌营养不良症（160900）	AD	1/10 000
神经纤维瘤 I 型（162200）	AD	1/5 000~1/3 000
成骨不全（166200）	AD	1/15 000
苯丙酮尿症（261600）	AR	1/5 000
视网膜母细胞瘤（180200）	AD	1/14 000
镰状细胞贫血（603903）	AR	部分种族:1/400

疾病（OMIM）	遗传方式	发生率
地中海贫血（140100）	AR	常见
Wilms 瘤（194070）	AD	1/10 000
Tay-Sachs 病（272800）	AR	1/3 000
染色体病		
Down 综合征（190685）	47,+21	1/800
18-三体综合征（601161）	47,+18	1/8 000
13-三体综合征	47,+13	1/25 000
Klinefelter 综合征	47,XXY	男性：1/1 000
Turner 综合征	45,X	女性：1/5 000
XXX 综合征	47,XXX	女性：1/1 000
XYY 综合征	47,XYY	男性：1/1 000
Prader-Willi 综合征（176270）		1/25 000~1/10 000
多基因遗传病		
唇裂（119530）		1/600~1/250
先天性心脏病		1/250~1/125
神经管缺陷（601634）		1/500~1/100
糖尿病（222100;125853）		成人：1/20~1/10
冠状动脉粥样硬化病（209010）		特定人群：1/15
体细胞遗传病		
肿瘤		总：1/3
线粒体病		
Leber 视神经萎缩（535000）	细胞质遗传	少见

注：AR 为常染色体隐性遗传；AD 为常染色体显性遗传；XL 为 X 连锁遗传；XR 为 X 连锁隐性遗传。

三、在线《人类孟德尔遗传》（OMIM）

"在线《人类孟德尔遗传》（Online Mendelian Inheritance in Man,OMIM）"源自由美国 Johns Hopkins 大学医学院 Victor A McKusick 教授主编的《人类孟德尔遗传》（Mendelian Inheritance in Man:Catalogs of Human Genes and Genetic Disorders,简称 MIM）一书,该书一直是医学遗传学最权威的百科全书和数据库。至 1998 年已出至第 12 版。进入数字化年代,联机形式的"在线《人类孟德尔遗传》"于 1987 年应运而生,并且免费供全世界科学家浏览和下载。

四、疾病的发生与遗传因素和环境因素的关系

遗传（heredity）是生物体的基本生命现象,表现为性状在亲代与子代之间的相似性和连续性。人类的一切正常或异常的性状综合起来看都是遗传与环境共同作用的结果,但它们在每一具体性状的表现上可能不尽相同。

（一）完全由遗传因素决定发病

这类疾病的发生并非与环境因素无关,只是看不出什么特定的环境因素是发病所必需的,例如单基因病中的先天性成骨不全症、白化病、血友病 A 以及某些染色体病。

（二）基本上由遗传决定,但需要环境中一定诱因的作用

例如单基因病中的苯丙酮尿症,早期人们只知道它与遗传有关,现在知道吃了含苯丙氨酸量多的

食物才诱发本病;葡萄糖-6-磷酸脱氢酶缺乏症(俗称蚕豆病)除有遗传基础外,只有在吃了蚕豆或服用了氧化性药物伯氨喹等以后才会诱发溶血性贫血。

(三) 遗传因素和环境因素对发病都有作用,在不同的疾病中,其遗传率各不相同

遗传因素对发病作用的大小是不同的。例如,在唇裂、腭裂、先天性幽门狭窄等畸形中,遗传率都在 70% 以上,说明遗传因素对这些疾病的发生较为重要,但环境因素也是不可缺少的。精神发育障碍、精神分裂症等疾病也是如此。另一些疾病,如先天性心脏病、十二指肠溃疡、某些糖尿病等的发生,环境因素的作用比较重要,而遗传因素的作用较小,遗传率不足 40%,但就其发病来说,也必须有这个遗传基础。还有一些疾病如脊柱裂、无脑儿、高血压、冠心病等的发病,遗传因素和环境因素等同等重要,遗传率为 50%~60%。

上述这类疾病过去在临床上常常说有一定的遗传因素(体质或素质),近年来的研究表明,它们所具有的就是多基因(易感基因)决定的遗传基础,这一类疾病(多基因病)具有常见性、多发性的特点,是目前医学研究的重点。

(四) 发病完全取决于环境因素,与遗传基本上无关

例如,烧伤、烫伤等外伤的发生与遗传因素无关,但这类疾病损伤的修复与个体的遗传类型可能有关。

五、遗传病在医学实践中的一些问题

(一) 医生如何确定患者所患疾病是否有遗传性

遗传病患者(与非遗传病患者一样)在向医师主诉自己的病症时,只能说明其某些感觉上的异常,而不能告诉医生自己什么基因有什么异常。因此,需要医师正确地区分患者所患疾病是不是一种遗传病。但这并不是一件轻而易举的事情,它不仅需要医师具有丰富的临床经验、全面的遗传学知识,还需要足够的实验室技术(包括分子诊断)来辅助诊断。近年来,大数据和人工智能(AI)已被开发用于包括遗传病在内的辅助诊断,为医师确定患者所患疾病是否具有遗传性提供了有力的手段,从而使遗传病患者及亲属能得到有效的医学处理。

(二) 再现风险

再现风险(recurrence risk)是遗传病在临床上常遇到的问题之一。所谓再现风险,是患者罹患的遗传性疾病在家系亲属中再发生的风险率。影响再现风险的因素较多,故很难对遗传病的再现风险制订出一个标准。例如,一方面,Huntington 病是一种常染色体显性遗传病,按理论推测,患者子女的再现风险为 50%。但发病年龄多在 35 岁以后,随着子女年龄的增长,再现风险也逐渐下降,通过建立年龄与再现风险的发病曲线,可以得到不同年龄个体的再现风险。另一方面,任何一种遗传病都有一个群体再现风险的基线(baseline),即任何一次妊娠所生子女其群体风险率有些是根据疾病的遗传方式决定的,有些是基于经验概率得到的(表绪-4)。

表绪-4 群体中某些"疾病"发生的风险率

疾病	风险率
出生时即表现出先天性异常	1:30
严重的身体或智能残疾	1:50
自发流产	1:8
死胎	1:125
围生期死亡	1:150
出生后一周到周岁以内死亡	1:200
夫妇不育	1:6~10

（三）遗传病的群体负荷

这里所说的负荷是指遗传病在群体中的严重程度,通常用发生率来表示。发生率越高,群体中的遗传有害性越高,人类需要的对应措施越多,也可以说是负荷也越大。表绪-5 所列是几类遗传病的群体发生率。

表绪-5　遗传病的群体发生率

疾病	发生率/%
单基因缺陷	
常染色体显性遗传病	0.14
常染色体隐性遗传病	0.17
X 连锁遗传病	0.05
染色体缺陷	0.19
多基因遗传病	
先天性疾病	2.3
其他疾病	2.4
尚未归类的遗传病	0.12
总计	5.37

（四）遗传病与医学伦理

医学伦理学的基本原理同样适用于医学遗传学。但遗传病有其自身的特征,即遗传性;因此,对一些问题需要特别注意。

1. 遗传病的产前诊断问题　包括:①产前诊断技术上的安全性;②产前诊断实施后对患病胎儿采取的医学措施的"合法性""合理性""可靠性"和"安全性"等。

2. 遗传病的症状前诊断问题　涉及:①是否有有效的医学措施使症状前患者免受"未来"疾病的困扰;②个人隐私问题。

3. 基因诊断和基因治疗问题　包括:①基因诊断、基因治疗在技术上的安全性问题;②诊断及治疗措施的"合法性"和"合理性"等问题;③基因治疗措施对人类基因组的安全控制问题等。

宗教、伦理、道德、法律也都是遗传病临床实践中需要重视的问题。遗传病患者的基因组应属个人隐私,其中含有什么致病基因或易感基因,若用现代方法查出后结果被泄露出去,如果没有相应的法律加以保护,被检对象就可能在就业、恋爱、婚姻、保险等方面受到歧视。近年来,整体动物克隆技术的发展使得生物技术的伦理问题更趋复杂化。这些都需要生物医学界和法律界共同商讨、制定对策,并取得全社会的理解和支持。

第五节 ｜ 医学遗传学的发展方向

医学遗传学以遗传病为研究对象,因此医学遗传学未来的发展就是利用不断发展、更新的医学遗传学理论和方法探讨遗传病和与遗传相关的疾病的发生机制、病理变化、诊断、治疗和预防等。由于现代生物学的总体上朝向精准、系统方向发展,医学遗传学作为一门临床独立学科的发展方向也正不断向精准的、系统的方向发展。

明确疾病的遗传物质"异常"是医学遗传学研究策略的首要任务。传统的医学遗传学通过染色体显带等技术对染色体病可以进行明确诊断,如 Down 综合征患者的染色体中多了一条 21 号染色体;通过限制性片段长度多态性等技术对某些单基因病进行确诊,如镰状细胞贫血。然而随着遗传学,特别是分子遗传学技术的迅猛发展,遗传病的研究策略,以及以此为基础的诊断和防治也发生了重大变革。

随着测序技术的迅速发展,生物信息和大数据科学的结合应用,实现了遗传学研究到遗传病临床医学的转化;随着基因组学、功能基因组学、生物信息库、人工智能和计算机技术的迅速发展,个体化治疗不断延伸,精准医疗(precision medicine)得到发展。根据每个个体的疾病特征(发病原因、可能机制等)制定出有针对性的治疗方案。其实质是根据不同个体对特定疾病遗传基础的不同,将患者分为不同的亚群,进而给予相应的治疗。对于医学遗传学而言,不同的遗传病是由不同的基因突变或遗传异常导致的;即使同一种遗传病,也可以是由不同基因突变引起;而同一个基因异常引起的同一种遗传病,由于其基因异常类型的不同,治疗方式的选择也是多样的。因而对于遗传病的诊断、预防和治疗,更是需要以个人遗传信息为基础和前提的精准医学。对于遗传病特有的咨询也应建立在精准医学基础上。

精准医疗有助于实现遗传病的准确诊断和分类,制定具有个性化的疾病预防和治疗方案。对于单基因病,通过确定个体的致病突变,将为疾病的确诊提供遗传依据,并在此基础上给予更精准的治疗。对于携带有致病突变却未发病的个体进行遗传分析,评估个体今后及个体子代的发病风险,以及可能的预防措施等。囊性纤维化(cystic fibrosis,CF)是由囊性纤维化跨膜电导调节因子(cystic fibrosis transmembrane conductance regulator,CFTR)基因突变导致 CFTR 蛋白功能缺陷或缺失所致。依伐卡托(Ivacaftor)是一种 CFTR 增效剂,首个被用于针对基因突变治疗囊性纤维化的药物。但是 Ivacaftor 并不是对所有 CFTR 基因突变都有效,迄今为止该药物能用于治疗 38 种 CFTR 基因突变引起的囊性纤维化。因而对于囊性纤维化患者首要的是在明确其发病原因后进行精准治疗。近来,基于致病基因突变的基因替代和基因编辑的基因治疗方案已获批进入严重罕见单基因病临床治疗试验或临床应用。

对于多基因病,发病往往是多个基因异常和环境因素共同导致的,因而获得的基因组信息越精确越有助于预防和治疗。家族性帕金森病是与遗传有关的帕金森病(Parkinson disease,PD)。已发现20 多个基因与家族性帕金森病相关,但是引起 PD 的遗传方式和临床表现却各不相同。其中 *SNCA*、*PINKI* 异常引起的 PD 多合并认知功能损害,而 *parkin* 基因突变引起的 PD 认知功能完好,也就提示了治疗用药过程中,药物对认知损害等副作用要予以考虑。

精准医疗在肿瘤诊断中的应用最早是慢性粒细胞白血病(chronic myelocytic leukemia,CML)中 *BCR-ABL* 融合基因的确定,随后各种与肿瘤相关的基因不断被鉴定,为肿瘤的研究和治疗奠定了基础。而靶向药物的出现,显著延长了具有特定基因异常患者的无病进展期,并提高了客观缓解率。基于驱动基因突变靶向治疗肿瘤最成功的例子是急性早幼粒细胞白血病(acute promyelocytic leukemia,APL)。APL 主要驱动突变是由 15、17 号染色体相互易位形成的 *RARA-PML* 基因融合。我国学者发现三氧化二砷和全反式维甲酸能靶向降解 RARA-PML 融合蛋白,实现 APL 的特效精准治疗。因而鉴定出更多的肿瘤驱动基因,并开发出相应的靶向药物进行精准医学,也将是肿瘤研究发展的方向。

此外,随着系统生物学(systems biology)和生命科学技术的迅速发展,系统医学(systems medicine)的概念应运而生。它建立在传统遗传学的基础上,从系统的观点出发,建立一个从分子、细胞到器官、生物整体的研究和应用体系。大数据时代,高通量的生物医学技术(如 cDNA 芯片、二代测序、质谱等,能同时检测不同的生物系统组分),产生大量的组学数据(基因组、转录物组、蛋白质组、代谢物组和相互作用组等),为系统医学提供了数据基础,并在此基础上研究疾病发生的机制和干预措施。因此系统医学是以系统论的方法和原理为指导,整合和分析复杂的医学数据、资源和信息,并进行充分的拓展和合理的应用的一种新的医学思维模式。

基因编码了 RNA 分子或蛋白质分子,在细胞内形成了蛋白质相互作用网络、细胞信号转导网络、代谢网络、药物-靶点网络、转录调控网络、遗传相互作用网络等。对于单基因疾病而言,疾病的发生是由遗传因素引起的,然而单个基因突变引起的分子改变在整个细胞、组织、器官乃至个体中并不是孤立存在的。蛋白与蛋白间的相互作用,以及蛋白的翻译后修饰等都是网络状的;而对于多基因病而言,涉及更复杂基因及其产物的复杂调控。

正常情况下,苯丙氨酸可在苯丙氨酸羟化酶的作用下转化为酪氨酸,进而在酪氨酸酶的催化下形成黑色素;除此以外苯丙氨酸还可以经过一系列的代谢转化为乙酰乙酸。而这个过程中任何一种参与其中的酶发生异常,都将引起疾病的发生。其中涉及代谢网络,因而对于疾病的研究不能仅仅探讨单个酶的异常,而是整个代谢网络出现的问题。

苯丙氨酸羟化酶异常可能导致苯丙酮尿症(phenylketonuria,PKU)。而苯丙酮尿症患者的临床表现中,除了苯丙氨酸不能转变为酪氨酸,而转变为苯丙酮酸和苯乳酸并在体内累积,导致血液和尿液中苯丙氨酸及其衍生物排出增多外;多巴胺、5-羟色胺、γ-氨基丁酸等重要神经递质缺乏,引起神经系统的功能损害;过量的苯丙酮酸可能会抑制酪氨酸向黑色素的转化,故患者常伴有肤色、发色较淡的性状表现。因而以系统生物学为基础,将生物网络作为研究对象,则能系统地了解和研究疾病的发生,从而提出更精准的治疗和预防方案。

系统生物学除了研究个体内部分子组分的相互作用外,还包括了分子组分与其所在环境间或暴露组(exposome)的复杂作用。因此系统医学的思维模式对多基因病的研究也颇为有效。常见的多基因病,如帕金森病、糖尿病等,需要在分子和细胞层面上分析其致病原因,涉及的生物分子网络,还需要了解人体的生理状态,以及人体和环境相互作用对于疾病的发生、发展及转归的影响。系统生物学中快速高通量数据的获取,复杂的计算模式为多基因病中诊断性生物标志物的鉴定,疾病的预防、治疗提供了新的思路。比如传统疾病的生物学标志物往往是单个的蛋白或代谢物,而对不同状态下基因或基因产物相互作用中系统的变化关注甚少。而系统医学则强调通过对疾病与正常条件不同网络的分析,从中确定疾病相关的一系列生物标记物。

本章小结

一般把遗传因素作为唯一或主要病因的疾病称为遗传病。因而医学遗传学就是用人类遗传学的理论和方法来研究这些"遗传病"从亲代传递至子代的特点和规律、起源和发生、病理机制、病变过程及其与临床关系(包括诊断、治疗和预防)的一门综合性学科。自1865年孟德尔发表《植物杂交实验》至今,在遗传学理论和技术不断更新,特别是对遗传物质基因以及人类基因组的研究不断深入的基础上,医学遗传学有了迅速的发展。根据遗传方式的不同,人类遗传病可分为单基因病、多基因病、染色体病、体细胞遗传病和线粒体病五类。"在线《人类孟德尔遗传》"(OMIM)对所有已知的遗传病都有收录,并提供免费的浏览和下载。致病基因的定位、克隆与功能研究是医学遗传学研究的首要的任务,因而以基因组学为基础的精准医疗是遗传病的重要研究策略,而基于传统遗传学的系统医学将为遗传病的预防、治疗带来更全面的临床思维方式。

(左伋 张学)

思考题

1. 医学遗传学是不断积累、不断发展的学科,谈谈自己从医学遗传学发展史中具有里程碑意义的成果中所得到的启迪。

2. 什么是遗传病?如何确定某一疾病是遗传病?

3. 医学遗传学的理论和技术还在不断发展中,请谈谈其对未来医学实践的可能影响。

思考题解题思路

本章目标测试

本章思维导图

第一部分
医学遗传学基础

第一章 | 基因突变与遗传多态性

【学习要点】

1. 基因突变的特性。
2. 基因突变的诱发因素。
3. DNA 损伤的修复。
4. 遗传多态性及其研究意义。

在生命体的世代繁衍与个体生命活动中，遗传物质都能够保持其固有的分子组成结构及其特定的生物学功能，最终表现为遗传性状的相对稳定性。然而，受一定内外环境因素的作用和影响，遗传物质亦可能发生某些变化，此即为突变（mutation）。

广义的突变，既包括发生在细胞水平上染色体数目组成及结构的异常，也包括发生在分子水平上 DNA 碱基对组成与序列结构的变化。前者被称为染色体畸变（chromosome aberration），将在以后的有关章节中介绍；后者即为狭义的基因突变（gene mutation），是本章所要介绍和讨论的主要内容。

遗传多态性（genetic polymorphism）亦称基因多态性（gene polymorphism）。是指在同一种群（population）中某种遗传性状同时具有两种以上不连续的变异型（variants），或同一基因座（locus）上两种以上等位基因（allele）共存的遗传现象。

遗传多态性既可呈现为种群中个体水平上表型性状遗传的多态性，也可呈现为细胞水平上染色体遗传的多态性和分子水平上基因组 DNA 的多态性。

第一节 | 基因突变的本质及其特性

基因突变是生物界普遍存在的遗传事件之一。它不仅发生于生殖细胞，也可发生在体细胞中。发生在生殖细胞中的突变基因，可通过有性生殖途径传递给其后代，并存在于后代个体的每个细胞里。在漫长的生物自然进化历程中，其中一些有利于生物生存的或中性的突变，会随着生物的世代繁衍、交替而得以逐渐累积与稳定；这些突变的基因以及由此所引起的遗传性状变化，不仅是同种生物遗传性状多样性的根本渊源，而且也为不同物种的演化提供了丰富的原材料，并通过自然选择的作用而成为促进生物物种系统发育与不同种群产生、形成的原动力；而那些不利于生物生存的或有害的突变基因，则会导致各种遗传性疾病的发生，构成和增加群体的遗传负荷（genetic load）。

发生在体细胞中的基因突变，即体细胞突变（somatic mutation），虽然不会传递给后代个体，但是却能够通过突变细胞的分裂增殖而在子代细胞中进行传递，形成突变的细胞克隆（clone），成为具有体细胞遗传学特征的肿瘤病变或癌变的细胞组织病理学基础。

基因是具有特定遗传效应的 DNA 序列片段。因此，无论是发生在生殖细胞中的基因突变，还是发生于体细胞中的基因突变，究其本质，实际上就是构成基因的 DNA 碱基组成与序列结构所发生的可遗传的变异，所以也具有一定的共同特性。

一、多向性

任何基因座上的基因,都有可能独立地发生多次不同的突变而形成其新的等位基因,这就是基因突变的多向性。譬如,在不同条件下,位于染色体某一基因座上的基因 A 可突变为其等位基因 a_1;也可以突变为 a_2 或者 a_3、a_4、$\cdots$、a_n 等其他等位基因形式,从而形成所谓的复等位基因(multiple alleles)。复等位基因是指群体中存在于同一基因座上、决定同一类相对性状、由突变而形成的具有两种以上不同形式的等位基因。如我们熟知的人类 ABO 血型系统,就是由位于 9q34 这一区域同一个基因座上的 I^A、I^B 和 i 三种等位基因所构成的一组复等位基因所决定的。

二、重复性

重复性是指已经发生突变的基因,在一定的条件下,还可能再次独立地发生突变而形成另外一种新的等位基因形式。亦即,对于任何一个基因来说,其突变并非仅囿于某一次或某几次的发生,而是会以一定的频率反复发生。例如:某一基因座上的基因 A 可突变为其等位基因 a;基因 a 有可能独立地发生突变形成其新的等位基因 a_1;同样地,a_1 也可能再次发生突变而形成另外的等位基因 a_2;a_2 还可能突变为 a_3……就其最终的群体遗传学效应而言,基因重复突变与基因多向突变的结果相似,也是群体中复等位基因存在的主要成因之一。

三、随机性

基因突变不仅是生物界普遍存在的一种遗传事件,而且,对于任何一种生物,任何一个个体,任何一个细胞乃至任何一个基因来说,突变的发生也都是随机的。只是不同的物种、不同的个体、不同的细胞或者基因,其各自发生基因突变的频率可能并不完全相同而已。基因的突变频率简称突变率(mutation rate),是指基因的一种等位形式在某一世代突变成其另外等位形式的概率,一般用每世代每个配子中每个基因座的突变数目来表示。在自然状况下,各种生物的突变率都是很低的。据测算,一般高等生物基因的突变率平均为 $10^{-8} \sim 10^{-5}$;人类基因的突变率仅为 $10^{-6} \sim 10^{-4}$。

四、可逆性

基因的突变是可逆的。任何一种野生型基因,都能够通过突变而形成其等位的突变型基因;反过来,突变型基因,也可以突变为其相应的野生型基因。前者为正向突变(forward mutation),后者为回复突变(reverse mutation)。一般情况下,正向突变率总是远远高于回复突变率。

五、有害性

生物遗传性状的形成,是在长期的进化过程中与其赖以生存的自然环境相互作用、相互适应的结果,是自然选择的产物。而对这些性状具有决定性意义的基因一旦发生突变,通常都会对生物的生存带来消极或不利的影响,即有害性。生殖细胞或受精卵中基因的突变是绝大多数人类遗传病发生的根本原因;体细胞突变则常常是肿瘤发生的病理遗传学基础。然而,基因突变的有害性往往只是相对的,有条件的;也并非所有的基因突变都会对生物的生存及其种群繁衍带来不利或者有害的影响。事实上,有些突变,往往只引起非功能性 DNA 序列组成的改变,却并不造成核酸和蛋白质正常功能的损害。

第二节 │ 基因突变的诱发因素

根据基因突变发生的原因,可将之划分为自发突变和诱发突变。所谓自发突变(spontaneous mutation)是在自然条件下,没有人为干涉,未经任何人工处理而发生的突变。突变的发生,可能归因于环境中的辐射本底及其他可致突变物质,或者生物机体代谢活动过程中产生的某些中间代谢产物对遗传物质的影响或损伤。而诱发突变（induced mutation）则是指在人为的干涉下，经过特殊的人工处理所产生的突变。然而，无论是自发突变，还是诱发突变，归根结底，都是一定的内外环境因素作用于遗传物质的结果。凡是能够诱发基因突变的各种内外环境因素，均被称为诱变剂（mutagen）。能够引起基因突变的诱变剂种类是极其复杂多样的。但就其性质和对遗传物质的作用方式而言，无外乎物理因素、化学因素和生物因素等几种主要类型。

一、物理因素

（一）紫外线

紫外线是能够引起基因突变的常见物理诱变剂之一。紫外线照射造成的细胞内遗传物质损伤，主要表现为 DNA 分子多核苷酸链碱基序列中相邻嘧啶碱的二聚体化。最常见的是胸腺嘧啶二聚体（TT）。嘧啶二聚体的形成改变了 DNA 的局部结构，当 DNA 复制或 RNA 转录进行到这一区域时，造成碱基互补配对的错误，进而导致新合成链中碱基的改变（图 1-1）。

（二）电离和电磁辐射

电离和电磁辐射的诱变作用是一定强度、剂量的射线（如 X-射线、γ-射线和快中子等）或电磁波辐射击中遗传物质，被吸收的能量引发遗传物质内部的辐射化学反应，导致染色体和 DNA 分子多核苷酸链的断裂性损伤；断裂的染色体或 DNA 序列片段发生重排，进而造成染色体结构的畸变。

应该指出的是，射线的诱变作用不仅与一次性的照射强度或剂量有关，而且还具有照射强度或剂量的累积效应。也就是说，强度较弱或小剂量的一次性照射也许并不足以造成对遗传物质的损伤；但是如果进行反复的或多次的照射，被累积的强度和剂量作用，最终就会导致突变的发生。

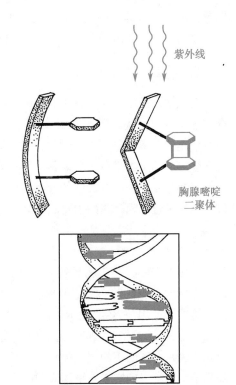

图 1-1 紫外线诱发的胸腺嘧啶二聚体的形成示意图

二、化学因素

（一）羟胺类

羟胺（hydroxylamine，HA）是一种还原性化合物。其作用于遗传物质，可引起 DNA 分子中胞嘧啶（C）发生化学组分的改变，并因此不能与其互补碱基鸟嘌呤（G）正常配对，转而与腺嘌呤（A）配对结合。经两次复制后，原本的 C-G 碱基对即变换成突变的 T-A 碱基对（图 1-2）。

（二）亚硝酸类化合物

该类物质可引起碱基的脱氨基作用而造成原有碱基分子结构及化学性质的改变。例如，腺嘌呤 A 被脱氨基后即衍生为次黄嘌呤（H）；H 将不能与胸腺嘧啶（T）正常配对，转而与 C 的互补结合。如此一来，经过 DNA 复制之后，即由原来正常的 T-A 碱基对变成了突变的 C-G 碱基对（图 1-3）。

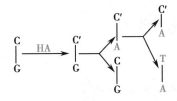

图 1-2 羟胺引起的 DNA 碱基对的改变

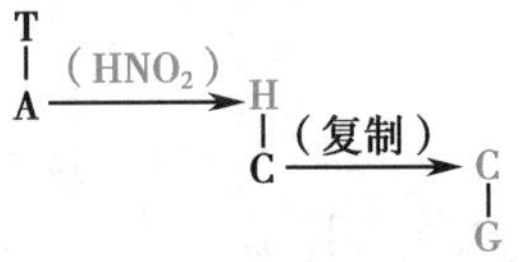

图 1-3 亚硝酸类物质引起的 DNA 碱基对改变

（三）碱基类似物

一些碱基类似物可以掺入 DNA 分子中而取代某些正常碱基,引起突变的发生。如 5-溴尿嘧啶(5-BU)的化学结构与 T 极为相似,它既可以和 A 互补,也可以和 G 配对。一旦其取代 T,并形成了与 G 的配对,那么,经过 DNA 的一次复制,就会使原来的 A-T 碱基对变成突变的 G-C 碱基对(图 1-4)。

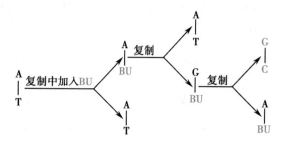

图 1-4　碱基类似物(5-BU)引起的 DNA 碱基对改变

（四）芳香族化合物

吖啶及焦宁类等扁平分子构型的芳香族类化合物,能够嵌入到 DNA 的核苷酸组成序列中,造成碱基的插入或丢失,导致插入或丢失点之后整个编码顺序的改变。

（五）烷化剂类物质

烷化剂类物质如甲醛、氯乙烯、氮芥等均具有高度的诱变活性。该类物质能够将烷基基团引入多核苷酸链上的任一位置,从而造成被烷基化的核苷酸发生配对错误而导致突变的发生。如烷化鸟嘌呤可与 T 配对,形成 G-C 到 A-T 的转换(图 1-5)。

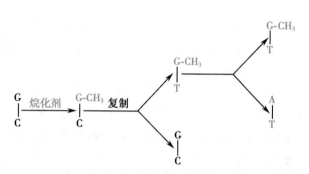

图 1-5　烷化剂引起的 DNA 碱基对改变

三、生物因素

大量的观察研究表明,流感病毒、麻疹病毒,以及风、疱疹病毒等多种 DNA 病毒,是常见的生物诱变因素。除此之外,一些 RNA 病毒也具有诱发基因突变的作用。DNA 病毒的诱变作用机制,目前尚不十分清楚;而 RNA 病毒很可能是通过其 cDNA 插入宿主细胞 DNA 序列引起突变的。此外,细菌和真菌所产生的毒素或代谢产物往往也具有强烈的诱变作用。例如,生活于花生、玉米等作物中的黄曲霉菌产生的黄曲霉毒素具有致突变作用,并被认为是肝癌发生的重要诱发因素之一。

第三节 ｜ 基因突变的形式

如前所述,发生在分子水平上的基因突变,其本质是在各种诱变因素的作用下,使得 DNA 中的碱基组成种类和排列顺序发生改变,从而引起相应的遗传学效应。一般可将之归纳为静态突变和动态突变两种主要形式。

一、静态突变

静态突变(static mutation)是生物各世代中基因突变总是以一定的频率发生,并且能够使之随着世代的繁衍、交替而得以相对稳定地传递。

（一）点突变

点突变(point mutation)是 DNA 多核苷酸链中单个碱基或碱基对的改变。

1. 碱基替换　碱基替换(base substitution)是 DNA 分子多核苷酸链中原有的某一特定碱基或碱基对被其他碱基或碱基对置换、替代的突变形式。其具体表现为同类碱基或碱基对之间的替换及不同类碱基或碱基对之间的相互替换。同类碱基之间的替换,又被称为转换(transition),即一种嘌呤碱或相应的嘌呤-嘧啶碱基对被另外一种嘌呤碱或相应的嘌呤-嘧啶碱基对所取代;如果某种嘌呤碱或其相应的嘌呤-嘧啶碱基对被另外一种嘧啶碱或其相应的嘧啶-嘌呤碱基对所置换,则称之为颠换(transvertion)(图1-6)。

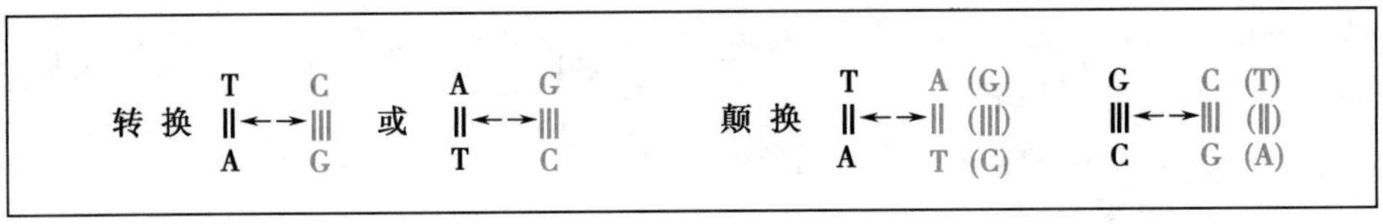

转 换 $\overset{T}{\underset{A}{\parallel}}\leftrightarrow\overset{C}{\underset{G}{\parallel\parallel}}$ 或 $\overset{T}{\underset{A}{\parallel}}\leftrightarrow\overset{G}{\underset{C}{\parallel\parallel}}$ 颠 换 $\overset{T}{\underset{A}{\parallel}}\leftrightarrow\overset{A}{\underset{T}{\parallel}}\overset{(G)}{\underset{(C)}{\parallel\parallel}}$ $\overset{G}{\underset{C}{\parallel\parallel}}\leftrightarrow\overset{C}{\underset{G}{\parallel\parallel}}\overset{(T)}{\underset{(A)}{\parallel}}$

图1-6 转换与颠换

碱基替换只是原有碱基性质的改变,而并不涉及碱基数目的变化与异常。这种突变会因其作用对象的不同而产生不同的遗传学效应。如果被替换的是构成特定三联密码子单位的碱基或碱基对,则可能造成如下突变。

(1)同义突变:由于存在遗传密码子的兼并现象,因此,替换的发生,尽管改变了原有三联遗传密码子的碱基组成,但是新、旧密码子所编码的氨基酸种类却依然保持不变。亦即新、旧密码子具有完全相同的编码意义(图1-7),此为同义突变(same sense mutation)。同义突变并不产生相应的遗传表型突变效应。

(2)无义突变:由于碱基替换而使得编码某一种氨基酸的三联体遗传密码子,变成不编码任何氨基酸的终止密码 UAA、UAG 或 UGA 的突变形式被称为无义突变(non-sense mutation)。此种突变会引起翻译时多肽链合成延伸的提前终止(图1-8A),造成多肽链的组成结构残缺及蛋白质功能的异常或丧失,最终会体现为导致遗传表型改变的致病效应。

(3)终止密码突变:因为碱基替换的发生,使得 DNA 分子中某一终止密码变成了具有氨基酸编码功能的遗传密码子,此种突变形式即为终止密码突变(terminator codon mutation)(图1-8B)。

与无义突变相反,终止密码突变会使本应终止延伸的多肽链异常地继续合成,最终形成功能异常的蛋白质分子。

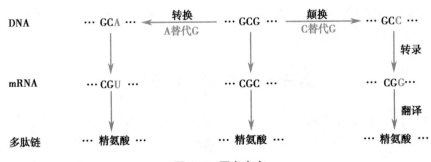

图1-7 同义突变

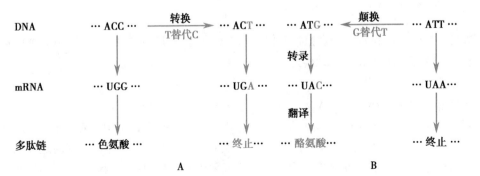

图1-8 无义突变(A)和终止密码突变(B)

（4）错义突变：这是编码某种氨基酸的密码子经碱基替换后变成了另外一种氨基酸的密码子，从而在翻译时改变了多肽链中氨基酸的组成种类（图1-9）。错义突变（missense mutation）的结果，必然地导致蛋白质多肽链原有功能的异常或丧失。人类的许多分子病和代谢病，就是因此而造成的。

此外，碱基替换如果发生在DNA分子的非密码子组成结构区域，引起的将可能是调控序列或内含子与外显子剪接位点的突变（图1-10）。调控序列突变所产生的遗传学效应，通常可直接体现为蛋白质合成速率的降低或异常增高，进而影响细胞正常的代谢节律，以致引起疾病的发生。而内含子与外显子剪接位点突变，则往往会造成RNA编辑错误，以致不能形成正确的mRNA分子，这也势必会导致功能蛋白的合成障碍。

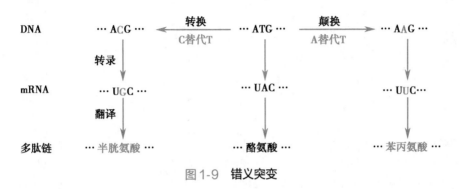

图1-9 错义突变

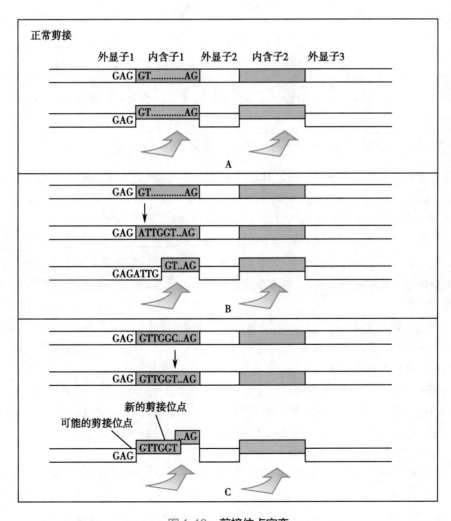

图1-10 剪接位点突变

A. 正常剪接；B. 剪接位点突变形成新的遗传剪接位点；C. 剪接位点识别错误。

2. 移码突变 移码突变（frame-shift mutation）是一种由于基因组 DNA 多核苷酸链中碱基对的插入或缺失，以致自插入或缺失点之后部分的，或所有的三联密码子组合发生改变的基因突变形式。移码突变直接的分子遗传学效应就是导致其所编码的蛋白质多肽链中的氨基酸组成种类和顺序的变化。

碱基对插入或缺失的数目、位点不同，对其后密码子组合改变的影响也不尽相同（表 1-1）。

表 1-1　几种移码突变结果

移码类型	移码突变的几种结果						
正常密码组合	酪	丝	脯	苏	谷	天酰	丙
	……UAC-	AGU-	CCU-	ACA-	GAA-	AAC-	GCU……
	酪	精	丝	酪	精	赖	精
插入一个碱基	……UAC-	AG\[A\]- ↑	UCC-	UAC-	AGA-	AAA-	CGC- U……
插入三个碱基	酪	精 天冬	脯	苏	谷	天酰	丙
	……UAU-	AG\[A-AA\]U-	CCU-	ACA-	GAA-	AAG-	GCU……
缺失一个碱基	酪	缬	亮	谷酰	赖	苏	
	……UAC-	↓GUC- \[A\]	CUA-	CAG-	AAA-	ACG-	CU……
缺失三个碱基	酪	苏 苏	谷	天酰	丙		
	……UAC-	A↓CU-ACA- \[GUC\]	GAA-	AAC-	GCU……		
插入又缺失 （一个碱基）	酪	精	丝	终止密码			
	……UAC-	AG\[A\]- ↑	UCC-	UA↓A- \[C\]	GAA-	AAC-	GCU……

表中：↑示插入位点，↓示缺失位点，□示插入或缺失的碱基。

第一种可能的情况是一个或两个碱基对的插入或缺失。这将造成插入或缺失位点之后整个密码子碱基组合及其排列顺序的改变；第二种情况是所谓的整码突变或框内突变（in-frame mutation），即如果插入或缺失的碱基对是 3 或 3 的倍数，且插入或缺失位点亦恰好在两个相邻的遗传密码子之间，由此所引起的变化是在 DNA 双链的多核苷酸组成上额外地增加或减少 1 个或数个三联密码子，但却并不造成读码框（reading frame）的改变；如果插入或缺失的 3 个碱基对是在同 1 个三联密码子之内，那就只是造成该插入或缺失位点前、后各 1 个遗传密码的改变，而并不会改变其他密码子的碱基组成和编码顺序。

还有一种情况则是在某一位点插入或缺失 1~2 个碱基对的同时，又在该突变位点之后的某一位点相应地缺失或插入了同样数目的碱基对，那么，除引起前、后两个位点之间的密码组合改变外，其后其他的密码子组合仍可保持正常。

移码突变不仅涉及 DNA 分子中碱基组成数目的改变，而且还伴随着特定的遗传密码组成性质与排列顺序的改变。因此，所引发的遗传学效应往往是比较严重的。它会导致一条或多条多肽链的合成障碍或功能缺陷，甚至完全丧失，进而危及机体细胞正常的生命活动。

（二）小片段的缺失、插入与重排

DNA 分子中还可能发生小片段（涉及十几、数十或数百个碱基片段序列）的微小缺失、微小插入或重排。

1. 微小缺失 微小缺失（micro-deletion）是由于在 DNA 复制或损伤的修复过程中，某一小片段没有被正常复制或未能得到修复所致。其可能的机制是：带有已合成 DNA 序列片段的 DNA 聚合酶从复制(或修复)模板链上滑脱,跨越过一段距离后又重新回到模板链上继续进行复制(或修复)合成。于是,造成了被跨越部位 DNA 碱基序列片段在新链中的缺失。

2. 微小插入　在 DNA 的复制过程或损伤过程中,某一小片段插入到 DNA 链中,其结果造成新链中相应小片段的微小插入(micro-insertion)。

3. 重排　重排(rearrangement)发生的分子机制是当 DNA 分子发生两处以上的断裂后,所形成的断裂小片段两端颠倒重接,或者不同的断裂片段改变原来的结构顺序重新连接,从而形成了重排的片段突变形式。

二、动态突变

科学家们曾一度认为单基因病主要是由遗传物质在分子水平上发生的点突变所引起。而且,这些突变一般都会在世代传递中保持相对的稳定状态,即上述的静态突变。直至 20 世纪 80~90 年代,随着对人类基因组 DNA 序列组成及结构特征分析研究的不断深入,才发现某些单基因遗传性状的异常改变或疾病的发生,是由于 DNA 分子中某些短串联重复序列,尤其是基因编码序列或侧翼序列的三核苷酸串联重复扩增所引起。因为这种串联三核苷酸的重复次数可随着世代交替的传递而呈现逐代递增的累加突变效应,故而被称为动态突变(dynamic mutation)。把由动态突变所引起的疾病,统称为三核苷酸重复扩增病(trinucleotide repeat expansion diseases,TREDs)。

例如,在表现为性连锁隐性遗传特征的脆性 X 综合征患者中,其 X 染色体 q27.3 处存在有不稳定的易断裂脆性部位。利用限制性内切酶 *Pst* I 进行 X 染色体切割,可得到包括该脆性部位在内的限制性酶切片段。序列分析表明,患者的限制性酶切片段中存在的$(CGG)_n$重复拷贝数可达 60~200 个;而在正常人中则仅为 6~60 个。但$(CGG)_n$两边的侧翼序列却与正常人几乎无差异。

表 1-2 和表 1-3 中分别列举了以三核苷酸为单位的重复序列扩增发生在编码区(TRED1 型)和非编码区(TRED2 型)所致的部分疾病及其相关的遗传学特征。已阐明姐妹染色单体的不等交换或重复序列中的断裂修复错位,是导致发生动态突变可能的细胞分子生物学机制。

表 1-2　TRED1 型疾病的临床及遗传学特征

疾病	遗传方式	染色体定位	重复定位	重复类型	正常范围	异常范围	父母来源	蛋白	突变效应
HD	AD	4p16.3	编码区	CAG	6~35	36~121	父>母	huntingin	囊泡转运,细胞骨架
DRPLA	AD	12p13.31	编码区	CAG	7~25	49~88	父>母	atrophin-1	神经元毒性
SBMA	X 连锁	Xq11-q12	编码区	CAG	11~34	40~72	父>母	雄激素受体	运动神经元毒性
SCA1	AD	6p23	编码区	CAG	6~39	41~81	父>母	ataxin-1	降解成分在核内聚集
SCA2	AD	12q24.1	编码区	CAG	15~29	35~59	父=母	ataxin-2	不明
MJD	AD	14q24.3-q31	编码区	CAG	16~36	68~82	父=母	ataxin-3	不明
SCA6	AD	19p13	编码区	CAG	4~17	21~30	父>母	钙通道	不明
SCA7	AD	3p21.1-p12	编码区	CAG	7~35	38~200	父>母	ataxin-7	不明
PMED		19p13.1-p12	编码区	CAC	5	6~7			
OMD		14q11.2-q13	编码区	GCG	6	7~13			
CCD		6p21	编码区	GCG、GCT、GCA	17	27			
syn			编码区	GCG、GCT、GCA	15	22~25			

注:HD:Huntington 病;DRPLA:齿状核、苍白球、丘脑下体萎缩;SBMA:脊髓肌萎缩;SCA:脊髓小脑共济失调;MJD:Machado-Joseph 病;PMED:假软骨发育不全/多发性骨骺发育不良;OMD:眼咽型肌营养不良(oculopharyngeal muscular dystrophy);CCD:锁骨头颅发育不良(cleidocranial dysplasia);syn:多指并指(synpolydactytly);钙通道:α1A 电压依赖性钙通道亚单位。

表 1-3　TRED2 型疾病的临床及遗传学特征

疾病	遗传方式	染色体定位	重复定位	重复类型	正常范围	异常范围	父母来源	蛋白	突变效应
DM	AD	19q13.2-q13.3	3'UTR	CTG	5~37	>2 000	父=母	DMPK	DMPK RNA 的蛋白结合异常
FA	AR	9q13-q21.1	内含子	GAA	7~22	200~1 200	父=母	frataxin	线粒体蛋白向线粒体的转运异常
FRAXA	X 连锁	Xq27.3	5'UTR	CGG	6~52	200~4 000	母源	FMR1（FMRP）	突触蛋白翻译异常
FRAXE	X 连锁	Xq28	5'UTR	GCC	6~35	>200	母>父	不明	不明
SCA8		13q21	3'UTR	CTG	16~37	107~127	母>父		
SCA12		5q31.3-5q32	5'UTR	CAG	7~28	66~78			
PME1	AR		5'UTR	12bp 重复	2~3	30~75	父=母		

注:FRAX:脆性 X 综合征;DM:强直性肌营养不良;FA:Friedreich 共济失调;PME1:进行性肌阵挛性癫痫;UTR:非翻译区。

第四节 ｜ DNA 损伤的修复

包括人类在内的高等生物是自然界生命运动最高级的存在和表现形式。他们不仅具有极为复杂的自我结构组成和臻于完善的功能活动体系,而且,在漫长的自然演化进程中,还建立和形成了应对各种外界环境因素的影响与损害,维持其功能结构体系相对独立、稳定,并使之得以世代延续的自我保护和调节机制。广泛地存在于真核细胞生物体内的遗传物质损伤修复系统,正是这种自我保护功能机制的具体体现形式之一。

一、紫外线引起的 DNA 损伤修复

紫外线照射造成的 DNA 损伤,最常见的就是在 DNA 同一条多核苷酸链上相邻的两个胸腺嘧啶核苷酸之间出现异常的共价连接,形成胸腺嘧啶二聚体(TT),从而严重影响 DNA 的自我复制和 RNA 转录。对此,不同生物,一般可通过以下几种途径进行修复。

(一)光复活修复

细胞内普遍存在一种特殊的光复活酶。在可见光的作用下,该酶被激活,并能够特异性地识别、结合嘧啶二聚体,形成酶-DNA 复合体。利用可见光所提供的能量,嘧啶二聚体在酶的作用下解聚;修复完成后,光复合酶亦随之从 DNA 上解离、释放。这一过程即为光复活修复(photoreactivation repair)(图 1-11)。

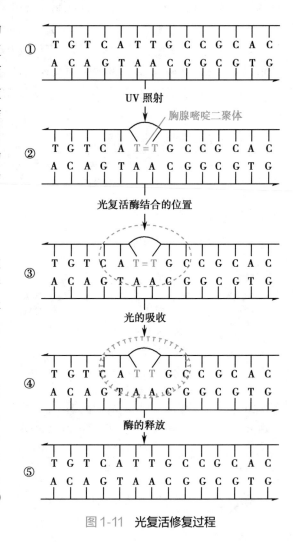

图 1-11　光复活修复过程

（二）切除修复

切除修复（excision repair）亦称暗修复（dark repair）。相对于光修复而言，其修复过程中无须光能的作用。

切除修复发生在 DNA 复制之前。因此，该修复过程需要解旋酶、核酸内切酶、DNA 聚合酶和连接酶等的参与。修复中，首先是由核酸内切酶在嘧啶二聚体近旁 3′ 端一侧特定部位，切断该 DNA 单链，然后以与其互补的正常链为模板，在 DNA 聚合酶的作用下，合成一段相应的单链碱基序列片段再由 DNA 连接酶在切口处将新合成的片段接起来。最后，由特异性核酸外切酶在嘧啶二聚体 5′ 端一侧特定部位切割，去除含有异常嘧啶二聚体的一段单链碱基序列片段；与之同时，DNA 连接酶催化新合成片段在缺口处与被修复链的连接，完成对损伤 DNA 的修复（图 1-12）。

（三）重组修复

重组修复（recombination repair）是发生在 DNA 复制过程之中和复制完成之后的一种不完全的修复形式。因为通过这种修复，只是使得新合成的两个 DNA 分子中的一个具有完全正常的结构，而原有损伤则依然存在于另一个 DNA 分子中。如图 1-13 所示，重组修复的大致过程和机制是：①具有损伤的 DNA 分子片段。②DNA 复制越过损伤部位，在新合成互补子链的对应部位留下缺口；与之同时，另外一个 DNA 分子得以完整地复制、合成。③由核酸内切酶在完整的 DNA 分子同源链切割，形成一个与缺口互补的游离单链片段。④损伤 DNA 新的子链上留有的缺口，经过交换、重组后得以弥补；其缺口则被交换、转移到另一个 DNA 分子的母链上。⑤在 DNA 聚合酶和连接酶的先后作用下，缺口修复。

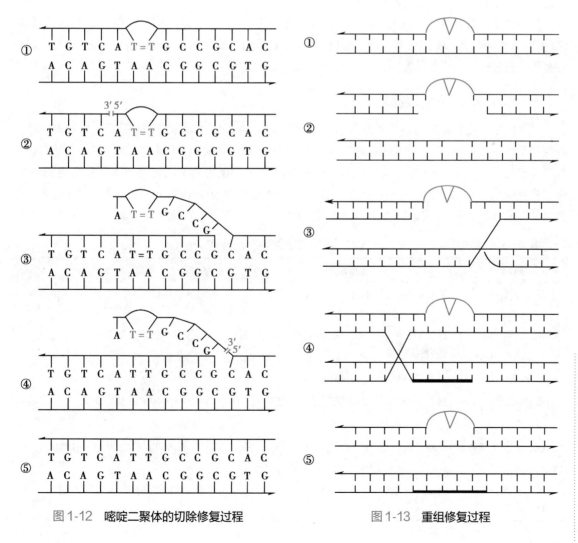

图 1-12　嘧啶二聚体的切除修复过程　　　　图 1-13　重组修复过程

尽管此种修复并未能使 DNA 损伤得以根本消除，但是经过多次复制之后，却逐渐地降低了受损 DNA 在生物体中的比例，从而起到一种"稀释"突变的积极作用。

二、电离辐射引起的 DNA 损伤与修复

X 射线等对 DNA 的损伤作用一般不具有选择性和特异性。除其直接的损伤作用外，往往还可通过对水的电离所形成的自由基而间接地造成遗传物质的损伤。电离辐射导致的遗传物质损伤可表现为 DNA 单链或双链的断裂，片段的缺失、重复或易位等多种不同的形式。在高剂量照射时，甚至可引起碱基的破坏。由于电离辐射作用的复杂性，DNA 损伤的修复机制尚不十分清楚。以下仅简要介绍几种此类损伤后的修复现象。

(一)超快修复

见于断裂损伤后的一种修复现象。在适宜条件下，大约 2 分钟之内，修复即可完成。其可能的机制是：在 DNA 连接酶的作用下，被打断的 DNA 单链得以重新连接。

(二)快修复

较之前一种修复，速度相对缓慢一些。一般，在 X 射线照射后数分钟之内，能够使经超快修复后所遗留的断裂单链的 90% 被修复。快速修复可能需要 DNA 聚合酶I 的参与。因为，缺乏此酶的 E.coli 变异菌株，在经 X 射线照射后，其单链断裂的修复效率较低。

(三)慢修复

这是一种由重组修复系统对快修复未能予以修复的断裂单链加以修复的过程。其所用时间相对较长。一般情况下，细菌完成慢修复的时间在 40~60 分钟。

普遍存在于各种生物体内的遗传物质损伤修复系统，在一定程度上保证了遗传物质相对的稳定性，也维系了细胞最基本的生命活动，但其作用却是有限的。修复的缺陷或错误的修复，也有可能会对有机体造成其他形式的危害。

三、修复缺陷与错误修复

尽管修复系统能够使得遗传物质的损伤得到修复，但是修复系统本身却也是受遗传控制的。如果修复系统发生缺陷，修复就不能正常进行。因此，由于遗传物质损伤引起的基因突变，仍然会以各种形式存在并传递下去；如果修复系统因某种原因而进行了错误的修复，将导致永久性的突变，并可能对机体带来其他的危害。表 1-4 所列举的是因 DNA 损伤修复缺陷所导致的部分疾病。这类疾病患者易罹患各种肿瘤，相关内容将在"遗传与肿瘤发生"一章中予以讨论。

表1-4　DNA 损伤修复缺陷所导致的部分疾病

疾病	临床特征	修复缺陷的类型
着色性干皮病	皮肤肿瘤、光过敏、白内障、神经异常	切除修复缺陷，解旋酶、核酸内切酶基因突变
Cockayne 综合征	体型矮小、骨骼异常、视萎缩、耳聋、光过敏、智力低下	参与修复的 DNA 转录缺陷
Fancino 贫血	贫血、白血病易感、心脏畸形、染色体不稳定	已发现有 8 个基因的突变与其有关
Bloom 综合征	身材矮小、慢性感染，免疫缺陷，光敏感性	RecQ 解旋酶家族基因突变
Werner 综合征	显示衰老的特征，也为早老症	RecQ 解旋酶家族基因突变
共济失调性毛细血管扩张症	小脑共济失调、眼和面部皮肤的毛细血管扩张、染色体不稳定，易患肿瘤、免疫缺陷	正常产物使 DNA 损伤的细胞周期终止
遗传性非多发息肉性直肠癌	近端肠肿瘤，易患多种癌症	5 种 DNA 损伤修复基因的突变

第五节 ｜ 遗传多态性

人类基因组计划研究表明在人类无血缘关系的两个个体之间 99.5% 的核 DNA 序列都是相同的，仅有 0.5% 左右存在差异的 DNA 序列造成了每个人不同的遗传组成，并由此决定了个体间不同的解剖、生理、生化等各种生物学特性，包括对各种疾病的易患性，乃至不同的性格特征及体育、艺术天赋，最终体现为多种多样的遗传多态性。

一、遗传多态性的概念

如前所述，所谓遗传多态性，是指在同一种群中的某种遗传性状同时存在两种以上不连续的变异型，或同一基因座上两个以上等位基因共存的遗传现象。作为单一基因座等位基因 DNA 多样性变异在群体水平的体现，凡是在群体中出现频率大于 1% 的变异体，无论致病与否，均被称为遗传多态型；而所有那些出现频率小于 1% 的变异体，则被称为稀有变异型（rare variants）。

遗传多态性现象十分普遍。多态性的形成，源于基因的变异。发生于基因组 DNA 非编码序列（间隔序列或内含子序列）的变异，一般不会影响基因的结构与功能，也不会产生遗传的表型效应。只有那些位于编码序列和调控序列内的 DNA 变异，方可产生各种蛋白变异体，或者通过影响 RNA 的转录，从而导致各种明显的表型差异。对于个体而言，基因多态性碱基组成序列终生不变，并按孟德尔规律世代遗传。

二、遗传多态性的表现形式

（一）个体水平上的表型性状遗传多态性

表型性状遗传多态性是种群中不同个体之间同一遗传性状的表型差异，如人类头发、眼睛的颜色。表型遗传差异的多态性，决定于一组相应的复等位基因的作用。

（二）细胞水平上的染色体遗传多态性

染色体多态性是在种群中经常可见的各种染色体形态的变异。其主要表现为同源染色体大小、形态或染色体带型的改变。此类改变，通常仅涉及染色体的结构异染色质区域，因此，并不表现出显著相关的表型效应。

（三）分子水平上的 DNA 遗传多态性

人类基因组 DNA 呈现出多种多样的分子结构和组成形式。依据发现的时序和不同遗传多态性的分子遗传学特征，被分为限制性片段长度多态性（restriction fragment length polymorphism，RFLP）、数目可变的串联重复（variable number tandem repeat，VNTR）多态性、短串联重复序列（short tandem repeat，STR）多态性和单核苷酸多态性（single nucleotide polymorphism，SNP）等多种类型。当前，被作为遗传标记而在人类遗传学和医学遗传学相关研究领域中得以广泛应用的主要有两大类。

1. **单核苷酸多态性**　由基因组 DNA 序列中单个碱基的转换或颠换所形成的变异；是最简单、最常见、分布最为广泛，也是多态性最为丰富的遗传多态类型之一。研究表明，人类基因组 DNA 平均约 1 000bp 内就有一个 SNP，占已知人类基因组 DNA 多态性变异的 90% 以上。

基因组 DNA 中任何碱基都有发生变异的可能。因此，SNP 既可存在于基因的蛋白编码序列之内，亦可出现在非编码序列之中。存在于蛋白编码序列外显子中的 SNP 又被称为编码 SNP（coding SNP），简称 cSNP。目前，发现的 cSNP 有 100 000 个左右，其变异率仅及非编码序列的 20%。就其对遗传性状的表型效应而言，cSNP 又被区分为不改变编码蛋白氨基酸序列组成的同义 cSNP 和可改变氨基酸序列的非同义 cSNP 两种类别；二者所占比例各为 50%。

虽然组成 DNA 的碱基有 4 种，但是 SNP 一般只有 2 个"等位"成员，呈现为"非此即彼"的"双等位基因"（biallelic）多态性。基于 SNP 的自身特性，作为一种遗传标记，它常被用来进行对复杂性状与疾病的遗传分析和族群的基因识别以及遗传结构研究。

2. 短串联重复序列多态性 又称微卫星 DNA（microsatellite DNA）多态性。是一类以 1~6bp 为重复单元；串联重复一到数十次；序列长度小于 100bp 的 DNA 结构片段。如（A）$_n$、（TG）$_n$、（CAA）$_n$、（AAAT）$_n$。

STR 散在于基因组中各个染色体上，但很少出现在编码 DNA 序列中。其主要表现为重复序列拷贝数的变异，具有较高的遗传多态性。例如：D1S243、D21S190、DXS1068 分别表示位于 1 号、21 号和 X 染色体上的 STR。多个不同基因座的 STR 分析结合起来，即可成为一个个体的"生物学身份证"，亦即 DNA 指纹（DNA fingerprint），常以此作为个体识别及亲权鉴定的遗传学依据。

三、DNA 遗传多态性研究的意义及应用

有关遗传多态性的认识，是人类在对自然遗传现象的研究过程中所取得的重要科学成果。它极大地丰富了遗传学的研究内容，开拓了遗传学的研究领域，同时又被作为一种强有力的科学研究技术手段和工具而在人类与医学遗传学及其相关研究领域得以广泛地应用。

（一）作为遗传标记

绝大多数的 DNA 遗传多态性，虽其自身并无直接的遗传学表型效应，但是却能够被用作特定染色体或染色体某一片段以及等位基因传递轨迹示踪的遗传标记（genetic marker），通过连锁分析或等位基因关联分析，进行基因的染色体定位和遗传作图（genetic mapping）。

（二）研制基因芯片

DNA 遗传多态性能够从分子水平上揭示基因组中基因的不同传递形式或不同 DNA 片段的组成结构特点，是研制基因芯片（gene chip）的重要依据。

（三）法医学鉴定

建立在人类 DNA 多态性遗传数据资料分析基础之上的 DNA 指纹图谱，以其高度的特异性、稳定的遗传性和体细胞稳定性而被成功地应用于法医学的个体识别及亲权鉴定。

（四）遗传病研究

DNA 多态性对于遗传病研究具有双重的意义。一方面，任何基因的变异，包括经典的静态突变和已知的动态突变，都可能作为机体疾病产生的根源，导致遗传病的发生和发展；另一方面，在基因组中广泛分布、极其丰富的 DNA 多态性位点，皆有可能作为特异性的遗传标记被应用于遗传性疾病的研究与临床诊断。

2008 年，由中国、美国、英国等国家 70 多家公司和组织协同建立的国际千人基因组计划（The 1 000 Genome Project），旨在通过测序和分析不同种族或族群的基因组 DNA，绘制出最为详尽、最有医学应用价值的人类遗传多态型图谱。该项目于 2012 年 11 月公布的高分辨率人类基因组遗传变异整合图谱，不仅是人类基因组研究最新成果的标志，而且为人类基因组学在人类健康与疾病研究领域中的实际应用以及走向未来的个体医疗时代奠定了坚实的基础。

本章小结

基因突变是分子水平上 DNA 碱基对组成与序列结构的变化，是生物界普遍存在的遗传事件之一。它不仅发生于生殖细胞，也可发生在体细胞中。发生在生殖细胞中的突变基因，可通过有性生殖途径传递给其后代个体，存在于后代个体的每个细胞里。根据基因突变发生的原因，可将之划分为自发突变和诱发突变。凡是能够诱发基因突变的各种内外环境因素，均被称为诱变剂。能够引起基因突变的诱变剂种类是极其复杂多样的，根据其性质和对遗传物质的作用方式可分为物理因素、化学因素和生物因素等几种主要类型。基因突变的形式包括点突变（碱基替换、移码突变）、片段突变（缺失、重复、重排）和动态突变；细胞内对 DNA 的各种突变有多种修复机制，修复机制的缺陷也是许多疾病发生的原因之一；并不是所有的基因突变都是致病的，有时表现为群体多态现象。

（杨 娟）

思考题

1. 举例说明化学物致突变的原理。

2. 基因突变有哪些类型？会产生哪些分子遗传学上的后果？

3. 为什么个体基因突变修复机制异常时易导致肿瘤的发生？

4. 什么是遗传多态性？研究遗传多态性有什么生物学和医学意义？

思考题解题思路

本章目标测试

本章思维导图

第二章 | 基因突变的分子效应

【学习要点】

1. 基因突变导致蛋白质功能异常的形式及分子机制。
2. 基因突变引起性状改变的分子机制。
3. 突变蛋白的分子细胞病理学效应与临床表型之间的关系。
4. 非编码 RNA 的种类、作用原理及与疾病的关系。

细胞是生物体结构和功能的基本单位,基因是细胞内遗传信息的物质基础,蛋白质则是基因功能的主要执行者和体现者。换言之,细胞的一切生命活动都是通过遗传信息流最终表现为蛋白质的不同结构特征和功能状态。因此,在以遗传因素为主导因素或主要病因的疾病中,基因突变的主要细胞或分子生物学效应是直接改变其编码的多肽链中氨基酸的组成和顺序,导致蛋白质的结构和功能的异常;另外,非编码 RNA 的基因突变同样可能间接导致蛋白质的表达异常。而蛋白质结构和功能异常的结果,则是与疾病表型相关的细胞生理活动的异常及机体遗传性状的改变。

第一节 | 基因突变导致蛋白质功能异常

一、基因突变对蛋白质功能的影响

基因突变导致蛋白质功能异常的表现形式主要有以下 4 种:丢失功能、增强功能、获得新性状以及异时或异位基因表达等(图 2-1)。

(一) 基因突变导致蛋白质功能丢失

丢失功能(loss of function)是最常见的基因突变或基因缺失改变蛋白质功能的表现形式。基因突变可发生在基因的编码区,也可发生在基因的调节区。位于编码区的无义突变、移码突变等大多会导致蛋白质正常功能的丧失,而部分错义突变可使基因所编码的蛋白质保留部分功能。临床上大部分先天性代谢病会出现基因功能的丢失。基因调节区的动态突变亦可导致基因产物的减少或缺失。如脆性 X 综合征是由于 *FMR1* 基因非编码区的 CGG 重复扩增所致,当重复次数超过 200 次时就可通过甲基化作用降低该基因的表达而致病。基因缺失包括杂合缺失和纯合缺失 2 种,前者导致基因编码的蛋白质减少一半,后者导致基因编码的蛋白质完全缺失。如 α 珠蛋白基因缺失纯合子可导致血红蛋白(Hb)Barts 胎儿水肿综合征。

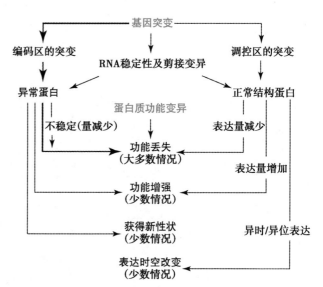

图 2-1 基因突变导致蛋白质功能异常的表现形式

显性负效应（dominant negative effect）是一种特殊的导致蛋白质功能丢失的突变方式。在一对等位基因中，如果其中一个基因突变，另一个基因正常，理论上即使突变基因的功能完全丧失，仍应保留一半的功能，类似于显性遗传病的杂合子。但在某种情况下，突变蛋白不仅自身没有生理功能，还会影响另一个正常蛋白质发挥其生理功能，这种由蛋白质相互作用产生的干扰现象称为显性负效应。显性负效应是通过蛋白质亚单位形成多聚体的形式实现的。如原胶原蛋白基因突变导致重型成骨不全（osteogenesis imperfecta，type 1，OI1）（OMIM #166200）就是因为I型胶原蛋白的显性负效应所致。已知I型胶原蛋白是由 2 个 COL1A1 亚单位和 1 个 COL1A2 亚单位构成的三螺旋体，螺旋区主要由 G-X-Y 三个氨基酸重复构成，其中 G（甘氨酸）为最小的氨基酸，且位于螺旋轴的位置。如果突变导致甘氨酸被其他大的氨基酸所替代，就可能影响整个胶原蛋白的结构，进而改变胶原纤维的三螺旋结构而致病。

（二）基因突变导致蛋白质功能增强

获得功能（gain of function）是最少见的基因突变改变蛋白质功能的表现形式。对于一个特定的基因而言，其功能并非越强越好。如果破坏了机体的平衡，获得功能也会造成细胞正常生理功能的紊乱，并最终导致疾病的发生。最典型的例子是 Down 综合征，多余的 21 号染色体可导致患者出现智力低下及多种先天畸形。获得功能的另一种形式是因基因拷贝数增加而使基因的功能增强，如外周髓磷脂蛋白 22（peripheral myelin protein，*PMP22*）基因由于增加了一个拷贝从而导致腓骨肌萎缩症 I A 型（Charcot-Marie-Tooth disease type 1A，CMT1A）（OMIM #118220）的发生，这是一种最常见的常染色体显性遗传病之一。获得功能的第三种形式是突变蛋白的某些活性比正常蛋白更强。如 Von Willebrand 病 I 型（OMIM #193400）的致病基因 von Willebrand 因子（*VWF*）存在多种突变形式，其中大多数突变不引起表型改变，但约有 1/120 的个体会出现损伤后出血不止的临床表型。这是因为此类患者体内 VWF 活性异常增高，促使 VWF 与血小板的结合能力也相应地增强。当机体损伤出血时，血小板会因与 VWF 的强力结合而难以解离出来，以致不能接触、依附于血管内皮而发挥其止血功能。

（三）基因突变产生新的蛋白性状

有的基因突变会使突变蛋白获得新性状（gain of novel property），并赋予突变蛋白致病性。例如镰状细胞贫血（sickle cell anemia）（OMIM #603903），因 β 珠蛋白基因的错义突变使 β 珠蛋白肽链第 6 位的谷氨酸被缬氨酸替代而形成一种结构异常的血红蛋白。由于溶解度的下降，异常血红蛋白在释放氧后极易形成凝聚体，并使红细胞由圆盘状变为镰刀状，同时降低了红细胞的可塑性。当镰状红细胞通过微小毛细血管时很容易受伤破裂，导致溶血性贫血的发生。在这个例子中，HbS 的带氧能力虽未受影响，但获得了自动凝聚的新特性从而致病。

（四）基因突变导致蛋白表达时空改变

有的基因突变影响基因调节区的序列导致该基因在不适当的时间或在不适当的细胞中表达，即所谓异时或异位基因表达（heterochronic or ectopic gene expression）。如非 α 珠蛋白基因簇中 γ 链在胎儿期高表达，而在出生后迅速下降；β 链在胎儿期低表达，而在出生后迅速上升。非 α 珠蛋白基因簇调节区的基因突变则可使 γ 链在出生后持续高表达，导致遗传性胎儿血红蛋白持续存在症的发生。

二、基因突变导致蛋白功能异常的分子机制

基因突变导致蛋白质结构和功能异常的主要机制包括以下 5 个方面：①影响相关功能蛋白质的生物合成；②引起功能蛋白结构的改变；③影响蛋白质的亚细胞定位；④影响蛋白质与功能性辅基或辅助因子的结合或解离；⑤影响蛋白质分子与其功能性亚基及其他因子间的结构组成。认识这些分子机制，将有助于较为深入地理解基因突变导致遗传病发生的细胞分子生物学效应，并为未来的医学遗传学研究打下基础。

基因突变是蛋白质发生改变的根本原因，而突变蛋白（mutant protein）的形成则是基因突变的结果和表现形式。基因突变一般通过以下两种机制影响正常蛋白质的合成，导致细胞功能损害并引发

疾病:①突变影响、干扰了 RNA 的正常转录以及转录后的修饰、剪接;或直接改变了氨基酸的顺序或构成,从而使其丧失正常功能,即所谓的原发性损害(primary abnormalities);②突变并不直接影响或改变某一条多肽链的正常氨基酸组成,而是通过干扰该多肽链的翻译过程;或翻译后的修饰、加工;甚至通过对蛋白质各种辅助因子的影响,间接地导致某一蛋白质功能的异常。相对于原发性损害机制,后者被称之继发性损害(secondary abnormalities)(表 2-1)。

表 2-1 基因突变与相应疾病的关系

突变涉及环节	原发性损害	病例	继发性损害	病例
核苷酸序列	转录、RNA 剪切	地中海贫血、遗传性胎儿血红蛋白持续症	转录的调节	急性间歇性卟啉症
mRNA	翻译	地中海贫血	翻译的调节	急性间歇性卟啉症
多肽	多肽链折叠	LDL 受体突变 2 型	翻译后修饰	Ehlers-Danlos 综合征
三维空间构象	亚单位聚合、亚细胞定位	胶原形成缺陷	亚单位聚合和亚细胞定位的调节	Zellweger 综合征、包涵体细胞病
蛋白质	蛋白质降解	Tay-Sachs 病	蛋白质降解的调节	未知

(一) 基因突变影响蛋白质的生物合成

1. 通过原发性损害机制影响蛋白质的合成 原发性损害机制对蛋白质合成的影响通常有 2 种表现形式:一是基因突变导致某些蛋白质合成的异常减少。如 β-地中海贫血(β-thalassemia)(OMIM #613985)的部分原因是突变减少了正常 β-珠蛋白的合成。二是基因突变导致某些蛋白质合成的异常增加。如遗传性胎儿血红蛋白持续存在症(hereditary persistence of fetal hemoglobin,HPFH)(OMIM #142470)就是因为突变导致患儿在出生后持续表达了不该表达的胎儿血红蛋白所致。

2. 通过继发性损害机制影响蛋白质的合成 继发性损害的主要表现形式是突变改变了 mRNA 和蛋白质的合成速率。通常情况下,决定某种蛋白质合成速度和效率的并非编码该蛋白质的基因本身,而是对该基因的表达具有调节作用的顺式作用元件、反式作用因子或其他相关因素。如果这些调节因子或因素发生改变,同样能影响这些蛋白质的正常功能。急性间歇性卟啉病(acute intermittent porphyria,AIP)(OMIM #176000)是一种常染色体显性遗传病(AD),致病基因定位于 11q23.3。杂合子个体中的 90% 表型正常,仅 10% 表现出间歇性发作的临床症状。

正常情况下,δ-氨基 γ-酮戊酸(δ-aminolevulinc acid,ALA)合成酶催化甘氨酸与琥珀酰 CoA 生成 ALA,再转化为胆色素原(porphobilinogen,PBG);后者可在 PBG 脱氨酶作用下逐级合成血红素(heme)(图 2-2)。AIP 患者由于缺乏 PBG 脱氨酶,使细胞内的 ALA 及胆色素原不能正常转化为血红素,导致血红素含量下降;而血红素下降可反馈性地调节 ALA 合成酶表达增强,进而促使 ALA 和胆色素原的大量合成和严重积聚,最终导致疾病的发生。值得注意的是,该病可被某些食物或药物诱发。例如,当服用巴比妥或磺胺类等药物后,肝脏中以血红素为辅基的氧化反应同时也参与了药物的代谢,导致血红素的消耗增加及含量减少,随后反馈性地增加 ALA 的合成。因此,患者往往会表现为服药后症状的出现或加重的间歇性发作。

表面上看,AIP 是由于 ALA 合成酶表达增加所致,但其根本原因却是 PBG 脱氨酶缺陷间接作用的结果。

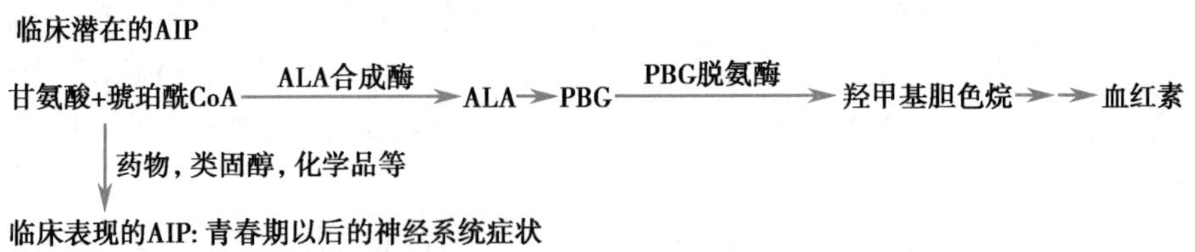

图 2-2 血红素的合成与急性间歇性卟啉症的发生

(二)基因突变引起功能蛋白结构的改变

1. 基因突变对蛋白质结构的原发性损害 蛋白质多肽链中特定的氨基酸组成及在此基础上形成的三维立体构象,是其行使正常生理功能的前提条件,也是反映蛋白质功能状态的基本特征。如果基因突变使其结构发生了改变,就可能导致蛋白质正常功能的异常或损害。最常见的形式是:构成球蛋白分子非极性疏水区内的1个或1个以上的非极性或疏水性氨基酸被极性或亲水性氨基酸所取代;或者在该区域有极性或亲水性氨基酸的插入,使原本结构较为紧密的疏水区形成间隙,导致相应蛋白质稳定性的下降和功能改变。这不仅涉及蛋白质一级结构肽链中氨基酸组成的异常,而且也涉及蛋白质次级结构的变化。研究表明,20%以上的血红蛋白病属于这一类型的突变。此类突变往往发生于编码蛋白质的结构基因上。

2. 基因突变对蛋白质结构的继发性损害 绝大多数蛋白质在翻译合成的过程中或翻译合成后,还须经过一定形式的加工、修饰才能满足其功能的需要。而很多疾病的发生却是因为蛋白质的修饰、加工过程缺陷,继发性地改变和损害了蛋白质的正常结构所致。如 Ehlers-Danlos 综合征Ⅱ型(OMIM #130000)是由于赖氨酸羟化酶的继发性结构缺陷,使得正常胶原分子上的赖氨酸不能被羟化而造成胶原分子间的连接障碍,无法满足细胞组织间胶原网络结构形成的需要,最终引起结缔组织的结构改变和功能紊乱。

(三)基因突变影响蛋白质的亚细胞定位

细胞内各类蛋白质合成后,只有经过准确的修饰加工和正确的折叠,形成特定的空间构象或结构形式,并被定向转运到特定的空间位置,才能发挥其正常的生理功能。其中的任何一个环节发生障碍,都可能导致蛋白质功能的异常。

1. 影响蛋白质在细胞内转运的原发性缺陷 蛋白质的细胞内定位,是由其多肽链的氨基酸组成序列所决定的。如一些由细胞核基因编码的线粒体蛋白,在其多肽链氨基端均含有一段可被线粒体膜受体识别的特殊氨基酸序列,称为导肽或导向序列(leader sequence 或 targeting sequence),这是线粒体蛋白转运所必需的。如果编码导肽序列的基因发生突变,就会导致相关的核编码线粒体蛋白的导入障碍,从而影响到线粒体的正常功能。

甲基丙二酸尿症(methylmalonic aciduria)(OMIM #251000)是一种常染色体隐性遗传病(AR)。该病是由于机体内甲基丙二酰辅酶 A 羧基变位酶(methylmalonyl CoA mutase,MMA-CoA)缺乏,使得甲基丙酰 CoA 不能转变为琥珀酰 CoA,造成甲基丙二酸(methylmalonic acid,MMA)在线粒体内的堆积所致。然而,该病发生的真正原因则是 MM A -CoA 变位酶氨基端导肽序列的氨基酸残基组成出现错误使该酶不能进入线粒体(图 2-3)。

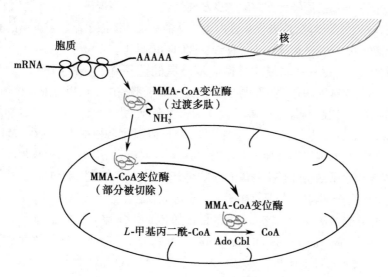

图 2-3 MMA-CoA 变位酶与琥珀酰 CoA 的合成

2. 影响蛋白质在细胞内转运的继发性缺陷 与上述核编码线粒体蛋白的定位机制不同,另一类型的蛋白质定位是由蛋白质翻译、合成后的修饰所决定。如溶酶体内的酸性水解酶就是通过这一机制实现其胞内转运定位的。正常情况下,酸性水解酶在合成后首先经过糖基化作用,形成带有甘露糖的糖蛋白;该糖蛋白再经磷酸化而形成 6-磷酸-甘露糖(mannose-6-phosphate,M-6-P);M-6-P 残基进而与内质网膜上的 M-6-P 受体结合,并以出芽的形式形成胞内囊泡;胞内囊泡与溶酶体融合后释放酸性水解酶进入溶酶体。由此可见,酸性水解酶的糖基化及磷酸化是其实现正常转运定位的关键步骤。但是,在某些病理情况下,由于催化甘露糖磷酸化的酶缺陷,结果使酸性水解酶不能正常进入溶酶体,而经由非正常途径释放并积聚于细胞中。

溶酶体酸性水解酶涉及多种物质的分解代谢。其异常分泌必然会导致严重的细胞生物学损伤效应。此类患者可有骨骼发育异常、生长迟缓和智力低下等多种临床表现。体外培养的患者细胞中会看到异常的溶酶体或包涵体(inclusion body),故称之为包涵体细胞(inclusion-cell,I-cells)。包涵体细胞病又简称为 I-细胞病。

(四)突变影响蛋白质与功能性辅基或辅助因子的结合或解离

许多蛋白质生物学功能的获得,必须依赖于同某些非蛋白辅基(prosthetic group)或辅助因子(cofactor)的结合或解离。例如,珠蛋白只有在和血红素结合后,才能形成具有气体携带功能的血红蛋白。因此,凡是影响到多肽链与辅基或辅助因子结合/解离的突变,或使辅基与辅助因子的形成、转运过程发生缺陷的突变,都可能成为遗传病发生的分子病理学机制。

1. 影响辅助因子与蛋白质结合或解离的原发性突变 呈常染色体隐性遗传的同型胱氨酸尿症(cystinuria type 1)(OMIM #220100)是由胱硫醚合成酶(cystathionine synthase)缺陷引起的一种氨基酸代谢病。该症患者临床上表现为多器官损害。其分子病理学机制是由于基因缺陷导致胱硫醚合成酶与其辅助因子磷酸吡哆醛(pyridoxal phosphate)的结合障碍(图 2-4)。因此,大剂量的吡哆醛(维生素 B_6)对该病具有一定的治疗作用。

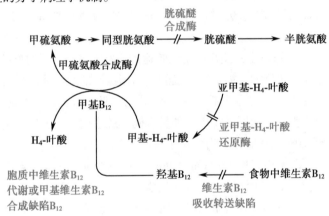

图 2-4 胱硫醚合成酶缺陷与同型胱氨酸尿症

2. 影响辅助因子与蛋白质结合或解离的继发性突变 某些情况下,那些可催化蛋白质分子辅基或辅助因子合成、转运的酶缺陷,或者催化蛋白质与其辅基及辅助因子结合或解离的酶缺陷,也会影响到蛋白质功能活性的获得,从而表现为一种继发性的功能损害。

(五)突变影响蛋白质分子与其功能性亚基及其他因子间的结构组成

1. 影响蛋白质各组成亚单位组装的原发性突变 对于那些由 2 个以上亚单位组成的蛋白质而言,其分子构象的改变,往往会影响到亚单位之间的相互聚合,使之不能形成正常的功能结构复合体。例如,proα1(Ⅰ)和 proα2(Ⅰ)基因的突变,会使它们聚合形成Ⅰ型胶原的组装受阻,造成骨发育不良,引发多种临床病理表现,如成骨不全症Ⅰ型(osteogenesis imperfect,type Ⅰ)(OMIM #166200)。

2. 导致组装后复合蛋白功能结构异常的继发性突变 某些多肽链(亚单位)的遗传缺陷,或许并不直接影响蛋白质的聚合与组装,但是在组装后却会造成复合蛋白整体结构和功能的异常而致病,从而表现为继发性的突变损伤效应。较为典型的例证如 Zellweger 综合征(OMIM #214100),也称为过氧化物酶体生成障碍(peroxisome biogenesis disorder 1A,PBD1A),导致该征的致病基因为 PEX1。该征存在遗传异质性,致病基因还有 PEX2~PEX22,分布在不同的染色体上。

三、突变蛋白的分子细胞病理学效应与临床表型之间的关系

(一)同一基因的不同突变产生不同的临床表型

同一基因的不同突变形式往往会导致不同的临床表现。如 *MPZ* 基因编码在髓鞘中最为丰富的P0 蛋白,该基因不同位置的突变均会影响髓鞘的形成而导致神经病变,但疾病类型及临床症状却有明显差别。其中症状较重的为先天髓鞘发育不良性神经病(congenital hypomyelinating neuropathy,CHN)(OMIM #605253),症状相对较轻的为腓骨肌萎缩症 1B 型(Charcot-Marie-Tooth disease 1B,CMT1B)(OMIM #118200)。产生这种现象的原因常常与一种无义介导的 mRNA 降解(nonsense-mediated mRNA decay,NMD)机制有关。已知 NMD 是广泛存在于真核生物细胞中的一种 mRNA 质量监控机制。该机制通过识别和降解含有提前终止密码子(premature translational-termination codon,PTC)的转录产物进而防止有潜在毒性的截短蛋白的产生(图 2-5)。一般来说,只有当 PTC 与其下游临近外显子-外显子连接点复合物(exon-exon junction complex,EJC)距离大于或等于 50~55 个核苷酸时才会触发 NMD 机制。若 PTC 与其下游的 EJC 距离小于 50~55 个核苷酸时则会逃脱 NMD 机制。上述CHN 症状较重的原因就是无义突变使 *MPZ* 基因 3′端 PTC 逃脱了 NMD 作用,从而产生有害的截短蛋白所致;CMT1B 症状较轻的原因则是由于引发了 NMD 作用,从而导致 P0 蛋白功能缺失所致。

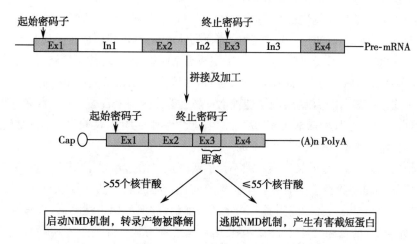

图 2-5 哺乳动物无义介导的 mRNA 降解模型

(二)同一基因的不同突变可改变疾病的遗传方式

同一基因在不同位置发生基因突变有时会改变疾病的遗传方式。如先天性肌强直(congenital myotonia)是一种以肌强直和肌肥大为主要临床表现的遗传性肌病。该病由一种编码骨骼肌氯离子通道蛋白(skeletal muscle chloride channel-1,CLCN1)的基因突变所致。其中无义突变是该基因较常见的突变类型之一。当无义突变引发 NMD 机制时可导致氯离子通道蛋白无法合成,继而引发常染色体隐性遗传(AR)的先天性肌强直(myotonia congenita)也称 Becker 病(OMIM #255700)。突变纯合子患者氯离子通道蛋白显著下降导致全身性肌强直,而突变杂合子患者虽然氯离子通道蛋白下降了约 50%,但不出现肌强直的临床表现。当无义突变发生在最后一个外显子而无法引发 NMD 机制时则产生大量异常蛋白,并对机体产生毒害作用,由此导致常染色体显性遗传的肌强直又称 Thomsen 病(OMIM #160800),临床表现为肌强直和肌肉肥大。

(三)基因突变引发"无法预测"的临床效应

遗传病的发生是在一定条件下基因有害突变的必然结果。然而,在很多情况下却又无法估计和预测到某一基因突变是否能够,或者是否应该引起生理生化异常及相应的临床表型效应。即便像血红蛋白病、Lesch-Nyhan 综合征或自残综合征(self-mutilation syndrome)(OMIM #300322)等已初

步阐明了它们的分子遗传学机制的单基因病,科学家仍不能够解释为什么 HbA 突变为 HbS 后,就会发生血红蛋白在缺氧状态下的聚合;也不能理解为什么患者在次黄嘌呤鸟嘌呤磷酸核糖基转移酶(hypoxanthine guanine phosphoribosyl transferase,HGPRT)缺陷后所引起的体内代谢紊乱却会在临床上表现出强迫性自残这样的异常行为。

第二节 | 基因突变引起性状改变的分子生物学机制

1958 年 Francis Crick 提出的"遗传中心法则(genetic central dogma)"阐明了核酸、蛋白质之间的相互关系及细胞内遗传信息的传递或表达过程。DNA 分子中储存的遗传信息,经过转录、翻译传递到肽链。而后者再进一步形成具有生物学功能活性的蛋白质,并最终表现为细胞的结构和功能性状。这种信息语言的转换和表达过程,不但是基因控制正常遗传性状发育最基本的分子生物学机制,也是基因突变引起各种性状异常和临床疾病发生的基本机制。

一、酶分子异常引起的代谢缺陷

(一)基因突变引起酶分子的异常

酶是生物体内具有特殊生物催化活性的催化剂。人体细胞中的每一步生化代谢反应,几乎都需要某种专一性酶的催化才能进行和完成。酶又是基因表达的产物,结构基因突变所引起的酶分子组成与结构的改变,或调节基因突变所导致的酶合成异常,都有可能造成相关代谢过程的障碍或代谢程序的紊乱。如果这种基因突变发生于生殖细胞或受精卵中,就有可能传递给后代,从而产生相应的先天性代谢缺陷(inborn errors of metabolism)或遗传性酶病(hereditary enzymopathy)。

1. **结构基因突变引起的酶蛋白结构异常** 酶有单体酶与复合酶之分。前者仅由酶蛋白组成;后者,除酶蛋白外还含有某种辅基或辅助因子。但无论是何种类型,其催化活性都是建立在与其催化功能相适应的特定三维空间构象基础之上的。

所有结构基因突变,除同义突变一般不会引起酶蛋白结构异常外,其他突变形式都有可能造成酶分子特定立体构象不同程度的改变。空间构象变化引起的酶活性异常,主要表现为以下几种形式:①酶的功能活性完全丧失;②酶尚具有一定的功能活性,但其稳定性降低,极易被降解而失去活性;③酶与其作用底物的亲和性降低,以致不能迅速、有效地与之结合,造成代谢反应的延滞;④酶蛋白与辅助因子的亲和性下降,影响了酶的正常活性。

2. **调节基因突变引起的酶蛋白合成异常** 基因是可调控的遗传功能表达单位。每一个结构基因的构成,除了其转录序列外,还含有侧翼的非转录调控序列。此类调控序列突变,或者使基因转录的启动发生障碍,不能进行 mRNA 的合成;或者造成转录速率下降,影响 mRNA 合成的产量。这些改变最终都会导致酶蛋白的缺失或酶蛋白合成量的不足,从而引发代谢缺陷疾病。

(二)酶与代谢反应的关系

人体细胞内的绝大多数生理活动都是建立在一系列相互联系的级联生化反应基础之上的。而在这些级联反应中,每一步几乎都是在特定的酶或酶系的催化下实现和完成的。因此,酶是实现机体细胞内各种生命活动过程最为直接、极其关键的重要因素之一。

如图 2-6 所示,作为某种代谢反应的原初底物 A,在细胞膜上的转运系统 T_A(通常也是一种酶或具有酶活性的膜功能结构蛋白)的作用下进入细胞内,然后在酶 E_{AB} 的催化下,转变为初级代谢产物 B;B 又在酶 E_{BC}、E_{CD} 的催化作用下依次转化为其代谢的次级中间产物 C 和代谢的终产物 D。A 物质的代谢除了沿上述 A→B→C→D 这一主要途径进行外,某种条件下还可能在其他相应酶类的作用下沿着 A→F→G 这一次要的代谢旁路进行。由此可见,每一个代谢反应途径,以及由此所产生的各种中间代谢产物的最终去向,均和参与催化该代谢反应的酶密切相关。换言之,在一定条件下,酶能够决定体内代谢反应的类型和反应的途径及去向。

同时,从图 2-6 还可以看出,在体内复杂的代谢反应过程中,参与代谢过程的各种物质,往往表现出作为反应底物和反应产物的双重属性,以及彼此之间互为底物与产物的交错关系。而这种属性与相互关系,又构成了体内普遍存在的反馈调节机制的基础。

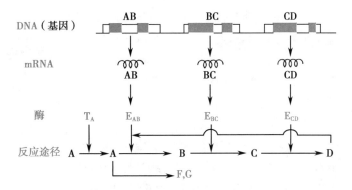

图 2-6 酶与代谢反应的关系

(三)酶缺陷对代谢反应的影响

1. 酶缺陷造成代谢底物缺乏 绝大多数非脂溶性或极性的小分子物质(如葡萄糖、氨基酸等)都必须依赖于膜转运酶的作用才能进入细胞内作为某种代谢活动的原初反应底物而引发相应的代谢反应。一旦与之相关的膜转运酶缺陷或异常,就会造成代谢底物的缺乏而阻碍和影响整个代谢过程的发生,最终引发一系列的疾病症状。例如,呈常染色体隐性遗传的色氨酸加氧酶缺乏症(tryptophan dioxygenase)(OMIM #191070),由于患者肠黏膜上皮细胞膜上缺乏转运色氨酸的色氨酸加氧酶,使色氨酸不能被吸收。如图 2-7 所示,作为多种代谢的原初反应底物,色氨酸的转运障碍使得细胞内烟酰胺、5-羟色胺等重要物质不能正常合成,从而导致整个机体的生理活动紊乱。该类患者的临床症状主要为:反复发作的小脑运动失调;皮肤粗糙、色素沉积及表皮溃烂等临床症状。

2. 酶缺陷导致代谢产物堆积 酶缺陷导致的代谢产物堆积,可能造成两种情况的发生。

(1)堆积产物对机体的直接危害:例如半乳糖血症(galactosemia)(OMIM #230400),就是因为患者体内半乳糖-1-磷酸尿苷酰转移酶(G-1-PUT)的缺乏,导致代谢的中间产物半乳糖与半乳糖-1-磷酸在血液中的大量堆积所致。该病新生儿的发病率约为 1/400 000~1/60 000;患儿在哺乳后表现出呕吐、腹泻,继而出现拒乳等胃肠道症状。随着病情的发展、加重,还会出现黄疸、肝硬化、腹水和智力低下等肝、脑损害症状。图 2-8 示半乳糖的体内代谢途径。

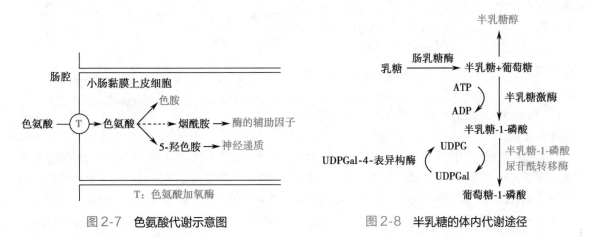

图 2-7 色氨酸代谢示意图　　　　　　图 2-8 半乳糖的体内代谢途径

(2)堆积底物或产物激发代谢旁路开放:某些时候,催化主要代谢途径的酶缺陷导致底物或产物的堆积,并不造成对机体的直接危害。但是会导致某些代谢旁路的激活,使得反应沿次要的途径进行,结果进一步导致某些代谢副产物的堆积,并引发相关的疾病。

从图 2-9 所示苯丙氨酸的不同代谢途径可理解苯丙酮尿症(phenylketonuria,PKU)(OMIM #261600)的发生机制。患者体内苯丙氨酸羟化酶的缺乏,使得苯丙氨酸不能转化为酪氨酸这一主要的代谢途径,结果导致其代谢旁路的开放,转而形成了苯丙酮酸;因为苯丙酮酸堆积对神经系统的毒性作用,影响了患者智力的正常发育,表现为严重的智力低下等临床表现。

3. 酶缺陷导致代谢终产物缺乏　在机体细胞内的物质代谢级联反应中,酶的缺陷出现在其整个过程的任何一个环节或步骤,都可能导致正常反应途径受阻或中断,造成某些必需代谢终产物的缺乏,并引发疾病。

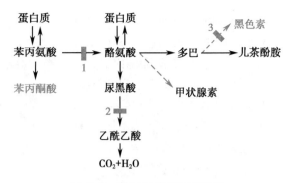

图 2-9　苯丙氨酸的代谢途径
1. 苯丙酮尿症缺陷部位;2. 尿黑酸尿症缺陷部位;
3. 白化病缺陷部位。

例如,白化病(albinism)是因为患者上皮组织黑色素细胞内酪氨酸酶的缺乏,使得酪氨酸氧化受阻,不能产生其正常的代谢终产物黑色素所致(图 2-9)。该病呈常染色体隐性遗传,群体发病率约为 1/10 000。患者表现为皮肤浅红或白化;毛发淡黄或银白;虹膜及脉络膜浅红、惧光等。

4. 酶缺失导致反馈调节失常　在体内一系列级联反应中形成的某些代谢产物,往往会反过来影响、调节其初始的或前一反应步骤的进行以及反应速率,此即所谓的反馈调节。某些酶的缺陷若导致其产物的减少或缺失,就可能造成这种自我反馈调节作用的失常,扰乱细胞代谢相对恒定、相互协调的运转秩序,从而引起机体疾病的发生。

以先天性肾上腺皮质增生症(congenital adrenal hyperplasia)(OMIM #201910)为例,其主要发病原因是体内 21-羟化酶的缺陷,使得孕酮及 17α-羟孕酮不能在 11β-羟化酶的作用下按正常的生化反应转化成醛固酮与可的松等盐皮质激素和糖皮质激素,却产生了大量的雄烯二酮和睾酮。患者血液中皮质激素的缺乏,反馈性地促使垂体过量分泌促肾上腺皮质激素(ACTH),导致肾上腺皮质的增生。其结果依然不能使皮质激素合成增加,却造成了睾酮等性激素继续大量合成(图 2-10)。该病表现为常染色体隐性遗传方式。男性患婴刚出生时,其外生殖器正常或稍大。但体重很快就会增加,出现阴毛、腋毛等一系列假性早熟现象。女性患婴一出生即有阴蒂肥大,大阴唇发育等外生殖器异常;多数从 3 岁开始出现阴毛等假性早熟现象;此后,则会随着年龄的增长继而出现男性化的性畸形症状。

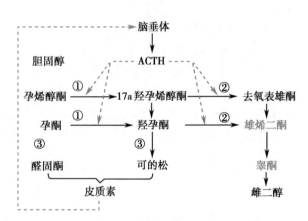

图 2-10　肾上腺皮质激素的合成与调节
①17α-羟化酶;②17,20 裂解酶;③11β-羟化酶。

人体及细胞内的代谢活动十分复杂。同一代谢过程的不同反应步骤之间,不同代谢途径之间,往往都有着各种形式的相互联系。或互为促进,或彼此制约,形成了以反馈作用为其主要形式的生理活动及调节体系。在这一体系中,各种酶具有至关重要的作用。参与调节体系反应催化的任何一种酶的缺陷,都可能造成代谢反应中某些底物的堆积或产物的缺乏;或者改变正常的代谢途径和反应方向,最终导致机体生理代谢机能的紊乱。然而,毋庸置疑的是,“基因突变→基因缺陷→酶缺陷→代谢机能紊乱”是遗传性代谢疾病产生的最基本机制。

二、非酶蛋白分子缺陷导致的分子病

基因突变除引起酶蛋白分子缺陷而导致代谢性疾病之外,还可以通过影响非酶蛋白分子的结构和数量,从而改变机体细胞的生物学性状,并最终导致机体遗传性状的异常。因此,一般将由非酶蛋白分子结构和数量的异常所引发的疾病,统称为分子病(molecular disease)。比如由某些运输蛋白、免疫蛋白缺陷所引发的疾病,皆属此类。

代谢病与分子病,只是根据相应蛋白质的主要功能特性而进行的一种相对的划分,二者之间并无本质上的区别:首先它们有着共同的分子遗传学基础,即都涉及遗传物质的异常;其次,许多蛋白质同时兼有作为细胞和机体内某些结构组分、物质运输及生物催化的多重功能。所以,也有人将这两类疾病通称为生化遗传病。相关内容的举例详见第 10 章单基因病。

三、不同类型蛋白的基因突变影响不同

蛋白质通常可被划分为两类,即持家蛋白(housekeeping protein)和奢侈蛋白(luxury protein)。持家蛋白存在于几乎所有的组织细胞类型中,为细胞正常结构和最基本的生命活动的维系所必需。如核酸聚合酶蛋白、核糖体蛋白、细胞骨架蛋白,等等。而奢侈蛋白则仅仅表达、存在于某些特定的组织细胞类型,是特异组织细胞类型分化及特殊生理功能的标志。如 B 淋巴细胞中的免疫球蛋白。基因突变往往导致正常组织细胞蛋白表达类型的改变,继而引起细胞功能的异常,甚至发生病理改变。

(一) 持家蛋白突变

持家蛋白对于维持细胞正常的结构和生命活动是不可或缺的。其一旦发生普遍性的突变,势必会对机体产生极其严重的危害,甚至会产生致死性的效应。但常见的持家蛋白突变,往往只引发局限的临床效应。例如,精氨酸琥珀酸合成酶与精氨酸琥珀酸裂解酶为一类持家蛋白,主要参与精氨酸的合成代谢。但由于它们在肝组织中的高水平表达,催化尿素循环代谢,故又表现出一定的组织特异性。这类持家酶蛋白缺陷的直接生理生化效应,往往是导致尿素循环代谢障碍,而不是影响精氨酸的合成代谢过程。

(二) 奢侈蛋白突变

具有组织特异性的奢侈蛋白的突变,不仅可引起其原发细胞组织内部的结构及生理功能异常,而且也能累及其他细胞组织的正常结构或生理功能。更有甚者,奢侈蛋白的突变还可在不影响其原发组织细胞一般结构或生理功能的情况下造成对其他细胞组织的损害。如苯丙酮尿症,患者原发的表型为肝、肾中苯丙氨酸羟化酶的缺陷,造成的后果则是患者的智力低下等异常。

第三节 ｜ 非编码 RNA 的基因突变

一、非编码 RNA 的作用原理

非编码 RNA(non-coding RNA,ncRNA)分子可以与 DNA、RNA 和蛋白质相互作用影响基因表达,调控单个基因和基因网络。人类基因组中已发现 50 000 多个 ncRNA。这些 ncRNA 主要包括微 RNA(microRNA,miRNA)、PIWI 相互作用 RNA(PIWI-interacting RNA,piRNA)、增强子 RNA(enhancer RNA,eRNA)、小核 RNA(small nucleolar RNA,snoRNA)和长非编码 RNA(long non-coding RNA,lncRNA)。本节主要介绍 miRNA 和 lncRNA 的作用原理及基因突变的生物学效应。

(一) miRNA 的作用原理

miRNA 是由约 22 个核苷酸组成的小 RNA 分子,能够介导转录后基因沉默。由 miRNA 基因转录形成的初始 miRNA(pri-miRNA)由 Drosha-DGCR8 复合体加工得到前体 miRNA(pre-miRNA),pre-miRNA 通过 exportin-5 转运到细胞质后,被 Dicer1 核糖核酸酶裂解得到成熟的 miRNA(mature-miRNA)。然后,miRNA 两条链中的一条链(前导链)被加载到 RNA 诱导的沉默复合体(RNA-induced silencing complex,RISC)上,并将该复合体引导到互补 mRNA 转录本的 3′UTR 上,通过抑制翻译和降解 mRNA 两种不同的机制导致基因沉默(图 2-11)。一个 miRNA 可以沉默数百个 mRNA;同时,一个 mRNA 可以是多个 miRNA 的靶标。因此,miRNA 调控超过 60% 的编码蛋白基因的翻译,miRNAs 在不同的细胞生物学过程中具有关键作用。有趣的是,许多 miRNAs 被发现沉默表观遗传效应因子,如 HDACs、DNMTs、Polycomb 复合体成员等。人类已发现 1 000 多个 miRNAs,其中一些在神经系统疾病、肿瘤等疾病中均检测到表达水平的异常,提示在疾病调控方面发挥重要作用(见第十六章)。

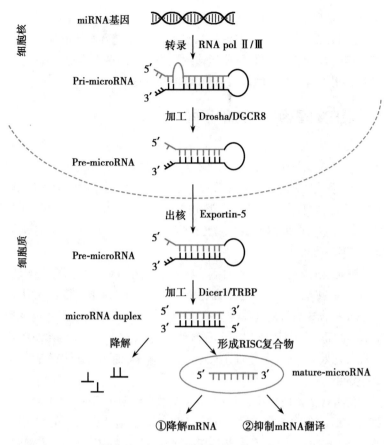

图 2-11　miRNA 的形成及作用原理

(二) lncRNA 的作用原理

lncRNA 是大于 200 个核苷酸的 RNA 分子。lncRNA 具有类似于 mRNA 的特征:它们可以被多聚腺苷酸化,并且可以进行可变剪接,因为约 42% 的 lncRNA 仅由两个外显子组成。只有 10% 的 lncRNA 在所有细胞类型中普遍表达,而其余的则具有组织/细胞特异性,40% 的差异表达 lncRNA 存在于大脑中。人类基因组包含超过 10 000 个 lncRNAs。lnRNAs 具有模块化结构,使其能够同时结合核酸和蛋白质,引导表观遗传修饰复合物和转录因子到特定的遗传位点,从而发挥转录抑制或染色质结构调控作用;lncRNA 还涉及多种生物学过程,包括端粒功能、细胞器的形成、剪接的调控、snoRNA和 miRNA 的产生;蛋白质活性或定位的调控及信号蛋白的螯合以及印记基因表达调控和 X 染色体剂量补偿等(图 2-12)。

lncRNA 可与激活或抑制性表观遗传重塑蛋白结合,例如 HDAC1、Polycomb 复合体 PRC1 和 PRC2、染色体组 CBX1 和 CBX3、SETD8、ESET 和 SUV39H1,等等。一个众所周知的 lncRNA 的例子是 Hox 转录本反义 RNA(Hox transcript antisense RNA,HOTAIR),可负向反式调节 HOXC(同源基因)簇;HOTAIR 的 5′ 和 3′ 端分别发挥 PRC2 和 LSD1/CoREST/REST 复合物支架的作用。PRC2 的招募导致 H3K27 的三甲基化,REST 复合物的加入使 H3K4 去甲基化,在二者均存在的情况下诱导特定位点的基因沉默。

总之,非编码 RNA 突变影响十分广泛,几乎可以影响基因转录、mRNA 剪接、mRNA 稳定性及蛋白翻译的全过程。

二、非编码 RNA 基因突变的生物学效应

(一) miRNA 基因突变

导致疾病表型的非编码 RNA 基因突变既可发生在靶基因的识别位点,影响其对下游 mRNA 的

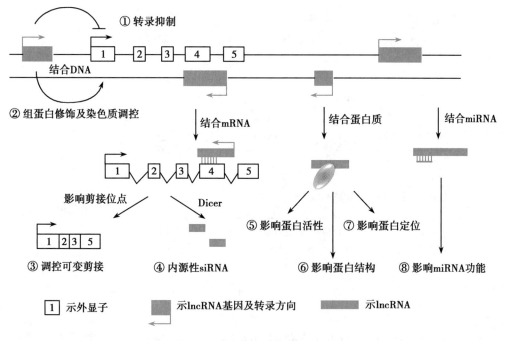

图 2-12　lncRNA 的作用原理

抑制作用；又可能发生在其表达调控区域，以影响 miRNA 本身的表达水平。例如，miR-96 基因识别目标 mRNA 的位点发生突变可导致成人出现进行性听力损失。在多种癌症、中枢神经系统疾病和心血管疾病中，均发现 miRNA 的表达水平异常。

1. miRNA 基因突变与 Rett 综合征　Rett 综合征（Rett syndrome，RTT）（OMIM #312750）是一种 X 连锁显性遗传的进行性神经发育疾病，由于男性为半合子，基因突变后胚胎致死，因此患者几乎均为女性。患儿在 6~18 个月时出现发育迟缓，因头部生长缓慢而表现为小头畸形；随后迅速丧失语言和运动能力，形成刻板的手部动作、呼吸不规则，共济失调和癫痫发作。经过一段短暂的稳定期，通常在学龄前病情进一步恶化，出现严重智力障碍并发展为进行性痉挛、强直和脊柱侧弯。RTT 的致病基因甲基化 CpG 结合蛋白 2（methyl-CpG-binding protein-2，*MeCP2*）位于 X 染色体上，其编码的转录调控因子能特异性识别并结合甲基化的 DNA 并抑制基因转录。Rett 综合征中 80% 的患者体内发生 *MeCP2* 基因的功能丢失性突变。研究发现 MeCP2 蛋白可直接调节某些 miRNAs 的表达水平。例如，当 C 末端结构域的第 80 位丝氨酸磷酸化时，MeCP2 可与 DGCR8 结合，阻止后者与 Drosha 形成复合物，阻断 pri-miRNAs 的成熟。因此，MECP2 功能缺失可能会改变这些 miRNA 的靶点蛋白及其相关通路。在 RTT 小鼠模型中，发现 miR-30a、miR-381 和 miR-495 的过度表达可沉默神经营养素脑源性神经营养因子（neurotrophin brain-derived neurotrophic factor，BDNF）基因，从而解释了 RTT 患者中 BDNF 异常减少的现象（图 2-13A）。

2. miRNA 基因突变与脆性 X 综合征　脆性 X 综合征（fragile X syndrome，FXS）（OMIM #300624）是一种儿童期发病的 X 连锁隐性遗传病，男性患者多于女性患者。主要临床表型为智力障碍、男性患者青春期后出现大睾丸。正常情况下，由 X 染色体上的脆性 X 智力低下 1（fragile x mental retardation 1，*FMR1*）基因编码的 FMRP 是一种 RNA 结合蛋白，能够与 miR-125a、miR-152b 和 miR-132 结合，从而通过调节 1 类代谢谷氨酸受体（group 1 metabotropic glutamate receptor，mGluR1）和 N-甲基-D-天冬氨酸受体（N-methyl-D-aspartate receptor，NMDAR）的信号转导来控制突触的结构和功能（图 2-13B）。在脆性 X 综合征患者中，FMR1 的 5′UTR 的 CGG 三核苷酸重复序列的大量扩增产生 miR-fmrls，后者在细胞核中聚集，与 RAD541 和 MECP2 一起形成 RNA 诱导的转录沉默（RNA-induced transcriptional silencing，RITS）复合物，使 FMR1 启动子过度甲基化，导致 FMR1 转录失活。FMRP 的缺失破坏了 miRNA 介导的 mGluR1 和 NMDAR 信号通路的调控，导致疾病发生。

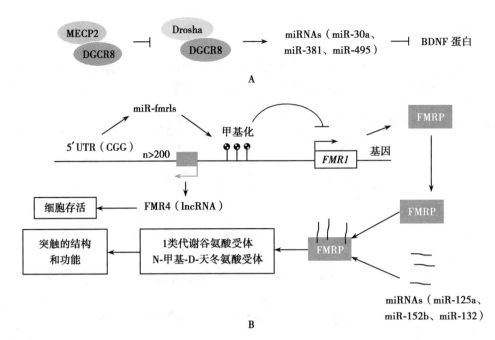

图 2-13 A. MeCP2 调节 miRNA 的成熟;B. miRNA 及 lncRNA 在脆性 X 综合征的调控作用

3. miRNA 基因突变与唐氏综合征 miR-155、miR802 和 miR125b-2 也与唐氏综合征(Down syndrome,DS)(OMIM #190685)有关。在人类 DS 羊水细胞的 iPSCs 中,已经观察到 miR-155 和 miR-802 的过度表达,已知它们可靶向 MECP2;因此,预测在 DS 患者中,MECP2 会下调。此外,在 DS 患者的大脑和外周组织中发现,miR-155 的过表达与补体因子 H(一种先天性免疫反应的抑制因子)的抑制有关。miR-125b 的过表达对 DS 患者神经系统异常的发生影响很大,它通过抑制 CDKN2A 导致胶质细胞增生,进而形成星形胶质细胞。此外,miR-125b 的上调还导致 N-甲基-D-天冬氨酸亚基 2A(N-methyl-D-aspartate subunit 2A,NR2A)和 ephrin A 型受体 4(ephrin type A receptor 4,EPHA4)的抑制,从而导致长期增强(LTP)和/或长期抑制(LTD)过程。

(二) lncRNA 基因突变与疾病

lncRNA 在基因表达和基因组功能的远程调控中发挥作用,参与端粒长度维持、基因组特定区域印迹基因的单倍表达和 X 染色体失活的调控。lncRNA 缺失、异常表达和/或结构异常是导致多种相关疾病的原因。

越来越多的证据表明 lncRNAs 在孤独症谱系障碍(autism spectrum disorder,ASD)发病机制中的作用。早在 2002 年,就发现非编码基因 ST7OT1-3 的变异与孤独症(自闭症)有关。ST7OT1-4 基因位于 RAY1/ST7 的基因座的有义和反义链上,而 RAY1/ST7 基因可能受 ST7OTI-4 的调控。因此,在孤独症患者中发现了 RAY1/ST7 基因的突变(OMIM #611015)。同样,在 X 染色体上的 PTCHD1 基因的反义链上,也发现了 lncRNAs PTCHD1AS1-3。它们能够调控靶基因 PTCHD1(OMIM #300830),而该基因的突变与 X-连锁的智力障碍(intellectual disability,ID)和 ASD 有关。

脆性 X 综合征相关基因 FMR1 的启动子是双向的,除了 FMR1 转录本外,它还产生 FMR/反义 RNA1(FMR1-ASI,也称为 FMR4),就是一种 lncRNA。FMR1 和 FMR4 在 FXS 患者中沉默,而在前突变携带者中上调,这表明这两个转录本的调控受制于一个共同的机制。研究表明,敲除 FMR4 不影响 FMR1 的表达,反之亦然,这表明 FMR4 不是 FMR1 转录的直接调控因子。此外,FMR4 敲除会导致细胞周期异常和凋亡(图 2-13B),而过表达则会增加细胞增殖,表明 FMR4 对 FXS 的病因有重要作用。

除了上述神经系统疾病外,ncRNA 基因突变还与多种疾病的关系密切。例如,某些 miRNA 的异常表达与肿瘤的发生和恶化有关。这些异常表达的 miRNA 可以促进肿瘤细胞增殖、侵袭和转移,同时抑制抗肿瘤免疫反应。在心脏病和代谢性疾病等其他疾病也有 ncRNA 的相关研究。

本章小结

　　人类基因组中仅 2% 为编码蛋白的基因,98% 均为非编码序列。不论是蛋白编码基因还是非编码 RNA 的基因,突变后都有可能导致疾病。基因突变导致蛋白质功能异常的表现形式主要有以下 4 种:即丢失功能、增强功能、获得新性状以及异时或异位基因表达。

　　基因突变导致蛋白质结构和功能异常的主要机制包括以下 5 个方面:①影响相关功能蛋白质的生物合成;②基因突变引起功能蛋白结构的改变;③影响蛋白质的亚细胞定位;④蛋白质与功能性辅基或辅助因子的结合或解离;⑤影响蛋白质分子与其功能性亚基及其他因子间的结构组成。蛋白质的分子细胞生物学效应与相应临床表型相关,如同一基因的不同突变可产生多种表型。

　　基因突变引起性状改变的分子生物学机制主要有:①酶分子异常引起的代谢缺陷;②非酶蛋白分子缺陷导致的分子病;③不同类型蛋白的基因突变影响不同。导致疾病表型的非编码 RNA 主要有 miRNA 和 lncRNA。miRNA 通过与 mRNA 3′UTR 结合而抑制翻译或降解 mRNA 的机制导致基因沉默。miRNA 基因突变既可发生在靶基因的识别位点,影响其对下游 mRNA 的抑制作用;也可能发生在其表达调控区域,以影响 miRNA 本身的表达水平。在多种癌症、中枢神经系统疾病和心血管疾病中,均发现 miRNA 的表达水平异常。lncRNA 通过与 DNA、mRNA、蛋白质或 miRNA 的结合,参与端粒长度维持、基因组特定区域印迹基因的单倍表达和 X 染色体失活的调控。lncRNA 缺失、异常表达和/或结构异常是导致多种相关疾病的原因。

(黄　雷)

思考题

1. 基因突变导致蛋白质功能异常的表现形式有哪几种?请举例说明之。
2. 简述基因突变引起性状改变的分子生物学机制。
3. 酶缺陷如何引起各种代谢紊乱并导致疾病?
4. 简述苯丙酮尿症发病的分子机制及主要临床表现。
5. 简述突变蛋白的分子细胞病理学效应与临床表型之间的关系。
6. 非编码 RNA 有哪些种类?分别简述 miRNA 和 lncRNA 的作用原理。

思考题解题思路

本章目标测试

本章思维导图

第三章 | 单基因遗传

【学习要点】

1. 系谱符号,系谱绘制及系谱分析。
2. 各种单基因遗传方式及系谱特征。
3. 常染色体隐性遗传病分析时应注意的两个问题。
4. 各种影响单基因病分析的因素。

单基因病(single-gene disorder)是指由一对等位基因突变引起的遗传病,这对等位基因称为主基因(major gene)。单基因病在上下代之间的传递遵循孟德尔定律,因此也称为孟德尔遗传病,根据致病基因所在染色体和等位基因间显隐关系的不同,可分为五种遗传方式:常染色体显性遗传、常染色体隐性遗传、X 连锁显性遗传、X 连锁隐性遗传和 Y 连锁遗传。

第一节 | 单基因概述与系谱

一、单基因概述

(一) 基因座

基因座(locus)是指基因组中任何一个基因、基因的一部分或具有调控作用的 DNA 序列在染色体上的位置。任何正常的同源染色体相同的位置上有相同的基因座。

(二) 等位基因

由于基因突变,一个基因座上的基因可能有不同的 DNA 序列,它们影响同一类表型,但可能产生不同的表型效应。这种在一对同源染色体的同一位置上控制着相对性状的基因称为等位基因(allele)。

如果二倍体群体中同一基因座上具有两个以上变异状态的基因,则称为复等位基因(multiple alleles)。该群体中的每个个体只有一对同源基因座,只能拥有这组复等位基因中的一对相同的或两个不同的等位基因。

(三) 基因型与表型

基因型(genotype)是指生物体或细胞在一个基因座上存在的等位基因的组成。表型(phenotype)是指由基因型与发育环境相互作用而产生的个体可观察到的遗传性状。除了能够直接观察的性状,借助各种技术手段可检测到的结果,如血型、蛋白质的结构、酶的活性、各种生化或血清学检测的结果等等,都属于表型。

基因型和表型不是一一对应的。两种不同的基因型,如决定显性性状的基因的纯合子或杂合子,可以具有相同的表型;而另一方面,相同的基因型在不同的遗传背景或环境条件下可能产生不同的表型。

(四) 纯合子与杂合子

在二倍体生物中,一对同源染色体的特定基因座上有两个相同等位基因的个体或细胞称为纯合子(homozygote),一般描述为 AA、aa;有两个不同等位基因的个体或细胞称为杂合子(heterozygote),一般描述为 Aa、A_1A_2。

（五）显性与隐性

在杂合子中能够表现出来的性状为显性（dominance），能够决定显性性状的等位基因称为显性等位基因（dominant allele），一般用大写英文字母表示；在杂合子中不能表现出来的性状为隐性（recessive），决定隐性性状的等位基因称为隐性等位基因（recessive allele），一般用小写英文字母表示。

在本章节中，我们把发生了致病突变的显性等位基因称为显性致病基因，把发生了致病突变的隐性等位基因称为隐性致病基因。

二、系谱与系谱分析

经典的孟德尔遗传学研究主要是通过杂交实验统计由不同亲代杂交产生后代的性状和数目，以此来进行分析和判断。研究人类性状的遗传规律不能采用类似的杂交实验的方法，只能对具有某种性状的家系成员进行观察，根据家系中各成员的表型，分析预测某一性状或疾病在该家系中的遗传方式和后代的患病率，这种方法称为系谱分析（pedigree analysis）。所谓系谱（pedigree）是记录某一家族各世代成员数目、亲属关系及有关遗传性状或遗传病在该家系中的分布情况，并用特定的系谱符号按一定方式绘制而成的图示（常用系谱绘制符号见图 3-1）。

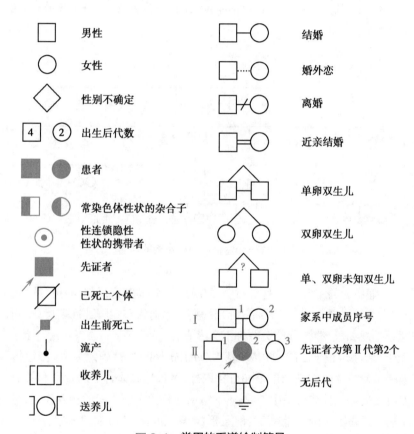

图 3-1　常用的系谱绘制符号

系谱的绘制是从先证者（proband）开始，先证者又称索引病例（index case），是指该家族中第一个就诊或被发现的患病（或具有某种性状）的成员。一个完整的系谱至少要包括三个世代以上家族成员的相关信息，既包括家族中患有某种遗传病（或具有某种性状）的个体，也包括家族中的正常成员，且一些诸如发病年龄、近亲婚配、死胎、流产和新生儿死亡等信息也应该记录在系谱中。另外，由于患者本人或家属的文化水平、医学知识、表达和判断能力不同，或不愿暴露隐私等情况而对症状、体征描述不准确、不全面，提供的信息有偏差或隐瞒，需要耐心地对得到的信息进行核查，以获取真实、完整的资料。

在对某一种遗传病或性状进行系谱分析时,有时仅依据一个家族的系谱资料不能准确反映出该遗传病或该性状的遗传方式,这时就需要将多个具有相同遗传病或性状的家族系谱作综合分析(统计学分析),才能作出准确而可靠的判断。根据系谱,可以对家系进行回顾性分析,以便确定所发现的某一疾病或性状在该家族中是否有遗传因素的作用及其可能的遗传方式;还可以通过系谱对某一遗传病家系进行前瞻性遗传咨询,评估某一家庭成员的患病风险或后代再发风险。

第二节 │ 常染色体显性遗传

如果控制一种性状或疾病的基因位于1~22号常染色体上,并呈显性方式遗传,其遗传方式就称为常染色体显性(autosomal dominant, AD)遗传。由显性致病基因导致的疾病就称为常染色体显性遗传病。

一、A1型短指(趾)症

1903年,Farabee首次报道了一个人类短指(趾)症的遗传家系(图3-2),该家系的5代人中超过30人为患者,大约占了家庭总人口的一半。目前,按照改良的Bell短指(趾)症分型,根据指(趾)的畸形情况将该家系归于A1型短指(趾)症(brachydactyly, type A1; BDA1)(OMIM #112500),这也是第一种有记录的常染色体显性遗传病。

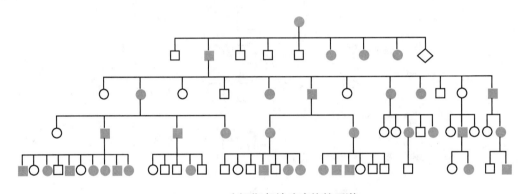

图3-2　一个短指(趾)症家族的系谱

A1型短指(趾)症患者的主要症状是身材明显变矮,手变得更宽,所有的指(趾)骨都比正常人成比例的缩短;中间指(趾)骨缺如或与末端指(趾)骨融合,大拇指和大脚趾近端指(趾)骨变短;不论中间指(趾)骨缩短还是缺如,远端指(趾)关节都不会形成。

2001年,我国学者将定位于2q35的IHH基因(OMIM *600726)确定为A1型短指(趾)症的致病基因。IHH基因除了调控软骨细胞的增殖和分化以外,对远端肢体骨骼的发育和关节的形成也是必需的。IHH基因突变破坏了骨骼组织中Hedgehog蛋白与相关蛋白之间的相互作用,最终导致中间指(趾)骨的发育异常甚至缺如,引起骨骼发育畸形,形成A1型短指(趾)症的表型。

其他一些常见且主要的常染色体显性遗传病见表3-1。

表3-1　一些常染色体显性遗传病举例

疾病中文名称	疾病英文名称	OMIM	致病基因定位
软骨发育不全	achondroplasia	100800	4p16.3
脊髓小脑性共济失调1型	spinocerebellar ataxia 1	164400	6p22.3
多指(趾)轴后A1型	polydactyly, postaxial, type A1	174200	7p14.1
急性间歇性卟啉症	porphyria, acute intermittent	176000	11q23.3

续表

疾病中文名称	疾病英文名称	OMIM	致病基因定位
Marfan 综合征	Marfan syndrome	154700	15q21.1
多囊肾 1 型	polycystic kidneys disease 1	173900	16p13.3
成骨不全 I 型	osteogenesis imperfecta, type I	166200	17q21.33
肌强直性营养不良 1 型	myotonic dystrophy 1	160900	19q13.32
多发性神经纤维瘤 I 型	neurofibromatosis, type I	162200	17q11.2
Huntington 病	Huntington disease	143100	4p16.3
遗传性球形红细胞增多症	elliptocytosis 1	611804	1p35.3
耳咽肌营养不良	oculopharyngeal muscular dystrophy	164300	14q11.2

二、婚配类型与子代发病风险

如果用 A 代表决定某种显性性状的等位基因,用 a 代表与其对应的隐性等位基因,那么在完全显性(complete dominance)的情况下,杂合子 Aa 与纯合子 AA 的表型完全相同,即在杂合子 Aa 中,显性等位基因 A 的作用完全表现出来,而隐性等位基因 a 的作用被完全掩盖,从而使杂合子 Aa 表现出与纯合子 AA 完全相同的性状。

最常见的常染色体显性遗传病婚配类型是一个患者和一个正常人之间的婚配。假设显性致病基因为 A,隐性野生型基因为 a,则患者基因型应为 AA 或 Aa,但实际上绝大多数常染色体显性遗传病患者的基因型为 Aa,只有极少数是 AA。因为根据分离律,基因型 AA 中的两个 A,必然一个来自父方,一个来自母方。这样,只有当父母都是该遗传病患者时,才有 1/4 的可能生出 AA 型子女,由于显性致病基因的频率一般都很低,这种婚配类型在实际生活中很难看到。现实社会中看到的一般是杂合子患者(Aa)与正常人(aa)之间的婚配,其所生子女中,大约有 1/2 是患者(图 3-3),也就是说,这对夫妇每生一个孩子,都有 1/2 的可能性生出一个患儿。

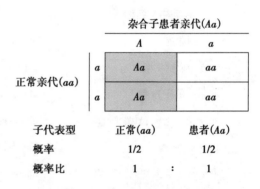

图 3-3 常染色体显性遗传病杂合子患者与正常人婚配图解

三、常染色体显性遗传病的系谱特征

通过对上述婚配类型进行系谱分析,可见常染色体显性遗传病的典型系谱有以下特点:

1. 由于显性致病基因位于常染色体上,因而致病等位基因的遗传与性别无关,即男女患病的机会均等。

2. 患者双亲中必然有一个为患者,显性致病基因由患病的亲代传来,此时患者同胞有 1/2 的发病可能;当双亲无病时,子女一般不会患病(除非发生新的基因突变)。

3. 患者的子代有 1/2 的发病可能。

4. 系谱中通常连续几代都可以看到患者,即存在连续传递的现象。

根据这些特点,临床上可对常染色体显性遗传病进行再发风险的估计。例如,夫妇双方中有一人患病(杂合子),那么子女患病的概率为 1/2;如果夫妇双方都是患者(均为杂合子),则子女患病的概率为 3/4。

第三节 | 常染色体隐性遗传

如果控制一种性状或疾病的基因位于 1~22 号常染色体上,且遗传方式是隐性的,就称为常染色体隐性（autosomal recessive, AR）遗传。由隐性致病基因纯合突变所引起的疾病称为常染色体隐性遗传病。带有隐性致病基因的杂合子（Aa）本身不发病，但可将隐性致病基因遗传给后代，称为携带者（carrier）。广义地说，携带者是指携带有某种致病基因或结构畸变染色体，但本身并不表现出临床症状的个体。虽然携带者本身并不发病，但可能会将致病基因或结构畸变染色体传递给后代，导致后代患病。

一、尿黑酸尿症

1902 年，Garrod 通过对尿黑酸尿症（alkaptonuria）（OMIM #203500）的研究，在该病患者的尿液中分离出尿黑酸，并提出了先天性代谢缺陷（inborn errors of metabolism）这一概念。他还注意到所收集的 10 例尿黑酸尿症病例中有 6 例为表亲婚配的后代，远高于当时英国的表亲婚配率（3%）。在与植物遗传学家 Bateson 讨论后，确认该病为隐性遗传，这也是第一种被确认的常染色体隐性遗传病。

尿黑酸尿症的致病基因为尿黑酸 1,2-双加氧酶（HGD）基因（OMIM *607474），定位于 3q13.33。患者由于 HGD 基因突变导致尿黑酸氧化酶缺乏，使尿黑酸不能进一步分解，引起尿黑酸积聚，导致尿液在静置时变黑，结缔组织色素沉着、关节和脊柱关节炎以及心脏瓣膜破坏。

其他一些常见且主要的常染色体隐性遗传病见表 3-2。

表 3-2 一些常染色体隐性遗传病举例

疾病中文名称	疾病英文名称	OMIM	致病基因定位
苯丙酮尿症	phenylketonuria	261600	12q23.2
半乳糖血症 I 型	galactosemia I	230400	9p13.3
糖原贮积症 Ia 型	glycogen storage disease Ia	232200	17q21.31
眼皮肤白化病 IA 型	albinism, oculocutaneous, type IA	203100	11q14.3
Tay-Sachs 病	Tay-Sachs disease	272800	15q23
毛细血管扩张性共济失调	ataxia-telangiectasia	208900	11q22.3
Bloom 综合征	Bloom syndrome	210900	15q26.1
Wilson 病（肝豆状核变性）	Wilson disease	277900	13q14.3
无过氧化氢酶血症	acatalasemia	614097	11p13
镰状细胞贫血	sickle cell anemia	603903	11p15.4
β 地中海贫血	beta-thalassemia	613985	11p15.4

二、婚配类型及子代发病风险

在常染色体隐性遗传病家系中最常见的是两个杂合子携带者（Aa×Aa）之间的婚配，每次生育的发病风险为 1/4，见图 3-4。

实际上，人群中最多的婚配类型应该是杂合子携带者与正常人（Aa×AA）之间的婚配，子代表型全部正常，但其中将有 1/2 是携带者，见图 3-5。

在某些高发的常染色体隐性遗传病中，可能会看到杂合子携带者与患者之间的婚配（Aa×aa），这时子代中将有一半为患者，另一半为携带者

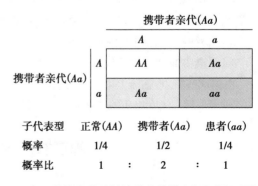

图 3-4 常染色体隐性遗传病携带者相互婚配图解

（图 3-6）。这种家系由于连续两代出现患者,子代分配比例类似显性遗传方式,在系谱上不易与常染色体显性遗传病区分。当近亲婚配家庭中出现这样的系谱时,也应考虑常染色体隐性遗传病的可能性。

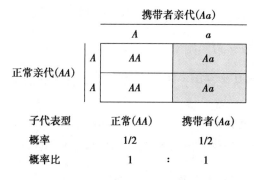

图 3-5　常染色体隐性遗传病携带者与正常人婚配图解

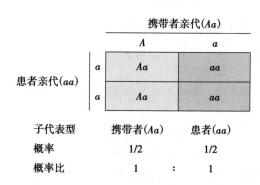

图 3-6　常染色体隐性遗传病患者与携带者婚配图解

患者相互婚配（aa × aa）时,子女无疑将全部受累。由于隐性致病基因频率低,这种婚配的可能性极少,只有在发病率较高的常染色体隐性遗传病中才能见到。

三、常染色体隐性遗传病的系谱特征

一般认为,常染色体隐性遗传病的典型系谱有如下特点:

1. 由于致病基因位于常染色体上,因而致病等位基因的遗传与性别无关,即男女患病的机会均等。

2. 患者的双亲表型往往正常,但都是隐性致病基因的携带者。

3. 患者的同胞有 1/4 的发病风险,患者表型正常的同胞中有 2/3 的可能为携带者;患者的子女一般不发病,但都是确定携带者。

4. 系谱中患者的分布往往是散发的,通常看不到连续传递现象,有时在整个系谱中甚至只有先证者一个患者。

5. 近亲婚配（consanguineous marriage）时,后代的发病风险比随机婚配明显增高。这是由于他们有共同的祖先,可能会遗传到同一个隐性致病基因（图 3-7）。

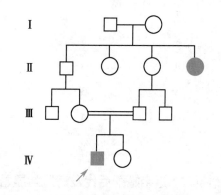

图 3-7　常染色体隐性遗传的近亲婚配系谱

四、常染色体隐性遗传病分析时应注意的两个问题

（一）临床上患者同胞发病比例偏高

在临床上所看到的常染色体隐性遗传病家系中,尤其是在小家系中,常常会出现患者人数占其同胞人数的比例高于理论上 1/4 概率的现象,这是由于选择偏倚（selection deviation）造成的。在常染色体显性遗传病家系中,每一个携带有显性致病基因的个体都会因发病而被确认,所得数据完整,接近于 1∶1 的比例,称为完全确认（complete ascertainment）;而在常染色体隐性遗传病家系中,一对夫妇都是携带者,只有子女中出现至少 1 个患者的家庭才会被确认,而无患病子女的家庭将被漏检,称为不完全确认（incomplete ascertainment）或截短确认（truncate ascertainment）。

如果一对夫妇都是 AR 携带者,他们只生育一个孩子,这个孩子患病的概率为 1/4,将被检出;而这个孩子不患病的概率为 3/4,将被漏检,所以在只生一个孩子的家庭中,子女患病比例为 100%。如果一对夫妇都是携带者,他们生育有两个孩子,这两个孩子都患病的概率为 1/4 × 1/4=1/16,将会被检出;两个孩子中有一个患病的概率为$(1/4 \times 3/4)+(3/4 \times 1/4)=6/16$,也会被检出;而两个孩子都正常的概率为$3/4 \times 3/4=9/16$,将被漏检,这样在所有生两个孩子的家庭中,子女中患病比例为4/7,远高于预期的1/4。事实上,在生育子女数目较多的家庭中,也会存在这种选择偏倚。因此在计算常染色体隐性遗传病患者同胞的发病比例时,常采用 Weinberg 先证者法进行校正,校正公式为$C=\dfrac{\sum a(r-1)}{\sum a(s-1)}$。这里 C 为校正比例;a 为先证者人数;r 为同胞中的受累人数(包括先证者);s 为同胞人数。Weinberg 先证者法的基本原理是将先证者从统计中去除,仅计算先证者同胞间的患病比例。

例如,一项对 11 个苯丙酮尿症患者家庭的调查结果见表 3-3,在总共 23 名同胞中,患病者有 14 人,发病比例为 14/23=0.608 7,大大高于 1/4 的理论值。如使用校正公式进行计算,则 $C=3/12=1/4$,符合常染色体隐性遗传病的理论发病比例。

表 3-3　苯丙酮尿症 Weinberg 先证者法校正表

患病家庭	s	r	a	$a(r-1)$	$a(s-1)$
1	1	1	1	0	0
2	1	1	1	0	0
3	1	1	1	0	0
4	1	1	1	0	0
5	2	1	1	0	1
6	2	1	1	0	1
7	2	2	1	1	1
8	3	1	1	0	2
9	3	1	1	0	2
10	3	2	1	1	2
11	4	2	1	1	3
总计	23	14	11	3	12

(二)近亲婚配后代发病风险显著增高

近亲(consanguinity)是指在 3~4 代以内有共同祖先的个体间的关系,他们之间通婚称为近亲婚配(consanguineous marriage)。由于遗传的关系,两个近亲个体可能携带有从共同祖先遗传的相同等位基因,他们的后代出现等位基因纯合子的可能性会明显增大。两个近亲个体在某一基因座上具有相同基因的概率称为亲缘系数(coefficient of relationship)。根据亲缘系数的大小,可将血亲分成不同的亲属级别:

一级亲属:包括亲子关系和同胞关系,他们之间的亲缘系数为 1/2,即他们之间基因相同的概率为1/2。与亲子关系不同,同胞之间 1/2 的亲缘系数只是一种概率估计,实际情况可能大于或小于 1/2。

二级亲属:包括一个个体的祖父母、外祖父母、孙子孙女、外孙子外孙女、双亲的同胞及同胞的子女等,他们之间的亲缘系数为 1/4,即他们之间基因相同的概率为 1/4。

三级亲属:泛指亲缘系数为 1/8,即基因相同的概率为 1/8 的近亲,如曾祖父母、曾孙曾孙女、堂兄弟姐妹、表兄弟姐妹等之间的关系。

其他亲属级别以此类推,亲属级别每降低一级,基因相同的概率减少一半。同卵双生子之间的亲缘系数为 1,即他(她)们之间的所有基因都是相同的。

假如一种常染色体隐性遗传病的携带者频率为1/100,一个携带者随机婚配时后代的发病风险为$1 \times 1/100 \times 1/4=1/400$;而其与表亲(三级亲属)婚配,后代的发病风险为$1 \times 1/8 \times 1/4=1/32$,是随机婚配发病风险的12.5倍;如果一种罕见的常染色体隐性遗传病的携带者频率为1/1 000,一个携带者随机婚配时后代的发病风险为$1 \times 1/1\ 000 \times 1/4=1/4\ 000$;而其与表亲(三级亲属)婚配,后代的发病风险依然是1/32,是随机婚配发病风险的125倍。所以近亲婚配会导致后代常染色体隐性遗传病的发病风险增高,而且一种常染色体隐性遗传病的群体发病率越低,在群体中的携带者频率也越低,近亲婚配后代的相对发病风险就越高。因此,一些罕见的常染色体隐性遗传病患者往往是近亲婚配的后代。

第四节 | X连锁显性遗传

如果控制一种性状或疾病的基因位于X染色体上,其遗传方式是显性的,称为X连锁显性(X-linked dominant,XD)遗传。由X染色体上显性致病基因引起的疾病称为X连锁显性遗传病。

X连锁显性或隐性遗传仅对于女性杂合子而言。男性只有一条X染色体,其X染色体上的大多数基因不是成对存在的,在Y染色体上缺少相对应的等位基因,故称为半合子(hemizygote),所以男性的X染色体上的基因都可呈现出相应的表型。男性的X染色体及其连锁的基因只能从母亲传来,将来又只能传递给女儿,这种传递方式称为交叉遗传(criss-cross inheritance)。男性半合子和交叉遗传的特点决定了X染色体上的基因所控制的性状或遗传病在群体分布上存在着明显的性别差异,其遗传特点上也不同于常染色体遗传。

对于X连锁显性遗传病来说,女性有两条X染色体,其中任何一条X染色体上存在致病基因都会发病,而男性只有一条X染色体,所以女性发病率约为男性的2倍。然而由于男性是半合子,X染色体基因所控制的表型在男性身上都能完全充分地表现出来,所以男性患者病情往往较重,而女性杂合子患者由于X染色体的随机失活,病情较轻且常有变化,如果是女性纯合子患者则病情更为严重。

一、低磷酸盐血症性佝偻病

低磷酸盐血症性佝偻病(hypophosphatemic rickets,X-linked dominant;XLHR)(OMIM #307800)又称抗维生素D性佝偻病(vitamin D-resistant rickets),是Albright在1937年首先报道的。患儿由于肾小管对磷酸盐的再吸收障碍,在新生儿期即可检测出低磷酸盐血症,碱性磷酸酶活性在出生一个月即升高。患儿多于1周岁左右发病,表现出骨骼发育畸形、生长发育迟缓等佝偻病症状和体征。大剂量维生素D治疗不能纠正其生长发育异常。与一般佝偻病不同的是,患儿不表现出肌病、抽搐和低钙血症。女性患者多为杂合子,数目虽多于男性患者,但病情相对较轻,少数女性杂合子患者只有低磷酸盐血症,没有明显的佝偻病骨骼变化(图3-8)。

低磷酸盐血症性佝偻病的致病基因 *PHEX*(OMIM *300550)于1997年被克隆。*PHEX* 基因定位于Xp22.11,其基因产物PHEX蛋白质属于Ⅱ型膜整合的锌离子依赖性内肽酶家族,在牙齿发育、骨质矿化和肾磷代谢平衡方面起重要作用。*PHEX* 基因碱基替换和缺失是导致疾病发生的主要突变。

其他一些常见且主要的X连锁显性遗传病见表3-4。

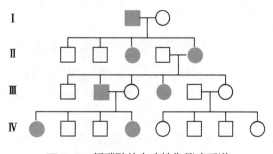

图3-8　低磷酸盐血症性佝偻病系谱

表 3-4 一些 X 连锁显性遗传病举例

疾病中文名称	疾病英文名称	OMIM	致病基因定位
鸟氨酸氨甲酰转移酶缺乏症	ornithine transcarbamylase deficiency, hyperammonemia due to	311250	Xp11.4
口面指综合征Ⅰ型	orofaciodigital syndrome Ⅰ	311200	Xp22.2
Alport 综合征 1 型	Alport syndrome 1, X-linked	301050	Xq22.3
G6PD 缺乏症	G6PD deficiency	300908	Xq28
色素失调症	incontinentia pigmenti	308300	Xq28

二、婚配类型和子代发病风险

X 连锁显性遗传病的显性致病基因位于 X 染色体上，只要一条 X 染色体上存在突变基因(即女性杂合子或男性半合子)即可致病。男性半合子患者(X^AY)与正常女性(X^aX^a)婚配的系谱见图 3-9。由于交叉遗传，男性患者的致病基因一定传给女儿，而不会传给儿子，所以男性患者的女儿都将是患者，儿子全部为正常。

女性杂合子患者(X^AX^a)与正常男性(X^aY)婚配的系谱见图 3-10，类似于常染色体显性遗传，子女中各有 1/2 的患病风险。

正常女性(X^aX^a) \ 男性半合子患者(X^AY)	X^A	Y
X^a	X^AX^a	X^aY
X^a	X^AX^a	X^aY

子代表型	女性患者(X^AX^a)	正常男性(X^aY)
概率	1/2	1/2
概率比	1 :	1

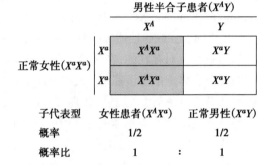

图 3-9 X 连锁显性遗传病男性半合子患者与正常女性婚配图解

女性杂合子患者(X^AX^a) \ 正常男性(X^aY)	X^a	Y
X^A	X^AX^a	X^AY
X^a	X^aX^a	X^aY

子代表型	正常女性(X^aX^a)	女性杂合子患者(X^AX^a)	正常男性(X^aY)	男性半合子患者(X^AY)
概率	1/4	1/4	1/4	1/4
概率比	1 :	1 :	1 :	1

图 3-10 X 连锁显性遗传病女性杂合子患者与正常男性婚配图解

由于交叉遗传，X 连锁显性遗传病不会出现父到子的传递，这是其与常染色体显性遗传病系谱的重要区别。

三、X 连锁显性遗传病的系谱特征

X 连锁显性遗传病的典型系谱有如下特点：

1. 人群中女性患者数目多于男性患者，在罕见的 X 连锁显性遗传病中，女性患者的数目约为男性患者的 2 倍，但女性患者病情通常较轻。

2. 患者双亲中一方患病；如果双亲无病，则基本来源于新发突变。

3. 由于交叉遗传，男性患者的女儿全部都为患者，儿子全部正常；女性杂合子患者的子女中各有 1/2 的可能性患病。

4. 系谱中常可看到连续传递现象，这点与常染色体显性遗传病的系谱一致。

NOTES

第五节 ┃ X 连锁隐性遗传

如果控制一种性状或疾病的基因位于 X 染色体上,且遗传方式是隐性的,即称为 X 连锁隐性(X-linked recessive,XR)遗传。由 X 染色体上的隐性致病基因纯合突变引起的疾病称为 X 连锁隐性遗传病。

一、血友病 A

血友病 A(hemophilia A)(OMIM #306700)是一种 X 连锁隐性遗传的凝血障碍性疾病,为临床上最常见的血友病,约占血友病人数的 80%~85%,又称甲型血友病、抗血友病球蛋白(anti-hemophilic globin,AHG)缺乏症、第Ⅷ因子缺乏症、经典型血友病。血友病 A 患者因血浆中抗血友病球蛋白缺乏导致凝血功能障碍,易出现牙龈出血、皮下组织淤血等症状,在轻微外伤、小手术后长时间出血不止,关节腔出血会导致关节肿胀,甚至畸形。

血友病 A 的致病基因 *F8*(OMIM *300841)定位于 Xq28,其基因产物凝血因子Ⅷ是一种血浆糖蛋白。凝血因子Ⅷ蛋白可通过多种凝血酶激活水解,在血液凝结级联反应中起作用。

其他一些常见且主要的 X 连锁隐性遗传病见表 3-5。

表 3-5 一些 X 连锁隐性遗传病举例

疾病中文名称	疾病英文名称	OMIM	致病基因定位
血友病 B	hemophilia B	306900	Xq27.1
Duchenne 肌营养不良	Duchenne muscular dystrophy	310200	Xp21.2-p21.1
Becker 肌营养不良	Becker muscular dystrophy	300376	Xp21.2-p21.1
脆性 X 综合征	fragile X syndrome	300624	Xq27.3
Lesch-Nyhan 综合征	Lesch-Nyhan syndrome	300322	Xq26.2-q26.3
眼白化病Ⅰ型	ocular albinism,type Ⅰ	300500	Xp22.2
慢性肉芽肿	chronic granulomatous disease,X-linked	306400	Xp21.1-p11.4
黏多糖贮积症Ⅱ型	mucopolysaccharidosis,type Ⅱ	309900	Xq28
无丙种球蛋白血症	agammaglobulinemia,X-linked	300755	Xq22.1
全垂体功能减退症	panhypopituitarism,X-linked	312000	Xq27.1
鱼鳞病	ichthyosis,X-linked	308100	Xp22.31

二、婚配类型和子代发病风险

在 X 连锁隐性遗传家系中最常见的是表型正常的女性杂合子携带者(X^AX^a)与正常男性(X^AY)之间的婚配,子代中女儿不发病,但有 1/2 的概率为携带者;儿子将有 1/2 的概率为患者,隐性致病基因从携带者母亲遗传而来(图 3-11)。

如果是男性半合子患者(X^aY)与正常女性(X^AX^A)之间婚配,所有子女的表型都是正常的,但由于交叉遗传,父亲的隐性致病基因 X^a 一定会传给女儿,因此所有女儿均为杂合子携带者(图 3-12)。

偶尔在人群中还能看到男性半合子患者(X^aY)与女性杂合子携带者(X^AX^a)之间的婚配,此时子女有 1/2 的概率会发病,类似于常染色体显性遗传的系谱特征,且由于交叉遗传,所有表型正常的女儿均为杂合子携带者(图 3-13)。

正常男性(X^AY)

		X^A	Y
女性携带者(X^AX^a)	X^A	X^AX^A	X^AY
	X^a	X^AX^a	X^aY

子代表型	正常女性(X^AX^A)	女性携带者(X^AX^a)	正常男性(X^AY)	男性半合子患者(X^aY)
概率	1/4	1/4	1/4	1/4
概率比	1 :	1 :	1 :	1

图 3-11　X 连锁隐性遗传病女性携带者与正常男性婚配图解

男性半合子患者(X^aY)

		X^a	Y
正常女性(X^AX^A)	X^A	X^AX^a	X^AY
	X^A	X^AX^a	X^AY

子代表型	女性携带者(X^AX^a)	正常男性(X^AY)
概率	1/2	1/2
概率比	1 :	1

图 3-12　X 连锁隐性遗传病男性半合子患者与正常女性婚配图解

男性半合子患者(X^aY)

		X^a	Y
女性携带者(X^AX^a)	X^A	X^AX^a	X^AY
	X^a	X^aX^a	X^aY

子代表型	女性携带者(X^AX^a)	女性患者(X^aX^a)	正常男性(X^AY)	男性半合子患者(X^aY)
概率	1/4	1/4	1/4	1/4
概率比	1 :	1 :	1 :	1

图 3-13　X 连锁隐性遗传病男性半合子患者与女性携带者婚配图解

三、X 连锁隐性遗传病的系谱特征

X 连锁隐性遗传病的典型系谱有如下特点：

1. 人群中男性患者远多于女性患者,在一些罕见的 X 连锁隐性遗传病中,往往只能看到男性患者。

2. 双亲无病时,儿子有 1/2 的可能发病,女儿则不会发病,表明隐性致病基因是从母亲传来的;如果母亲不是携带者,则来源于新生突变。

3. 由于交叉遗传,男性患者的兄弟、舅父、姨表兄弟、外甥、外孙等也有可能是患者;患者的外祖父也可能是患者,在这种情况下,患者的舅父一般不会是患者。

4. 系谱中常看到几代经过女性携带者传递、男性发病的现象;如果存在女性患者,其父亲一定是患者,母亲一定是携带者或患者。

第六节 ｜ Y 连锁遗传

如果决定某种性状或疾病的基因位于 Y 染色体,随 Y 染色体而在上下代之间进行传递,称为 Y 连锁遗传(Y-linked inheritance)。Y 连锁遗传的传递规律比较简单,因为具有 Y 连锁基因者均为男性,这些基因将随 Y 染色体进行父→子、子→孙的传递,因此又称为全男性遗传(holandric inheritance)。

目前已经定位在 Y 染色体上的基因有 56 个,其中主要有 Y 染色体性别决定区(*SRY*)(MIM *480000)和外耳道多毛症基因(OMIM *425500)等。图 3-14 为一个外耳道多毛症家系系谱,系谱中全部男性均有此性状,即到了青春期,外耳道中可长出 2~3cm 成簇的黑色硬毛,常可伸出于耳孔之外,系谱中所有女性均无此症状。

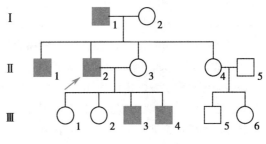

图 3-14　外耳道多毛症的系谱

第七节 ｜ 影响单基因病分析的因素

上面介绍了单基因遗传的几种主要遗传方式及特点。理论上,各种单基因遗传的性状或疾病在群体中呈现出各自不同的传递规律。对于一种遗传病,通过多个家系的调查和系谱分析,既可对该疾病的遗传方式作出初步估计,也可预测家系中子女的发病风险。但在实际工作中,由于基因座位本身以及相关遗传背景和环境因素的影响,有些时候会使基因型和表型的关系显得异常复杂,导致不典型系谱的出现,这些情况都会或多或少地影响单基因病的系谱分析。

一、假常染色体遗传

一般来说,X 染色体上的连锁基因在减数分裂 I 时发生的重组仅限于女性的两条同源 X 染色体之间。但是,在人类 X 和 Y 染色体的长臂和短臂末端存在部分高度同源的 DNA 序列,这一区域内的染色体片段在减数分裂 I 时可能会发生类似常染色体的联会和染色体互换,称为假常染色体区(pseudoautosomal region,PAR)。在男性精子发生的减数分裂 I 过程中,位于 X 和 Y 染色体假常染色体区的基因可能会发生重组,导致 X 染色体的基因交换到 Y 染色体的同源区段上,并可能传递给男性后代,出现类似于常染色体显性的男→男传递现象,这种遗传方式称为假常染色体遗传(pseudoautosomal inheritance)。

Leri-Weill 软骨骨生成障碍(OMIM #127300)是一种罕见的遗传性骨骼发育异常,其特征是前臂和小腿异常缩短、手腕马德隆畸形及身材矮小。在人群中,Leri-Weill 软骨骨生成障碍女性患者的人数远远多于男性患者,系谱分析提示该病是一种 X 连锁显性遗传病,但该病症男→男遗传的存在排除了严格意义上的 X 连锁遗传方式。分子生物学研究表明,本病的致病基因是位于假常染色体区 Xp22.33 的 *SHOX* 基因和 Yp11.2 的 *SHOXY* 基因(图 3-15)。

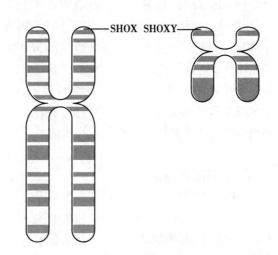

图 3-15　假常染色体区的 *SHOX* 基因和 *SHOXY* 基因示意图

二、遗传印记的遗传学效应

根据孟德尔遗传定律,当控制一个性状或遗传病的基因从亲代传给子代,无论这个基因遗传自父方或者母方,其所产生的表型效应应该是相同的。但是现在的研究发现同样是来自双亲的等位基因却可能存在着功能上的差异,即同一等位基因由于亲代的性别不同传递给子女时其表达可能不相同,从而引起不同的效应,产生不同的表型,这种现象称为遗传印记(genetic imprinting),也称基因组印记(genomic imprinting)或亲代印记(parental imprinting)。

遗传印记可引起异常的遗传方式,使得某种遗传病看起来仅从某一特定性别的亲代遗传,而与另一性别的亲代无关。例如,Prader-Willi 综合征(OMIM #176270)和 Angelman 综合征(OMIM #105830)就是由印记异常引发的遗传病,前者表现为肥胖、肌张力低、智力低下、身材矮小、性腺机能不全、手脚小等特征性症状,后者表现为生长发育迟缓、智力发育障碍、严重的语言障碍、共济失调等症状。这两种遗传病的发病都涉及 15 号染色体长臂的微缺失,引人注目的是,尽管男性和女性都可能患病,但当他们继承的是父亲的异常染色体(突变基因)时,会患 Prader-Willi 综合征;而当他们继承的是母亲的异常染色体(突变基因)时,会患 Angelman 综合征。

遗传印记发生在哺乳动物的配子形成期,并持续影响下一代个体的一生。但遗传印记仅仅影响基因的表达,它不是一种永久性的改变,而是一种可逆的基因失活形式,不会改变基因组 DNA 的序列组成,一般在下一代配子形成时,旧的印记将被消除,并按下一代个体的性别形成新的印记。

三、基因型-表型相关性

(一)遗传异质性

遗传异质性(genetic heterogeneity)是指一种遗传性状可以由多个不同的遗传改变所引起。遗传异质性又可分为基因座异质性和等位基因异质性。

基因座异质性是指同一遗传病是由不同基因座上的基因突变引起的。例如,非综合征性耳聋是以耳聋为唯一症状的先天性耳聋,约占所有遗传性耳聋的 70%。按遗传模式可将非综合征性耳聋分为:常染色体隐性遗传(约占 77%),常染色体显性遗传(约占 21%),其余属于 X 连锁遗传、Y 连锁遗传和线粒体遗传。其中,仅定位的常染色体隐性遗传的非综合征性耳聋基因位点就有 80 余个。若一对同为常染色体隐性遗传的非综合征性耳聋患者的夫妇的隐性致病基因不在同一基因座位上,即一个亲代的基因型为 *AAbb*,另一个亲代的基因型为 *aaBB*,他们子女的基因型将是 *AaBb*,被称为双重杂合子(double heterozygote),但不会发病(图 3-16)。

同一遗传病也可以由同一基因座上的不同突变引起的,即等位基因异质性。例如,β 地中海贫血(OMIM #613985)是由于 β 珠蛋白基因(*HBB*)基因突变引起 β 珠蛋白肽链合成减少或缺失而导致的溶血性贫血。目前,已经发现 300 多种能够引起 β 地中海贫血的 *HBB* 基因突变,大多数是由于碱基替换导致的 *HBB* 基因转录、剪接和翻译障碍,也包括由于碱基缺失导致的 *HBB* 基因缺失突变,这些突变可导致 β^+ 和 β^0 两种类型的突变,它们的组合可引起贫血程度轻重不一的 β 地中海贫血。

(二)基因多效性

基因多效性(pleiotropy)是指一个基因可以决定或影响多个性状的现象。在个体的发育过程中,很多生理生化过程都是互相联系、互相依赖的。基因的作用是通过控制新陈代谢的一系列生化反应而影响到个体发育的方式,从而决定性状的形成。因此,

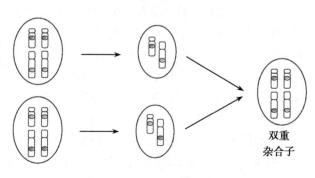

图 3-16 **基因座异质性示意图**

一个基因的改变可能直接或间接影响其他生化过程的进行,从而引起其他性状发生相应改变。

Marfan 综合征(OMIM #154700)是一种由于原纤维蛋白(*FBN1*)基因突变引起的全身性结缔组织病。*FBN1* 基因定位于 15q21.1,存在多种点突变和缺失,患者既有身材瘦高、四肢细长、手足关节松弛、指(趾)纤细呈蜘蛛指(趾)样等骨骼系统异常,又有晶状体脱位、近视等症状,还可能有二尖瓣功能障碍、主动脉扩张、主动脉瘤等心血管系统畸形。

(三)外显率和表现度

外显率(penetrance)是指一个群体中某一基因型的个体在特定环境中显示出预期表型的百分比。外显率等于 100% 时称为完全外显(complete penetrance),低于 100% 时则为不完全外显(incomplete penetrance)或外显不全。以多指(趾)轴后 AI 型为例,图 3-17 显示的是一个典型的不规则显性的多指(趾)轴后 AI 型系谱,系谱分析表明先证者 III$_2$ 的父亲 II$_3$ 携带有显性致病基因,但未发病而成为顿挫型(forme fruste),在系谱中由于顿挫型 II$_3$ 的存在出现了隔代遗传(skipped generation)的现象。因此,在这个家系中推测具有该显性致病基因的个体数为 5 人,而实际具有多指(趾)表型的人为 4 人,其外显率为 4/5 × 100%=80%。一个基因的外显率不是绝对不变的,也可随着检测或诊断标准的不同而变化。上述的多指(趾)症致病基因的外显率是以肉眼观察指(趾)的异常与否为标准的;若辅以 X 线检查,还可能发现某些肉眼认为不外显的"正常人"也存在骨骼的异常,若以此为标准,则多指(趾)症致病基因的外显率将有所提高。在不完全外显的遗传病系谱中,顿挫型个体本身虽然不表现出显性性状,但他们却可以将显性致病基因传给后代,导致后代患病。

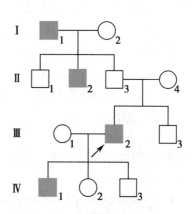

图 3-17　多指(趾)轴后 AI 型的系谱

表现度(expressivity)是指在不同遗传背景和环境因素的影响下,相同基因型的个体在性状或疾病的表现程度上的差异。例如,成骨发育不全 I 型(OMIM #166200)是由于 *COL1A1* 基因突变导致的,其主要症状有多发性骨折、蓝色巩膜、传导性或混合性耳聋。由于表现度不一致,即使在一个家庭中也可看到不同患者之间受累器官的差异及病情程度的不同,轻症患者可能只表现出蓝色巩膜,而重症患者可表现出早发、频发的骨折,耳聋和牙本质发育不全等症状。

外显率与表现度是两个不同的概念,其根本的区别在于外显率阐明了基因表达与否,是个"质"的问题;而表现度要说明的是在基因表达前提下的表现程度大小,是个"量"的问题。

(四)共显性

共显性(codominance)是指一对等位基因彼此没有显隐性关系,在杂合子中两个等位基因的作用均得到完全表现的现象。例如,人类的 ABO 血型系统(OMIM #616093)、MN 血型系统(OMIM #111300)和组织相容性抗原等都属于这种遗传方式。

ABO 血型系统是由一组复等位基因(*A*、*B* 和 *O*)控制的,定位于 9q34.2。*A* 基因和 *B* 基因为共显性,其中 *A* 基因编码 α-3-N-乙酰基-D-半乳糖氨基转移酶,*B* 基因编码 α-3-D-半乳糖基转移酶;*O* 基因的作用是隐性的,不产生有功能的糖基转移酶。因此,三个复等位基因组成的 6 种基因型中,*AA*、*AO* 基因型均是 A 型血,*BB*、*BO* 基因型均是 B 型血,*AB* 基因型为 AB 型血,而 *OO* 基因型为 O 型血。

(五)延迟显性

一些带有显性致病基因的杂合子(*Aa*)在生命的早期,因致病基因并不表达或表达不足没有引起明显的临床表现,只有达到一定的年龄后才表现出相应的疾病临床症状,这种现象称为延迟显性(delayed dominance)。

例如,Huntington 病(OMIM #143100)是一种神经退行性疾病,致病基因 *HTT* 定位于 4p16.3。患者存在大脑基底神经节变性,主要累及尾状核和壳核,临床表现为进行性加重的不自主的舞蹈样运动,随着病情加重可出现焦虑、抑郁等精神症状,并伴有智力减退。患者通常在 30~40 岁发病,但也有在 10 岁以前和 60 岁以后发病的病例,属于延迟显性的疾病。

(六)从性遗传和限性遗传

从性遗传(sex-influenced inheritance)是指位于常染色体上的基因,由于受到性别的影响,杂合子(Aa)显示出男女性别分布比例上的差异或基因表达程度上的差异。例如,雄激素性秃发 1 型属于常染色体显性遗传病,但在群体中男性患者明显多于女性患者。男性杂合子(Aa)即会出现秃顶的症状,表现为从头顶中心向周围扩展的进行性、弥漫性、对称性脱发,仅枕部及两侧颞部保留头发;而女性杂合子(Aa)仅表现为头发稀疏而不会表现秃顶症状。出现这种情况是因为定位于 3q26 的雄激素性秃发(AGA1)基因的表达会受到体内雄性激素的影响。但携带有 AGA1 基因的女性杂合子,如果因某种原因导致体内雄性激素水平升高,也可出现秃顶的症状。

限性遗传(sex-limited inheritance)是指位于常染色体上的基因,由于基因表达的性别限制,只在一种性别表现,而在另一种性别则完全不能表现,但这些基因均可传给下一代。限性遗传可能主要是由于男女性在解剖学结构上的差异所致,也可能受性激素分泌方面的性别差异限制,故只在某一性别中发病,如呈常染色体显性遗传的男性性早熟(OMIM #176410)。

(七)拟表型

由于环境因素的作用使个体产生的表型恰好与某一特定基因所产生的表型相同或相似,这种由环境因素引起的表型称为拟表型(phenocopy),或称表型模拟。例如,常染色体隐性遗传性耳聋 1A 型(OMIM #220290)与氨基糖苷诱发的聋都有相同的聋哑表型,这种由药物引起的聋哑即为拟表型。拟表型是由于环境因素的影响所致,并非生殖细胞中基因本身的改变直接导致的,因此这种聋哑并不遗传给后代。

四、生殖腺嵌合

同源嵌合体(mosaic),简称嵌合体,是指一个个体体内含有源于一个受精卵但遗传组成不同的 2 种或 2 种以上的细胞系。对于单基因病来说,嵌合体是胚胎时期或出生后细胞内的遗传物质发生突变引起的。基因突变发生的时间决定了突变细胞在成体细胞中所占的比例,同时也影响了基因突变造成的后果。若基因突变发生在种系细胞和体细胞分离之前,则体细胞和生殖细胞中都可能存在基因突变;若基因突变发生在种系细胞和体细胞分离之后,则或者基因突变只存在于体细胞中,即产生体细胞嵌合,或者基因突变只存在于生殖细胞中,即产生生殖腺嵌合(germline mosaicism)。

生殖腺嵌合是指在胚胎发育过程中,一个个体的某个生殖腺细胞里的遗传物质发生突变,结果导致该个体的生殖腺成为既有正常细胞又有突变细胞的嵌合体。由于胚胎发育的初始阶段生殖腺细胞就与其他体细胞隔离开了,所以生殖腺嵌合只影响到生殖细胞(卵细胞或精子),一般不会影响到通常用于进行 DNA 分析的体细胞。因此对生殖腺嵌合的诊断是非常困难的。

生殖腺嵌合在遗传咨询中是一个很重要的问题,尤其是对于一些常染色体显性或 X 连锁遗传病来说。DMD 是一种 X 连锁隐性遗传病,患者足尖走路、步态不稳,且不能跑步、跳跃,从仰卧位起立时,具有典型的 Gower 征。图 3-18 显示的是一个进行性假肥大性肌营养不良(DMD)(OMIM #310200)的系谱。系谱中这位母亲并未检测出携带有 DMD 致病基因,其长子患有 DMD 可以用新生突变来解释;但她两次婚姻所生育的两个儿子均患有 DMD,就必须考虑用生殖腺嵌合来解释了。此时,尽管患儿母亲的表型是正常的,一般的遗传学检测也检查不到相应的 DNA 缺陷,但还是有可能生出多个 DMD 患儿。

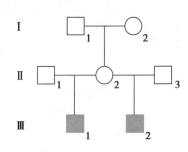

图 3-18 进行性假肥大性肌营养不良的系谱

五、遗传早现

遗传早现（genetic anticipation）是指某些遗传病（通常为显性遗传病）在连续几代的遗传过程中会发生患者发病年龄逐代提前和/或病情程度逐代加重的现象，动态突变是遗传早现的分子基础。

脊髓小脑性共济失调Ⅲ型（OMIM #109150）又称 Machado-Joseph 病（MJD），是一种常染色体显性遗传的进行性神经系统疾病，主要以共济失调、痉挛和眼球运动异常为特征。图 3-19 显示的是一个脊髓小脑性共济失调Ⅲ型的系谱，其中明显可见显性致病基因在世代传递的过程中，导致患者发病年龄逐代提前的遗传早现现象。系谱中患者 I_1 在 50 岁开始发病，患者 $Ⅱ_2$ 发病年龄为 42 岁，第三代患者的发病年龄在 27~30 岁，而先证者 $Ⅲ_5$ 的儿子 $Ⅳ_4$ 在 15 岁时就已发病。本病的致病基因 ATXN3 定位于 14q32.12，发病原因是其外显子中的三核苷酸（CAG）$_n$ 重复存在着动态突变。正常个体的 CAG 重复次数低于 44 次，而患者的 CAG 重复次数在 52~86 次，介于 45~51 次的 CAG 重复呈不完全外显。重复次数越多，患者发病年龄越早、病情越严重。另外，在 Huntington 病、脆性 X 智力低下综合征等遗传病的家系分析中，也可以发现由动态突变引起的遗传早现。

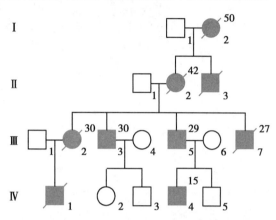

图 3-19　脊髓小脑性共济失调Ⅲ型的系谱
患者右上角数字示发病年龄。

六、X 染色体失活

Lyon 假说认为女性的两条 X 染色体在胚胎发育早期就有一条随机失活，即为 X 染色体失活（X chromosome inactivation），或称为莱昂作用（Lyonization），因此女性体细胞的两条 X 染色体只有一条在遗传上是有活性的。

对于 X 连锁遗传病来说，男性为半合子，其全身体细胞都为突变型，因此病情会很严重；而对于女性杂合子，随机莱昂作用会导致女性体内部分体细胞中带有显性基因的 X 染色体失活，另一部分是带有隐性基因的 X 染色体失活。这样在 X 连锁显性遗传病中，女性杂合子患者的病症往往较男性患者轻，且表现程度不一，如低磷酸盐血症性佝偻病女性杂合子患者的临床病情通常较轻，部分女性杂合子患者仅有低磷酸盐血症而不表现出明显的佝偻病症状；而在 X 连锁隐性遗传病中，一些女性杂合子携带者会表现出某些较轻的临床症状，这种现象称为显示杂合子（manifesting heterozygote），如部分女性血友病 A 携带者会表现出某些较轻的如凝血时间延长的临床症状。

本章小结

单基因病是指由一对主基因控制而发生的遗传病。核基因遗传的单基因病在上下代之间的传递遵循孟德尔定律，因此也称为孟德尔遗传病。研究人类性状的遗传规律一般采用系谱分析的方法。根据系谱，可以确定所发现的某一性状或疾病在该家族中是否有遗传因素的作用及其可能的遗传方式，也可以通过系谱评估某一遗传病家庭成员的患病风险或再发风险。根据致病主基因所在染色体和等位基因间显隐性关系的不同，单基因病可分为常染色体显性遗传、常染色体隐性遗传、X 连锁显性遗传、X 连锁隐性遗传和 Y 连锁遗传 5 种遗传方式，每一种遗传方式都有其独特的系谱特征。但一些遗传背景或环境因素会对某些突变基因性状的传递造成影响，导致许多例外情况的存在。

（陈峰　张学）

思考题

1. 如何解释一对均患有遗传性耳聋 1A 型（OMIM #220290）的夫妻，其所生子女的表型都是正常的？

2. 如何解释一些显性遗传病在某些家系系谱中出现隔代遗传的现象？

思考题解题思路

本章目标测试

本章思维导图

第四章 | 多基因遗传

【学习要点】

1. 数量性状及其遗传特点。
2. 易患性、易感性及遗传率的概念。
3. 多基因病的遗传特点。
4. 多基因病再发风险估计需要综合考虑的因素。

人类绝大多数表型性状是由环境因素和遗传因素共同决定的。一个明显的例子是暴露于紫外线的多少可以影响人的肤色，这是环境因素；但白种人或黑种人的肤色却不会因为紫外线的暴露而发生逆转，这就是遗传因素。人类的一些性状包括血压、血脂、头围、身高、体重和智商等，以及绝大多数常见病，如糖尿病、肥胖症、高血压、冠心病、肿瘤、精神疾病和神经退行性疾病等，是由环境因素和遗传因素共同决定的。单基因病如短指（趾）症A1型、眼皮肤白化病I型、血友病A等疾病，主要是受一对等位基因的控制，其遗传方式为单基因遗传，遵循孟德尔遗传规律，这类遗传病的群体患病率很低，一般在1/10 000以下，环境因素对性状表现程度的影响一般很小。而身高、血压、糖尿病、肥胖症、高血压等这些性状或疾病往往受多对等位基因的控制，同时受环境因素的影响，这些性状称为多基因性状，又称为数量性状，所影响的疾病称为多基因病（polygenic disease），其遗传方式为多基因遗传（polygenic inheritance）或多因子遗传（multifactorial inheritance）。大部分多基因病具有"家族聚集"特征，即患者亲属的发病风险比普通人高，一般在0.1%~1%，少数疾病可更高，而且环境因素对性状的表现程度影响较大。据报道，人群中15%~20%的个体受累于多基因病。这类疾病由遗传因素与环境因素共同作用引起，因而被称为多因子或复杂遗传（multifactorial or complex inheritance）。

与单基因病的罕见性不同，多基因病多为常见病且表型取决于相关的多对等位基因的共同作用。这些基因对疾病的表型贡献有大有小，因此可分为主效基因（major effect gene）和微效基因（minor effect gene）。主效基因可能存在显、隐性关系，但微效基因相互之间显隐之分并不明确，多为共显性。多对微效基因的作用积累之后，可以形成一个明显的效应，这种现象称为加性效应（additive effect）；因而这些基因也被称作加性基因（additive gene）。多基因病和单基因病的划分是一种人为的分类，虽然绝大部分常见病具有多基因变异的遗传学基础，但仍有一小部分可由单基因异常所引起，例如约95%的肿瘤是体细胞中多个基因突变所致，但也有约5%的肿瘤主要是由生殖细胞遗传的单基因突变所引起。同样的情况也在糖尿病和骨关节炎等常见病中出现。

第一节 | 数量性状的遗传

一、质量性状与数量性状

在单基因遗传中，基因和表型之间的对应关系较为明显，因此基因突变而引起的性状的变异在群体中的分布往往是不连续的，可以明显地分为2~3群（图4-1）。这些群的表型基本与其基因型相对应，且性状不易受环境影响，所以单基因遗传的性状也称为质量性状（qualitative trait）。

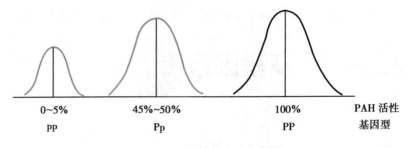

图 4-1　质量性状变异分布图

多基因遗传的性状的变异在群体中的分布是连续的,不同个体间的差异只是量的差别,因此这类性状称为数量性状(quantitative trait)。数量性状是一种可测量的生理或生化数值指标,如身高、体重、血压、血清胆固醇浓度或体重指数(body mass index,BMI)等。群体中,每个个体在这些数量性状的数值上存在差异,呈现由低到高逐渐过渡,数值极高或极低的个体只占少数,大部分个体数量性状数值接近于平均值。将数量性状的变异分布绘成曲线,该曲线往往呈正态分布(图 4-2)。

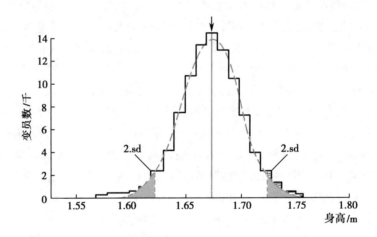

图 4-2　数量性状(人身高)变异分布图

二、数量性状的遗传

数量性状是由许多作用微小的共显性的微效基因控制的,那么,这些微效基因是如何影响性状或疾病的呢? 现以人的身高为例来分析数量性状形成的遗传机制。

假设有三对非连锁的等位基因控制人类的身高,它们分别是 AA′、BB′、CC′。这三对等位基因中 A、B、C 各自可在平均身高(165cm)基础上增加 5cm,故基因型 AABBCC 个体为极高个体(195cm);而它们的等位基因 A′、B′、C′ 则各自在平均身高的基础上减少 5cm,故基因型 A′A′B′B′C′C′ 的个体为极矮个体(135cm),介于这两者之间的身高取决于 A、B、C 和 A′、B′、C′ 之间的组合。假如一极高(195cm)个体(AABBCC)与一极矮(135cm)个体(A′A′B′B′C′C′)婚配,则子 1 代为杂合子,基因型为 AA′BB′CC′。从理论上讲,子 1 代呈中等身高,然而由于环境因素的影响,子 1 代个体具有差异,这是环境因素影响的结果。假设子 1 代个体间进行随机婚配,则这三对非连锁等位基因按分离律和自由组合律,可分别产生 8 种精子或卵子,精卵随机结合可产生 64 种基因型,将各基因型按高矮基因数目分组,可分成 7 组:即 6′0(表示有 6 个均带 "′" 的身高降低基因,0 个不带 "′" 的身高增高基因)、5′1、4′2、3′3、2′4、1′5、0′6,它们的频数分布分别为 1、6、15、20、15、6、1(表 4-1)。再将这 7 组基因型组合频数分布做成柱形图,以横坐标为基因型,纵坐标为频数,各柱形顶端连接成线,即得到近似于正态分布的曲线(图 4-3)。

表 4-1　人身高三对基因遗传的基因组合

配子	ABC	A'BC	AB'C	ABC'	A'B'C	AB'C'	A'BC'	A'B'C'
ABC	AABBCC	AA'BBCC	AABB'CC	AABBCC'	AA'BB'CC	AABB'CC'	AA'BBCC'	AA'BB'CC'
A'BC	AA'BBCC	A'A'BBCC	AA'BB'CC	AA'BBCC'	A'A'BB'CC	AA'BB'CC'	A'A'BBCC'	A'A'BB'CC'
AB'C	AABB'CC	AA'BB'CC	AAB'B'CC	AABB'CC'	AA'B'B'CC	AAB'B'CC'	AA'BB'CC'	AA'B'B'CC'
ABC'	AABBCC'	AA'BBCC'	AABB'CC'	AABBC'C'	AA'BB'CC'	AABB'C'C'	AA'BBC'C'	AA'BB'C'C'
A'B'C	AA'BB'CC	A'A'BB'CC	AA'B'B'CC	AA'BB'CC'	A'A'B'B'CC	AA'B'B'CC'	A'A'BB'CC'	A'A'B'B'CC'
AB'C'	AABB'CC'	AA'BB'CC'	AAB'B'CC'	AABB'C'C'	AA'B'B'CC'	AAB'B'C'C'	AA'BB'C'C'	AA'B'B'C'C'
A'BC'	AA'BBCC'	A'A'BBCC'	AA'BB'CC'	AA'BBC'C'	A'A'BB'CC'	AA'BB'C'C'	A'A'BBC'C'	A'A'BB'C'C'
A'B'C'	AA'BB'CC'	A'A'BB'CC'	AA'B'B'CC'	AA'BB'C'C'	A'A'B'B'CC'	AA'B'B'C'C'	A'A'BB'C'C'	A'A'B'B'C'C'

　　上述例子忽略了环境因素对人身高的影响,还假设了所有影响身高的基因贡献度相同。事实上,人的身高除受遗传因素影响外,还受到各种环境因素的影响,如营养、运动,甚至空气、阳光等。此外,控制身高的各基因的贡献度也不相同。因此子 1 代中也可能出现高于或低于 165cm 的变异,子 2 代中身高个体的分布也不完全与表 4-1 和图 4-3 吻合。环境因素对性状的形成起着增强或抑制的作用。

　　从上述身高的例子可以看出,数量性状之所以呈现单峰分布,主要取决于两点:①多对微效基因共同作用;②基因随机组合。虽然等位基因之间没有显隐性之分,但存在着"作用方向"问题,也就是说当平均值设为 0 时,基因作用就存

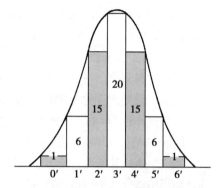

图 4-3　子 2 代身高变异分布图

在"正向"和"负向";在单基因遗传中,显性基因 A 有可能"掩盖了"隐性基因 a 的作用,而多基因遗传中 A 并不是"掩盖了"A' 的作用,二者为共显性,A 与 A' 共同决定性状,虽然两者的作用方向是相反的。

　　从上述身高的例子还可以看出,在多基因遗传中,虽然性状的遗传不符合孟德尔遗传定律,但每一对等位基因的遗传方式仍符合孟德尔遗传规律,即分离律和自由组合律。对于某个具体的数量性状而言,其控制基因的数量在不同个体间是相同的,但不同等位基因的比例是不同的,因而造成性状的个体间差异。

　　一般来说,决定数量性状的等位基因远不止三对,而且许多研究也显示每个基因的作用也并非相等。目前认为,影响常见病的基因数量远超出人们的认识。以影响人身高的基因研究为例,一项名为 GIANT 的项目曾检测了 25 万人的基因组,从中确定了影响人类身高的 700 种遗传变异。如预料的那样,其中每个遗传变异对身高都有着微小的影响,大约有 1mm 的身高影响。Pritchard 及其团队重新分析了 GIANT 数据,并计算出可能有超过 100 000 种遗传变异影响人的身高,其中大多数遗传变异的贡献非常之小,以至于很难将它们与统计学噪声区分开来,因此常被忽略。由于这些遗传变异均匀分布在整个基因组上,因此它们的影响几乎涉及所有基因。最近,斯坦福大学研究人员建立了复杂遗传的"全基因模型"(omnigenic model),认为大多数基因对大多数表型都很重要。与以往的认识不同,虽然核心基因在某种疾病中扮演着重要的角色,但是,基因不是孤立发挥作用的,它们在巨大的基因网络中存在相互作用。因此,如果一个突变改变了任何一个基因,那么它可以改变整个基因网络。基因网络的关联十分强大,其中任何一个基因的改变都可能波及与特定性状相关联的核心基因。另外加上环境因素的影响,数量性状的复杂性显著提高。

　　1926 年,由英国著名的科学家 F. Galton 提出了"平均值的回归"理论。他通过测量 204 对双亲

和他们的 928 名成年子女身高得出结论：如果双亲身高平均值高于群体平均值，子女身高平均值就低于其双亲平均值，而接近群体身高平均值；如果双亲身高平均值低于群体平均值，则子女身高高于其双亲平均值，而接近群体身高平均值。这就是说，数量性状在遗传过程中子代将向群体的平均值靠拢，这就是回归现象（regression）。这种现象也表现于其他数量性状，回归现象对理解多基因病遗传特点有着重要的指导意义。

第二节 | 多基因病的遗传

一、易患性与发病阈值

多对具有累加效应的微效基因构成了多基因病发病的遗传基础，这种由遗传基础决定一个个体患病的风险称为易感性（susceptibility）。而遗传因素和环境因素共同作用决定个体患某种多基因病的风险称为易患性（liability）。在相同环境下不同个体产生的差异，可以认为是由不同的易感性，即基因差异造成的，也就是说在一定的环境条件下，易患性代表了个体携带的致病基因数量的多少。通常来说，群体中易患性很高或很低的个体都很少，大部分个体都接近平均值。因此，群体中的易患性变异也呈正态分布。当一个个体易患性高到一定限度时，就可能发病。这种由易患性所导致的多基因病发病的最低限度称为发病阈值（threshold）。阈值将连续分布的易患性变异分为两部分：正常群体和患病群体（图 4-4）。因此，多基因病又属于阈值相关疾病，阈值是易患性变异的某一点。在一定环境条件下，阈值代表患病所需的、最少的致病基因的数量。

某一个体的易患性高低无法测量，但是，一个群体的易患性平均值可以从该群体的患病率作出估计。利用正态分布平均值（或均值 μ）与标准差（σ）之间的关系，可由患病率估计群体的发病阈值与易患性平均值之间的距离，该距离是以正态分布的标准差作为衡量单位。已知正态分布曲线下的总面积为 100%，据此可推算出均数加减某个标准差的范围内，曲线与横轴之间所包括面积占曲线下总面积的比例。多基因病的群体易患性呈正态分布，从图 4-5 中可以得到以下关系：①$\mu \pm 1\sigma$（以平均值 μ 为 0，左右 1 个标准差）范围内的面积占正态分布曲线下的总面积的 68.28%，此范围以外的面积占 31.72%，左右侧各占约 16%；②$\mu \pm 2\sigma$ 范围内的面积占正态分布曲线下的总面积的 95.46%，此范围以外的面积占 4.54%，左右侧各占约 2.3%；③$\mu \pm 3\sigma$ 范围内的面积占正态分布曲线下的总面积的 99.74%，此范围以外的面积占 0.26%，左右侧各占约 0.13%。

多基因病易患性正态分布曲线下的面积代表总人群，其易患性超过阈值的那部分面积为患者所占的百分数，即患病率。所以，人群中某种多基因病的患病率即为超过阈值的那部分面积。从其患病率就可以得出阈值距离平均值有几个标准差，这只要查阅正态分布表（Falconer 表）即可。例如，冠心病的群体患病率为 2.3%~2.5%，其阈值与易患性平均值距离约 2σ；而先天性畸形足的群体患病率仅为 0.13%，其阈值与易患性平均值距离约 3σ。

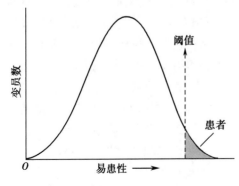

图 4-4　群体易患性变异分布图

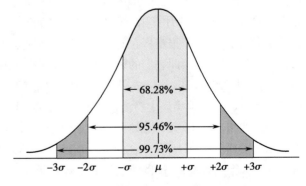

图 4-5　正态分布曲线中 μ 与 σ 关系

对于某种多基因病来说,其阈值是固定的。一个群体患病率越高,其易患性的平均值与阈值越近,表明群体易患性高;相反,群体患病率低,易患性的平均值与阈值越远,表明群体易患性低(图4-6)。

二、遗传率及其估算

多基因病是遗传因素和环境因素共同作用所致,其中遗传因素所起作用的大小可用遗传率来衡量。遗传率(heritability)又称遗传度,是在多基因病形成过程中,遗传因素的贡献大小。遗传率愈大,表明遗传因素的贡献愈大。如果一种疾病完全由遗传因素所决定,遗传率就是100%,如大多数单基因病;如果完全由环境所决定,遗传率就是0。某些多基因病的遗传率较高,可达70%~80%,这表明遗传因素在疾病发生中发挥了较大的作用,环境因素的作用相对较小;某些多基因病的遗传率较小,仅为30%~40%,这表明环境因素在疾病发生中发挥了较大作用,遗传因素的作用相对较小。一般说来,遗传率越低的性状或疾病,其家族聚集现象越不明显。

计算人类多基因病的遗传率的高低在临床实践上具有重要意义,传统的计算方法主要有两种,即Falconer公式和Holzinger公式。

(一)Falconer公式

Falconer公式(Falconer method)是根据先证者亲属的患病率与遗传率有关而建立的。亲属患病率越高,遗传率越大,所以可通过调查先证者亲属患病率和一般人群的患病率,算出遗传率(h^2或H)。

$$h^2 = b/r \qquad (式4-1)$$

式4-1中,h^2为遗传率;b为亲属易患性对先证者易患性的回归系数;r为亲缘系数。当已知一般人群的患病率时,用式4-2计算回归系数:

$$b = \frac{X_g - X_r}{a_g} \qquad (式4-2)$$

当缺乏一般人群的患病率时,可设立对照组,调查对照组亲属的患病率,用式4-3计算回归系数:

$$b = \frac{P_c(X_c - X_r)}{a_r} \qquad (式4-3)$$

在式4-2和式4-3中,X_g为一般群体易患性平均值与阈值之间的标准差数;X_c为对照组亲属中的易患性平均值与阈值之间的标准差数;X_r为先证者亲属易患性平均值与阈值之间的标准差数;a_g为一般群体易患性平均值与一般群体中患者易患性平均值之间的标准差数(图4-7);a_r为先证者亲属易患性平均值与先证者亲属中患者易患性平均值之间的标准差数;q_g为一般群体患病率;q_c为对照亲属患病率,$p_c=1-q_c$;q_r为先证者亲属患病率。

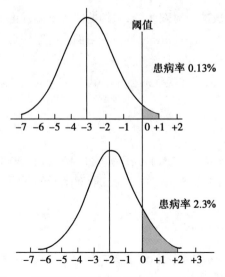

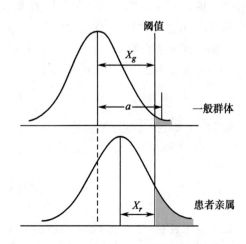

图4-6 易患性的平均值和阈值距离与患病率关系　　图4-7 一般群体和患者亲属易患性平均值的比较

X_g、X_r、X_c、a_g 和 a_r 均可由一般群体患病率、对照亲属患病率和先证者亲属患病率查正态分布的 X 和 a 值表（Falconer 表）得到。亲缘系数是指有亲缘关系的两个个体从共同祖先获得某一特定等位基因的概率。一级亲属是指一个人与其双亲、子女和同胞之间的关系，其基因有 1/2 的可能性是相同的（亲缘系数为 1/2）；二级亲属是指一个人与其叔、伯、姑、舅、姨、祖父母和外祖父母之间的关系，其基因有 1/4 的可能性是相同的；三级亲属是指一个人与其表兄妹、堂兄妹、曾祖父母之间的关系，其基因有 1/8 的可能性是相同的。

例如，有人调查先天性房间隔缺损在一般群体中的患病率为 1/1 000（0.1%），对 100 个先证者的家系进行调查，先证者的一级亲属共有 669 人（双亲 200 人，同胞 279 人，子女 190 人），其中有 22 人发病，依次求得先证者一级亲属的患病率为 22/669 × 100% = 3.3%（q_r），然后查 Falconer 表。按群体患病率查得 X_g 和 a_g，再根据亲属患病率查得 X_r 和 a_r，然后代入式 4-2 求出 b 值。

$$b = \frac{X_g - X_r}{a_g} = \frac{3.090 - 1.838}{3.367} = 0.37$$

将 b 值代入式 4-1：

$$h^2 = b/r = 0.37/0.5 = 0.74 = 74\%$$

以上计算结果表明，遗传因素对先天性房间隔缺损发生的贡献为 74%，经显著性检验该遗传率有统计学意义。

在缺乏一般人群患病率数据时，可选择与病例组匹配的对照组，调查对照组亲属的患病率，用先证者亲属和对照亲属的患病率计算遗传率。例如：对某地的肝癌调查发现，肝癌患者一级亲属 6 591 人中，有 359 人发病，其患病率为 5.45%（q_r）；在年龄和性别均与患者相对应的无病对照者的 5 227 名一级亲属中，有 54 人患肝癌，患病率 $q_c = 0.010\ 3 = 1.03\%$。$p_c = 1 - q_c = 0.989\ 7$，从正态分布的 X 和 a 值表分别查得 X_r、X_c 和 a_r，然后代入式 4-3 求出 b 值。

$$b = \frac{P_c(X_c - X_r)}{a_r} = \frac{0.989\ 7(2.315 - 1.603)}{2.655} = 0.265\ 4$$

将 b 值代入式 4-1：

$$h^2 = b/r = 0.265\ 4/0.5 = 0.531 = 53.1\%$$

以上计算结果表明，遗传因素对肝癌发生的贡献超过 50%，经显著性检验该遗传率有统计学意义。

（二）Holzinger 公式

Holzinger 公式（Holzinger formula）（1929）是根据遗传率越高的疾病，其单卵双生的患病一致率与二卵双生患病一致率相差越大而建立的。

单卵双生（monozygotic twin，MZ）是由一个受精卵形成的一对双生子，他们的遗传基础理论上是完全相同的，其个体差异主要由环境因素决定；二卵双生（dizygotic twin，DZ）是由两个受精卵形成的一对双生子，相当于同胞，因此他们的个体差异由遗传基础和环境因素共同决定。

患病一致率是指双生子中一个患某种疾病，另一个也患同样疾病的概率。其中，C_{MZ} 为单卵双生子的同病率；C_{DZ} 为二卵双生子的同病率。

$$h^2 = \frac{C_{MZ} - C_{DZ}}{100\% - C_{DZ}} \qquad\qquad (\text{式 4-4})$$

例如，对躁狂抑郁性精神病的调查表明，在 15 对单卵双生子中，共同患病的有 10 对；在 40 对二卵双生子中，共同患病的有 2 对。依此来计算单卵双生子的同病率为 67%，二卵双生子的同病率为 5%。代入式 4-4：

$$h^2 = \frac{C_{MZ} - C_{DZ}}{100\% - C_{DZ}} = \frac{0.67 - 0.05}{1 - 0.05} = 0.65 = 65\%$$

以上结果表明，在躁狂抑郁性精神病中，遗传因素的贡献为 65%。一些常见的多基因病的患病率和遗传率见表 4-2。

表4-2　常见多基因病的群体患病率、先证者一级亲属患病率、性别比和遗传率

疾病	一般群体患病率/%	患者一级亲属患病率/%	男/女	遗传率/%
原发性高血压	4~8	20~30	1	62
哮喘	4	20	0.8	80
消化性溃疡	4	8	1	37
冠心病	2.5	7	1.5	65
精神分裂症	1.0	10	1	80
糖尿病(早发型)	0.2	2~5	1	75
脊柱裂	0.3	4	0.8	60
无脑儿	0.2	2	0.4	60
唇裂±腭裂	0.17	4	1.6	76
腭裂	0.04	2	0.7	76
先天性畸形足	0.1	3	2.0	68
先天性髋关节脱位	0.07	4	0.2	70
先天性幽门狭窄	0.3	男先证者 2 女先证者 10	5.0	75
先天性巨结肠	0.02	男先证者 2 女先证者 8	4.0	80
强直性脊柱炎	0.2	男先证者 7 女先证者 2	0.2	70

关于遗传率的概念、计算和应用应注意以下几个问题:①遗传率是特定人群的估计值。遗传率是由特定环境中特定人群的患病率估算得到的,因此,不宜外推到其他人群和其他环境。②遗传率是群体统计量,用到个体毫无意义。如某种疾病的遗传率为50%,不能说某个患者的发病一半由遗传因素决定,一半由环境因素决定,而应该说在这种疾病的发生过程中,一半与遗传变异有关,一半与环境变异有关。③遗传率的估算仅适合于没有遗传异质性,而且也没有主基因效应的疾病。如果影响性状或疾病的基因中有主基因存在,并且主基因存在显、隐性关系,那么上述计算就会产生偏差。若有一个或几个显性主基因,那么估算的遗传率可以超过100%;若主基因为隐性基因,则由先证者的同胞估算的遗传率可以高于由父母或子女估算的遗传率。因此,只有当由同胞、父母和子女分别估算的遗传率相近似时,这个遗传率才是合适的,同时也才能认为该疾病的发生可能是多基因遗传的结果。

三、多基因病的遗传特点

多基因病的发生受遗传因素和环境因素的共同影响,与单基因病相比,具有以下几个明显不同的特点:①多基因病包括常见病和常见的多发畸形,其群体发病率一般高于1/1 000,单基因病群体发病率一般低于1/10 000;②多基因病的发病具有家族聚集倾向,患者亲属的发病率高于群体发病率,患者同胞的发病率约为1%~10%,低于单基因病同胞发病率的1/2或1/4;③由于微效基因的累加效应,近亲婚配时发病风险增高,但不如常染色体隐性遗传病明显;④一些多基因病发病率具有种族差异,不同种族遗传背景的差异对发病率有影响(表4-3);⑤患者双亲、同胞和子女亲缘系数相同,具有相同的发病风险,随着亲属级别的降低,先证者亲属的发病风险迅速下降,并向群体患病率靠拢(表4-4)。

表4-3 一些多基因病发病率的种族差异

疾病名称	群体发病率/%	
	日本（黄种人）	美国（白种人）
脊柱裂	0.3	0.2
无脑儿	0.6	0.5
唇裂±腭裂	0.17	0.1
先天性畸形足	1.4	5.5
先天性髋关节脱位	1.0	0.7

表4-4 多基因病中亲属级别和患病率之间的关系

人群	马蹄内翻足	唇裂腭裂	先天性髋关节脱位（女）	先天性幽门狭窄（男）
一般群体	0.001	0.001	0.002	0.005
单卵双生	0.3（×300）	0.4（×400）	0.4（×200）	0.4（×80）
一级亲属	0.025（×25）	0.04（×40）	0.05（×25）	0.05（×10）
二级亲属	0.005（×5）	0.007（×7）	0.006（×3）	0.025（×5）
三级亲属	0.002（×2）	0.003（×3）	0.004（×2）	0.0075（×1.5）

四、影响多基因病再发风险估计的因素

（一）患病率与群体发病率和遗传率有关

在相当多的多基因病中，群体患病率（q）常在 0.1%~1%，遗传率为 70%~80% 之间，那么患者一级亲属的再发风险可利用 Edwards（1960）公式计算，即患者一级亲属再发风险 q_r 是群体患病率 q_g 的平方根（$q_r = \sqrt{q_g}$）；当遗传率低于 70%~80% 时，患者一级亲属再发风险低于群体患病率的平方根；当遗传率高于 70%~80% 时，一级亲属再发风险高于群体患病率的平方根。例如：唇裂的群体患病率为 0.17%，其遗传率为 76%，患者一级亲属再发风险为 4%；如果遗传率为 100% 时，患者一级亲属的再发风险上升到 9%；如果遗传率为 50%，患者一级亲属的再发风险下降到 2%。由此可见，多基因病的再发风险与疾病的遗传率高低有关。

患者一级亲属的再发风险也可以通过图 4-8 查得。例如，无脑畸形和脊柱裂的群体患病率为 0.38%，在图中横轴上查出 0.38，作一垂直线与纵轴平行，已知此病的遗传率为 60%，从图中找出遗传率 60% 的斜线，把它和 0.38 的垂直线相交点作一横线与在纵轴上的相交点近于 4，即表明该病的一级亲属患病率接近 4%。有些多基因病，在遗传率相同的情况下，群体患病率不同，则一级亲属发病风险率也不同，同样可以从图 4-8 中进行估计。

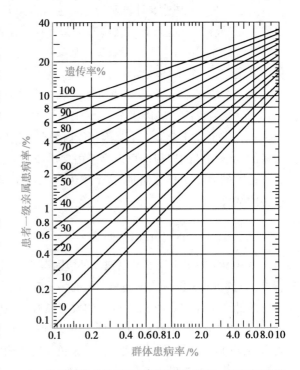

图 4-8 群体中患病率、遗传率与患者一级亲属患病率的关系

（二）患者亲属再发风险与亲属中受累人数有关

在多基因病中，一个家庭患病人数愈多，则亲属再发风险愈高。例如，一对夫妇表型正常，第一胎生了一个唇裂患儿，再次生育时患唇裂的风险为 4%；如果他们又生了第二个唇裂患儿，第三胎生育唇裂患儿的风险则上升到 10%。说明这一对夫妇携带更多的唇裂致病基因，因而造成其一级亲属再发风险增高（表 4-5）。这一点与单基因病不同，因为单基因病中的双亲的基因型已固定，并严格按孟德尔遗传规律遗传，其后代不因为已生出几个患儿而改变其原有的 1/2 或 1/4 发病风险。

表 4-5 多基因病再发风险估计（Smith 表格）

双亲患者数		0			1			2		
一般群体患病率/%	遗传率/%	同胞患者数			同胞患者数			同胞患者数		
		0	1	2	0	1	2	0	1	2
1.0	100	1	7	14	11	24	34	63	65	67
	80	1	8	14	8	18	28	41	47	52
	50	1	4	8	4	9	15	15	21	26
0.1	100	0.1	4	11	5	16	26	62	63	64
	80	0.1	3	10	4	14	23	60	61	62
	50	0.1	1	3	1	3	9	7	11	15

（三）患者亲属再发风险与患者畸形或疾病严重程度有关

多基因病发病的遗传基础是多个共显性微效基因，微效基因之间存在加性效应，故在多基因病中如果患者病情越严重，说明其带有更多的致病基因。与病情较轻的患者相比，其父母所携带的致病基因数量也越多。因此，再次生育时其后代再发风险也相应增高。例如，一侧唇裂的患者，其同胞的再发风险为 2.46%；一侧唇裂并腭裂的患者，其同胞的再发风险为 4.21%；双侧唇裂加腭裂的患者，其同胞的再发风险为 5.74%。这一点也不同于单基因病。在单基因病中，不论病情的轻重如何，一般不影响其再发风险，仍为 1/2 或 1/4。

（四）多基因病的群体患病率存在性别差异时，亲属再发风险与性别有关

在一个群体中，如果某种多基因病的发病率存在性别差异时，表明不同性别的发病阈值是不同的。群体患病率较低的性别阈值高，患者亲属再发风险相对增高；相反，群体患病率相对高的性别阈值低，患者亲属再发风险相对较低。这种情况称为卡特效应（Carter effect）。例如，人群中先天性幽门狭窄（图 4-9）男性患病率为 0.5%，女性患病率为 0.1%，男性比女性患病率高 5 倍。男性先证者后代中儿子患病率为 5.5%，女儿的患病率是 2.4%；而女性先证者后代中儿子患病率高达 19.4%，女儿患病率达到 7.3%。该结果说明，女性先证者比男性先证者携带更多的致病基因。

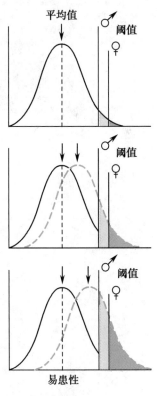

图 4-9 群体中先天性幽门狭窄发病阈值有性别差异的易患性分布图

本章小结

　　人类绝大多数的表型性状及常见疾病由遗传和环境因素共同决定,这些性状或疾病被称为多基因性状或多基因病。根据致病基因引起表型效应的大小,它们又可分为主效基因或微效基因。群体中易患性变异呈正态分布,当易患性增高到一定程度,个体即将发病,这种由易患性决定的多基因病的发病限度称为阈值。遗传率是一种衡量多基因病中遗传因素贡献大小的表达方式,通常用 Falconer 和 Holzinger 公式进行评估。影响多基因病再发风险估计的因素包括:亲属级别、群体发病率和遗传率、亲属中患病的人数、患者病情严重程度以及群体中发病率是否具有性别差异等。单基因病和多基因病的分类是一种人为的划分,许多常见病中,也有一小部分可由单基因的变异而引起,如肿瘤。由于多基因病同时受环境和遗传的共同影响,而其遗传学基础又涉及多对等位基因,故鉴定多基因病的遗传学基础具有很大的挑战性。

(李　莉)

?

思考题

1. 如何理解数量性状和质量性状的遗传学特点? 为什么说易患性变异的本质是数量性状?

2. 某种疾病的遗传率为何不能用到个体上? 在疾病遗传率的应用中,我们应当注意什么?

3. 对多基因病做遗传咨询时要考虑哪几方面的因素?

思考题解题思路

本章目标测试

本章思维导图

第五章 | 群体遗传

【学习要点】

1. 等位基因频率、基因型频率的概念。
2. Hardy-Weinberg 定律的内容和意义。
3. 影响遗传平衡的主要因素。
4. DNA 多态性位点、连锁不平衡和关联分析。

由不同基因型的个体构成一个群体（population），群体是属于一个物种，生活在同一地区并且能相互杂交的个体群。群体是物种的基本结构单位。群体中进行有性生殖的所有个体所拥有的等位基因构成基因库（gene pool）。基因库即一个群体中所包含的全部遗传信息，含有特定位点的全部等位基因。

群体遗传学（population genetics）是研究群体的遗传变异分布、等位基因频率和基因型频率在人群中的维持、变化及其规律的科学。群体的遗传变异的产生、变化和维持不仅与遗传因素有关，还体现了环境、社会因素与遗传因素的交互作用。表型的维持和变化贯穿了生物进化的全过程，群体既要保持性状的相对稳定，又通过自然选择、迁移、基因流动等产生变异。遗传病在人群中的变化规律、在不同人群中的差异也是群体遗传学研究的范畴。群体遗传学有很多分支，如进化遗传学、分子人类学等。

群体遗传学应用于医学，主要探讨遗传病或复杂性状在人群中的遗传方式、致病基因频率及其变化的规律、开发相应的遗传统计方法，因此又被称为遗传流行病学（genetic epidemiology）。

第一节 | 群体的遗传平衡

一、Hardy-Weinberg 定律

在以前的章节中，我们学习了单基因病的遗传方式。按照孟德尔遗传规律，某一性状由一对等位基因（allele）决定，分别记作 A 和 a，等位基因在人群中的分布频率，称为等位基因频率（allele frequency）。而这一对等位基因有三种可能的基因型（genotype），分别为 AA、Aa 和 aa。对于人群中的任一个体，其基因型只能为 AA、Aa 或 aa 之一。基因型在人群中分布的频率，称为基因型频率（genotype frequency）。等位基因频率和基因型频率都是针对群体的概念，对于个体来说，某一特定基因位点只能有一种基因型和一对等位基因。

对于常染色体显性遗传来说，纯合子 AA 和杂合子 Aa 显现相同的表型，而对隐性遗传病来说，纯合子 AA 与杂合子 Aa 及纯合子 aa 呈现不同的表型。由于基因型无法直接观察，以前多用表型的频率来推测基因型频率，但这需要满足两个条件，一是单基因遗传，二是不同的基因型与表型一一对应。有些性状虽然符合单基因遗传方式，但表型与基因型并不一一对应，如 ABO 血型，每种血型对应几十甚至上百种基因型。随着 DNA 测序和基因分型方法的快速发展，基因型的获取已经不再困难。

例如，在一个 747 人的人群中，某个单核苷酸多态性位点 AA 基因型的频率（设为 D）是 31.2%，AG 基因型的频率（设为 H）是 51.5%，GG 基因型（设为 R）占 17.3%。则等位基因 "A" 的频率（设为 p）为（$747 \times 0.312 \times 2 + 747 \times 0.515$）/$747 \times 2 = 0.5695$，等位基因 "$G$" 的频率（设为 q）为

（747×0.173×2+747×0.515）/747×2=0.430 5，即等位基因频率 p、q 与基因型频率 D、H、R 的关系为：$p=D+1/2H$，$q=R+1/2H$。

对于一个群体，一个单基因遗传的性状，其表型由基因型频率决定。那么该群体中，其表型频率会怎样变化？等位基因频率和基因型频率的关系是怎样的？

群体遗传学的基础理论之一是 Hardy-Weinberg 定律（Hardy-Weinberg law）。该定律解释了等位基因频率与基因型频率的关系，在一定条件下，群体的等位基因频率和基因型频率在向子代传递的过程中保持不变。

20 世纪初叶，孟德尔遗传规律被重新发现和广泛传播，当时一些问题困扰着遗传学家们：显性等位基因（A）在向子代传递的过程中是否会逐渐替代隐性等位基因（a）？如短指畸形是显性遗传，是否短指这种显性性状会逐渐增多？等位基因频率和基因型频率的关系是怎样的？群体等位基因频率和基因型频率是否随世代而改变？英国数学家 Godfrey Hardy 和德国医生 Wilhelm Weinberg 分别在 1908 年和 1909 年独立解决了这个问题。

一对等位基因 A 和 a，等位基因频率分别为 p 和 q，$p+q=1$，则群体的基因型频率为（$p+q$）的二项式展开，即 $(p+q)^2=p^2+2pq+q^2=1$，其中 p^2、$2pq$ 和 q^2 分别为基因型 AA、Aa 和 aa 的频率。这称为 Hardy-Weinberg 平衡（Hardy-Weinberg equilibrium）或 Hardy-Weinberg 定律。

表 5-1 给出了随机配对条件下子代基因型的分布，即 $AA:Aa:aa = p^2:2pq:q^2$。

表 5-1　亲代等位基因频率和子代基因型频率

卵子	精子	
	$A(p)$	$a(q)$
$A(p)$	$AA(p^2)$	$Aa(pq)$
$a(q)$	$Aa(pq)$	$aa(q^2)$

从表 5-2 和表 5-3 可以看出，当 3 种不同基因型（AA、Aa 和 aa）个体间充分进行随机交配，则下一代基因型频率跟亲代完全一样，不会发生改变。在一个完全随机交配的群体内，若没有其他因素（如突变、选择、迁移等），则等位基因频率和基因型频率可保持一定，各代不变。

表 5-2　第一代随机婚配类型频率

配子基因型（频率）	子代基因型（频率）		
	$AA(p^2)$	$Aa(2pq)$	$aa(q^2)$
$AA(p^2)$	$AA×AA(p^4)$	$AA×Aa(2p^3q)$	$AA×aa(p^2q^2)$
$Aa(2pq)$	$Aa×AA(2p^3q)$	$Aa×Aa(4p^2q^2)$	$Aa×aa(2pq^3)$
$aa(q^2)$	$aa×AA(p^2q^2)$	$aa×Aa(2pq^3)$	$aa×aa(q^4)$

表 5-3　第二代基因型频率分布

婚配类型	总频率	子代		
		AA	Aa	aa
$AA×AA$	p^4	p^4	–	–
$AA×Aa$	$4p^3q$	$2p^3q$	$2p^3q$	–
$AA×aa$	$2p^2q^2$	–	$2p^2q^2$	–
$Aa×Aa$	$4p^2q^2$	p^2q^2	$2p^2q^2$	p^2q^2
$Aa×aa$	$4pq^3$	–	$2pq^3$	$2pq^3$
$aa×aa$	q^4	–	–	q^4

$$AA = p^4 + 2p^3q + p^2q^2 = p^2(p^2 + 2pq + q^2) = p^2(p+q)^2 = p^2$$
$$Aa = 2p^3q + 2p^2q^2 + 2p^2q^2 + 2pq^3 = 2pq(p^2 + 2pq + q^2) = 2pq(p+q)^2 = 2pq$$
$$aa = p^2q^2 + 2pq^3 + q^4 = q^2(p^2 + 2pq + q^2) = q^2(p+q)^2 = q^2$$

可见，随机交配后第二代基因型 AA、Aa 和 aa 的基因型频率仍为 p^2、$2pq$ 和 q^2，保持不变。

Hardy-Weinberg 平衡的成立有以下几个条件：①无限大的群体；②群体内的个体随机交配；③没有自然或人工选择；④没有突变；⑤群体没有大规模个体迁移，即没有来自其他群体的基因交流。可以说，没有完全满足 Hardy-Weinberg 平衡成立条件的群体，但一个足够大的群体在一定时间内应该近似地被看成遗传平衡群体。一方面，群体的基因频率和基因型频率保持基本不变，是维持群体表型相对恒定的遗传学基础。另一方面，突变、选择和迁移等对群体的遗传平衡产生影响，对生物的进化、多样性和遗传病的产生和在人群中的变化都有重要意义。

对于复等位基因，也就是多于两个等位基因的位点，Hardy-Weinberg 平衡依然成立。任何纯合子的频率等于等位基因频率的平方，而杂合子频率等于 2×等位基因频率之积。如三个等位基因（p、q 和 r）的位点，$(p+q+r)^2 = p^2 + q^2 + r^2 + 2pq + 2pr + 2qr = 1$。

X 连锁是一个特例（因为男性只有一条 X 染色体），男性的基因型频率等于等位基因频率，而女性的基因型和等位基因频率与常染色体等位基因相同。

二、Hardy-Weinberg 定律的应用

（一）遗传平衡群体的判定

针对群体的某一特定位点，我们能从基因型频率来判断该群体是否在该位点达到遗传平衡。首先，可以通过基因型频率（$p^2 : 2pq : q^2$）的观察值（O）计算出等位基因频率（p 和 q）；再由等位基因频率（p 和 q）按照 $p^2 : 2pq : q^2$ 计算基因型频率的期望值（E）；再进行卡方检验（chi-square test）：

$$\chi^2 = \sum \frac{(O-E)^2}{E} \tag{式 5-1}$$

其中，O 和 E 分别为基因型频率的观察值和期望值。

例如，在一个 730 人的群体，对一个 A/G 单核苷酸多态性进行基因分型，得到 AA，AG 和 GG 基因型分别为 22、216 和 492 例。则观察到的基因型频率分别为 0.03（22/730）、0.296（216/730）和 0.674（492/730）。由此可计算等位基因频率 $p = 0.03 + 1/2 \times 0.296 = 0.178$，$q = 1/2 \times 0.296 + 0.674 = 0.822$。则基因型的期望频率 $p^2 = 0.032$，$2pq = 0.293$，$q^2 = 0.676$。

AA、AG、GG 的期望值（E）分别为：$0.032 \times 730 = 23.36$、213.89 和 493.48。

代入公式 5-1，得到 $\chi^2 = (22-23.36)^2/23.36 + (216-213.89)^2/213.89 + (492-493.48)^2/493.48 = 0.104$，以自由度 $n=1$，得出 $P=0.747$，此群体的等位基因频率和基因型频率分布符合 Hardy-Weinberg 平衡。

一般来说，在一个大群体人类基因组的任何位点都应该达到 Hardy-Weinberg 平衡，如果某个位点的基因型频率分布不符合 Hardy-Weinberg 平衡，则该位点的基因分型很可能存在错误。

虽然从理论上说，人类基因组任何位点都应该符合 Hardy-Weinberg 平衡，但有些位点存在强烈的自然选择（如镰状细胞贫血），或者小群体对大群体的等位基因频率有影响（如 ABO 血型），某些个别位点存在不符合 Hardy-Weinberg 平衡的现象。这些情况我们将在第二节中详述。

（二）等位基因频率和基因型频率的计算

对于单基因病，当已知一个性状在某群体中的频率，根据 Hardy-Weinberg 平衡等位基因频率和基因型频率的关系，就可以确定等位基因频率和杂合子频率。

例如：某常染色体隐性遗传病在某群体的发病率为 1/10 000，那么该群体的致病基因携带者的频率是多少？

由 $q^2 = 10^{-4}$，因此，$q = 1/100$；$p = 1 - 1/100 = 99/100$；

致病基因携带者频率：$2pq = 2 \times 99/100 \times 1/100 \approx 1/50$

上述疾病患儿的双亲是肯定携带者,若他们离异后与群体中任意个体再婚,假设新配偶的家族中无相同疾病的家族史,再生出患儿的风险为:(肯定携带者的风险)×(新配偶为携带者的风险)× $1/4 = 1 × 1/50 × 1/4 = 1/200$。

例如:常染色体隐性遗传病囊性纤维化在欧洲白种人的发病率约为 1/2 000,预测白种人中囊性纤维化突变基因携带者频率是多少?

$q^2 = 1/2\ 000$,则 $q ≈ 0.022, p = 1-0.022 = 0.978$;

致病基因的携带者频率:$2pq = 2 × 0.978 × 0.022 = 0.043$。

白种人中约有 4% 为囊性纤维化致病基因携带者,这些携带者的生存和婚配是囊性纤维化致病基因传递下去的重要原因,该数据对囊性纤维化家族的遗传咨询十分重要。

对于罕见的隐性遗传病($q^2 ≤ 0.000\ 1$),p 近似于 1,故杂合子频率($2pq$)约为 $2q$,也就是说杂合子频率是致病基因频率(q)的 2 倍;因此,群体中致病基因携带者人数($2q$)远远高于患者(q^2)。随着隐性遗传病的发病率下降(q^2),携带者人数和患者人数的比率明显升高,这对于制定隐性遗传病筛查计划有重要意义。

X 连锁基因频率的估计不同于常染色体基因,因为男性为半合子,男性发病率等于致病基因频率 q。对于一种相对罕见的 X 连锁隐性遗传病如血友病 A,其男性发病率为 1/5 000,则该群体致病基因频率 $q = 1/5\ 000$,女性携带者频率 $2q = 1/2\ 500$,女性发病率为 q^2,因此男性患者发病率远高于女性患者。相反,对于 X 连锁显性遗传病,男性发病率(q)是女性发病率($2q$)的 1/2。

例如:X 连锁隐性遗传病红绿色盲在英国有 1/12 的男性受累。那么女性是携带者的比例是多少? 受累女性的比例是多少?

已知 $q = 1/12, p = 11/12$;

女性致病基因携带者频率:$2pq = 2 × 1/12 × 11/12 = 22/144 ≈ 15\%$;

女性患者:$q^2 = 1/144 ≈ 0.7\%$。

第二节 | 影响遗传平衡的因素

前面提到 Hardy-Weinberg 平衡适用的条件,包括群体无限大、随机婚配、无突变、无选择、无迁移等。而真正的随机婚配和无限大群体并不存在,群体越小,群体的等位基因频率受非随机婚配、选择、迁移等的影响越明显。下面我们将讨论影响群体遗传平衡的因素。

一、非随机婚配

(一) 亲缘系数和近婚系数

Hardy-Weinberg 平衡适用的条件之一为随机婚配,但人类的婚配受地域、文化、社会经济状况等多种因素的影响,很难做到真正的随机婚配。近亲婚配是非随机婚配的一种,在 4 代之内有共同的祖先者均属近亲,他们之间进行婚配称为近亲婚配(consanguineous marriage)。亲属关系的远近可用亲缘系数(coefficient of relationship)表示,是指有亲缘关系的两个人携带相同基因的概率。如父母-子女和同胞兄弟姐妹之间都各有 1/2 的基因相同,他们之间的亲缘系数为 1/2,父母、兄弟姐妹也被称为一级亲属;与祖父母、外祖父母、叔、姑、舅、姨、侄、甥的亲缘系数是 1/4,为二级亲属;表兄妹、堂兄妹之间的亲缘系数为 1/8,为三级亲属。

如果发生近亲结婚,夫妇双方有可能从共同祖先继承到同一基因,并把该基因传递给他们的子女,使子女成为该基因的纯合子。有亲缘关系的配偶,从他们共同的祖先得到同一基因,又将该基因同时传递给他们子女而使之成为纯合子的概率称为近婚系数(inbreeding coefficient, F)。

(二) 常染色体近婚系数

表兄妹结婚的系谱可以简化为图 5-1 的示意图。祖父的基因型为 *A1A2*,祖母的基因型为 *A3A4*,

根据近婚系数的定义,需要计算表兄妹结婚的孩子 S 的基因型为 A_1A_1,A_2A_2,A_3A_3 或 A_4A_4 四种之一的概率。从图 5-1 可以看出,A_1 传递到 S 有两条途径:①从 P1 到 B1 到 C1 到 S;②P1 到 B2 到 C2 到 S。其中每一步传递的概率都是 1/2,则每一条途径使 S 获得 A_1 基因型的概率为 $(1/2)^3$,S 获得 A_1A_1 基因型的频率为 $(1/2)^3 \times (1/2)^3 = (1/2)^6$。同理 S 获得 A_2A_2,A_3A_3 或 A_4A_4 基因型的概率也为 $(1/2)^6$。这样,S 的近婚系数为 $4 \times (1/2)^6 = 1/16$。

同理可得,常染色体基因一级亲属的近婚系数为 1/4,二级亲属的近婚系数为 1/8,三级亲属的近婚系数为 1/16。

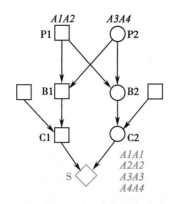

图 5-1　表兄妹婚配常染色体基因传递图解

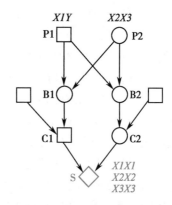

图 5-2　姨表兄妹婚配 X 连锁基因传递图解

(三) X 连锁基因的近婚系数

对于 X 连锁基因,男性传给女儿的概率为 1,传给儿子的概率为 0。因为男性只有一条 X 染色体,不可能出现纯合的 X 连锁基因,根据近婚系数的定义,父母近亲结婚时,儿子 X 连锁基因的近婚系数为 0。

在姨表兄妹婚配中(图 5-2),等位基因 X_1 由 P1 经 B1、C1 传至 S,只需计为传递 1 步(B1 转至 C1);基因 X_1 经 B2、C2 传至 S 则传递 2 步(B2 传至 C2 和 C2 传至 S)。所以,S 为 X_1X_1 的概率为 $(1/2)^3$。等位基因 X_2 由 P2 经 B1、C1 传至 S,需计为传递 2 步(P2 传至 B1 和 B1 传至 C1);基因 X_2 经 B2、C2 传至 S,需计为 3 步。所以,S 为 X_2X_2 的概率为 $(1/2)^5$。同理,S 为 X_3X_3 的概率也是 $(1/2)^5$。因此,对 X 连锁基因来说,姨表兄妹婚配的近婚系数 F 为 $(1/2)^3 + 2 \times (1/2)^5 = 3/16$。

在舅表兄妹婚配中(图 5-3),等位基因 X_1 由 P1 传至 B2 时中断,所以,不能形成纯合子 X_1X_1。等位基因 X_2 由 P2 经 B1、C1 传至 S,只需计为传递 2 步;基因 X_2 由 P2 经 B2、C2 传至 S,也只需计为传递 2 步。所以,S 为 X_2X_2 的概率为 $(1/2)^4$。同理,S 为 X_3X_3 的概率也是 $(1/2)^4$。因此,对 X 连锁基因来说,舅表兄妹婚配的近婚系数 F 为 $2 \times (1/2)^4 = 1/8$。

在姑表兄妹婚配中(图 5-4),等位基因 X_1 由 P1 传至 B1 时中断,基因 X_2 和 X_3 由 P2 经 B1 传至 C1 时,传递中断,所以,不能形成纯合子 X_1X_1、X_2X_2 和 X_3X_3,其近婚系数 F = 0。

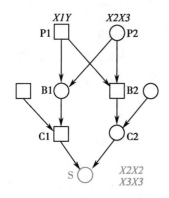

图 5-3　舅表兄妹婚配 X 连锁基因传递图解

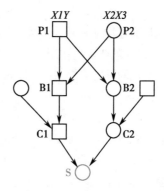

图 5-4　姑表兄妹婚配 X 连锁基因传递图解

如果为堂兄妹婚配(图5-5),基因 *X1* 由 P1 传到 B1 时中断,基因 *X2* 和 *X3* 由 P2 经 B1 传到 C1 时,传递中断,所以,也不能形成纯合子 *X1X1*、*X2X2* 和 *X3X3*,其近婚系数 F = 0。

因此,仅就 X 连锁基因来看,姨表兄妹婚配或舅表兄妹婚配比姑表兄妹或堂表兄妹危害大。

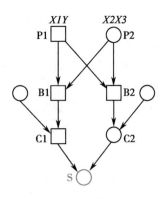

图5-5　堂兄妹婚配 X 连锁基因传递图解

(四) 近亲婚配的危害

近亲婚配的危害主要表现在增加隐性纯合子的频率。以表兄妹婚配为例(见图5-1),他们所生的子女(S)是隐性纯合子(aa)有两种原因:①由于父母(C1 和 C2)近亲婚配从共同祖先(P1 和 P2)传递得到基因 a,在这种情况下,如果群体中基因 a 的频率为 q,S 为 aa 的总概率是 $Fq = (1/16)q$;②由两个不同祖先分别传来基因 a,S 为 aa 的总概率为 $(1-F)q^2 = (1-1/16)q^2 = (15/16)q^2$。

①和②相加,$(1/16)q + (15/16)q^2 = q/16(1+15q) = pq/(16+q^2)$。

在随机婚配中,所生子女的纯合子(aa)频率为 q^2。近亲结婚和随机婚配产生隐形纯合子的概率之比为 $(pq/16+q^2):q^2$。由此可见,隐性遗传病愈罕见,表亲婚配生育患儿的相对风险越高。

实验动物的非随机交配被用于纯系动物的培育,如将同胞小鼠交配产生的后代再进行同胞交配,如此几十代之后建成纯系小鼠,每个小鼠的常染色体基因都相同,可保证该品系小鼠遗传背景的一致性。

(五) 瓦赫伦效应

个体间的择偶受容貌、身高、肤色、教育程度、智力状况等因素的影响,称为"选型婚配"(assortative mating)。人类由于各种原因分成许多小群体,群体内婚配的情况往往多于群体间的婚配。在小群体中群体基因型频率偏离 Hardy-Weinberg 平衡的现象,称为瓦赫伦(Wahlund)效应。

大群体分为若干个小群体之后,由于群内的选型婚配,使整个群体内的纯合子增加。东欧起源阿什肯纳兹(Ashkenazi)犹太人占犹太人口的 80% 以上。某些常染色体隐性遗传病在 Ashkenazi 犹太人有非常高的频率,如高雪氏病(Gaucher disease)致病基因的携带率(携带者频率)为 1/15,Tay-Sachs 病和囊性纤维化(cystic fibrosis)致病基因的携带率(携带者频率)也在 1/30 左右,其中 70% 以上的囊性纤维化患者都有 del F508 的缺失突变。

二、突变和选择

(一) 突变和选择导致群体等位基因频率变化

突变是群体发生变异的根源。基因突变对于群体遗传组成的改变有两个重要的作用:首先,突变本身改变了等位基因频率;其次,突变又为选择提供了材料。突变和选择的交互作用,构成了生物进化的遗传学基础。

人类生殖细胞的自发突变率约为 $(1~1.5) \times 10^{-8}$/碱基/代,即在基因组水平每代产生 300 个以上的新突变。

选择主要是通过增加和减少个体的适合度来影响基因平衡。或者说,当一个群体的不同个体的适合度不同时,选择就会发生作用。自然选择(natural selection)和人工选择(artificial selection)都是导致基因频率变化的重要因素,就人而言,导致基因频率变化的主要选择因素是自然选择。

适合度(fitness,f)是指一个个体能够生存并把他的基因传给下一代的能力,用相对生育率来表示。

例如,据调查,108 个软骨发育不全的侏儒,共有小孩 27 人;而他们 457 个正常的同胞,共生育 582 个小孩。侏儒的相对生育率为 $(27/108)/(582/457) = 0.1963$,这个相对生育率即代表适合度 f。

选择系数(selection coefficient,s)指在选择作用下适合度降低的程度,用 s 表示。s 反映了某一基因型在群体中不利于存在的程度,因此 $s = 1-f$。

（二）选择对不同遗传方式等位基因频率的影响

对于显性有害基因而言,携带显性基因的纯合子和杂合子都面临选择,因此选择对显性基因的作用比较有效,如果没有新的突变产生,显性有害基因较容易从群体中消失。显性遗传病患者多为杂合子,基因频率为 $2pq$,由于正常等位基因频率 q 接近于 1,因此杂合子的基因型频率约等于 $2p$。如果该显性遗传病是致死的,选择系数 $s=1$,则被淘汰的有害等位基因将以突变来补偿。对于常染色体显性遗传,一对等位基因其中之一发生突变即可发病,在选择系数 $s=1$ 的情况下,新发的突变率(μ)为发病率(I)的一半,即 $\mu=I/2$。在考虑选择系数 s 的情况下,常染色体显性遗传病的突变率 $\mu=(I\times s)/2$。

如软骨发育不全侏儒症的遗传方式为常染色体显性遗传,该病选择系数 $s=0.8$,如果双亲都有正常表现型,则这个患儿可能是父亲或母亲生殖细胞突变所致。如果该病的群体发病率为万分之一,则基因突变率为 $(0.000\ 1\times 0.8)/2=4\times 10^{-5}$。

然而对常染色体隐性有害基因来说选择则很慢,因为有害基因杂合子携带者不被选择,其频率又高于受累纯合子的频率。当选择系数为 s,有害等位基因频率为 q 的情况下,每代有害基因的降低约为 $sq^2(1-q)$,由于 q 通常很小,隐性致病基因在群体中的消失会非常缓慢。对于常染色体隐性遗传,新发的突变率(μ)为发病率(I)与选择系数 s 的乘积,即常染色体隐性遗传病的突变率 $\mu=I\times s$。

X 连锁隐性有害基因有 1/3 分布在男性半合子中,将面临直接选择,如果提高受累男性的适合度,将会明显增加有害基因的频率。对于 X 连锁隐性遗传病,新发的突变率(μ)为男性发病率(I^m)与选择系数 s 的乘积除以 3,即 $\mu=(I^m\times s)/3$。

（三）群体的平衡多态现象和人工选择

选择还可以通过增加适合度而呈正性作用。对于某些常染色体隐性遗传病,杂合子比正常纯合子具有更高的适合度,称之为"杂合子优势"(heterozygote advantage)或"超显性"(overdominance)。例如常染色体隐性遗传病镰状细胞贫血,血红蛋白 β 亚基第 6 密码子的(GAG→GTG)突变使谷氨酸突变成为缬氨酸,纯合子患者有严重的溶血性贫血和持续恶病质,适合度明显降低;但该疾病的杂合子(突变携带者)并不发生严重的贫血症状。镰状细胞贫血的杂合子频率在撒哈拉以南的非洲和其他疟疾流行地区的频率较高,这种杂合的突变可以使红细胞的携氧量降低到不适合疟原虫繁殖的程度,但不至于对人类造成显著的贫血。由于杂合子对疟原虫的抵抗增强,适合度增加,通过自然选择之后杂合子的频率在疟疾高发区显著增高。

相比自然选择,人工选择对基因频率的影响更为明显。如人类对狗的驯化史至少有 1.5 万年,近几百年来产生了品种繁多的"纯种狗",不同品种之间的体型差异巨大。由于人工选择的作用,许多狗的基因突变被人工选择固定下来。在农业和畜牧业生产中,人工育种更为常见。

此外,医疗的进步使一些遗传病的适合度大幅增加,可以显著影响致病基因的频率。在适合度 $f=0$、选择系数 $s=1$ 的情况下,常染色体显性遗传病所有的病例来自新的突变,发病率(I)为突变率(μ)的 2 倍,$I=2\mu$。如果经过治疗患者可以存活并产生后代,在适合度 $f=0.6$ 的条件下,$I=2\mu+2\times 0.6\mu=3.2\mu$。常染色体隐性遗传和 X 连锁遗传的情况类似,致病基因频率和发病率均显著增加。

三、遗传漂变

（一）遗传漂变对群体基因频率的影响

小群体或隔离人群中,基因频率的随机波动称为遗传漂变(genetic drift)。由于群体较小,所以等位基因在传递过程中会使有的基因固定下来而传给子代,有的基因则丢失,最终使此基因在群体中消失。遗传漂变的速率取决于群体的大小。群体越小,漂变的速率越快,常常在几代甚至一代后即可出现基因的固定和丢失。

在一个大群体中,如果不产生突变,则根据 Hardy-Weinberg 平衡定律,不同基因型的频率将会维持平衡状态。而在一个小群体中,由于与其他群体相隔离,不能够充分地随机交配,故小群体内的基因不能达到完全自由分离和组合,使基因频率容易产生偏差,但这种偏差不是由于突变、选择等因素引起的。

不同于选择,遗传漂变的方向无法确定,但是范围却可以估计。假设有一个容量为 N 的群体,考虑常染色体的某一基因座位,A 和 a,其基因频率分别为 p 和 q,则下一世代基因频率改变的方差为:$\mathrm{Var}_{\Delta_p} = pq/2N$,其中 N 为有效的群体容量,也就是群体中可以进行有性生殖个体的数量。可以看出,群体越大,基因频率随世代改变的可能性越小。

图 5-6 给出了当群体数量分别为 5 000、200 和 20 的情况下初始基因频率变化的情况。当种群个体数量很小的情况下(如 N=20),很多基因被固定(频率=1)或消失(频率=0)。由此可见,种群的个体数量对维持该种群的性状是很重要的,许多濒危动物一旦个体数量过低,即使能够继续繁殖,该物种的性状也很难保持。

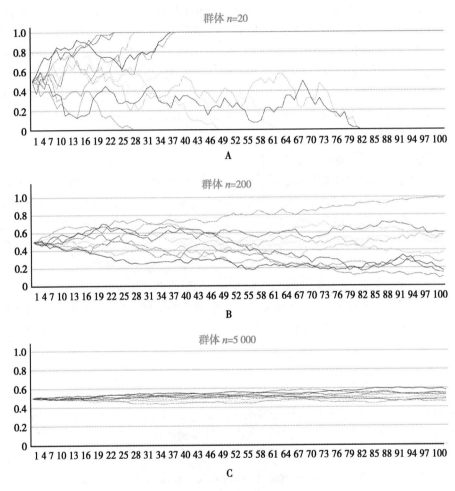

图 5-6　**遗传漂变示意图**

遗传漂变对小群体的影响尤其显著。群体遗传学意义上的隔离,是指小群体(隔离群)的基础上影响群体的遗传平衡。一个群体由最初的少数几个人逐渐发展起来,则最初的人群对后代存在着显著的影响,称为"建立者(奠基者)效应"(founder effect)。

Tangier 病是一种罕见的常染色体隐性遗传病,以高密度脂蛋白(HDL)显著降低、黄色扁桃体(胆固醇酯沉积)为特征。虽然该病在全世界只有 50 多个患者,但大多集中于位于美国 Chesapeake 海湾的 Tangier 岛上。该岛只有 727 人,多数为 1770 年前后移居于此的早期移民的后裔。由于地理位置的相对隔绝,岛上居民较少与外界通婚,导致 Tangier 病的 *ABCA1* 基因的突变由于遗传漂变的作用,在岛上居民中频率很高。

（二）中性突变与群体多态性

达尔文进化论学说的核心是自然选择，前面我们已经论述过选择对常染色体显性、隐性及X连锁等位基因频率的影响。在人群中存在很多的序列变异，其等位基因频率受选择的影响很大，如一些致命的常染色体显性基因突变，会很快被选择，也就是说，这些基因突变面临很大的选择压力。而另外很多的突变其等位基因频率并未受到选择的影响，在群体中以类似遗传漂变的方式随机波动。在进化论创立初期，孟德尔遗传规律并不为人所知，有一个问题一直困扰着遗传学家：突变是否会因选择而产生？还是说已经产生的突变被选择？

1968年，木村资生提出中性突变理论（neutral mutation theory），其主要内容有两点：①只有很少一部分突变是有害的或有利的，大部分突变是中性的；②大部分遗传变异是由于中性等位基因的遗传漂变引起的。相比中性突变，有害突变面临更大的选择压力，会在群体中逐渐消失，而有利突变在选择的作用下更容易在群体中保留下来。自然选择是一种保存有利突变和消灭有害突变的进化过程，而自然选择对占大多数的中性突变没有作用，群体保留了大部分的遗传变异，这也是群体多态性的物质基础。

四、迁移和基因流

迁移又称移居，迁移的结果使不同人群通婚，彼此渗入外来等位基因，导致基因流动，可改变原来群体的等位基因频率，这种影响也称为迁移压力。迁移压力的增强可使某些基因从一个群体有效地散布到另一个群体，称为基因流（gene flow）。

例如，在对苯硫脲（PTC）的尝味能力缺乏的调查中发现，在欧洲和西亚白种人中，味盲基因频率（t）=0.60。在我国汉族人群中，味盲基因频率（t）=0.30。而在我国宁夏一带聚居的回族人群中，味盲基因频率（t）=0.45。可能的原因是在唐代，欧洲和西亚的人，尤其是波斯人沿丝绸之路到长安进行贸易，以后又在宁夏附近定居，与汉族人婚后形成的基因流所致。

影响遗传平衡的因素并不是独立存在的，群体越小，突变、选择、遗传漂变、非随机婚配的影响就越明显。例如，在Galapagos群岛几个彼此隔绝的火山岛上形成隔离群，由于群体数量较小，发生的突变经过自然选择和遗传漂变很快被固定下来。例如，因为能获取食物的高度不同，Galapagos巨龟颈后龟甲的形状在岛间有所不同，类似的情况也体现在不同岛屿之间鸟喙形状的不同。隔离群等位基因频率的变化体现在表型上，显得尤为明显。而影响遗传平衡的因素对规模较大的群体基因频率的影响较小，可以观察到的表型变化相对不明显。

第三节 ｜ 遗传负荷

一、突变负荷

在人类的进化过程中，突变与选择，环境因素与遗传因素的交互作用一直存在。环境因素不仅提供了选择的条件，也对突变本身产生影响。从群体水平评估有害基因的频率，需要引入遗传负荷的概念。

遗传负荷（genetic load）是由群体中导致适合度下降的所有有害基因构成，主要有突变负荷和分离负荷，受近亲婚配和环境因素的影响。一个群体中遗传负荷的大小，一般以每个人携带有害基因的平均数量来表示。据估计每个人平均携带6个致死或半致死隐性突变基因。

突变负荷（mutation load）是遗传负荷的主要部分，是由于基因的有害或致死突变而降低了适合度，给群体带来的负荷。突变负荷的大小取决于突变率（μ）和突变基因的选择系数（s）。

如果在一个随机婚配的大群体中，显性基因发生致死性突变时，受到了选择作用，带有致死突变基因的患者死亡使该基因消失，不会增加群体的遗传负荷；如果显性基因是半致死突变（semi-lethal mutation），突变基因使携带者适合度下降50%，只有50%的机会将半致死基因传递下去，造成下一代死亡的机会是（50%×50%）=25%，而有75%的机会将半致死基因再传到下一代；由此类推，半致死基因在一代代传递中仍可造成一定的遗传死亡，但遗传负荷不断增加。随着显性突变的致死性降低，虽然会受到选择系数的影响，仍会造成遗传负荷的增加。随着现代医疗技术的发展，一些原来致死性的疾病变成可控制的慢性病，并可产生后代，这样的疾病随着适合度的增加，群体的遗传负荷也逐渐增加。

如果在一个随机婚配的大群体中，隐性有害基因在纯合子状况下受到选择作用，有害基因纯合子频率为 q^2，选择系数为 s，降低的适合度为 sq^2；突变率 μ 造成适合度降低，因而 $\mu = sq^2$，$q^2 = \mu/s$，某基因的突变负荷 $= sq^2 = s \times \mu/s = \mu$。

如果是 X 连锁隐性基因突变，在男性中与常染色体显性基因突变相似，在女性中则与常染色体隐性基因突变相同，都将在一定程度上增加群体的遗传负荷。如果 X 连锁显性基因突变，无论男性和女性，均与常染色体显性基因突变相似，即显性突变致死性下降，选择系数减小，都将导致群体的遗传负荷一定程度的增加。

二、分离负荷

分离负荷(segregation load)是指由于杂合子(Aa)和杂合子(Aa)之间的婚配，后代中有 1/4 为纯合子(aa)，其适合度降低，因而导致群体遗传负荷增加；纯合子(aa)的选择系数愈大，适合度降低愈明显，则群体遗传负荷的增加愈显著。

由于近亲婚配可以增加罕见的隐性有害基因的纯合子频率，因而增加了群体的分离负荷；群体的遗传负荷应该是随机婚配群体的遗传负荷与近亲婚配的遗传负荷之和。由于近亲婚配会造成有害的遗传效应，所以近亲婚配所造成的遗传负荷比随机婚配群体的遗传负荷要大。

三、影响遗传负荷的因素

环境中存在有害因素，可以诱发基因突变、畸形和癌的发生，从而增加群体的突变负荷。电离辐射可以直接破坏 DNA 的分子结构甚至引起染色体结构改变，如紫外线照射产生嘧啶二聚体、γ 射线辐射产生的 DNA 双链断裂等。辐射强度 1rem 可诱发 2.5×10^{-8} 突变/基因，这些突变如果是非致死性的，将增加群体的突变负荷。

化学品中有许多是诱变剂、致癌剂和致畸剂，这些化学品在环境污染物、工农业生产、日常饮食和药品中均有可能有所接触，如电子垃圾焚烧产生的持久性有机污染物(persistent organic pollutants, POPs)、环境中及饮酒后转变成的甲醛、香烟和汽车尾气中的苯并芘、食物中的亚硝酸盐、花生霉变产生的黄曲霉素 B_1、诱变剂中的 2,4-二氨基苯甲醚硫酸盐等都有致癌和致畸作用。

第四节 | 群体中的遗传多态现象

一、DNA 多态性

在人类基因组中存在着大量的序列变异，这些变异因人而异，并能够以孟德尔遗传的方式传递到子代，这样在群体中存在的变异称为多态性(polymorphism)。这些变异以单核苷酸多态性(single nucleotide polymorphism, SNP)最为常见，还有微卫星(microsatellite)序列多态性、重复序列多态性等。这些多态性多数不影响表型。通常，多态性位点的等位基因频率要>1%。因为多态性位点的孟德尔遗传传递方式，可以作为连锁分析和基因精细定位的遗传学标志。

DNA 的多态性有一类是长度多态，如数目可变串联重复序列(variable number of tandem repeats, VNTR)(也称为小卫星序列)和微卫星序列。微卫星序列一般是以 2~4 个碱基为基本单位的重复序列，如(CA)$_n$ 重复，为复等位基因，杂合度较高，分布于整个基因组，曾多用于基因的连锁分析定位。VNTR的重复片段较微卫星序列更长，但在基因组中的分布更少见，多用于个体的 DNA 鉴定("DNA指纹图")。

另一类的 DNA 多态性是序列的多态，主要为 SNP。SNP 是单碱基的改变，绝大多数是双等位基因，在基因组分布广泛。相比于数千个的微卫星序列,SNP的数量多达数百万个,被广泛用于关联分析。

多态性位点的发现、基因分型和应用得益于技术的不断进步。从以限制性内切酶切割-Southern杂交为手段的限制性片段长度多态性(restriction fragment length polymorphism,RFLP),到以PCR扩增-毛细管电泳为主要技术的微卫星序列基因分型,再到以基因芯片-DNA分子杂交为平台的基因组SNP基因分型,目前,下一代DNA测序技术已经能够获得被测序个体所有序列多态性的基因分型信息。

二、连锁不平衡及应用

连锁不平衡(linkage disequilibrium)是指基因组中不同位点上非等位基因间在群体中的非随机组合,即出现不同座位上的两个基因同时遗传的频率明显高于预期的随机频率。如图5-7所示,某致病突变发生之后,由于发生重组,离该致病位点越近的区域,越容易被一起传递到子代,经过多代以后,与致病基因位点一起传递下来的区域变得很小。由于该位点及其周围区域来源于若干代前的同一段染色体区域,这段区域各多态性位点之间即存在连锁不平衡。

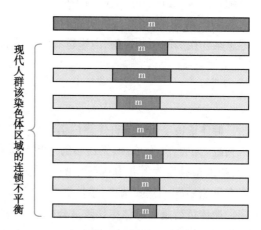

现代人群该染色体区域的连锁不平衡

图 5-7 连锁不平衡示意图

例如,两个相邻的单核苷酸多态性位点,分别是A/G和G/T多态,因为这两个位点之间存在连锁不平衡,单倍型A-G总在一起被传递到子代。如果一旦在这两个位点之间发生重组,A-G的单倍型就被打破了。两个位点之间的连锁不平衡程度常用D'或r^2来度量,当D'和r^2=1时为完全连锁不平衡,一般认为两个位点间$r^2>0.8$时存在明确的连锁不平衡。

一般来说,存在连锁不平衡的区域是比较小的,一般在100kb以内。在特定人群中,某一段存在连锁不平衡的区域来源于同一祖先。利用这一特点,可以进行针对某种疾病或性状的关联分析(association study):如在病例-对照研究中发现,某个SNP位点的等位基因频率与对照组有显著差异,就可以说该位点与这种疾病或性状存在关联。这种关联并不是病因学上的联系,即使能够排除并发因素的影响,也只能说明与疾病(或性状)存在关联的SNP位点与致病的基因位点间存在连锁不平衡,不能说该SNP位点就是致病基因。诚然,存在连锁不平衡位点之间的物理学距离应该不远。

不同种族在基因组的同一区域的演化历程不同,造成基因位点间的连锁不平衡在不同种族存在差异。彼此之间存在连锁不平衡的多态性位点构成单倍型块(haplotype block),不同种族的单倍型块结构不同。根据人类基因组单倍型块的分布情况,选取50万个以上的SNP位点即可覆盖整个基因组,因为从理论上说,基因组上的任何点突变都会与其所在单倍型块的SNP存在连锁不平衡。

全基因组关联分析(genome wide association study,GWAS)即是利用高通量的基因分型方法获得覆盖全基因组的SNP基因型,进行基因型-表型的关联分析。GWAS在代谢性疾病、心血管疾病、神经系统疾病、肿瘤等复杂性状疾病的遗传学研究中应用非常广泛。对GWAS结果的解释需要注意以下几点:①对疾病或性状存在显著关联的SNP位点并不代表功能上的联系,只是说明该SNP与致病基因位点间可能存在连锁不平衡(除非SNP本身就是致病突变,或与致病基因的表达有关);②要注意多重检验的调整,100万个SNP关联分析的显著性水平是$P=0.05/1 \times 10^6=5 \times 10^{-8}$;③对于复杂性状,每个易感基因位点的遗传相对风险(genetic relative risk,GRR)可能并不大,需要较大的样本量才能保证检验效能(power)。

需要注意有些单基因突变的位点遗传相对风险度很高,如胰岛素基因突变导致1型糖尿病,但由于这种突变罕见,又面临强大的自然选择,对群体的贡献不大,很难通过大样本的全基因组关联分析找到这一类位点。而另外一些基因变异虽然遗传相对风险度不高,只增加百分之几的发病风险,但由于其在人群中频率较高,对群体的发病风险贡献较大。通过关联分析寻找这样的复杂性状疾病相关基因,就需要更大的样本量。

在进行复杂性状(如2型糖尿病、肥胖等多基因疾病)全基因组关联分析时,由于与疾病或性状相关的多态性位点众多,每个位点对疾病的遗传易感性贡献相对有限,需要采用多基因风险评分(polygenic risk score,PRS),根据个体基因组中的多种遗传变异来评估个体对特定性状、条件或疾病的遗传倾向或易感性。根据全基因组关联分析的结果,按照每个SNP与相关特征或疾病的相关性为其分配权重,再通过将个人携带的所有相关SNP的加权贡献相加来计算个人的多基因风险评分。一个人的PRS越高,表明其对所研究的疾病或性状的遗传易感性越高。多基因风险评分可用于估计个体罹患某些疾病的遗传风险,以进行有针对性的预防和治疗。

本章小结

群体遗传学是研究群体等位基因和基因型频率维持、变化及影响因素的科学。在群体无限大、随机交配、无突变、无选择、无迁移的理想情况下,等位基因频率和基因型频率在大群体中不随世代改变,基因型频率为等位基因频率的二项式展开,这称之为Hardy-Weinberg定律。影响遗传平衡的因素有近亲婚配、突变、选择、遗传漂变、迁移等,其中近亲婚配的危害主要表现在增加隐性纯合子的频率。遗传负荷是由群体中导致适合度下降的所有有害基因构成,主要有突变负荷和分离负荷,受近亲婚配和环境因素的影响。DNA的多态性在人类基因组中广泛存在,并遵从孟德尔遗传规律,可作为基因定位的遗传标记。利用连锁不平衡可以进行关联分析,获得致病基因的精细定位。

(李卫东)

?

思考题

1. 20世纪初,孟德尔遗传规律已被广泛接受,当时困扰遗传学家们的一个问题是:"一个显性遗传性状由一对等位基因(A,a)控制,当AA或Aa基因型存在的时候,只有等位基因(A)决定的表型可以显现,另一个等位基因(a)在群体中的频率是否会越来越小?"你在学习了群体遗传学之后,如何看待这个问题?

2. 一个同学了解到中国汉族人群B型血的比例明显高于北欧人群,他感到很困惑,就去问老师:"根据Hardy-Weinberg定律,大群体的等位基因和基因型频率不是应该基本不变的吗?"你如何解释这个问题?

3. 医学遗传学家在寻找致病基因的时候,特别重视"隔离群"样品的收集,如大西洋上的孤岛、多年与外界无通婚的渔村等。这样做的原因是什么?

4. 有的常染色体显性遗传病是致死性的,病人很少能活到20岁并产生后代,但该遗传病在人群中并没有很快消亡,这是为什么?你估计一下,这样的常染色体显性遗传病是相对较为常见的,还是罕见的遗传病?

思考题解题思路

本章目标测试

本章思维导图

第六章 | 线粒体遗传

【学习要点】

1. 线粒体基因组的结构特点及遗传特点。
2. 线粒体的半自主性、多态性和异质性。
3. 线粒体遗传病的特点及诊断思路。

线粒体（mitochondrion）是大多数真核细胞（除了溶组织内阿米巴、蓝氏贾第鞭毛虫以及几种微孢子虫外）内提供能量的细胞器，其内膜上富含呼吸链-氧化磷酸化的酶复合体，可通过电子传递和氧化磷酸化生成 ATP，为细胞提供生命活动所需要的能量，是细胞的能量代谢中心。线粒体也是人体细胞中唯一的半自主性细胞器，其基质中含有独特的 DNA 和转录翻译系统，能够独立进行复制、转录和翻译。线粒体 DNA（mitochondrial DNA，mtDNA）可编码呼吸链及与能量代谢有关的蛋白，mtDNA 的突变使细胞能量代谢发生障碍，是人类许多疾病的基础。

第一节 | 人类线粒体基因组

mtDNA 位于线粒体基质中，是核基因组外的一独立的基因组。1981 年，S.Anderson 等人完成了人类 mtDNA 全部核苷酸序列测定，与核基因组相比，mtDNA 有特殊的结构特征。

一、线粒体基因组的结构

人线粒体基因组 mtDNA 全长 16 569bp（1999 年剑桥大学再次对 mtDNA 的全长测序，结果显示 mtDNA 实际全长为 16 568bp。原第 3 107 个碱基是不存在的，现以 N 表示，所以全长仍是 16 569bp）。mtDNA 不与组蛋白结合，是裸露的环状双链 DNA 分子，外环为重链（H 链），富含鸟嘌呤，内环为轻链（L 链），富含胞嘧啶。mtDNA 分为编码区与非编码区。编码区包括 37 个基因，分别编码了 13 种多肽链、22 种 tRNA 和 2 种 rRNA。其中，外环 H 链编码 12 种多肽链、12SrRNA、16SrRNA 和 14 种 tRNA，而内环 L 链仅编码 1 种多肽链和 8 种 tRNA。mtDNA 编码的 13 种多肽链都是呼吸链中氧化磷酸化酶复合体的亚基，其中 3 个为构成细胞色素 c 氧化酶（COX）复合体（复合体Ⅳ）催化活性中心的亚单位（MTCO1、MTCO2 和 MTCO3），这三个亚基与细菌细胞色素 c 氧化酶是相似的，其序列在进化过程中高度保守；2 个为 ATP 合酶复合体（复合体Ⅴ）F_0 部分的 2 个亚基（MTATP6 和 MTATP8）；7 个为 NADH-CoQ 还原酶复合体（复合体Ⅰ）的亚基（ND1、ND2、ND3、ND4L、ND4、ND5 和 ND6）；还有 1 个编码 $CoQH_2$-细胞色素 c 还原酶复合体（复合体Ⅲ）中细胞色素 b 的亚基（Cytb）。mtDNA 编码区序列保守，不同种系间 75% 的核苷酸具同源性。线粒体基因组各基因之间排列极为紧凑，无内含子，非编码区很少。部分区域还出现重叠，即前一个基因的最后一段碱基与下一个基因的第一段碱基相衔接，利用率极高。因而，mtDNA 任何区域的突变都可能导致线粒体氧化磷酸化功能的病理性改变。

mtDNA 有两段非编码区，一是控制区（control region，CR），又称 D-环区（displacement loop region，D-loop），另一个是 L 链复制起始区（O_L）。D 环区位于双链 3′ 端，由 1 122bp 组成（图 6-1），与 mtDNA 的复制及转录有关，包含 H 链复制的起始点（O_H）、H 链和 L 链转录的启动子（PH1、PH2、PL）以及

4 个保守序列(分别在 213~235、299~315、346~363bp 和终止区 16 147~16 172bp)。

二、线粒体 DNA 的复制

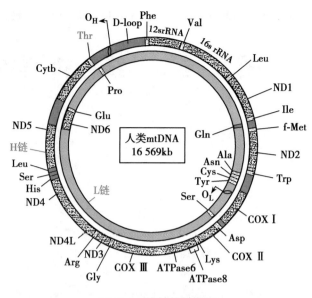

图 6-1　线粒体基因组

mtDNA 可进行半保留复制,其外环 H 链复制的起始点(O_H)与内环 L 链复制起始点(O_L)相隔约 2/3 个 mtDNA。复制起始于控制区 L 链的转录启动子,首先以 L 链为模板合成一段 RNA 作为 H 链复制的引物,在 DNA 聚合酶作用下,合成一条互补的 H 链,取代亲代 H 链与 L 链互补。被置换的亲代 H 链保持单链状态,这段发生置换的区域称为置换环或 D 环,故此种 DNA 复制方式称 D-环复制。随着新 H 链的合成,D-环延伸,轻链复制起始点 O_L 暴露,L 链开始以被置换的亲代 H 链为模板沿逆时针方向复制。当 H 链合成结束时,L 链只合成了 1/3,此时 mtDNA 有两个环:一个是已完成复制的环状双链 DNA,另一个是正在复制、有部分单链的 DNA 环。两条链的复制全部完成后,起始点的 RNA 引物被切除,缺口封闭,两条子代 DNA 分子分离(图 6-2)。新合成的线粒体 DNA 是松弛型的,约需 40 分钟成为超螺旋状态。

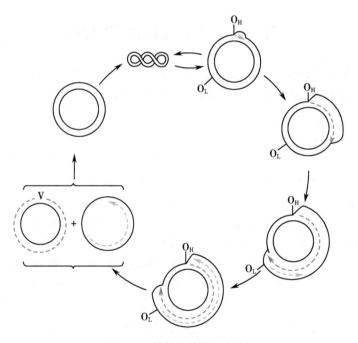

图 6-2　线粒体的 D 环复制

三、线粒体基因的转录

与核基因转录比较,mtDNA 的转录有以下特点:①两条链(外环 H 链和内环 L 链)均有编码功能。②两条链从 D-环区的启动子处同时开始以相同速率转录,L 链按顺时针方向转录,H 链按逆时针方向转录。③mtDNA 的基因之间无终止子,因此两条链各自产生一个巨大的多顺反子初级转录产物。H 链还产生一个较短的、合成活跃的 RNA 转录产物,其中包含 2 个 tRNA 和 2 个 mRNA。④tRNA 基因通常位于 mRNA 基因和 rRNA 基因之间,每个 tRNA 基因的 5′端与 mRNA 基因的 3′端紧密相连,核酸酶准确识别初级转录产物中 tRNA 序列,并在 tRNA 两端剪切转录本,形成单基因的 mRNA、tRNA 和 rRNA,剪切下来的 mRNA 无 5′帽结构,在 polyA 聚合酶的作用下,在 3′端合成一段 polyA,成为成熟的 mRNA。初级转录产物中无信息的片段被很快降解。⑤mtDNA 的遗传密码与核基因组遗传密码不完全相同,在线粒体中 UGA 编码色氨酸而非终止信号,AGA、AGG 是终止信号而非编码精氨酸,AUA 编码甲硫氨酸兼启动信号,而不是编码异亮氨酸的密码子。⑥线粒体中的 tRNA 兼用性较强,其反密码子严格识别密码子的前两位碱基,但第 3 位碱基的识别有一定的自由度(称碱基摆动),可以识别 4 种碱基中的任何一种,因此,1 个 tRNA 往往可识别几个简并密码子,22 个 tRNA 便可识别线粒体 mRNA 的全部密码子。

四、线粒体遗传系统的特点

(一)半自主性

mtDNA 能够独立地复制、转录和翻译,有一定的自主性,但这种自主性有限,故名半自主性。表现在:①mtDNA 遗传信息量少,仅编码小部分呼吸链蛋白。在线粒体所含 1 000 多种蛋白质中,呼吸链氧化磷酸化系统酶复合物有 80 多种蛋白质亚基,而 mtDNA 仅编码其中的 13 种,其他大部分蛋白质亚基及维持线粒体结构和功能的其他蛋白质由核 DNA 编码,由核基因编码的这些蛋白质在胞质中合成后,经特定转运方式进入线粒体;②mtDNA 基因的表达受核 DNA 的制约。mtDNA 复制、转录和翻译过程所需的各种酶及蛋白质因子都是核 DNA 编码的,是由核基因组控制的一个子遗传系统;③线粒体氧化磷酸化系统的组装和维持需要核 DNA 和 mtDNA 的协同作用。因此,线粒体功能受核 DNA 和 mtDNA 两套遗传系统共同控制,是一种半自主性细胞器。

(二)同质性和异质性

线粒体 mtDNA 的多质性是区别于核 DNA 的重要特性。因为一个正常人体细胞中只有一套核基因组,同一个体也只有一个核基因组,一个基因座位上只有两个等位基因,一个来自父方,一个来自母方。而一个正常人体细胞内通常有数百个线粒体,每个线粒体内含 2~10 个 mtDNA 分子(例外的是血小板和未受精的卵子,它们中的每个线粒体内只含有一个拷贝的 mtDNA),所以每个细胞有数千个 mtDNA 分子,这即为 mtDNA 的多质性。多质性是线粒体 DNA 遗传异质性和同质性的基础。细胞或组织中,如果所有 mtDNA 分子都是相同的,则称为 mtDNA 的同质性。由于 mtDNA 随机突变会产生部分突变型的 mtDNA,导致同一个体不同组织、同一组织不同细胞、同一细胞的不同线粒体,甚至同一线粒体内有不同的 mtDNA 拷贝,这称为 mtDNA 的异质性。这些 mtDNA 拷贝中往往有一种为野生型,其他则为相同或不同的突变型。野生型 mtDNA 对突变型 mtDNA 有保护和补偿作用,因此,mtDNA 突变并不立即产生严重后果。在细胞分裂时,细胞质中的线粒体被随机分配入子细胞,因此,线粒体遗传更偏向于群体遗传方面的特性,而不是核基因的孟德尔遗传。

(三)不同的遗传密码

在 mtDNA 遗传密码中,有 4 个密码子的含义与通用密码(核 DNA 的遗传密码)不同。例如,UGA 编码色氨酸而非终止信号,AGA、AGG 是终止信号而非编码精氨酸,AUA 编码甲硫氨酸兼启动信号,而不是编码异亮氨酸的密码子。另外,线粒体的 tRNA 兼用性较强,22 个 tRNA 便可识别线粒体 mRNA 的全部密码子,而识别核 DNA 密码子的 tRNA 要多得多。核内的通用密码中要阅读 64 个密码子最少需要 32 种 tRNA,但线粒体遗传系统内只有 22 种 tRNA,所以线粒体内的密码子反密码子配对原则也与通用密码子不同。

(四)母系遗传

人类的每个成熟的卵细胞中有约 10 万个线粒体,而每个成熟的精子中仅有约 100 个线粒体,在精卵结合时,精子只有头部的 DNA 进入卵细胞,头部的细胞质中极少的线粒体可能进入受精卵,仅占受精卵中线粒体总数的 0.001%,受精卵中为数不多的精子 mtDNA 还会被细胞中核酸酶消化,因此,受精卵中的线粒体 DNA 几乎全都来自卵子,即线粒体基因几乎全部来自母亲,这种受精过程中细胞质行为决定了线粒体病的传递方式不符合孟德尔遗传,而是表现为母系遗传(maternal inheritance),即母亲将 mtDNA 传递给她的子女,且只有女儿能将其 mtDNA 传递给下一代,父亲或男性的 mtDNA 基本不遗传给下一代(图 6-3)。

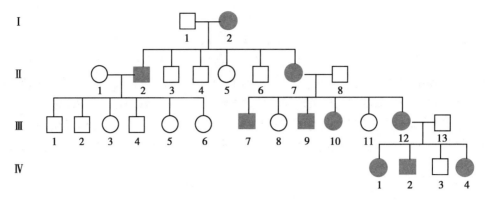

图6-3　线粒体基因病的系谱(显示母系遗传)传递

人类的每个卵母细胞中大约有10万个mtDNA,但只有随机的一小部分(2~200个)可以进入成熟的卵细胞传给子代,这种卵细胞形成期mtDNA数量剧减的过程称"遗传瓶颈效应"。通过"瓶颈"的mtDNA复制、扩增,构成子代的mtDNA种群类型。对于具有mtDNA异质性的女性,其卵细胞成熟过程中不同类型的mtDNA能否通过瓶颈存活并传递给下一代受复杂环境影响,瓶颈效应限制了其传递给子代的mtDNA的数量及种类,可产生含不同比例野生型和突变型mtDNA的卵细胞,造成子代个体间明显的异质性差异,甚至单卵双生子也可表现为不同的产生野生型和突变型mtDNA比例水平。因此,一个线粒体病的女患者或女性携带者传递给子代的突变mtDNA数量、种类各不相同,子代个体之间异质的mtDNA的种类、水平不同,子代的疾病表现可以不同。

(五) 复制分离

细胞分裂时,突变型和野生型mtDNA发生分离,随机地分配到子细胞中,使子细胞拥有不同比例的突变型mtDNA分子,称为复制分离(replicative segregation)。这种随机分配导致不同子细胞中mtDNA种类和比例变化,在连续的分裂过程中,子代细胞中突变型mtDNA和野生型mtDNA的比例会发生向纯质方向发展的漂变现象,称遗传漂变(genetic drift)。遗传漂变是一个动态过程,分裂旺盛的细胞(如血细胞)往往有排斥突变mtDNA的趋势,经无数次分裂后,细胞逐渐成为只有野生型mtDNA的纯质细胞。突变mtDNA具有复制优势,在分裂不旺盛的细胞(如肌细胞)中逐渐积累,形成只有突变型mtDNA的纯质细胞。这种遗传漂变的结果,表型也随之发生改变(图6-4)。

(六) mtDNA突变率高

mtDNA的结构特点决定了其突变率高的特点,mtDNA突变率比核DNA高10~20倍。其原因有以下几点:①mtDNA中基因排列非常紧凑,无内含子和非编码序列,任何mtDNA的突变都会发生在编码区,可能会影响到其基因组内的某一重要功能区域。②mtDNA是裸露的分子,不与组蛋白结合,缺乏组蛋白的保护,任何环境刺激都可能引起mtDNA的碱基突变。③mtDNA位于线粒体内膜附近,直接暴露于呼

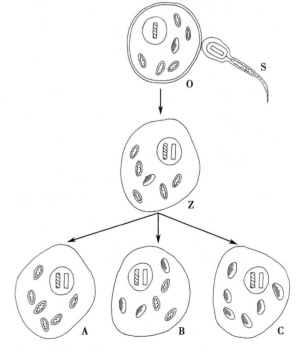

图6-4　野生型和突变型mtDNA的分离示意图(涂色部分的为突变型)

O表示卵子;S表示精子;Z表示受精卵;A、B、C表示子代细胞。

吸链代谢产生的超氧粒子和电子传递产生的羟自由基环境中,极易受氧化损伤。如:mtDNA 链上的脱氧鸟苷(dG)可转化成羟基脱氧鸟苷(8-OH-dG),导致 mtDNA 碱基置换和缺失。④mtDNA 复制频率较高,复制过程中突变率高。mtDNA 复制时不对称,亲代 H 链被替换下来后,长时间处于单链状态,直至子代 L 链合成,而单链 DNA 可自发脱氨基,导致点突变。⑤mtDNA 缺乏有效的 DNA 损伤修复能力。核 DNA 有损伤修复系统可及时去除突变修复正常,但 mtDNA 没有修复系统无法删除突变。

mtDNA 高突变率导致其高度多态现象,两个无关个体的 mtDNA 中碱基变化率可达 3%,尤其 D-环区是线粒体基因组中进化速度最快的 DNA 序列,极少有同源性,而且参与的碱基数目不等,其 16 024~16 365nt(nt:核苷酸)及 73~340nt 两个区域为多态性高发区,分别称为高变区Ⅰ(hypervariable region Ⅰ,HVⅠ)及高变区Ⅱ(hypervariable regionⅡ,HVⅡ),这两个区域的高度多态性导致了个体间的高度差异,适用于法医学和群体遗传学研究,如生物进化、种族迁移等。

第二节 │ 线粒体基因突变

自从 1988 年报道第一个 mtDNA 突变导致线粒体肌病的病例以来,人们对 mtDNA 突变在疾病发生中的作用机制的认识有了迅速发展。目前,已发现 1 021 个与疾病相关的 mtDNA 点突变、296 种与疾病相关的 mtDNA 缺失、插入、倒位和重排。由于 mtDNA 基因突变可影响线粒体氧化磷酸化功能,使 ATP 合成减少,所以 mtDNA 突变导致的线粒体病多累及能量需求旺盛的肌肉和中枢神经组织,一旦线粒体不能提供足够的能量则可引起细胞退变甚至坏死,导致这些组织和器官功能的减退,出现相应的临床症状(图 6-5)。

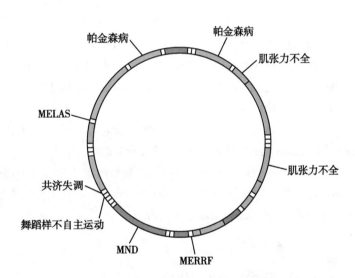

图 6-5　mtDNA 基因突变与相关疾病关系图

MELAS 综合征为线粒体脑肌病伴高乳酸血症和卒中样发作;MERRF 综合征即肌阵挛性癫痫伴碎红纤维病;MND 为运动神经元病。

一、mtDNA 的突变类型

mtDNA 突变类型主要包括碱基置换、大片段缺失重组和 mtDNA 数量减少。

(一)点突变

mtDNA 中碱基置换多为错义突变,发生的位置不同,所产生的效应也不同。已发现的 1 000 多个与疾病相关的 mtDNA 点突变中,大约 45%的碱基置换发生在与线粒体内蛋白质翻译有关的 tRNA 和 rRNA 基因上,55%发生在与线粒体内蛋白质翻译有关的多肽链的亚单位基因上。目前在线粒体疾病中检测到的 mtDNA 常见碱基置换如表 6-1。

表 6-1　一些线粒体疾病中相关的 mtDNA 点突变

线粒体病	相关基因	相关点突变位点
MELAS 综合征	$tRNA^{Leu}$、$tRNA^{Gln}$、$tRNA^{His}$、$tRNA^{Lys}$、$tRNA^{Cys}$、$tRNA^{Ser}$、ND1、ND5、ND6	nt-3243、nt-3271、nt-1642、nt-8316
Leigh 综合征	ATP6、ND2、ND2、ND5、ND6、$tRNA^{Val}$、$tRNA^{Trs}$、$tRNA^{Lys}$、$tRNA^{Leu}$	nt-8993

续表

线粒体病	相关基因	相关点突变位点
MERRF 综合征	*tRNA^Lys*、*tRNA^Leu*、*tRNA^His*、*tRNA^Ser*、*tRNA^Phe*、*ND5*	nt-8344、nt-8356、nt-8363
LHOH 综合征	*ND4*、*ND1*、*ND2*、*ND5*、*ATP6*、*COX1*、*ND6*、*Cyt6*	nt-11778、nt-4160、nt-3460、nt-7444、nt-14484、nt-15257

(二)大片段缺失重组

mtDNA 的大片段缺失重组包括缺失和重复,以缺失较为常见。大片段缺失指丢失了一个以上的基因。目前已在相关疾病中发现 296 种 mtDNA 缺失、插入、倒位和重排,缺失的片段大小不等。mtDNA 缺失的大片段两端通常有 2~13bp 的重复序列,推测引起 mtDNA 缺失的原因可能是 mtDNA 分子中同向重复序列的滑动复制或同源重组。大片段缺失往往涉及多个基因,可导致线粒体氧化磷酸化功能下降,产生的 ATP 减少,从而影响组织器官的功能。

最常见的缺失是 8 483~13 459 位碱基之间 5.0kb 的片段,该缺失约占全部缺失患者的 1/3,故称"常见缺失"(common deletion)。该片段包含 *MT-ATP8*、*MT-ATP6*、*MT-CO3*、*MT-ND3*、*MT-ND4L*、*MT-ND4*、*MT-ND5* 及部分 *tRNA* 基因;另一个较为常见的缺失是 8 637~16 073 位碱基之间 7.4kb 的片段,两侧有 12bp 的同向重复序列。该片段包含 *MT-ATP6*、*MT-CO2*、*MT-ND3*、*MT-ND4L*、*MT-ND4*、*MT-ND5*、*MT-ND6*、*MT-Cyb*、部分 *tRNA* 和 D-环区的序列;第三种常见的缺失是第 4 389 至 14 812 位 10.4kb 的片段,包含 mtDNA 大部分基因。由于大部分基因丢失,能量代谢受到严重破坏。

(三)mtDNA 数量减少

mtDNA 数量的减少是指 mtDNA 拷贝数大大低于正常细胞。这种突变较少见,仅见于一些致死性婴儿呼吸障碍、乳酸中毒或肌病、肝肾衰竭的病例。

mtDNA 拷贝数是衡量细胞中线粒体数目的重要标志。根据组织细胞的能量需求及耗氧量,在哺乳动物体细胞中数目为 1 000~10 000 不等拷贝数。在生长发育过程中,组织中 mtDNA 拷贝数有不同的变化趋势,以满足组织的能量代谢需求。

二、突变导致的功能缺陷

(一)点突变导致的线粒体病

点突变发生的位置不同,所产生的效应也不同。突变发生于 tRNA 上,可使 tRNA 和 rRNA 的结构异常,影响 mtDNA 编码的全部多肽链的翻译过程,导致呼吸链中多种酶合成障碍;如果点突变发生于 mRNA 相关的基因上,可导致多肽链合成过程中的错义突变,进而影响氧化磷酸化相关酶的结构及活性,使细胞氧化磷酸化功能下降。典型疾病为肌阵挛性癫痫伴破碎红纤维综合征(MERRF)、莱伯遗传性视神经病变(LHON)和线粒体脑肌病(KSS)等。

MERRF 最常见突变是 mtDNA 的 tRNA^Lys 基因存在 8 344 位点 A→G 突变,使 tRNA^Lys 结构中 TφC 环改变,影响了线粒体蛋白的整体合成水平,主要导致氧化磷酸化复合体蛋白亚单位Ⅰ和Ⅳ合成降低。

最早发现 LHON 病人 ND4 基因中存在 11 778 位点上 G→A 突变,使 NADH 脱氢酶亚单位 4(ND4)第 340 位精氨酸变成了组氨酸,从而影响了线粒体能量的产生,引起视神经和视网膜神经元退化。现发现至少 10 种点突变与该病相关,它们分布于 ND1、COX Ⅰ、ND6、Cyt6 等的基因内,表明 LHON 视力的丧失是电子传递链功能受阻,而非某种特异酶缺陷。

(二)大片段缺失导致的线粒体病

大片段的缺失往往涉及多个基因,可导致线粒体氧化磷酸化功能下降,产生的 ATP 减少,从而影响组织器官的功能。如最常见的 8 483~13 459 位碱基之间 5.0kb 的片段缺失,该片段缺失意味着其中 ATP8、ATP6、COXⅢ、ND3、ND4L、ND4、ND5 及部分 tRNA 基因的丢失,造成氧化磷酸化系统中多肽不能生成,ATP 生成减少。该缺失多见于 Kearns-Sayre 综合征(KSS)、缺血性心脏病等。

几乎所有 KSS 病人均有 mtDNA 大片段缺失,缺失大多发生在重链与轻链的两个复制起始点之间,最常见的是 8 468 位点和 13 446 位点之间的 4 977bp 缺失,约 1/3 患者的缺失断裂点位于 ATP 酶亚单位 8 基因和 ND5 基因内,最大片段的缺失为 5 786 位点和 15 944 位点之间大于 10kb 的缺失。由于缺失丢掉了许多基因,尤其是 tRNA 基因,导致线粒体蛋白合成缺陷。KSS 病情严重程度与突变 mtDNA 的异质性和组织分布有关。

mtDNA 突变与很多疾病相关,已发现与糖尿病相关的 mtDNA 突变 20 余种。mtDNA 突变与衰老有关,研究发现成人的心肌和脑组织中有 mtDNA 的特异性缺失,而胎儿的心肌和脑组织中没有发现这种缺失。

第三节 ｜ 线粒体病的遗传特点

一、母系遗传

线粒体基因组存在于细胞质中,精卵结合形成的受精卵中细胞质来自卵母细胞,因此只有母亲的线粒体病可遗传给子女,而父亲的线粒体病不会遗传给后代,称为母系遗传(maternal inheritance)(见图 6-3)。但由于受精卵成熟过程中只有一小部分线粒体成熟并通过细胞分裂传给子细胞,加之细胞分裂过程中的复制分离和遗传漂变现象,所以并非女性患者的后代全部发病,而且发病年龄也不一致;甚至一些女性患者本身表型正常,但可将本病传给下一代。

线粒体病母系遗传与常染色体病的 X 连锁遗传不同,前者只能由母亲传递给儿子和女儿,且只有女儿再传递给下一代,男性患者是不会传递给下一代的;而后者中男女患者都可以将疾病传递给下一代,且存在交叉遗传。前者倾向于群体遗传特性,而后者具有孟德尔遗传特点。

二、阈值效应

mtDNA 突变表型由野生型与突变型 mtDNA 的相对比例以及该组织对能量的依赖程度决定的。通常突变的 mtDNA 达到一定数量时,才引起某种组织或器官的功能异常,这种能引起特定组织器官功能障碍的突变 mtDNA 的最小数量称为阈值。如 LHON 为母系遗传病,其家族中同质性较常见,异质性 LHON 家族中突变 mtDNA 的阈值水平≥70%,即细胞中突变型 mtDNA 占比达到 70% 以上时表现出 LHON 疾病症状。

阈值是一个相对概念,易受突变类型、组织、细胞核遗传背景、老化程度变化的影响。例如,缺失 5kb 变异的 mtDNA 比率达 60%,就急剧地丧失产生能量的能力,而线粒体脑肌病伴高乳酸血症及卒中样发作(MELAS)患者 tRNA 点突变的 mtDNA 达到 90% 以上时能量代谢才急剧下降。

不同的组织器官对能量的依赖程度不同。对能量依赖程度较高的组织比其他组织更易受到氧化磷酸化损伤的影响,较低的突变型 mtDNA 水平就会引起临床症状。中枢神经系统对 ATP 依赖程度最高,对氧化磷酸化系统缺陷敏感,易受阈值效应的影响而受累。其他依次为骨骼肌、心脏、胰腺、肾脏、肝脏。如肝脏中突变 mtDNA 达 80% 时,尚不表现出病理症状,而肌组织或脑组织中突变 mtDNA 达到同样比例时就表现为疾病。

同一组织在不同功能状态对氧化磷酸化系统损伤的敏感性也不同。如线粒体脑肌病患者在癫痫突然发作时,对 ATP 的需求骤然增高,脑细胞中因突变型 mtDNA 增加无法满足这一需要,导致细胞死亡,表现为梗塞或梗死。

线粒体病的临床多样性也与发育阶段有关。例如肌组织中 mtDNA 的部分耗损或耗竭在新生儿中不引起症状,但受损的氧化磷酸化系统不能满足机体生长对能量代谢日益增长的需求,就会表现为肌病。散发性 KSS 和进行性眼外肌瘫痪(CPEO)患者均携带大量同源的缺失型 mtDNA,但却有不同的临床表现:KSS 为多系统紊乱,PEO 主要局限于骨骼肌,可能是由于 mtDNA 缺失发生在囊胚期之前或之中,在胚层分化时,如果缺失 mtDNA 相对均一地进入所有胚层,将导致 KSS;仅分布在肌肉内将导致 PEO。

突变 mtDNA 随年龄增加在细胞中逐渐积累,因而线粒体病常表现为与年龄相关的渐进性加重。在一个肌阵挛性癫痫伴破碎红纤维综合征(MERRF)家系中,有 85% 突变 mtDNA 的个体在 20 岁时症状很轻微,但在 60 岁时临床症状却相当严重。

三、核质协同性

线粒体病受线粒体基因组和核基因组两套遗传系统共同控制,表现为核质协同作用的特点。首先,线粒体有相对独立的遗传系统和特点,mtDNA 突变可导致线粒体病发生;其次,线粒体遗传系统受核基因组制约,如 tRNA 合成酶、mtDNA 聚合酶等由核 DNA 控制合成,核 DNA 突变也可导致线粒体病;再次,mtDNA 突变的症状表现与其核基因组背景有关;最后,有些线粒体病如 KSS,主要由 mtDNA 的缺失所导致,也可由 *MT-TL1*($tRNA^{Leu}$)基因突变所导致。因此,线粒体病有些表现为母系遗传,有些表现为孟德尔式遗传,有些为散发性遗传。

氧化磷酸化过程中 5 种酶复合物是由 mtDNA 和核 DNA 共同编码,编码这些酶的核基因突变也可能产生类似于线粒体病的症状。因此,有些线粒体病是核 DNA 与 mtDNA 共同作用的结果。

本章小结

mtDNA 是裸露环状双链 DNA 分子,全长 16 569bp,含 37 个基因,编码 13 种呼吸链酶复合体亚单位、22 种 tRNA 和 2 种 rRNA。mtDNA 复制方式为 D-环复制。两条链均有编码功能,但编码产物不同。与核 DNA 相比,mtDNA 有以下特点:①功能上具半自主性;②在细胞、组织或个体中存在多质性、同质性和异质性;③少数遗传密码与通用密码不同;④表现为母系遗传;⑤复制分离;⑥突变率比核 DNA 高。

线粒体基因突变类型有:碱基置换,大片段缺失重组和 mtDNA 数目减少。这些病的临床表现与 mtDNA 突变基因的位置有关。线粒体病的遗传特点:①母系遗传;②阈值效应;③核质协同性。

(阮绪芝)

?

思考题

1. 线粒体基因组有什么特点? 如何理解线粒体的半自主性和异质性?
2. 药物致聋由线粒体 12S rRNA 基因 1 555bp A→G 突变引起,如何有效避免此类情况发生?
3. 线粒体遗传病有什么特点? 如何判断某病是线粒体遗传病?
4. 从线粒体遗传特征出发分析高龄妇女生育不利于"优生"的机制。

思考题解题思路

本章目标测试

本章思维导图

第七章 | 人类染色体

【学习要点】

1. 人类染色体的基本特征。
2. 人类染色体的核型概念和分组特征。
3. 显带技术特点和显带染色体的带纹描述方法。
4. 人类细胞遗传学国际命名体系的发展历程。

染色体（chromosome）是遗传物质（基因）的载体。它由 DNA 和蛋白质等构成，具有储存和传递遗传信息的作用。真核细胞的基因大部分存在于细胞核内的染色体上，通过细胞分裂，基因伴随染色体的传递而传递，从母细胞传给子细胞、从亲代传给子代，延续着生命活动。不同物种的染色体数目和形态各具特征，同种生物染色体的形态和数目相对恒定，因此，染色体也被认为是物种鉴定的重要标志。

人类染色体研究已有 100 多年的历史。1888 年，德国解剖学家 W. Waldeyer 根据细胞有丝分裂和生殖细胞减数分裂观察到的现象，提出了染色体这一名词。但由于实验技术和研究方法的限制，对人类染色体数目的确定经历了漫长的历程。1952 年，美籍华裔学者 TC Hsu（徐道觉）首先发现用低渗溶液预处理标本可在显微镜下观察到形态极佳的染色体。但直到 1956 年，Joe Hin Tjio（蒋有兴）和 Albert Leven 的实验才确证了人类体细胞的染色体数目为 46 条。此后染色体技术很快被应用于临床。1959 年，Jérôme Lejeune 对 3 例 Down 综合征患儿进行了染色体检查，发现患者比正常人多了一条第 21 号染色体，从而确诊了人类第一例染色体病；1960 年，人们发现了慢性粒细胞性白血病患者的 Ph 染色体；1968 年，Q 显带技术问世后，相继出现了各种染色体显带技术，提高了染色体分析的精确性，发现了一些过去所不能发现的染色体结构异常；1976 年，高分辨显带技术的出现，加速了染色体研究的步伐。20 世纪 90 年代后分子生物学研究发展迅猛，与细胞遗传学结合，出现了分子细胞遗传学这一新的研究领域，它综合利用细胞遗传学和分子生物学等技术解决了单独应用传统细胞遗传学技术无法分析的染色体异常或变异。目前可以检测从单个碱基突变至 10kb DNA 的缺失，从基因水平上揭示了各种遗传病的本质。

第一节 | 人类染色体的基本特征

一、染色质和染色体

染色质（chromatin）和染色体实质上是同一物质在不同细胞周期、执行不同生理功能时不同的存在形式。在细胞从间期到分裂期过程中，染色质通过螺旋化凝缩（condensation）成为染色体，而细胞从分裂期到间期过程中，染色体又解螺旋舒展成为染色质。

（一）染色质

染色质是间期细胞核中伸展开的 DNA 蛋白质纤维。间期细胞核的染色质可根据其所含核蛋白分子螺旋化程度以及功能状态的不同，分为常染色质（euchromatin）和异染色质（heterochromatin）。

1. **常染色质和异染色质** 常染色质在细胞间期螺旋化程度低,呈松散状,染色较浅而均匀,含有单一或重复序列的 DNA,具有转录活性,常位于间期细胞核的中央部位。异染色质在细胞间期螺旋化程度较高,呈凝集状态,而且染色较深,多分布在核膜内表面,其 DNA 复制较晚,含有重复 DNA 序列,很少进行转录或无转录活性,是间期核中不活跃的染色质。异染色质通常具有三个特点:①在细胞间期处于凝缩状态;②是遗传惰性区,只含有不表达的基因;③复制时间晚于其他染色质区域。异染色质又分为两种:一种称为结构异染色质(constitutive heterochromatin)或专性异染色质。结构异染色质是异染色质的主要类型,这类异染色质在各种细胞中总是处于凝缩状态(正异固缩),一般为高度重复的 DNA 序列,没有转录活性,常见于染色体的着丝粒区、端粒区、次缢痕以及 Y 染色体长臂远端 2/3 区段等;另一种叫功能异染色质或称为兼性异染色质(facultative heterochromatin),这类染色质是在特定细胞或在一定发育阶段由常染色质凝缩转变而形成的。当其凝缩时,基因失去了活性,无转录功能;当其处于松散状态时,又能够转变为常染色质,恢复其转录活性(负异固缩)。通常认为在常染色质和异染色质的转化过程中,DNA 甲基化发挥了重要的调控作用。

2. **性染色质** 性染色质(sex chromatin)是性染色体(X 和 Y)在间期细胞核中显示出来的一种特殊结构,包括 X 染色质和 Y 染色质。性染色质属于兼性异染色质。

(1)X 染色质(X chromatin):1949 年,ML. Barr 等人在雌猫神经元细胞核中发现一种浓缩小体,在雄猫中则见不到这一结构。进一步研究发现,除猫以外,其他雌性哺乳类动物(包括人类)间期细胞中也同样存在这种显示性别差异的结构,而且不仅是神经元细胞,在其他细胞的间期核中也可以见到这一结构,称之为 X 染色质或 Barr 小体或 X 小体(图 7-1)。

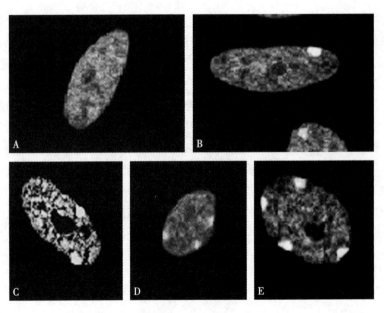

图 7-1 X 染色质
A、B、C、D、E 分别为含 0、1、2、3、4 个 X 染色质。

正常女性的间期细胞核中紧贴核膜内缘有一个染色较深,大小约为 1μm 的椭圆形小体,即为 X 染色质。正常男性则没有 X 染色质。为什么正常男女性之间的 X 染色质存在差异?女性两个 X 染色体上的每个基因的两个等位基因所形成的产物,为什么不比只有一个 X 染色体半合子的男性的相应基因产物多?为什么某一 X 连锁的突变基因纯合女性的病情并不比半合子的男性严重? 1961 年,女科学家 Mary Frances Lyon 提出的 X 染色体失活的假说(Lyon 假说)对这些问题进行了解释。该假说的要点如下:①失活发生在胚胎发育早期(人类晚期囊胚期,也就是第 16 天左右);②X 染色体的失活是随机的,异固缩的 X 染色体可以来自父亲也可以来自母亲;③失活是完全的,雌性哺乳动物体细胞内仅有一条 X 染色体是有活性的,另一条 X 染色体在遗传上是失活的;④失活是永久的和克隆式繁殖的。一旦某一特定的细胞内的 X 染色体失活,那么由此细胞增殖而来的所有子代细胞也总是这一个 X 染色体失活。如果是父源的 X 染色体失活,则其子细胞中失活的 X 染色体也是父源的,所有这个细胞的子代细胞中都将表达有活性的母源 X 染色体。在一个正常女性的细胞中,失活的 X 染色体既有父源的,也有母源的。因此,失活是随机的,但同时也是恒定的。

Lyon 同时也注意到间期核内 X 染色质数目总是比 X 染色体数目少 1,即 XX 者有 1 个 X 染色质,XXX 者有 2 个 X 染色质。因此,两个 X 染色体中有 1 个 X 染色体是异固缩的,并且是迟复制的。在细胞代谢中,异固缩的 X 染色体没有活性,只有 1 个 X 染色体有活性。在异常细胞中具有的额外 X 染色体也无活性。对于正常男性,单个的 X 染色体不发生异固缩,而且任何时候都是有活性的,故无 X 染色质。

需要指出的是,虽然 X 染色体失活通常是随机的,但结构异常的 X 染色体,如有缺失的 X 染色体是优先失活的;另一方面,在 X 染色体平衡易位携带者个体中,通常是正常的 X 染色体优先失活。另外值得注意的是,虽然 X 失活是广泛的,但并不是完全的,失活的 X 染色体上基因并非都失去了活性,有一部分基因仍保持一定活性。据估计,人类 X 染色体上约有 1/3 的基因可能逃避完全失活(图 7-2)。因此当 X 染色体数目偏离正常数目时,个体就表现出了多种异常临床症状。如 47,XXY 的个体不同于 46,XY 的个体;47,XXX 的个体不同于 46,XX 的个体,而且 X 染色体数目越多时,表型的异常更严重。

目前认为 X 染色体失活的引发,需要一种特异的、非翻译的 RNA,称为 X 染色体失活特异转录因子(X inactivation-specific transcript,XIST)参与,这种 RNA 在将要失活的 X 染色体上大量积累,并包被该 X 染色体,然后,通过表观遗传改变,最终导致失活。编码 XIST RNA 的基因 *XIST* 位于 Xq13.2。

(2)Y 染色质(Y chromatin):正常男性的间期细胞用荧光染料染色后,在细胞核内可出现一个强荧光小体,直径约 0.3μm,称为 Y 染色质或 Y 小体(图 7-3)。研究发现 Y 染色体长臂远端部分为异染色质,可被荧光染料染色后发出荧光。Y 染色质是男性细胞中特有的,女性细胞中不存在。与 X 染色质不同的是,细胞中 Y 染色质的数目与 Y 染色体的数目相同。如核型为 47,XYY 的个体,细胞核中有两个 Y 染色质。

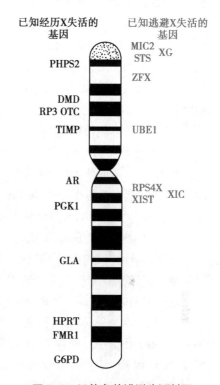

图 7-2　X 染色体逃避失活基因

(二)染色体

染色质由无数个重复的核小体(nucleosome)亚单位构成。核小体则由 4 种组蛋白(H2A、H2B、H3、H4 各 2 个分子)组成的八聚体核心表面围以长约 146bp 的 DNA 双螺旋所构成,此时 DNA 分子被压缩了 6 倍。组蛋白 H1 位于相邻的两个核小体的连接区 DNA 表面,核小体进一步折叠或卷曲产生 1/40 倍压缩的 30nm 纤维状结构,相当于基本染色质丝。染色质丝进一步螺旋化,形成环状结构,这些环的基部附着于非组蛋白构成的"支架"上。这种纤维的直径约为 240nm,它可能是间期染色体的最终包装水平,称为染色单体丝。染色体包装的最后阶段发生在细胞进入有丝分裂或减数分

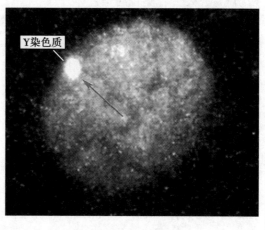

图 7-3　Y 染色质

裂时。染色单体丝通过围绕中心轴螺旋缠绕和向染色体中心方向的压缩作用形成染色体。至此,几厘米长的DNA成为几微米长的染色体,其长度约为原来的万分之一(图7-4)。这种有效的包装方式,使细胞在分裂过程中能够把携带遗传信息的DNA以染色体形式平均分配给子细胞。

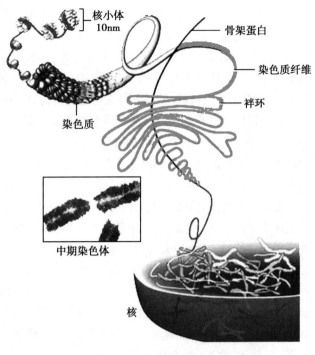

图 7-4 从 DNA 到染色体水平的压缩过程

二、人类染色体的数目和形态结构

不同物种生物的染色体数目、结构和形态各不相同,而同一物种的染色体数目、结构和形态是相对恒定的。例如,果蝇的染色体数目为6,小鼠染色体数为40。染色体数目、结构和形态的恒定对维持物种的稳定性具有重要意义,染色体数目、结构和形态也是物种鉴定的重要标志之一。

(一)人类染色体的数目

在真核生物中,一个正常生殖细胞(配子)中所含的全套染色体称为一个染色体组,以 n 表示。正常生殖细胞(精子或卵子)中染色体数为 23 条,即 n=23 条。正常配子所包含的全部基因称为一个基因组(genome),具有一个染色体组的细胞称为单倍体(haploid)。具有两个染色体组的细胞称为二倍体(diploid),以 2n 表示,人类正常体细胞染色体数目是 46,即 2n=46 条。

(二)人类染色体的形态结构

在细胞增殖周期中的不同时期,染色体的形态结构不断地变化着。有丝分裂中期染色体的形态最典型,可以在光学显微镜下观察,常用于染色体研究和临床上染色体病的诊断。

每一中期染色体都具有两条染色单体(chromatid),互称为姐妹染色单体,它们各含有一条DNA双螺旋链。两条单体之间由着丝粒(centromere)相连接,着丝粒处凹陷缩窄为初级缢痕或主缢痕(primary constriction)。着丝粒是纺锤体附着的部位,在细胞分裂中与染色体的运动密切相关,失去着丝粒的染色体片段通常不能在分裂后期向两极移动而丢失。着丝粒将染色体划分为短臂(p)和长臂(q)两部分。在短臂和长臂的末端分别有一特化部位,称为端粒(telomere)。端粒起着维持染色体形态结构的稳定性和完整性的作用。在某些染色体的长、短臂上还可见凹陷缩窄的部分,称为次级缢痕(secondary constriction)(图7-5)。人类近端着丝粒染色体的短臂末端有一球状结构,称为随体(satellite)。随体柄部为缩窄的

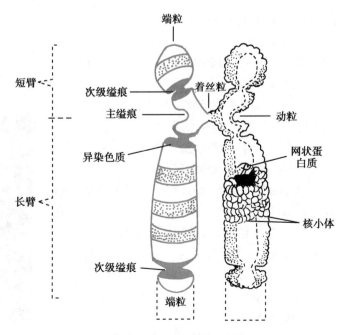

图 7-5 中期染色体的形态特征

次级缢痕,该部位与核仁的形成有关,称为核仁形成区或核仁组织者区(nucleolus organizing region, NOR)。核仁组织者区含有核糖体 RNA 基因 18S 和 28S 的 rDNA,其主要功能是转录 rRNA,参与核糖体大亚基前体的合成。

染色体上的着丝粒位置是恒定不变的,根据着丝粒的位置可将染色体分为 4 种类型:①中央着丝粒染色体(metacentric chromosome),着丝粒位于或靠近染色体中央。若将染色体全长分为 8 等份,则着丝粒位于染色体纵轴的 1/2~5/8 之间,并将染色体分为长短相近的两个臂。②亚中央着丝粒染色体(submetacentric chromosome),着丝粒位于染色体纵轴的 5/8~7/8 之间,其将染色体分为长短不同的两个臂。③近端着丝粒染色体(acrocentric chromosome),着丝粒靠近一端,位于染色体纵轴的 7/8~末端之间,短臂很短。④端着丝粒染色体(telocentric chromosome),着丝粒位于染色体的末端,没有短臂。人类正常染色体只有前三种类型,即中央着丝粒染色体、亚中央着丝粒染色体和近端着丝粒染色体(图 7-6)。

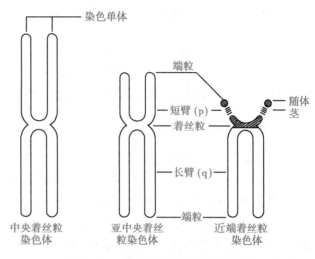

图 7-6　人类染色体的 3 种类型图解

三、性别决定及性染色体

人类性别是由细胞中的性染色体所决定的。在人类的体细胞中有 23 对染色体,其中 22 对染色体与性别无直接关系,称为常染色体(autosome)。常染色体中的每对同源染色体的形态、结构和大小都基本相同;而另外一对与性别决定有明显而直接关系的染色体称为性染色体(sex chromosome),其中包括 X 染色体和 Y 染色体。两条性染色体的形态、结构和大小都有明显的差别。X 染色体的长度介于 C 组第 6 号和第 7 号染色体之间,而 Y 染色体的大小通常与 G 组第 21 号和 22 号染色体相当。男性的性染色体组成为 XY,而在女性细胞中的性染色体组成为 XX,即男性为异型性染色体,女性为同型性染色体。这种性别决定方式为 XY 型性别决定。因此,在配子发生时,男性可以产生两种精子,含有 X 染色体的 X 型精子和含有 Y 染色体的 Y 型精子,两种精子的数目相等;而女性则由于细胞中有两条相同的 X 染色体,因此,只能形成一种含有 X 染色体的卵子。受精时,X 型精子与卵子结合,形成性染色体组成为 XX 的受精卵,将来发育成为女性;而 Y 型精子与卵子结合则形成性染色体组成为 XY 的受精卵,将来发育成为男性。所以人类的性别是精子和卵子在受精的瞬间决定的,确切地说是由精子决定的。在自然状态下,不同的精子与卵子的结合是随机的,因而人类的男女比例大致保持 1:1。

很显然,性别是由精子中带有的 X 染色体或 Y 染色体所决定的,而 X 染色体和 Y 染色体在人类性别决定中的作用并不相等。一个个体无论其有几条 X 染色体,只要有 Y 染色体就决定男性表型(睾丸女性化患者除外)。性染色体异常的个体,如核型为 47,XXY 或 48,XXXY 等,他们的表型是男性,但却是一个不正常的男性。没有 Y 染色体的个体,其性腺发育基本上是女性特征,即使只有一条 X 染色体如核型为 45,X 的个体,其表型也是女性,但却是一个表型异常的女性。

现已确认人类 Y 染色体短臂上有一个决定性别的关键基因,称为性别决定区域 Y 基因(sex-determining region Y,SRY),*SRY* 位于 Yp11.31,全长 7 897bp,编码的 SRY 蛋白含 204 个氨基酸,具有高度的保守性和特异性。*SRY* 基因的表达产物只出现在睾丸分化前的部分生殖嵴体细胞中,即含有 SRY 蛋白的这些细胞最终分化为支持细胞。支持细胞既是睾丸组织中最主要的细胞类型,也是生殖嵴体细胞中最早产生性别分化的细胞,可诱导性腺细胞中其他体细胞分化为睾丸相关组成细胞,从而引导性别分化朝向男性方向。一旦 *SRY* 基因突变或易位,可导致某些两性畸形(如 46,XY 女性或 46,XX 男性)的发生。

第二节 | 人类染色体核型与命名体系

20 世纪 50 年代以前由于技术和方法的限制,对染色体的研究受到一定的影响,尤其是染色体数目的研究结果很不一致。1923 年 Theophilus Shickel Painter 提出染色体数目为 2n=48 的观点,一直被多数学者所承认。直到 1956 年,Albert Levan 和 Joe Hin Tjio(蒋有兴)应用秋水仙素(纺锤丝抑制剂)和徐道觉的低渗技术,在流产的胎儿肺组织培养实验中确证这些细胞的染色体是 46,而不是 48 条。从此肯定了人类染色体数目为 2n=46,这标志着经典细胞遗传学的开始。

一、染色体的研究方法

(一)染色体标本的制作

染色体的形态结构在细胞增殖周期中是不断运动变化的,一般在有丝分裂中期,染色体的形态最典型、最易辨认和区别,是分析染色体的最佳时期。实验材料可以是体外培养细胞、外周血淋巴细胞、骨髓细胞、胸腔积液细胞、腹腔积液细胞、性腺活检标本、胎儿绒毛标本、实体瘤标本、胎儿羊水细胞以及皮肤、肝、肾等标本。这些细胞大都需要经过体外培养后才能制作成染色体标本,只有少数材料可以直接用于制作染色体标本,如骨髓细胞、胎儿绒毛以及胸腔积液、腹腔积液和性腺活检标本等。

制备染色体标本首先要获得大量的中期分裂象。一般而言,有丝分裂中期染色体在细胞核中相互交错缠绕,只有把它们分散开来才能便于观察。秋水仙素有抑制纺锤丝蛋白合成的作用,能抑制分裂中期的活动,使细胞分裂停止在中期,从而获得大量的中期分裂象;同时为了得到分散良好的分裂象,可采用低渗液处理细胞。由于低渗液可使细胞体积膨大、破裂,有助于染色体散开;再经固定液固定处理后滴片,并用吉姆萨(Giemsa)染料染色,就可得到非显带染色体标本。

(二)染色体显带技术与显带的分子基础

染色体显带(chromosome banding)技术是在非显带染色体的基础上发展起来的,它能显示染色体本身更细微的结构,有助于准确地识别每一条染色体及诊断染色体异常疾病。所谓显带染色体是指染色体标本经过一定程序处理,并用特定染料染色,使染色体沿其长轴显现明暗或深浅相间的横行带纹,也称为染色体带(chromosomal band)。染色体可被视为由一系列连续的带组成,没有"中间带"。这种使染色体显带的方法,则称为显带技术。通过显带技术,使各号染色体都显现出独特的带纹,从而构成染色体的带型(banding pattern)。每对同源染色体的带型基本相同而且稳定,非同源染色体的带型各不相同。一般显微镜下,人类染色体可见 300~850 条带左右。

1. **显带技术** 瑞典细胞化学家、遗传学家 Torbjörn Oskar Caspersson 于 1968 年首先建立了 Q 显带技术,后续发展起来的其他显带技术亦可产生各种特异带型模式。根据染色体的带型特征可准确识别每一条染色体并判断出某些结构异常。显带技术一般分为两大类:一类是显示整条染色体带的分布方法,如 Q、G、R、高分辨显带技术;另一类是显示特殊染色体结构或特定带的方法,如 C 显带、T 显带、NORs 显带等。

(1)Q 显带:在荧光显微镜下可观察到中期染色体经荧光染料氮芥喹吖因(quinacrine mustard,QM)处理后其长轴呈现的宽窄不等的荧光亮带和暗带,称为 Q 带(Q band)。

(2)G 显带:将染色体标本用碱、胰蛋白酶或其他盐溶液处理后,再用 Giemsa 染液染色,染色体上出现与 Q 带相类似的带纹,在普通显微镜下,可见深浅相间的带纹,称 G 带(G band)。G 带与 Q 带相对应,即在 Q 显带中亮带的相应部位,被 Giemsa 染成深染的带,而在 Q 显带中暗带的相应部位则被 Giemsa 染成浅染的带。

(3)R 显带:用磷酸盐溶液和高温处理标本后,再用 Giemsa 染色,显示出与 G 带相反的带,即 G 显带中的深带在 R 显带中为浅带,G 显带中的浅带在 R 显带中为深带,称反带(reverse band)或 R 带(R band)。

(4)T 显带:将染色体标本加热处理后,再用 Giemsa 染色可使染色体末端区段特异性深染,称 T 带(T band)。T 显带主要显示染色体的端粒部位。

(5)C 显带:用 NaOH 或 Ba(OH)₂ 处理标本后,再用 Giemsa 染色,可使着丝粒和次缢痕的结构异染色质部分深染,所显示的带纹称 C 带(C band)(图 7-7)。C 显带主要用于检测异染色质区并识别特殊染色体。1、9、16 号和 Y 染色体(长臂远端的 2/3 的区段)的 C 显带模式在形态学上存在变异,这些变异是可遗传的性状。

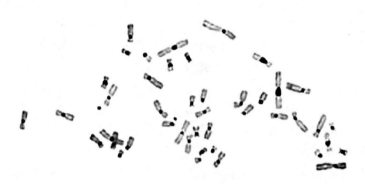

图 7-7　C 显带带型图

(6)N 显带:用硝酸银染色,可使位于近端着丝粒染色体的随体柄部的核仁形成区(NOR)呈现出特异性的黑色银染结构,这种银染色阳性的 NOR 具有转录活性,称为 Ag-NOR。

(7)高分辨显带:1975 年以来,美国细胞遗传学家 Jorge J Yunis 等建立了染色体高分辨显带技术。用氨甲蝶呤使培养的细胞同步化后,再以秋水仙素短暂处理可获得大量晚前期和早中期分裂象,该期染色体比典型中期染色体长,显带后带纹更细更多。典型中期细胞一套单倍体染色体带纹数仅有约320 条带,在高分辨显带标本上则可观察到 550~850 条或更多的带。染色体高分辨显带能为染色体及其所发生的畸变提供更多细节,有助于发现更多、更细微的染色体结构异常,使染色体畸变的定位更加准确。

在传统细胞遗传学中,常将上述显带技术用于鉴别某些染色体相关疾病。然而,随着分子细胞遗传学技术的兴起和广泛应用,除 G 显带技术外,其他显带方法已很少在临床细胞遗传学实验室应用。

2. 显带的分子基础　染色体条带反映了调节 DNA 复制、修复、转录和遗传重组的基因组功能结构。这些带的容量很大,每条带含 5~10Mb 的 DNA,包含数百个基因。显带方法的分子基础涉及核苷酸碱基组成、相关蛋白和基因组功能。一般而言,Giemsa 阳性带(如 G 深带、R 浅带)富含 AT,复制较迟,基因较少;Giemsa 阴性带(如 G 浅带,R 深带)富含 GC,复制较早,基因较多。

着丝粒 DNA 和围着丝粒区的异染色质包含 α-重复 DNA 和 α-重复卫星 DNA 的各家族,很容易通过 C 显带显示出来。端粒通常由(TTAGGG)n 串联重复序列组成,长达 5~20kb,可被 T 带深染。18S 和 28SrRNA 基因聚集在一起,每个基因约有 40 个拷贝,位于近端着丝粒染色体短臂上的核仁组织区(NOR),可被银染色显示。

(三)分子细胞遗传学技术

常规细胞遗传学主要依赖染色体带型分析检测染色体数目和结构异常。由于人眼分辨率有限,低于 5~10Mb 的结构畸变往往不能被识别和检出。因此,带型分析有一定的主观性和局限性,而分子细胞遗传学分析技术的应用则提高了分辨率和准确性。目前常用于临床检测分析的主要有荧光原位杂交(fluorescence in situ hybridization,FISH)和基因芯片(gene chip)技术。

1. 荧光原位杂交　用荧光染料直接标记特定的 DNA 序列作为探针,与中期染色体或间期细胞杂交,荧光显微镜可检测杂交后的颜色信号。这些探针是染色体特异位点上的 DNA 片段,杂交后所显示的位点就是每条同源染色体上相应序列的位置,通常有染色体着丝粒探针、单序列探针和全染色体或臂特异性探针三种类型。FISH 技术不仅可以快速发现染色体数目异常,而且还能更好地识别染色体的区带,将基因位点与染色区带相联系,鉴定常规显带技术难以确认的隐匿性染色体结构异常,分析和描述复杂的染色体重排。加之操作简单、安全快速、灵敏度高、容易检出等优点,FISH 已广泛用于辅助常规染色体核型分析的临床诊断。

2. **基因芯片**　基于染色体微阵列分析(chromosomal microarray analysis,CMA)或比较基因组杂交(comparative genomic hybridization,CGH)发展起来的基因芯片技术,综合了带型分析和 FISH 的优点,既可以覆盖全基因组,又具有高度的分辨率和准确性,成为常规细胞遗传学染色体核型分析和 FISH 检测之间的有益补充。芯片主要通过使用大片段的 DNA 克隆(如细菌人工染色体)或人工合成的寡核苷酸片段点样在玻片或硅片等固相支持物上,作为样本基因组 DNA 杂交的靶点构建而成。待测 DNA 与全基因组 DNA 芯片或 SNP 芯片杂交后的信号颜色变化可用高度敏感的激光探测器收集数据,再经计算机比对分析,从而检测遗传物质的增加或缺失。常用芯片探针多在 60 000~100 000,平均分辨率为 5~75kb。由于基因芯片使用的是 DNA,不需要活细胞和细胞培养,因而可用于任何组织或细胞。该技术日益普及和扩展,已成为产前和产后染色体异常鉴定、白血病诊断以及肿瘤组织分析等临床应用的重要检测手段。

需要注意的是,目前基因芯片技术只能检测基因组的不平衡变化(如重复和缺失),不能检出平衡重组(如染色体平衡易位和倒位)。这一局限性使之还不能完全取代常规染色体的带型分析。

二、染色体核型

一个体细胞中的全部染色体,按其大小、形态特征顺序排列所构成的图像称为核型(karyotype)。在完全正常的情况下,一个体细胞的核型一般可代表该个体的核型。将待测细胞的核型进行染色体数目、形态特征的分析,确定其是否与正常核型完全一致,称为核型分析(karyotype analysis)。核型分析是诊断染色体病的经典方法。

(一)人类染色体非显带核型

非显带染色体核型是按常规染色方法所得到的染色体标本,一般用 Giemsa 染色,使染色体(除着丝粒和次缢痕外)都均匀着色,因此,非显带染色体核型很难准确鉴别出组内染色体的序号。细胞遗传学研究人员于 1960 年在美国丹佛、1963 年在英国伦敦、1966 年在美国芝加哥分别召开三次国际会议,制定了人类有丝分裂染色体的识别编号、分组以及核型描述(包括染色体数目和结构异常的核型描述)等统一的标准命名方法。规定 1~22 号为常染色体,是男女共有的 22 对染色体;其余 1 对随男女性别而异,为性染色体,女性为 XX,男性为 XY;将这 23 对染色体依照大小递减顺序和着丝粒位置分为 A、B、C、D、E、F、G 7 个组,A 组最大,G 组最小。X 染色体列入 C 组,Y 染色体列入 G 组(图 7-8)(表 7-1)。

核型的描述包括两部分内容,第一部分是染色体总数,第二部分是性染色体的组成,两者之间用","分隔开。正常女性核型描述为 46,XX,正常男性核型描述为 46,XY。在正常核型中,染色体是成

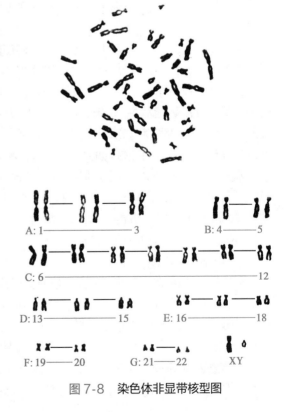

图 7-8　染色体非显带核型图

对存在的,每对染色体在形态结构、大小和着丝粒位置上基本相同,其中一条来自父方的精子,一条来自母方的卵子,称为同源染色体(homologous chromosome);而不同对染色体彼此称为非同源染色体。由于非显带染色体标本不能将每一条染色体本身的特征完全显示出来,因此,只能根据各染色体的大致特征(大小、着丝粒位置)来识别染色体,即使是最有经验的细胞遗传学家,也只能较准确地识别出1、2、3、16 号和 Y 等几条染色体,对 B、C、D、F 和 G 组的染色体,只能识别出属于哪一组,而对组内相邻号的染色体之间很难区分;并且,对于染色体所发生的一些结构畸变,例如易位、倒位和微小的缺失等均不能检出,这对染色体异常,特别是结构畸变的研究与临床应用受到极大的限制。因此,从 1959 年 Jérôme Lejeune 发现第一例人类染色体病至 1968 年的近 10 年中,人们只发现了 10 多种染色体异常综合征,并且主要是染色体数目异常的病例。

表 7-1　人类核型分组与各组染色体形态特征(非显带标本)

组号	染色体号	大小	着丝粒位置	次缢痕	随体	可鉴别程度
A	1~3	最大	中(1、3 号) 亚中(2 号)	1 号常见		可鉴别
B	4~5	次大	亚中			难鉴别
C	6~12、X	中等	亚中	9 号常见		难鉴别
D	13~15	中等	近端		有	难鉴别
E	16~18	小	中(16 号) 亚中(17、18 号)	16 号常见		16 号可鉴别,17、18 难鉴别
F	19~20	次小	中			难鉴别
G	21~22、Y	最小	近端		21、22 号有 Y 无	难鉴别

(二) 人类染色体 G 显带核型

由于 G 显带技术简便,带纹清晰,染色体标本可以长期保存,故 G 显带核型分析已成为临床诊断染色体病的常规检测技术。图 7-9 是正常男性的 G 显带核型图(karyogram)。在描述 G 带带型时,"深带"表示被 Giemsa 着色的带纹,"浅带"表示不着色或基本不着色的带纹。"浓""淡"表示深带着色的强度。近侧段、中段、远侧段表示距离着丝粒的远近。图 7-10 是人类染色体 G 显带模式图(idiogram)。

(三) 人类染色体多态性

人类染色体数目和形态结构是相对恒定的,因为在正常健康人群中,存在着各种染色体恒定的微小变异,包括结构、带纹宽窄和着色强度等,这些正常变异称为染色体多态性(chromosomal polymorphism)。

1. 异染色质区、随体柄和随体的变异　主要表现为长度、数目和位置的变异,常见类型有:①Y 染色体的长度变异。这种变异存在着种族差异,变异部位是 Y 染色体长臂结构异染色质区,即长臂远端约 2/3 区段的长度变异。通常表现为 Y 染色体大于 F 组或 E 组甚至接近 D 组染色体大小,称为"长 Y""大 Y"或"巨 Y",描述为 Yq[+]。②D 组、G 组近端着丝粒染

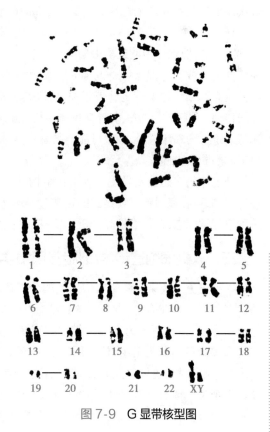

图 7-9　G 显带核型图

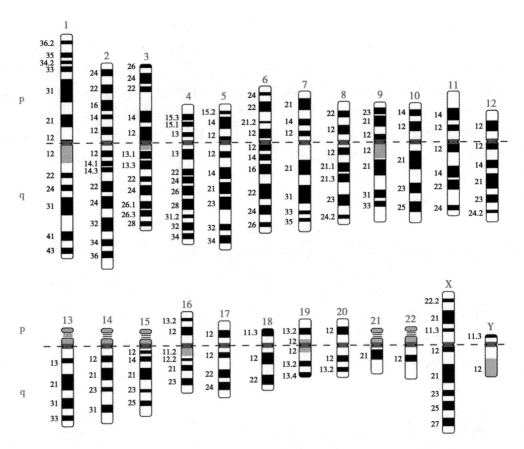

图 7-10 人类 G 显带染色体模式图

色体的短臂、随体及随体柄部次缢痕区（NOR）的变异。表现为随体的有无、大小及重复（双随体），短臂次缢痕区的增长或缩短等。③第 1、9 和 16 号染色体次缢痕的变异。表现为次缢痕的有无或长短的差异。④第 1、2、3、9、16 号染色体和 Y 染色体的 p11~q13 间的倒位多态性。

2. 脆性位点 中期或早中期染色体上的少数特异部位恒定地表现出裂隙或断裂，这样的部位称为脆性部位或脆性位点（fragile site）。脆性位点通常需要在低叶酸等特定细胞培养条件下显示出来。脆性位点和染色体上特定的带相关，可以是正常变异，不出现临床表型，在人群中一般以共显性遗传方式传递，可能产生缺失、多臂染色体结构或无着丝粒片段等染色体异常。大部分脆性位点的发现并无特别重要的临床意义，少数可能与特殊疾病相关，如脆性 X 综合征患者的 X 染色体 q27.3 处存在不稳定的易断裂脆性位点。

染色体的多态性变异主要发生在结构异染色质区，通常没有明显的表型效应和病理学意义。这种稳定的、可在显微镜下观察到的正常变异多态现象多以孟德尔遗传方式传给下一代，因此可以作为一种遗传学标志，在核型检测分析中要特别注意。

三、人类细胞遗传学/细胞基因组学国际命名体系（ISCN）

为了避免人类染色体研究中出现的分类命名差异和混乱，细胞遗传学家倡议建立一个国际通用的命名体系。1960 年在丹佛会议上提交的"人类有丝分裂染色体命名标准体系"报告规范了染色体命名方法，该体系成为之后人类细胞遗传学所有命名体系的坚实基础。1963 年伦敦会议正式确定将人类染色体分为七组，依次用字母 A 至 G 标明。1966 年芝加哥会议对命名体系做了一些重要改进，补充了对染色体组及其异常的描述。经 1971 年巴黎会议和 1972 年爱丁堡会议讨论后，提出命名每个染色体及其区、带的基本原则，并依据区带识别和描述染色体的结构异常。1977 年在斯德哥尔摩会议上，国际人类细胞遗传学命名常务委员会的专家们把以往的会议报告整理成一个文件，命名为《人类细胞遗传学的国际命名体系(1978)》(An International System for Human Cytogenetics Nomenclature,ISCN),简称《ISCN(1978)》。自此,一个完整的人类细胞遗传学国际命名体系就形成了,并经受住了时间的考验,促进了国际间的学术交流。

ISCN 就人类染色体数目、形态、分组、显带、核型、正常变异、数目异常和结构重排等相关内容进行了系统梳理,并制定了规范的描述符号、术语缩写和命名原则,提供了人类细胞遗传学命名的完整体系,是细胞遗传学工作者必备的工作手册。根据 ISCN 规定的界标(landmark),每条显带染色体可划分为若干个区,每个区(region)又包括若干条带(band)。界标是确认每一染色体上具有重要意义的、稳定的、有显著形态学特征的指标,包括染色体两臂的末端、着丝粒和某些稳定且明显的带。两相邻界标之间为区。每一条染色体都是由一系列连贯的带组成,没有非带区。它借助其亮-暗或深-浅的着色强度,清楚地与相邻的带相区别。每一染色体都以着丝粒为界标,分成短臂(p)和长臂(q)。一般沿着染色体的臂从着丝粒开始向远端连续地标记区和带。着丝粒区定义为10,向着短臂部分称为p10,面向长臂部分称为q10,但 p10 和 q10 并不在图中标出。每条臂上与着丝粒相连的部分定义为 1 区,稍远的区定义为 2 区,依此类推。界标所在的带属于此界标以远的区,并作为该区的第 1 带(图 7-11)。

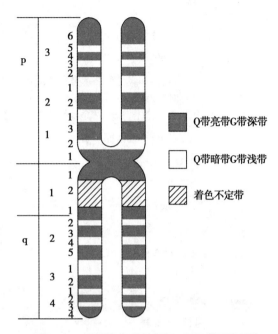

Q带亮带G带深带

Q带暗带G带浅带

着色不定带

图 7-11 显带染色体的界标、区和带示意图

描述一特定带时需要写明以下 4 个内容:①染色体序号;②臂的符号;③区的序号;④带的序号。这些内容需要连续列出,中间不能有空格和间断。例如:1p31 表示第 1 号染色体,短臂,3 区,1 带。

应用染色体显带技术可以识别染色体的细微结构。为了能够简明清晰地描述染色体和染色体异常,《ISCN》规定了统一的符号、术语缩写和一般原则(表 7-2)。

表7-2 ISCN 列出的符号和缩略语(部分)

符号术语	意义	符号术语	意义
A-G	染色体组的名称	fra	脆性部位
→	从…到…	h	副缢痕
/	表示嵌合体	ins	插入
:	断裂	mal	男性
ace	无着丝粒断片(见 f)	mat	母源的
chi	异源嵌合体	mn	众数
ct	染色单体	p	短臂
der	衍生染色体	Ph	费城染色体
dir	正位	psu	假
dmin	双微体	qr	四射体
e	交换	rcp	相互易位
f	断片	Rac	重组染色体

续表

符号术语	意义	符号术语	意义
s	随体	g	裂隙
seq	测序	i	等臂染色体
sl	干系	inv	倒位
ter	末端	mar	标记染色体
tri	三着丝粒	min	微小体
wcp	全染色体涂染	mos	嵌合体
1-22	常染色体序号	pat	父源的
+或-	在染色体和组号前表示染色体或组内染色体增加或减少;在染色体臂或结构后面,表示这个臂或结构的增加或减少	pro	近侧
?	染色体分类或情况不明	q	长臂
::	断裂与重接	r	环状染色体
cen	着丝粒	rea	重排
chr	染色体	Rob	罗伯逊易位
del	缺失	t	易位
dic	双着丝粒	sseq	低深度二代测序
dis	远侧	sdl	旁系
dup	重复	tr	三射体
end	(核)内复制	var	可变区
fem	女性	xma	交叉

人类中期染色体的常规 G 显带带纹数较少。一套单倍体染色体带纹数约有 320 条带。高分辨 G 显带技术可在染色体原有的带纹上分出更多的带。一套单倍体染色体即可显示 550~850 条或更多的带纹。《ISCN(1981)》引入了高分辨显带染色体命名方法的专家共识。图 7-12 显示的是 10 号染色体 300~850 条带的高分辨带型。高分辨条带的命名是在原来带名之后加小数点".",然后依次写新的编号,称为亚带。如原来的 10p12 带被分为三个亚带,命名为 10p12.1,10p12.2,10p12.3,即表示第 10 号染色体短臂 1 区 2 带第 1 亚带、第 2 亚带、第 3 亚带。如果亚带又再细分为次亚带,则可在亚带编号之后加以新编号,但不再另加小数点。如 10p12.3 再细分时,则写为 10p12.31,10p12.32,10p12.33。

20 世纪 90 年代后,随着细胞遗传学和分子遗传学技术的不断进步,ISCN 也历经多次国际会议修订和更新。例如《ISCN(1991)》增加了肿瘤细胞遗传学的命名指南;《ISCN(1995)》补充了原位

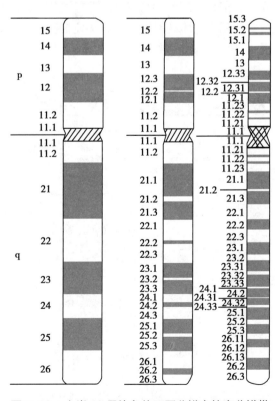

图 7-12　人类 10 号染色体不同分辨率的高分辨带

杂交技术的应用;《ISCN(2005)》更新了高分辨显带核型模式图,简化了原位杂交的命名,引入了微阵列比较基因组杂交结果的命名基本规则;《ISCN(2009)》新增了多重连接探针扩增(MLPA)检测结果的命名体系。

2014年,ISCN委员会在《ISCN(2013)》修订基础上,为体现时代的进步,决定将书名中原有的"细胞遗传学"(cytogenetics)更改为"细胞基因组学"(cytogenomics),并与人类基因组变异学会(HGVS)通力合作,制定出一个既适用于细胞遗传学,又适用于分子遗传学的新命名体系——《人类细胞基因组学国际命名体系(2016)》,即《ISCN(2016)》。目前命名体系的最新版本是2020年4月出版的《ISCN(2020)》。该体系还对常染色体和性染色体异常描述的次序、遗传性染色体异常(即子代的染色体重排是否完全遗传自亲代)的命名方法以及极体分析和测序结果等制定了相应的原则和改进。因此,ISCN——这个传承历史、与时俱进、不断修订和完善的国际命名体系,更好地满足了人类细胞遗传学/细胞基因组学领域快速发展的需要。

本章小结

染色质和染色体是在细胞周期不同阶段可以互相转变的形态结构。间期染色质按其形态和染色性能分为常染色质和异染色质两类,后者又分为结构异染色质和兼性异染色质。Lyon假说解释了性染色质的合理存在。人类中期染色体具有稳定的形态结构和数目,分为中着丝粒染色体、亚中着丝粒染色体和近端着丝粒染色体3种类型。Y染色体上的*SRY*基因是性别决定的关键基因。

人类体细胞中46条染色体按其大小和形态特征依次排列的图像构成核型。显带技术可使染色体显示特异带型,便于准确识别每一条染色体。核型分析是诊断染色体病的经典方法。荧光原位杂交、基因芯片等分子细胞遗传学分析技术的应用则提高了检测染色体异常的分辨率和准确性。

正常健康人群的染色体存在多态性变异,主要发生在结构异染色质区,以孟德尔遗传方式传递,通常没有明显的表型效应和病理学意义。有关染色体的核型分析和描述原则须遵从人类细胞遗传学/细胞基因组学国际命名体系(ISCN)的相关规定。

(何俊琳)

思考题

1. 常染色质与异染色质在结构和功能上有何差异?
2. 正常人非显带染色体核型分组中,每组染色体的主要特征是什么?
3. 人类染色体的多态性主要体现在哪些方面?它们与表型效应的关系如何?

思考题解题思路

本章目标测试

本章思维导图

第八章 │ 染色体畸变

【学习要点】

1. 染色体畸变发生原因。
2. 染色体数目异常及其产生机制。
3. 染色体结构畸变及其产生机制。
4. 染色体畸变的生物学效应。

染色体畸变（chromosome aberration）是体细胞或生殖细胞内染色体发生的异常改变，是广义突变的一种类型。畸变的类型和可能引起的后果在细胞周期的不同时限（phase）和个体发育不同阶段不尽相同。

染色体畸变可分为数目畸变（numerical aberration）和结构畸变（structural aberration）两大类。畸变染色体既可以存在于个体所有细胞中，也可以嵌合形式存在，其中染色体数目畸变可分为整倍性改变和非整倍性改变；而结构畸变又可分为平衡结构畸变和不平衡结构畸变。无论数目畸变还是结构畸变，其实质都是染色体或染色体节段上基因群的增减或位置的转移，使遗传物质发生了改变，结果都可以导致染色体异常综合征，或染色体病。调查表明新生的活婴中染色体异常的发生率为 0.7%，在自发流产胎儿中约有 50% 是由染色体畸变所致。

第一节 │ 染色体畸变发生的原因

染色体畸变可以自发地产生，称为自发畸变（spontaneous aberration）；也可通过物理的、化学的和生物的诱变作用而产生，称为诱发畸变（induced aberration）；还可由亲代遗传而来。

一、化学因素

许多化学物质，如一些化学药品、农药、毒物和抗代谢药等，都可以引起染色体畸变。据调查，长期接触苯、甲苯等化学品的人群，出现染色体数目异常和发生染色体断裂的频率远高于一般人群。农药中的除草剂和杀虫的砷制剂等都是一些染色体畸变的诱变剂。

（一）药物

某些药物可引起人类染色体畸变或产生畸形胚胎。已有研究证实，环磷酰胺、氮芥、白消安（马利兰）、甲氨蝶呤、阿糖胞苷等抗肿瘤药物可导致染色体畸变；抗痉挛药物苯妥英钠可引起人淋巴细胞多倍体细胞数增高。

（二）农药

许多化学合成的农药可以引起人类细胞染色体畸变。如某些有机磷农药可使染色体畸变率增高，如美曲膦酯类农药。

（三）工业毒物

工业毒物如苯、甲苯、铝、砷、二硫化碳、氯丁二烯、氯乙烯单体等，都可以导致染色体畸变。长期接触这些有害毒物的工人，其染色体的畸变率增高。

（四）食品添加剂

某些食品的防腐剂和色素等添加剂中所含的化学物质可以引起人类染色体发生畸变,如硝基呋喃基糖酰胺 AF-2、环己基糖精等。

二、物理因素

在自然界存在的各种各样的射线可对人体产生一定的影响,但其剂量极微,因而影响不大。但大量的电离辐射对人类具有极大的潜在危险。例如,放射性物质爆炸后散落的放射性尘埃、医疗上所用的放射线等,对人体都有一定的损害。工业放射性物质的污染也可引起细胞染色体的改变。细胞受到电离辐射后,可引起细胞内染色体发生异常。畸变率随射线剂量的增高而增高。最常见的畸变类型有染色体断裂、缺失、双着丝粒染色体、易位、核内复制、不分离等,这些畸变都可使个体的性状出现异常。射线的作用包括对体细胞和生殖细胞两方面,如果一次照射大剂量的射线,可在短期内引起造血障碍而死亡。长期接受射线治疗或从事与放射线相关工作的人员,由于微小剂量的射线不断积累,会引起体细胞或生殖细胞染色体畸变。

三、生物因素

导致染色体畸变的生物因素包括两类:①由生物体产生的生物类毒素;②某些生物体如病毒本身可引起染色体畸变。真菌毒素具有一定的致癌作用,同时也可引起细胞内染色体畸变。如杂色曲霉素、黄曲霉素、棒曲霉素等均可引起染色体畸变。病毒也可引起宿主细胞染色体畸变,尤其是那些致癌病毒,其原因主要是影响 DNA 代谢。当人体感染某些病毒,如风疹病毒、乙肝病毒、麻疹病毒和巨细胞病毒时,就有可能引发染色体的畸变。如果用病毒感染离体培养的细胞将会出现各种类型的染色体异常。

四、母亲年龄

当母亲年龄增大时,其所生子女的体细胞中某一序号染色体有 3 条的情况要多于一般人群。母亲年龄越大(大于 35 岁),生育 Down 综合征患儿的危险性就越高。但母亲生育年龄只是环境致畸变因子在体内累积作用的表现形式,可能与生殖细胞老化及胚胎早期所处的宫内环境有关。一般认为,生殖细胞在母体内停留的时间越长,受到各种因素影响的机会越多,在之后的减数分裂过程中,越容易产生染色体不分离而导致染色体数目异常。

第二节 │ 染色体数目异常及其产生机制

人体正常生殖细胞-精子或卵子所包含的全部染色体称为一个染色体组,包括 22 条常染色体和 1 条性染色体,其染色体数目以 n 表示。通常将含有一个染色体组的精子或卵子称为单倍体(haploid)细胞。受精卵或体细胞携带 22 对常染色体和 1 对性染色体,包含两个染色体组,则称为二倍体(diploid)细胞,其染色体数目以 2n 表示。以人二倍体数目为标准,体细胞的染色体数目(整组或整条)的增加或减少,称为染色体数目畸变。包括整倍性改变和非整倍性改变两种形式。

一、整倍性改变

如果染色体的数目变化是单倍体(n)的整倍数,即以 n 为基数,成倍增加或减少,则称为整倍性(euploidy)改变。

在 2n 的基础上,增加一个染色体组(n),则染色体数为 3n,即三倍体(triploid);若在 2n 的基础上增加 2 个 n,则为 4n,即四倍体(tetraploid)。三倍体以上的又统称为多倍体(polyploid)。如果在 2n 的基础上减少一个染色体组,则称为单倍体。

人类中已有三倍体和四倍体的报道,但只有极少数三倍体的个体能存活到出生,存活者多为 2n/3n

的嵌合体。有调查资料表明,在自然流产的胎儿中,有染色体畸变的占50%,其中,三倍体占18%,四倍体占5%,可见在流产的胎儿中三倍体和四倍体是常见的类型。一般认为,三倍体胎儿容易发生流产的原因是胚胎细胞在有丝分裂过程中,形成三极纺锤体,因而造成染色体在细胞分裂中期、后期的分布和分配紊乱,最终导致子细胞中染色体数目异常,从而严重干扰了胚胎的正常发育而导致流产。四倍体比三倍体更为罕见,往往是四倍体和二倍体(2n/4n)的嵌合体,多在流产的胚胎中发现。

二、整倍体产生原因

整倍性改变的机制主要有双雌受精、双雄受精、核内复制或核内有丝分裂等。

(一) 双雄受精

一个正常的卵子同时与两个正常的精子发生受精称为双雄受精(dispermy)。由于每个精子具有一个染色体组,所以当两个精子同时进入一个卵细胞时,就将两个染色体组同时带入了这一卵细胞,可形成69,XXX或69,XXY或69,XYY三种核型的受精卵,每种核型均含有三个染色体组(三倍体)(图8-1)。

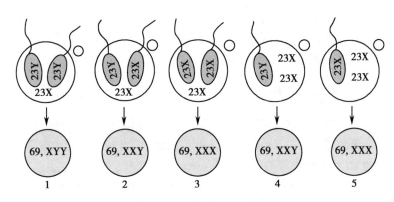

图 8-1 双雄受精和双雌受精

(二) 双雌受精

一个二倍体的异常卵子与一个正常的精子发生受精,从而产生一个三倍体的合子,称为双雌受精(digyny)。在卵细胞发生的第二次减数分裂过程中,次级卵母细胞由于某种原因未形成第二极体,因此应分给第二极体的染色体组仍留在卵细胞中,使该卵细胞成为异常的二倍体卵细胞。当它与一个正常的精子结合后,就会形成核型为69,XXX或69,XXY的受精卵,每种核型均含有三个染色体组(三倍体)(图8-1)。

(三) 核内复制

核内复制(endoreduplication)指在一次细胞分裂时,DNA不是复制一次,而是复制了两次,而细胞只分裂了一次,这样形成的两个子细胞都是四倍体,这是肿瘤细胞中常见的染色体数目异常特征之一。

(四) 核内有丝分裂

核内有丝分裂(endomitosis)细胞分裂时,染色体正常复制了一次,但至分裂中期时,核膜仍未破裂消失,也无纺锤体形成,因此,细胞分裂未能进入后期和末期,没有细胞质的分裂,结果细胞内含有四个染色体组,形成了四倍体。

归纳来说,三倍体的形成原因可为双雌受精或双雄受精;四倍体形成的主要原因是核内复制或核内有丝分裂。

三、非整倍性改变

一个体细胞的染色体数目增加或减少了一条或数条,称非整倍性(aneuploidy)改变,这是临床上最常见的染色体畸变类型,至少占妊娠的5%。非整倍性改变包括超二倍体(hyperdiploid)、亚二倍体(hypodiploid)等。

(一) 超二倍体

当体细胞中染色体数目多了一条或数条时,称为超二倍体,可写作2n+m(其中 m<n)。在超二倍体的细胞中某一同源染色体的数目不是2条,而是3条或更多条。

若某对染色体多了一条(2n+1),细胞内染色体数目为47,即构成该染色体的三体型(trisomy),这是人类染色体数目畸变中常见、种类多的一类畸变,其中21-三体是人类最常见,也是研究得最多的染色体异常。由于染色体的增加,特别是较大染色体的增加,三体型将造成基因组的严重失衡而破坏或干扰了胚胎的正常发育,故绝大部分常染色体三体核型只见于早期流产的胚胎。少数三体型病例可以存活至出生,但多数寿命不长,并伴有各种严重畸形。

三体型以上的非整倍体统称为多体型(polysomy),如四体型、五体型等。多体型常见于性染色体中,如性染色体四体型(48,XXXX;48,XXXY;48,XXYY)和五体型(49,XXXXX;49,XXXYY)等。

(二)亚二倍体

当体细胞中染色体数目少了1条或数条时,称为亚二倍体,可写作2n-m(其中 m<n)。若某对染色体少了1条(2n-1),细胞染色体数为45,即构成单体型(monosomy)。临床上常见的有 X 染色体、21号和22号的单体型,核型分别为45,X、45,XX(XY),-21 和 45,XX(XY),-22。核型为45,X 的个体由于缺少了一条 X 染色体,多在胚胎期流产,仅有少数能存活,但存活的个体具有性腺发育不全等临床症状。而整条常染色体如 21 或 22 号缺失会严重破坏基因组平衡,导致胚胎发育异常,故绝大部分常染色体单体型仅见于发育早期流产的胚胎。如果患者细胞中一对同源染色体同时缺失,即减少了一对同源染色体(2n-2),称为缺体型(nullisomy)。人类缺体型尚未见报道,表明这种核型的个体不能存活。

(三)假二倍体

有时细胞中某些染色体的数目发生了异常,其中有的增加,有的减少,而增加和减少的染色体数目相等,结果是染色体总数不变,还是二倍体数(46条),但不是正常的二倍体核型,则称为假二倍体(pseudodiploid)。

数目畸变的染色体既可以存在于个体所有细胞中,也可以存在于部分细胞中,成为嵌合体(mosaic),即一个个体内同时存在两种或两种以上核型的细胞系,如47,XXY/46,XX;45,X/46,XX 等。

四、非整倍体的产生原因

多数非整倍体的产生原因是在生殖细胞成熟过程或受精卵早期卵裂中,发生了染色体不分离或染色体丢失。

(一)染色体不分离

在细胞分裂进入中、后期时,如果某一对同源染色体或姐妹染色单体彼此没有分离,而是同时进入同一个子细胞,结果所形成的两个子细胞中,一个将因染色体数目增多而成为超二倍体,另一个则因染色体数目减少而成为亚二倍体,这个过程称为染色体不分离(nondisjunction)。染色体不分离可以发生在细胞的有丝分裂过程中,也可以发生在配子形成时的减数分裂过程。

1. 染色体不分离发生在受精卵卵裂早期的有丝分裂过程　卵裂早期某一染色体的姐妹染色单体不分离,可导致产生由两种细胞系或三种细胞系组成的嵌合体。不分离发生在第一次卵裂,则形成具有两个细胞系的嵌合体,一个为超二倍体细胞系,一个为亚二倍体细胞系,但后一种细胞系很难存活。不分离发生在第二次卵裂以后,即形成具有三个或三个以上细胞系的嵌合体(46/47/45)(图8-2),其中的亚二倍体细胞系同样难以存活。不分离发生得越晚,正常二倍体细胞系的比例越大,临床症状也相对较轻。

2. 减数分裂时发生染色体不分离　染色体不分离发生在第一次减数分裂,使得某一对同源染色体不分离,同时进入一个子细胞,所形成的配子中,一半将有24条染色体(n+1),另一半将有22条(n-1)

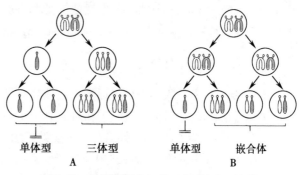

单体型　　三体型　　　单体型　　嵌合体

　　A　　　　　　　　　　B

图 8-2　**卵裂早期有丝分裂中染色体不分离**

A. 第一次卵裂染色体不分离;B. 第二次卵裂染色体不分离。

染色体。与正常配子受精后,将分别形成超二倍体或亚二倍体。若在第二次减数分裂时发生染色体不分离,所形成的配子的染色体数将有以下几种情况:1/2 为 n、1/4 为(n+1)、1/4 为(n-1)。它们与正常配子受精后,得到相应的二倍体、超二倍体、亚二倍体(图 8-3)。

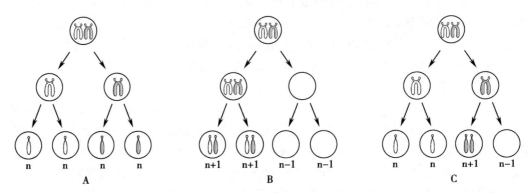

图 8-3 减数分裂中染色体不分离

A. 正常减数分裂;B. 减数分裂 I 同源染色体不分离;C. 减数分裂 II 姊妹染色单体不分离。

(二)染色体丢失

染色体丢失(chromosome lose)又称染色体分裂后期延滞(anaphase lag),在细胞有丝分裂过程中,某一染色体未与纺锤丝相连,不能移向两极参与新细胞的形成;或者在移向两极时行动迟缓,滞留在细胞质中,造成该条染色体的丢失,从而形成亚二倍体或嵌合体(图 8-4)。

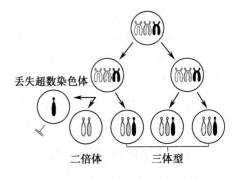

图 8-4 有丝分裂中染色体丢失

五、染色体数目畸变的描述方法

按照人类细胞遗传学国际命名体系(ISCN),非整倍体核型的描述方法为"染色体总数,性染色体组成,'+'或'-'畸变染色体序号"。例如某一核型中的 18 号染色体多了一条,可描述为 47,XX(XY),+18;少了一条 22 号染色体可描述为 45,XX(XY),-22;若是少了一条 X 染色体,则描述为 45,X。

第三节 | 染色体结构畸变及其产生机制

染色体结构畸变的发生受多种因素的影响,如物理因素、化学因素、生物因素和遗传因素等。在这些因素的作用下,首先是染色体发生断裂(breakage),然后是断裂片段的重接(rejoin)。断裂的片段如果在原来的位置上重新接合,称为愈合或重合(reunion),即染色体恢复正常,不引起遗传效应。如果染色体断裂后未能在原位重接,也就是断裂片段移动位置与其他片段相接或者丢失,则可引起染色体结构畸变又称染色体重排(chromosomal rearrangement)。

一、染色体结构畸变的描述方法

ISCN 制定了有关人类染色体以及染色体畸变等的命名方法(详见第七章)。结构畸变染色体核型的描述方法有简式和详式两种:①在简式中,染色体结构的改变只用其断裂点来表示。按国际命名规定,应依次写明染色体总数,性染色体组成,然后用一个字母(如 t)或三联字符号(如 del)写明重排染色体的类型,其后的第一个括弧内写明畸变染色体的序号,第二个括弧写明断点所在的区号、带号以表示断点。②在详式中,除了简式应写明的内容外,在最后一个括弧中不是只描述断裂点,而是描述重排染色体带的组成(表 8-1)。

表 8-1　染色体结构畸变描写范例

畸变类型	结构畸变核型	核型含义
末端缺失	简式 46,XX,del(1)(q21) 详式 46,XX,del(1)(pter→q21:)	女性 1 号染色体长臂 2 区 1 带断裂,断裂点以远片段丢失,重组染色体保留短臂末端到长臂 2 区 1 带
中间缺失	简式 46,XX,del(1)(q21q31) 详式 46,XX,del(1) (pter→q21::q31→qter)	女性 1 号染色体长臂 2 区 1 带和 3 区 1 带断裂,两断裂点中间片段缺失,从短臂末端到长臂 2 区 1 带之间的片段与长臂 3 区 1 带至长臂末端之间的片段重接
环状染色体	简式 46,XY,r(2)(p21q31) 详式 46,XY,r(2)(p21→q31)	男性 2 号染色体短臂 2 区 1 带和长臂 3 区 1 带发生两次断裂,两断裂点以远的无着丝粒断片丢失,两断端相接呈环形
等臂染色体	简式 46,X,i(Xq) 详式 46,X,i(Xq)(qter→cen→qter)	女性一条正常 X 染色体和一条 X 长臂等臂染色体,后者从 X 长臂末端到着丝粒再到长臂末端
相互易位	简式 46,XY,t(2;5)(q21;q31) 详式 46,XY,t(2;5) (2pter→2q21::5q31→5qter; 5pter→5q31::2q21→2qter)	男性相互易位核型,2 号染色体和 5 号染色体相互易位:2 号染色体长臂 2 区 1 带以远片段易位至 5 号染色体断裂点 5q31 重接;5 号染色体长臂 5q31 以远片段易位至 2 号染色体断裂点 2q21 重接
臂内倒位	简式 46,XY,inv(2)(p12p24) 详式 46,XY,inv(2) (pter→p24::p12→p24::p12→qter)	男性臂内倒位核型,2 号染色体短臂 1 区 2 带和 2 区 4 带发生断裂,两断裂点中间的片段旋转 180 度后重接,该断片不包含着丝粒,仅涉及染色体短臂
臂间倒位	简式 46,XY,inv(2)(p21q31) 详式 46,XY,inv(2) (pter→p21::q31→p21::q31→qter)	男性臂间倒位核型,2 号染色体短臂 2 区 1 带和长臂 3 区 1 带发生断裂,两断裂点中间的片段旋转 180 度后重接。该断片包含着丝粒,同时影响染色体短臂及长臂

二、染色体结构畸变的类型及其产生机制

临床上常见的染色体结构畸变有:缺失、重复、易位、倒位、环状染色体和等臂染色体等。染色体断裂及断裂片段的重接是各种染色体结构畸变产生的基本机制。

(一) 缺失

缺失(deletion)是染色体片段的丢失,使位于这个片段的基因也随之发生丢失。按染色体断点的数量和位置可分为末端缺失和中间缺失两类:①末端缺失(terminal deletion)指染色体的臂发生断裂后,未发生重接,无着丝粒的片段不能与纺锤丝相连,在细胞分裂后期未能移至两极而丢失。如图 8-5A 所示,1 号染色体长臂的 2 区 1 带发生断裂,其远侧段(q21→qter)丢失。这条染色体是由短臂的末端至长臂的 2 区 1 带所构成。这种结构畸变的简式描述为 46,XX(XY),del(1)(q21);详式描述为 46,XX(XY),del(1)(pter→q21)。②中间缺失(interstitial deletion)指一条染色体上发生了两次断裂,两个断点之间的无着丝粒片段丢失,其余的两个断片重接。如图 8-5B 所示,3 号染色体长臂上的 q21 和 q31 发生断裂和重接,这两断点之间的片段丢失。这种结构畸变的简式描述为 46,XX(XY),del(3)(q21q31);详式写为 46,XX(XY),del(3)(pter→q21::q31→qter)。

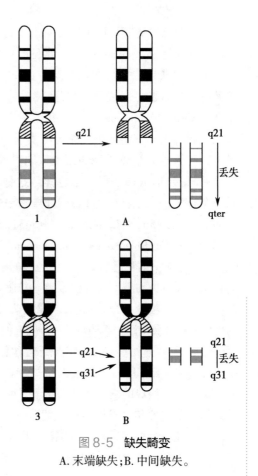

图 8-5　缺失畸变
A. 末端缺失;B. 中间缺失。

（二）重复

重复（duplication）是一条染色体上某一片段增加了一份或一份以上的现象，使这些片段的基因多了一份或几份。原因是同源染色体之间的不等交换或姊妹染色单体之间的不等交换以及染色体片段的插入等。

（三）倒位

倒位（inversion）是某一染色体发生两次断裂后，两断点之间的片段旋转180°后重接，造成染色体上基因顺序的重排。染色体的倒位可以发生在同一臂（长臂或短臂）内，也可以发生在两臂之间，分别称为臂内倒位和臂间倒位。①臂内倒位（paracentric inversion）是指一条染色体的某一臂上同时发生了两次断裂，两断点之间的片段旋转180°后重接。例如1号染色体p22和p34同时发生了断裂，两断点之间的片段倒转后重接，形成了一条臂内倒位的染色体（图8-6A）。这种结构畸变的简式描述为46,XX（XY）,inv（1）（p22p34）；详式描述为46,XX（XY）,inv（1）（pter→p34::p22→p34::p22→qter）。②臂间倒位（pericentric inversion）一条染色体的长、短臂各发生了一次断裂，中间断片颠倒后重接，则形成了一条臂间倒位染色体。如2号染色体的p15和q21同时发生了断裂，两断点之间的片段倒转后重接，形成了一条臂间倒位染色体（图8-6B）。这种结构畸变的简式描述为46,XX（XY）,inv（2）（p15q21）；详式描述为46,XX（XY）,inv（2）（pter→p15::q21→p15::q21→qter）。

（四）易位

一条染色体的断片移接到另一条非同源染色体的臂上，这种结构畸变称为易位（translocation）。常见的易位方式有相互易位、罗伯逊易位和插入易位等。①相互易位（reciprocal translocation）是两条染色体同时发生断裂，断片交换位置后重接，形成两条衍生染色体（derivative chromosome）。当相互易位仅涉及位置的改变而不造成染色体片段的增减时，称为平衡易位。如2号染色体长臂2区1带和5号染色体长臂3区1带同时发生了断裂，两断片交换位置后重接，形成两条衍生染色体。这种结构畸变的简式描述为46,XX（XY）,t（2;5）（q21;q31）；详式描述为46,XX（XY）,t（2;5）（2pter→2q21::5q31→5qter;5pter→5q31::2q21→2qter）（图 8-7）。②罗伯逊易位（Robertsonian translocation）又称着丝粒融合（centric fusion）。这是发生于近端着丝粒染色体的一种易位形式。当两个近端着丝粒染色体在着丝粒部位或着丝粒附近部位发生断裂后，两者的长臂在着丝粒处接合在一起，形成一条由两条染色体的长臂构成的衍生染色体；两个短臂则构成一个小染色体，小染色体往往在第二次分裂时丢失，这可能是由于其缺乏着丝粒或者是由于其完全由异染色质构成所致，因此，罗伯逊易位携带者只有45条染色体。携带者中两条长臂构成的染色体几乎包含了两条染色体的全部基因；而丢失的短臂主要包含异染色质及编码rRNA的基因，由于人的5对近端着丝粒染色体短臂都含有编码rRNA的基因，仅丢失其中两条不会导致缺失表型，因此，罗伯逊易位携带者虽然只有45条染色体，

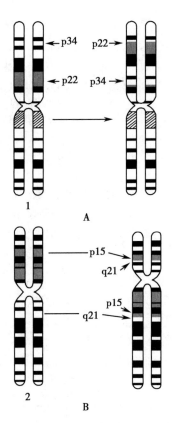

图8-6　倒位畸变
A. 臂内倒位染色体；B. 臂间倒位染色体。

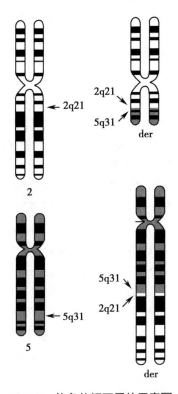

图8-7　染色体相互易位示意图

但表型一般正常,但在形成配子的时候会出现异常,造成胚胎死亡而流产或出生先天畸形等患儿。如在 14 号染色体长臂的着丝粒(14q10)和 21 号染色体短臂的着丝粒(21p10)处同时发生了断裂,两条染色体带有长臂的断片相互连接,即在着丝粒部位融合,形成的衍生染色体包含了 21 号染色体的 21p10→qter 节段和 14 号染色体 14q10→qter 节段,其余的部分均丢失(图 8-8)。③插入易位(insertional translocation),两条非同源染色体同时发生断裂,其中一条染色体的片段插入到另一条染色体的非末端部位。只有发生了三次断裂时,才可能发生插入易位。

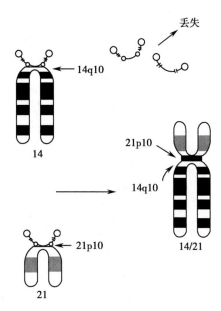

图 8-8 罗伯逊易位示意图

(五) 环状染色体

一条染色体的长、短臂同时发生了断裂,含有着丝粒的片段两断端发生重接,即形成环状染色体。如 2 号染色体的 p21 和 q31 分别发生了断裂,断点远端的片段丢失,含有着丝粒的中间片段两断端 p21 与 q31 相接形成环状染色体(ring chromosome)(图 8-9)。这种结构畸变的简式描述为 46,XX(XY),r(2)(p21q31);详式描述为 46,XX(XY),r(2)(p21→q31)。

(六) 双着丝粒染色体

两条染色体同时发生一次断裂后,两个具有着丝粒的片段的断端相连接,形成了一条双着丝粒染色体(dicentric chromosome)。如 5 号染色体的 q31 和 9 号染色体的 q21 分别发生了断裂,两个具有着丝粒的染色体片段断端相互连接,形成了一条双着丝粒的衍生染色体(图 8-10)。这种结构畸变的简式描述为 46,XX,dic(5;9)(q31;q21);详式描述为 46,XX,dic(5;9)(5pter→5q31::9q21→9pter)。

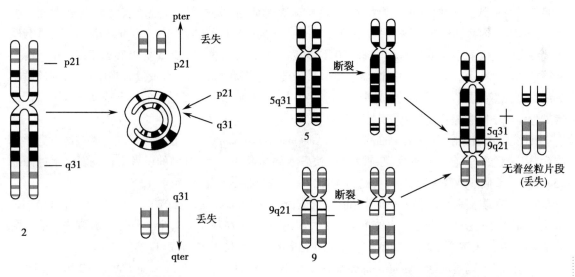

图 8-9 环状染色体畸变   图 8-10 双着丝粒染色体畸变示意图

(七) 等臂染色体

一条染色体的两个臂在形态上和遗传结构上完全相同,称为等臂染色体(isochromosome)。等臂染色体一般是由于着丝粒分裂异常造成的。在正常的细胞分裂中,着丝粒纵裂,姊妹染色单体分离,形成两条具有长、短臂的染色体。如果着丝粒横裂,长臂、短臂各自形成一条染色体,即形成了一条具有两个长臂和一条具有两个短臂的等臂染色体(图 8-11)。

（八）插入

插入（insertion）是一条染色体的片段插入到另一染色体中的现象。它实际上也是一种单方易位。只有在发生了一共三次断裂时，"插入"才有可能发生。插入可以是正向的，也可以是倒转了180°，反方向插入。插入如发生在同源染色体间，就会在一条染色体上发生重复，而另一条同源染色体缺失了同一节段的染色体。

（九）微缺失或微重复

微缺失或微重复（microdeletion and microduplication）与常规染色体缺失或重复不同，后者由于涉及较大的片段异常（通常>5兆碱基），常规核型分析可以检出；而微缺失/微重复涉及更小的染色体节段异常（一般小于5Mb，通常为1至3兆碱基），会导致一种称为节段性非整倍体（segmental aneusomy）的遗传失衡，造成临床上

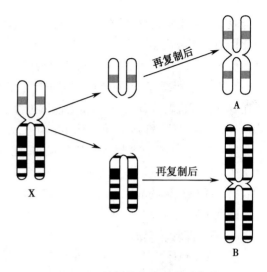

图 8-11 等臂染色体畸变示意图
A. 短臂等臂染色体；B. 长臂等臂染色体。

可识别的微缺失或微重复综合征（microdeletion and microduplication syndromes，MMSs），常规显带方法通常无法识别，可以通过高分辨率显带，荧光原位杂交（FISH）和染色体微阵列（array CGH）等技术进行检测。

微缺失或微重复涉及的小染色体节段往往跨越几百到几千碱基对，引起以序列为基础的邻接基因重排，通常导致两个或以上的邻接基因座剂量异常，患者常表现为几种常染色体显性遗传方式的单基因病，故该疾病又被称为邻接基因综合征（contiguous gene syndrome）或基因组病（genomic disorders）。导致综合征的微缺失或微重复在确切大小和位点方面可能有差异，但始终包括一个特定的"关键区域"。这些微缺失/微重复的大部分表型效应都是由少数几个关键基因或（某些情况下）单个基因的单倍剂量不足或过量所致。微缺失/微重复综合征常见临床表现有：生长发育异常、智力发育迟缓、内脏器官畸形、特殊面容、内分泌异常、精神行为改变和肿瘤等。该类疾病目前已发现近300种，微缺失综合征与微重复综合征的发病率在1/200 000~1/4 000不等，以新发突变为主（约占85%~95%），家族性遗传约占5%~10%。事实上，与微缺失相比，微重复似乎会导致更温和的临床表型或没有临床表型，因此微缺失综合征比微重复综合征更常见。临床上较为常见的微缺失/微重复导致的综合征举例如下。常见常染色体微小缺失综合征详见第12章表12-5。

1. 快乐木偶综合征（Angelman综合征，Angelman syndrome，AS） 该综合征是一类神经发育异常疾病，因频繁的，不合时宜的大笑，被称为"快乐木偶综合征"。约75%的患者染色体发生了母源性15q11-q13节段的微缺失，缺失片段约为4Mb。主要临床症状见第12章表12-5。

2. 普拉德-威利综合征（Prader-Willi综合征，Prader-Willi syndrome，PWS） 是父源性15q11.2-q12节段的微缺失引起的综合征。定位于15q12的SNRNP基因在脑和中枢神经元表达，其缺失可能是引起PWS症状的关键原因之一。PWS综合征的主要临床症状见第12章表12-5。

3. 史密斯-马盖尼斯综合征（Smith-Magenis综合征，Smith-Magenis syndrome，SMS） 约70%~80%患者由于染色体17p11.2杂合性微缺失所致，缺失区间约为3.5Mb。研究发现SMS基因缺失区大约涉及100个基因，其中RAI1（维A酸诱蛋白-1）基因的缺失致使调节人类生物钟的褪黑素分泌紊乱，因此，SMS综合征的主要临床表现为：褪黑素分泌异常，昼夜睡眠颠倒、生物钟紊乱、精神行为异常，生长发育迟缓，智力低下等。轻度神经行为异常的SMS患者中也可见17p11.2的微重复。

此外，17p11.2-p12中1 400kb区域的微重复或缺失可导致另一对遗传性基因组疾病。该区域的重复导致一种形式的Charcot-Marie牙病；缺失者易患遗传性压力性神经病（HNLPP）。这两种不同的外周神经病变是由不同剂量的外周髓鞘蛋白基因片段重复或缺失所致。

4. 22q11 微缺失综合征　由染色体 22q11.21-22q11.23 区域杂合性缺失引起的一组临床综合征,包括迪格奥尔格综合征(DiGeorge 综合征)、腭心面综合征、面部畸形和心室流出道缺陷综合征、Cayler 心面综合征和 Opitz 综合征等多个具有相同遗传学基础的临床综合征。患者中 90%~95% 涉及 22q11.2 上约 3Mb 的微缺失,研究发现该缺失区域包含 30 多个基因,如 *TBX1*、*CRKOL*、*HIRA* 等,其中 *TBX1* 基因与心脏圆锥动脉干畸形、颅面畸形、胸腺、甲状旁腺发育不良等表型有关,因此 22q11 微缺失综合征的常见临床表现包括心脏畸形、异常面容、腭裂、胸腺发育不良和低钙血症等。多达 5% 的先天性心脏缺陷中可观察到 22q11.2 的缺失,超过 40% 的法洛四联症和 60% 以上的法洛四联症合并肺动脉瓣缺失患者都有这种微缺失。

同数目畸变一样,上述结构畸变的染色体既可以存在于个体所有细胞中,也可以嵌合体形式存在。因此嵌合体既可以是单纯染色体数目异常或结构异常之间的嵌合,也可以是数目和结构双重异常之间的嵌合。

第四节 ｜ 染色体畸变的生物学效应

染色体畸变(无论数目畸变还是结构畸变)如果引起遗传物质的改变,导致相应基因剂量的改变,扰乱了基因效应之间的平衡,直接影响了细胞的新陈代谢等基本生命活动,导致细胞的结构和功能以至于器官的结构和功能发生异常,在临床上则表现为各式各样的综合征,这些类型的染色体畸变称为不平衡的染色体畸变,例如染色体数目畸变和缺失、重复、环状染色体、等臂染色体、双着丝粒染色体等结构畸变。

如果染色体畸变不改变染色体组的基因剂量,只改变了基因在染色体组中的位置或排列顺序,这种畸变携带者通常无临床表型,称为平衡的染色体畸变,例如异位、倒位、插入等结构畸变。总体而言,平衡畸变在人群中发生率约为 1/500。平衡畸变携带者虽然没有异常症状,但产生不平衡配子的风险很高,故生育异常不平衡子代的风险随之增高(根据不同的畸变类型,风险在 1%~20% 波动)。值得注意的是应将真平衡畸变与那些看起来在染色体水平上平衡,但实际在分子水平并不平衡的畸变区别开来。此外,由于基因组中存在大量拷贝数变异(copy number variation,CNV),不同个体间的 CNV 差异甚至可达几个 Mb,所以到底是平衡还是非平衡畸变需要谨慎确定。

染色体畸变在细胞周期的不同时相有不同特点。在有丝分裂中,如在 G1 期和 S 期发生畸变,一般是染色体型畸变;而在 S 期和 G2 期及分裂前期发生畸变,则导致染色体单体型畸变。在减数分裂中,伴随同源染色体的联会配对、交换和分离的过程,染色体产生不同类型的畸变,其分子细胞生物学效应也有所不同。

有些染色体畸变是稳定的,可以通过有丝分裂或减数分裂稳定向后代细胞传递;另一些则是不稳定的。如果畸变染色体只有一个有活性的着丝粒,这些畸变的染色体在细胞有丝分裂中能完整地传给子细胞,这种畸变为稳定型染色体畸变。相反,无着丝粒片段在细胞分裂后期不能定向运动而丢失;而双着丝粒染色体等具有两个或两个以上活性着丝粒的染色体,在有丝分裂后期形成染色体桥而导致细胞死亡或产生新的畸变,这些畸变染色体不能完整地传递给子代细胞,则为非稳定型畸变。不同类型畸变产生的生物学效应有所不同,下文针对具体畸变分别展开讨论。

一、染色体数目畸变的生物学效应

(一) 整倍体

整倍体如三倍体(3n)和四倍体(4n)均可见于胎儿,但绝大部分整倍体变异胎儿出现自发流产。大约 1%~3% 的临床妊娠中可观察到三倍体,但能活到出生的三倍体患儿极为罕见,存活者多为三倍体和二倍体(2n/3n)的嵌合体。三倍体在胚胎发育的细胞有丝分裂过程中,形成三极纺锤体(tripolar spindle),因而导致染色体在细胞分裂的中期至后期分布和分配紊乱,细胞染色体数目异常,从而严重干扰了胚胎的正常发育而发生流产。四倍体比三倍体更为罕见,往往是四倍体和二倍体(2n/4n)的嵌合体,一般在流产的胚胎中发现。

(二)非整倍体

非整倍体一般由于细胞分裂中染色体不分离而形成,是最常见、临床症状最显著的染色体异常,至少占妊娠的 5%。大部分非整倍体的患者为三体,其次为单体,无论单体还是三体都将导致严重的表型后果:①单体由于丢失了一条染色体,染色体的平衡受到破坏,胚胎不能正常发育,通常不能存活而致死。但是也有少数单体型患者存活至成年,如 Turner 综合征,核型为 45,X。此外,部分单体可导致假显性效应,这是由于单体缺少了一条染色体,使得它的同源染色体处于半合子状态,一些隐性的有害基因可以得到直接表现,导致假显性效应。②三体多了一条染色体,对个体的危害比单体小,能存活的比例较单体高,但是由于破坏了染色体的平衡和基因组剂量增加,三体通常表现出异常的表型特征。活产婴儿中常见的常染色体三体有 Down 综合征、18-三体综合征和 13-三体综合征。值得注意的是这三条常染色体基因数量较少,据推测,在多数情况下,基因数量较多的常染色体三体也是致死的,但性染色体三体通常比常染色体三体更易耐受,这通常是由于女性 X 染色体随机失活,而 Y 染色体上的基因数目很少所致。

二、染色体结构畸变的生物学效应

结构畸变是否引起临床后果,要根据其属于基因组平衡改变还是非平衡改变而定,非平衡的结构畸变造成的特定临床后果取决于异常结构中包含的特定基因和功能,以及其传递给下一代的可能性。平衡性结构畸变虽然通常没有临床症状,但可能产生表型异常的子代。

(一)缺失的生物学效应

末端缺失和中间缺失的结果都是丢失了一段无着丝粒片段。原因是细胞分裂时,纺锤丝不能附着在无着丝粒的片段上,致使它们在细胞分裂过程中丢失。在减数分裂过程中,缺失杂合体中的正常染色体与部分节段缺失的同源染色体配对时,正常染色体的相应部分出现特征性的环状结构,称为缺失环(deletion loop)。

相对于缺失片段所携带的遗传信息而言,杂合体是单体,单倍的基因剂量无法执行通常由两个等位基因完成的正常功能,临床上通常表现为染色体病,疾病严重程度取决于缺失片段的大小及其包含的基因的数量和功能。①缺失的致死效应:大片段的缺失即使在杂合状态下也是致死的,X 染色体缺失的半合子一般也会致死,即缺失的显性致死效应。②缺失的致畸效应:如果缺失片段较小、具有非致死的显性效应时,携带者就会出现异常的表现型,如 5p⁻综合征(猫叫综合征)就是由于 5 号染色体短臂缺失,导致了独特的表型效应。患者核型为 46,XX(XY),del(5)(p15)(详见第十二章)。③缺失的假显性现象:如果缺失的区段中含某个显性基因,其同源染色体上与这一缺失区段相对应位置上的一个隐性基因就得以表现,这种现象称为假显性(pseudodominance)。

(二)重复的生物学效应

重复可能是由于减数分裂时同源染色体发生错误配对和不等交换(unequal crossover)所致,不等交换的结果是产生一条有部分片段缺失的染色体,和一条部分片段重复的染色体,影响基因间的平衡(图 8-12)。在减数分裂过程中,重复杂合体中正常染色体与重复畸变的同源染色体联会时,重复染色体的相应部分可能出现环状突起。重复的生物效应比缺失缓和,但重复片段会引起基因剂量增加,导致遗传物质的失衡从而引发

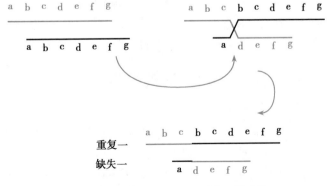

图 8-12　染色体的错误配对和不等交换

携带者表型异常。如果重复片段较大也会影响个体的生存力,甚至导致死亡。重复的严重程度取决于基因的剂量效应和位置效应,即某基因出现的次数越多,表型越显著;基因的表现型效应也因其在染色体不同位置而有一定的改变。

(三)倒位的生物学效应

倒位并没改变染色体上基因的数量,但是改变了基因的排列顺序和相邻基因的位置。如果倒位是纯合的,减数分裂中联会行为正常。如果倒位是杂合的,减数分裂的联会过程则可能出现问题:①如果倒位片段很小,倒位的染色体与正常染色体联会时,该片段可能不发生配对,而其余区段配对正常;②如倒位片段很长,为保证同源区域准确配对,倒位的染色体可能倒过来和正常的染色体配对,形成一个环,称为倒位环(inversion loop),环内染色体经历重组及分离后形成不同类型配子,具体情形如下(值得注意的是臂内倒位杂合子和臂间倒位杂合子重组配子的结构有所不同)(图 12-5,图 12-6)。

1. 臂内倒位杂合子 经过在倒位环内的奇数互换,将形成四种不同的染色体,一种是正常染色体;一种是臂内倒位染色体;另两种则是倒位环内非姐妹染色单体交叉互换后形成的异常产物:一条是交换型的双着丝粒染色体,一条是交换型无着丝粒染色体,二者均含有部分片段重复及部分片段缺失。重复和缺失片段的大小及其所含基因的剂量异常,使得半数配子的形成出现障碍,或产生半数畸形或无功能的配子,致使婚后多年不孕;同时,双着丝粒染色体和无着丝粒染色体在有丝分裂中是一种不稳定畸变,双着丝粒染色体在合子的早期分裂中形成染色体桥,使得合子在早期卵裂中致死;无着丝粒染色体在合子卵裂过程中因不能与纺锤丝连接而被丢失,将造成单体型胚胎而在孕早期流产。

2. 臂间倒位杂合子 经过在倒位环内的奇数互换,随后形成的四条染色体中,一条是正常染色体,一条是倒位染色体,其余两条均为部分重复和部分缺失的染色体,与臂内倒位重组形成的双着丝粒或无着丝粒染色体不同,臂间倒位重组形成异常染色体仅含有一个着丝粒,属于稳定畸变。相应形成的配子中一种含有正常染色体;一种是具有倒位染色体的倒位携带者;其余两种配子则包含部分重复或缺失的单着丝粒染色体,这两种配子的遗传效应主要取决于重复及缺失片段长短及其所含基因的致死效应。

在臂内或臂间倒位的杂合子中由于倒位环内非姊妹染色单体发生了一次单交换,而交换的产物都带有缺失或重复,不能形成有功能的配子,因而交换似乎被抑制了,或相当程度地减少了杂合子中的重组,此现象称为交换抑制(crossover suppressor)。交换抑制使得到重组染色体的配子无活力,因此交换抑制作用使含有重组染色体的配子不育或部分不育,因此,倒位杂合体都有降低生育性的趋势。正因如此,臂间倒位或臂内倒位杂合子的存活后代中通常看不到遗传重组,虽然实质上重组已经发生。所以从这个意义上讲,倒位的遗传学效应是可以抑制或大大地降低基因的重组。

值得注意的例外是如果倒位环内出现了双交换,其结果是恢复了正常的基因组成。此外,如果交换型的染色体上重复和缺失的片段很小,则不影响配子形成或合子的活力,例如人类染色体最常见的倒位之一是 9 号染色体的小臂间倒位,inv(9)(p11q12),在人群中的发生率高达 1%,该携带者既无表型异常,也不会导致流产或产生非平衡子代,因此,它被认为是染色体的一类正常变异。

(四)易位的分子生物学效应

相互易位的纯合子没有明显的细胞学特征,它们在减数分裂时配对正常,可以从一个细胞世代传到下一个细胞世代。易位杂合体在减数分裂的粗线期,由于同源部分的联会配对而形成特征性的四射体(cross-shaped figure)。例如,一个个体两条非同源染色体相互易位后,其表型正常,但在形成生殖细胞的减数分裂前期,易位染色体将会在配对时形成四射体。随着分裂进行,四射体逐步开放形成一个环形或双环的“8”字形。减数分裂后期,染色体走向两极时表现为不同的分离方式,结果可形成18 种配子,其中仅一种配子是正常的,一种是平衡易位的,其余 16 种都是不平衡的。与正常配子受精后,所形成的合子中,大部分都将形成单体或部分单体,三体或部分三体,导致流产、死胎或畸形儿。

1. 邻位分离 1 邻位分离 1(adjacent segregation-1)是带 A、B 与带 B、C 的两条邻近的染色体走向同一极,另两条邻近的染色体走向另一极,每一个配子分别带有正常和易位的染色体,它们都含有重复和缺失,形成了不平衡配子(图 12-4,表 12-9)。

2. 邻位分离 2 邻位分离 2（adjacent segregation-2）是带 A、B 的染色体与带 A、D 的两条邻近的染色体走向同一极，其余的走向另一极，每个配子同样也带有正常和易位的染色体，形成具有重复和缺失畸变的不平衡配子。

3. 相间分离 相间分离（alternate segregation）也称为对位分离，两条正常染色体走向一极，两条易位了的染色体走向另一极。所形成的配子都具有完整的染色体组分，一个是正常的配子，一个是易位型配子，既没有重复，也没有缺失。

4. 3∶1 分离 其中一条染色体独自走向一极，其余三条染色体走向另一极，这种分离方式产生 8 种不同的配子。每个配子都是数目异常或具有重复和缺失畸变的不平衡配子。

由于相互易位杂合体总是以相间分离方式产生可育配子，非同源染色体上的基因间的自由组合受到严重限制，类似于同源染色体上的基因连锁，故称为假连锁（pseudolinkage）。

值得注意的是倒位和易位使基因的位置发生改变，同时也改变了基因原有的邻近关系，如果基因位置的改变引起某种表型的改变，该遗传效应统称为位置效应（position effect）。例如处于常染色质区的基因，因易位而转移到染色体的异染色质区，可引起这一基因的异染色质化，导致功能异常，甚至丧失。

本章小结

正常人的体细胞中，染色体在形态结构和数目上都是恒定的，但在某些条件下，染色体可发生异常改变，称为染色体畸变。染色体畸变分为数目畸变和结构畸变两大类。数目畸变分为整倍性改变和非整倍性改变两类。若染色体的数目变化是以单倍体（n）为基数，成倍地增加或减少，称为整倍性改变。整倍体的形成的机制是：双雄受精和双雌受精导致三倍体，核内复制或核内有丝分裂形成四倍体。非整倍性改变是指一个体细胞中的染色体数目是在 2n 的基础上增加或减少一条或几条，分为亚二倍体和超二倍体。非整倍体的形成机制是染色体不分离和染色体丢失。结构畸变主要有缺失、重复、倒位、易位、环状染色体、双着丝粒染色体和等臂染色体。结构畸变染色体的形成主要是染色体断裂和断裂片段的错误接合。无论是数目畸变或结构畸变，其实质是涉及染色体或染色体节段上基因群的增加、减少或位置的转移，使遗传物质发生了改变，其结果可以导致染色体病。

（王 慧）

思考题
1. 影响染色体畸变的因素有哪些？
2. 染色体数目异常的机制是什么？
3. 染色体结构异常的机制是什么？
4. 描述染色体异常的分子细胞生物学效应。

思考题解题思路

本章目标测试

本章思维导图

第二部分
医学遗传学临床

本章数字资源

第九章 | 单基因病

【学习要点】

1. 分子病和先天性代谢缺陷病的概念。
2. 主要的分子病的发生机制。
3. 先天性代谢缺陷病的发生机制。
4. 主要的分子病和先天性代谢缺陷病的临床症状。

基因突变后通过改变多肽链的质或量,使得其编码的蛋白质发生缺陷,由此引起疾病的发生。如果疾病的发生由一对等位基因控制,即为单基因病。根据缺陷蛋白质对机体所产生的影响不同,通常把这类遗传病分为分子病和先天性代谢缺陷病两类。

第一节 | 分子病

分子病(molecular disease)是指由基因突变导致编码的蛋白质在分子结构或合成数量上产生异常而引起机体功能障碍的一类疾病。1949 年,Pauling 通过对镰状细胞贫血的研究首次提出了"分子病"的概念。按照缺陷蛋白质构象不同,可把分子病分成血红蛋白病、血浆蛋白病、受体病、膜转运蛋白病、结构蛋白缺陷病、免疫球蛋白缺陷病等类型。

一、血红蛋白病

血红蛋白(hemoglobin,Hb)是红细胞内负责氧运输的重要功能蛋白质。血红蛋白(珠蛋白)分子结构异常或合成量不足引起的疾病称为血红蛋白病(hemoglobinopathy),通常可将其分为异常血红蛋白和地中海贫血两大类,其分子基础都是珠蛋白基因发生缺陷所致。异常血红蛋白主要是指组成血红蛋白分子的珠蛋白链发生分子结构异常,从而对血红蛋白的溶解度、稳定性等生物学功能产生影响,大多数异常血红蛋白并不引起临床表型,少部分可导致疾病发生;地中海贫血(thalassemia)是指由于组成血红蛋白的珠蛋白链合成量的减少,从而导致 α 链和非 α 链的不平衡,在临床上表现为溶血性贫血特征的疾病。实际上,部分异常血红蛋白也可以引起地中海贫血样的临床表型,如 Hb E、Hb CS 和 Hb QS 病等。据 WHO 估计,血红蛋白病遍布全球近 160 个国家,有近 5 亿人携带血红蛋白变异基因,其主要分布于非洲、地中海沿岸和东南亚等热带、亚热带地区,在我国南方尤其是广西、广东、云南、贵州、海南等地为该病的高发区。

(一)血红蛋白分子的结构及发育变化

1. 血红蛋白的分子结构 血红蛋白是血液中红细胞携带、运输氧气和二氧化碳的载体。每个血红蛋白都是由四条珠蛋白肽链组成的球形四聚体(图 9-1),四条珠蛋白肽链包含两个类 α 珠蛋白链(α 链或 ζ 链)和两个类 β 珠蛋白链(ε、γ、β 或 δ 链),每个类珠蛋白链又分别携带有一个血红素。在个体发育的不同阶段,机体对 O_2 的需求不同;因此,不同的发育阶段所合成的血红蛋白种类也存在一定差异,不同发育时期形成的类 α 链和类 β 链的组合,则构成了人类 6 种不同的血红蛋白类型(表 9-1)。这些血红蛋白都有着相同的四聚体结构,在胚胎早期,ζ 链与 ε 链形成 Hb Gower Ⅰ($\zeta_2\varepsilon_2$),与

γ 链形成了 Hb Portland（ζ₂γ₂），α 链与 ε 链形成 Hb Gower Ⅱ（α₂ε₂）。在胎儿和成人期，α 链分别与 γ 链形成 Hb F（α₂γ₂），与 δ 链形成 Hb A₂（α₂δ₂），与 β 链形成 Hb A（α₂β₂）。

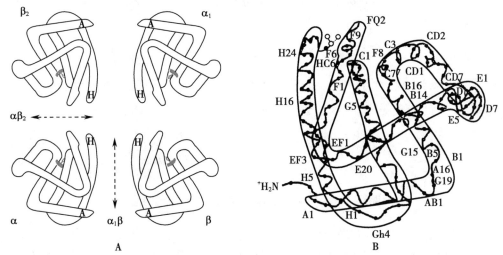

图 9-1 血红蛋白的结构示意图

A. 组成血红蛋白的 α 和 β 链；B. α 和 β 链的组合示意图。

表 9-1 人体不同发育时期的血红蛋白及其组成

发育阶段	血红蛋白类型	分子组成
胚胎期	Hb Gower Ⅰ	ζ₂ε₂
	Hb Gower Ⅱ	α₂ε₂
	Hb Portland	ζ₂γ₂
胎儿（8 周至出生）	Hb F	α₂γ₂
成人	Hb A（95% 以上）	α₂β₂
	Hb A₂（2%~3.5%）	α₂δ₂
	Hb F 少于 1.5%	α₂γ₂

2. 珠蛋白基因及其表达特点 人的 6 种珠蛋白链由相应的珠蛋白基因编码，包括类 α 珠蛋白基因和类 β 珠蛋白基因两类，它们各含数个相同或相似的基因，紧密排列在 DNA 的特定区段，构成了基因簇。此外，人的类珠蛋白基因簇中还存在着一些假基因，如 ψα、ψζ、ψβ。

人的类 α 珠蛋白基因簇定位于 16p13.3，包括一个胚胎期表达基因（ζ），两个胎儿期和成人期表达基因（α₂ 和 α₁），两个假基因（Ψζ₁ 和 Ψα₁）和两个疑似珠蛋白基因（Ψα₂ 和 θ）。按 5′→3′ 方向排列顺序为：5′-ζ-ψζ₁-ψα₂-ψα₁-α₂-α₁-θ-3′（图 9-2），总长度为 30kb。在 ζ 基因上游 40kb 处，存在一个影响 α 珠蛋白表达的重要调控位点 HS-40。类 α 珠蛋白基因的排列顺序与发育过程中表达顺序相一致，即发育早期是 5′ 端 ζ 表达，正常成人主要是 3′ 端的 α₂ 及 α₁ 基因表达。

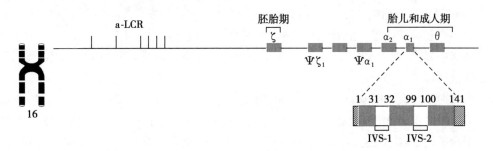

图 9-2 类 α 珠蛋白基因簇和 α 珠蛋白基因的结构示意图

人的类 β 珠蛋白基因簇定位于 11p15.5,按 5′→3′ 方向排列顺序为:5′ - ε - $^G\gamma$ - $^A\gamma$ - $\psi\beta$ - δ - β - 3′(图 9-3),总长度为 60kb。在 ε 基因上游,存在一个对类 β 珠蛋白基因簇上所有基因的表达都至关重要的座位调控区(LCR)。类 β 珠蛋白基因的排列先后与发育过程的表达顺序相关,发育早期是 5′ 端 ε、γ 基因表达,成人期主要为 δ 和 β 基因表达。

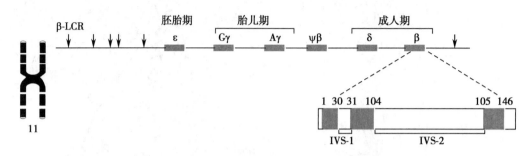

图 9-3 类 β 珠蛋白基因簇和 β 珠蛋白基因的结构

珠蛋白基因的表达受到精确的调控,表现出典型的组织特异性和时间特异性(图 9-4)。胚胎早期(妊娠后 3~8 周),卵黄囊的原始红细胞发生系统中,类 α 珠蛋白基因簇中的 ζ、α 基因和类 β 珠蛋白基因簇中的 ε、γ 基因表达,进而形成胚胎期血红蛋白 Hb GowerⅠ($\zeta_2\varepsilon_2$)、Hb Gower Ⅱ($\alpha_2\varepsilon_2$)和 Hb Portland($\zeta_2\gamma_2$)。胎儿期(妊娠 8 周至出生),血红蛋白合成的场所由卵黄囊移到胎儿肝、脾中,类 α 珠蛋白基因簇的表达基因由 ζ 全部变成 α 基因,而类 β 珠蛋白基因簇基因的表达由 ε 全部转移到 γ 基因,形成胎儿期血红蛋 Hb F($\alpha_2\gamma_2$)。成人期(出生后),血红蛋白主要在骨髓红细胞的发育过程中合成,以 α 基因和 β 基因表达为主,其产物组成 Hb A($\alpha_2\beta_2$),占总量的 95% 以上。此外,还有 Hb A$_2$($\alpha_2\delta_2$),占总量的 2%~3.5%;Hb F 少于 1.5%(图 9-5)。

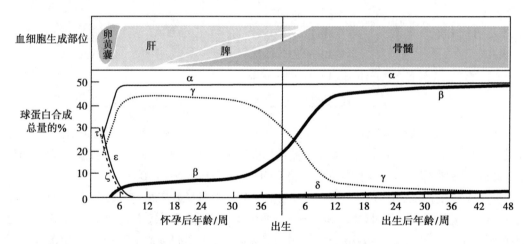

图 9-4 正常人体血红蛋白肽链的发育演变

(二) 常见的血红蛋白病

1. 常见的异常血红蛋白 异常血红蛋白是珠蛋白的一级结构发生改变的血红蛋白,大多数异常血红蛋白并不引起临床表型。少数氨基酸异常如果发生在血红蛋白重要部位,对血红蛋白的空间构象和功能的影响较大,则出现明显的临床表型。下面重点介绍常见的三种异常血红蛋白可引起临床表型的血红蛋白病。

(1)镰状细胞贫血(sickle cell anemia)(OMIM #603903):又称 Hb S 病。该病于 1910 年由美国芝加哥 James Herrick 首次报道,是世界上最常见的一种异常血红蛋白病。其发生机制 β 珠蛋白基因的第 6 位密码子由 GAG 突变为 GTG(A→T),使其编码的 β 珠蛋白 N 端第 6 位氨基酸由谷氨酸变成了缬氨酸,形成异常血红蛋白 Hb S。这种血红蛋白分子表面电荷改变,出现一个疏水区域,导致溶解

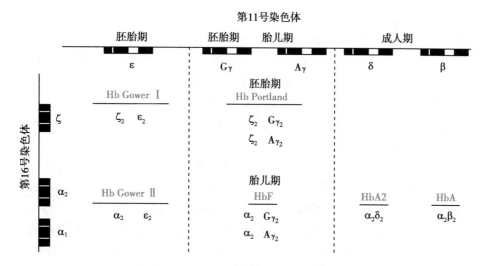

图 9-5　正常人体发育过程中的血红蛋白类型进程图

度下降。在氧分压低的毛细血管中，溶解度低的 Hb S 聚合形成凝胶化的棒状结构，使红细胞变成镰刀状。镰变（sickling）细胞引起血黏性增加，易使微细血管栓塞，造成散发性的组织局部缺氧，甚至坏死，产生肌肉骨骼痛、腹痛等痛性危象。同时镰变细胞的变形能力降低，通过狭窄的毛细血管时，不易变形通过，挤压时易破裂，导致溶血性贫血（图 9-6）。该病呈常染色体隐性遗传，杂合子无临床症状，

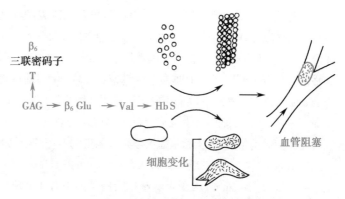

图 9-6　镰状细胞贫血的发病机制

但在氧分压低时可引起部分细胞镰变。本病主要分布在非洲，也散发于地中海地区，在东非某些地区 Hb S 基因频率高达 40%，故镰状细胞贫血已成为世界范围内最严重的血红蛋白病。应用分子诊断技术可以对镰状细胞贫血进行基因诊断。

（2）血红蛋白 M 病：也称为高铁血红蛋白症。正常血红蛋白血红素中的铁原子与珠蛋白链上特定的组氨酸连接（α87His，β92His）和发生作用（α58His，β63His），保证二价铁离子（Fe^{2+}）的稳定，以便结合氧。血红蛋白 M（Hb M）患者的珠蛋白基因中，由于上述某个氨基酸的密码子发生碱基置换，使珠蛋白链与铁原子连接或作用的有关氨基酸发生替代，导致部分血红素的二价铁离子（Fe^{2+}）变成高价铁离子（Fe^{3+}），形成高铁血红蛋白（methemoglobin），影响携氧能力，使组织细胞供氧不足，产生发绀症状。血红蛋白 M 病呈常染色体显性遗传，杂合子 Hb M 的含量通常在 30% 以内，可出现发绀症状。

（3）血红蛋白 E 病：也称为 Hb E 病，该病在我国南方尤其是云南地区较常见，一般把其归为地中海贫血类别。该病是 β 珠蛋白基因编码区第 79 个碱基 G 突变为 A，导致 26 位密码子 GAA 突变成 AAA，使 β-珠蛋白链第 26 位上的谷氨酸被赖氨酸替代。该改变激活了临近调节 β 珠蛋白基因 mRNA 剪切的隐蔽剪切位点，隐蔽剪切位点与正常剪切位点竞争，导致正常剪切的 mRNA 产量减少；此外，异常剪切的 mRNA 很不稳定致使 β 珠蛋白基因合成量减少。Hb E 杂合突变其临床表现为 β^+ 地中海贫血，为 β 地中海贫血携带者；Hb E 纯合突变则表现为 Hb E 病，其临床症状与重型 β-地中海贫血患者一样（见下）。

2. 地中海贫血　地中海贫血是由于珠蛋白链的合成量降低或缺如，造成组成血红蛋白四聚体的部分肽链缺乏，另外部分肽链相对过多，出现肽链数量的不平衡，导致的溶血性贫血。按照发生缺陷的珠蛋白链类别，可以把地中海贫血区分为 α-、β-、γ-、δ-、$\delta\beta$-和 $\varepsilon\gamma\delta\beta$-中海贫血等类型。在此，以

常见的 α-和 β-地中海贫血进行阐述。

（1）α-地中海贫血（α-thalassemia）（OMIM #604131）：简称 α-地贫。主要是由于 α 珠蛋白基因发生缺陷导致 α 珠蛋白肽链合成减少或缺如，导致无效造血和红细胞破坏而产生溶血性贫血。α-地贫主要分布在热带和亚热带地区，在我国南方相当常见，广西和广东地区 α 地中海贫血人群携带率分别高达 19.11% 和 12.70%。因此，α-地贫已成为一个严重的公共健康问题。

α-地贫致病基因为 2 个高度同源的 α 珠蛋白基因 α1（HBA1，OMIM *141800）和 α2（HBA2，OMIM *141850），位于 16 号染色体末端 16p13.3。α 珠蛋白基因缺陷主要表现为基因缺失，少数为 α 珠蛋白基因发生点突变，据此将 α-地贫分为缺失型和非缺失型 α-地贫两大类。正常人每条染色体有两个 α 珠蛋白基因即 α_1 和 α_2，对于缺失型 α 地贫而言，如果一条染色体上缺失了 1 个 α 珠蛋白基因 α_1 或 α_2，α 珠蛋白肽链的总产量相对减少，称为 α^+-地贫，临床表现为静止型 α-地贫，如-$\alpha^{3.7}$、-$\alpha^{4.2}$ 等；如果同一条染色体缺失了 α_1 和 α_2 两个 α 珠蛋白基因，则该条染色体 α 珠蛋白肽链完全不能合成，称为 α^0-地贫，临床表现为轻型 α-地贫，如--^{SEA}、--^{THAI} 等。非缺失型突变主要影响 α 珠蛋白基因 mRNA 的加工和翻译，导致翻译后肽链不稳定或肽链缩短，致使 α 珠蛋白肽链产量减少，如 CD59（GGC>GAC）、α^{CS}（CD142 TAA>CAA）等，其产生的表型为 α^+ 或 α^0-地贫，临床表现为静止型或轻型 α-地贫。

依据临床表现的严重程度，α-地贫大致可分为四类：静止型 α-地贫，轻型-α 地贫，血红蛋白 H 病和重型 α-地贫。正常二倍体细胞含 4 个 α 珠蛋白基因拷贝（αα/αα），而不同类型的 α 地中海贫血患者，体内缺失（或缺陷）的 α 珠蛋白基因数目各不相同，缺失的 α 基因越多，病情越严重。其中静止型 α-地贫和轻型 α-地贫个体为非症状地贫基因携带者，静止型 α-地贫为一个 α 基因发生缺陷，其基因型为-α/αα 或 α^T/αα，该类地贫除少数个体血液学检测红细胞指标有轻微改变外，携带者在临床上无症状表现。轻型 α-地贫为两个 α 基因发生缺陷，其基因型为-α/-α，--/αα 或 α^T/α^T，该类地贫个体临床上也通常表现为无症状携带者，但实验室血液学筛查表现为典型的小细胞低色素贫血特征。血红蛋白 H 病和重型 α-地贫表现为中、重型 α-地贫疾病状态。血红蛋白 H 病，又称 Hb H 病，为三个 α 基因发生缺陷，其基因型为--/-α 或--/$\alpha^T\alpha$，由于 4 个 α 珠蛋白基因中有 3 个缺失或缺陷，使 α 链的合成受到严重影响，大量的 β 珠蛋白链过剩而聚合为 β 四聚体 Hb H（β4）。Hb H 的氧亲和力为 Hb A 的 10 倍，在正常的生理条件下不易释放出氧。更为重要的是 Hb H 是一种不稳定的四聚体，其 β 链上的巯基（—SH）易被氧化，导致 β4 的解体，生成游离的 β 链。游离 β 链不能稳定地存在于红细胞内，结果沉淀聚积，形成 H 包涵体，附着于红细胞膜上，使红细胞膜受损，红细胞失去柔韧性，易被脾脏破坏，导致慢性溶血性贫血。Hb H 病患儿在出生时几乎无明显的症状，只有轻度贫血，但 Hb Barts 的相对含量可高达 25%。在发育过程中 Hb Barts 逐渐被 Hb H 替代，至 1 周岁左右便出现 Hb H 病的临床症状。该类患者实验室血液学筛查具有典型的小细胞低色素特征，患者贫血程度呈现较大差异，多数为中度溶血性贫血表现；临床表型表现也轻重不一，轻者只有轻度的地贫表征，没有明显的临床症状；重者则需要定期输血，常有黄疸，肝脾大，骨髓扩增，严重者发育迟缓，可合并感染并使病情加重。重型 α-地贫又称 Hb 巴氏（Barts）胎儿水肿综合征，是致死性贫血病，为四个 α 基因发生缺陷，其基因型为 α^0 的纯合子组合（--/--），由于不能合成 α 链，γ 链便聚合为 γ 四聚体（γ4）。γ4 首先发现于 St Bartholomew 医院，故命名为 Hb Barts。Hb Barts（γ4）具有很高的氧亲和力，在氧分压低的组织中，不易释放出氧，造成组织缺氧，受累胎儿通常由于严重贫血、缺氧在妊娠 30~40 周在宫内或出生后半小时内死亡。胎儿发育差，呈重度贫血，黄疸，全身水肿，胸腔积液，肝脾大，四肢短小，皮肤苍白或发绀、剥脱，伴胎儿大小甚至比胎儿还大的巨大胎盘。

对于 α-地贫的诊断可先通过血液学进行初步筛查，我国 α-地贫成人的血液学阳性参考标准为（静止型地贫除外）：平均细胞体积（MCV）<80fL；平均细胞血红蛋白含量（MCH）<27pg；Hb A_2<2.5%。对于表型筛查阳性者，可采用基因检测方法进行明确确诊。

通过产前筛查和产前诊断是预防重型 α-地贫患儿的出生的重要手段，其中 α-地贫的产前诊断的主要是针对有巴氏胎儿水肿综合征风险的夫妇，α-地贫是常染色体隐性遗传病，夫妻双方如同为缺失型 α-地贫如--^{SEA}，每次怀孕胎儿患巴氏胎儿水肿综合征（--/--）的概率为 1/4，可以在孕

11~12 周取绒毛、孕 16~20 周取羊水或孕 19~23 周取脐带血对胎儿进行产前基因诊断；也可借助于第三代试管婴儿的技术进行 α-地贫的植入前诊断。

此外，对于 α-地贫的治疗，由于重型 α-地贫是致死性的；而地贫的携带者基本无临床表现，也不需要进行治疗；目前 α-地贫的治疗主要是针对 Hb H 病，需要视贫血严重程度进行输血等治疗。

（2）β-地中海贫血（β-thalassemia）（OMIM #613985）：简称 β-地贫。主要是由于 β 珠蛋白基因（*HBB*，OMIM *141900）点突变（或少数几个碱基的缺失和插入）致使 β 珠蛋白肽链合成减少或缺失，导致无效造血和红细胞破坏而产生溶血性贫血。从基因突变的遗传后果看，β-地贫突变可大致分为 $β^+$ 和 $β^0$-地贫二种主要类型，$β^+$ 是指有一定的低于正常水平的 β 珠蛋白产生，$β^0$ 则无 β 珠蛋白产生。该病在世界范围内广为流行，好发于地中海沿岸国家和地区如意大利、希腊、马耳他、塞浦路斯等，东南亚各国及我国南方。临床上根据患者溶血性贫血的严重程度，可将 β-地贫分为轻型、中间型和重型三种类型。

1）轻型 β-地贫：又称 β-地贫特征（β-thalassemia trait，TT）。为 β-地贫突变基因的携带者，基因型为 $β^+/β$ 或 $β^0/β$。通常为无症状型携带者，实验室检查表现为成熟红细胞有轻度形态改变，通常无贫血症状或轻度贫血，脾不大或轻度肿大，病程境况良好。

2）中间型 β-地贫（β-thalassemia intermedia，TI）：患者两条染色体 β 珠蛋白基因均有突变，一般是 $β^+$-地贫血基因的纯合子或复合杂合子，少数为 $β^+$-地贫和 $β^0$-地贫的复合杂合子，患者的基因型通常为 $β^+/β^+$ 或 $β^+/β^0$。患者的临床表型变化范围宽广，症状介于轻型和重型之间，故称为中间型。患者贫血程度轻重不一，轻者临床症状不显著，重者表现与重型 β-地贫症状相似，肝脾大，也呈现一定的地贫面容，需不定期输血来维持生命。

3）重型 β-地贫（β-thalassemia major，TM）：又称 Cooley 贫血。患者同样也是两条染色体 β 珠蛋白基因均有突变，一般是 $β^0$-地贫血基因的纯合子或复合杂合子，少数也为 $β^+$-地贫和 $β^0$-地贫的复合杂合子，患者的基因型通常为 $β^0/β^0$ 或 $β^+/β^0$。患者不能合成 β 链，或合成量很少，结果 α 链过剩而沉降到红细胞膜上，引起膜的性能改变，发生严重的溶血反应。临床上呈进行性贫血加重，患儿出生时无临床症状表现，通常在 3~6 个月开始出现症状，如不加以治疗，患儿多于 5 岁前死亡。其临床特征主要表现为伴有轻度黄疸，肝脾大，骨髓扩增，发育迟缓，并具有典型的上颌前突、颧骨隆起、眼距增宽、鼻梁塌陷的地贫特殊面容，患儿易感染而常并发支气管炎或肺炎，同时并发有含铁血黄素沉着时导致过多的铁沉着而引起心脏、肝等脏器的损害，其中最严重的是心肌损害而导致心力衰竭，此是导致患儿死亡的重要原因之一。

β-地贫临床表型存在较大的异质性，部分临床表型变化尤其是中间型 β-地贫患者并不能单纯用 β 珠蛋白基因型来解释。除了 β 珠蛋白基因自身突变外，部分中间型 β-地贫表型的严重程度还受到 α 和 γ 珠蛋白等主要修饰基因的影响，以及一些次要修饰基因如 *KLF1*、*BCL11A* 也对患者的表型产生一定的影响。其中人群中较常见是 β-地贫合并 α-三联体或四联体或异常血红蛋白突变（如 Hb E）等，会导致中间型 β-地贫临床表型加重。此外，还有一些少见的 β 珠蛋白基因大段缺失可导致 δβ-地贫或遗传性持续性胎儿血红蛋白综合征（hereditary persistence of fetal hemoglobin，HPFH），此两类缺失型血红蛋白病与 $β^+$ 和 $β^0$ 地贫组合可引起表型特殊的中间型或重型 β-地贫。

对于 β-地贫同样也可先通过血液学进行初步筛查，我国 β-地贫成人的血液学阳性参考标准为：平均细胞体积（MCV）< 80fL；平均细胞血红蛋白含量（MCH）< 27pg；Hb A2< 2.5%。对于表型筛查阳性者，同样可采用基因检测方法进行明确确诊。通过产前筛查和产前诊断是预防重型 β-地贫患儿的出生的重要手段，β-地贫也为常染色隐性遗传病，夫妻双方同为 β-地贫携带者，每胎胎儿为地贫纯合子胎儿的概率也为 1/4，基因型为 $β^0/β^0$、$β^+/β^0$ 或 $β^+/β^+$。同 α-地贫一样，β-地贫也可在孕 11~12 周取绒毛、孕 16~20 周取羊水或孕 19~23 周取脐带血进行产前基因诊断，或者借助于第三代试管婴儿的技术进行植入前诊断来阻断重型 β-地贫患儿的出生。

对于 β 地贫的治疗主要是针对重症 β-地贫包括重型和部分中间型偏重的患者，治疗方法包括支持疗法和根治疗法。支持疗法即常规的输血和去铁治疗，采用定期输血来维持患者生长发育所需的血红蛋白水平，同时在输血治疗的同时，需采用铁螯合去除由于患者体内的红细胞破坏和输血造成的铁超负荷。重型 β-地贫患者在正规、系统的输血和去铁治疗下可生存至成年;根治疗法目前包括干细胞移植和基因治疗,目前这两种方案都已在临床得到应用,获得了较好的治疗效果。

二、血浆蛋白病

血浆蛋白病是血浆蛋白遗传性缺陷所引起的一组疾病,其中以血友病较为常见。血友病(hemophilia)是一组由于凝血因子缺乏导致凝血功能障碍的遗传性出血性疾病,包括血友病 A、血友病 B 等。

(一)血友病 A

血友病 A(hemophilia A)(OMIM #306700)是血浆中凝血因子Ⅷ缺乏所致的 X 连锁隐性遗传的凝血障碍性疾病。全球人群血友病的患病率无种族和地区差异性,其中血友病 A 约占血友病患病总数的 85%,人群患病率为 1/10 000~1/4 000 活产男婴。

血友病 A 在临床上主要表现为反复自发性或轻微损伤后出血不止和出血引起的压迫症状和并发症;一般多为缓慢持续性出血,大出血罕见。出血部位广泛,体表和体内任何部分均可出血,其中以关节、软组织/肌肉、皮肤黏膜等最为常见,而中枢神经系统、消化道、颈部/咽喉的出血尤其是颅内出血则可能危及生命。关节出血是最主要的出血部位,多次出血可导致关节变形,出现血友病性关节病。其他出血相关并发症还包括软组织/肌肉出血,形成的血肿或筋膜腔综合征压迫重要器官或神经引起相关临床表征。

血友病 A 的致病基因为凝血因子Ⅷ(F8)基因(OMIM *300841),位于 Xq28,全长约 186kb,几乎占 X 染色体的 0.1%,其包含 26 个外显子,编码 mRNA 长约 9kb。F8 基因编码的成熟 FⅧ包含 2 332 个氨基酸,是由一条重链(A1-A2-B)和一条轻链(A3-C1-C2)组成的异二聚体单链糖蛋白,单链的 FⅧ蛋白没有活性,需由凝血酶或活性凝血因子 X 剪切后产生由重链(A1-A2)和轻链(A3-C1-C2)组成活性形式 FⅧ:C。FⅧ:C 主要的作用在于与活化的Ⅸ因子(Ⅸ a)、Ca^{2+} 及 PF3 形成复合物,促使凝血酶原转化为凝血酶,凝血酶促使血纤维蛋白原转变为纤维蛋白促进凝血。然而,F8 基因如果发生缺陷会致使 FⅧ蛋白合成障碍或者 FⅧ分子结构异常,引起 FⅧ的功能活性降低或缺失,最后导致 FⅧ:C 生成不足,由此导致内源性凝血途径障碍及出血倾向,此为血友病 A 的遗传病理学基础。全球不同种族人群中已报道的 F8 基因突变已超过 800 余种,其中以点突变为主,另外还有小片段插入及缺失、倒位及基因重排等。F8 基因的突变呈高度异质性,人群中常见的是内含子 22 与内含子 1 的倒位突变,其中重型血友病 A 病突变类型中内含子 22 的倒位占了近 50%,内含子 1 的倒位约占 3%。

实验室凝血功能分析是诊断血友病的重要手段,血友病 A 表现为促凝血酶原激酶时间(PTT)延长,活化部分促凝血酶原激酶时间(APTT)有不同程度的延长,凝血酶原时间(PT)正常。此外,检测 FⅧ凝血活性也是血友病分型的基础。 基因诊断可以对血友病 A 作出确诊,明确患者基因突变类型,帮助临床预后,还可用于携带者筛查和产前诊断。血友病目前尚无根治疗法,目前治疗的方法主要包括对症治疗、替代治疗和外科手术治疗三个方面,其中主要以替代治疗为主,替代治疗包括输注血浆、FⅧ浓缩剂、冷沉淀物及凝血酶原复合物等,其中病毒灭活的血源性或基因重组的凝血因子制剂为替代治疗的首选。此外,血友病的基因治疗目前已经进入临床试验阶段,取得了较为理想的疗效。血友病 A 为 X 连锁隐性遗传病,患者多为男性,女性为主要携带者。对血友病患者及其家系成员应作出准确的基因诊断与携带者筛查,并通过产前诊断或植入前诊断淘汰受累胎儿是目前预防该病的重要措施。

(二)血友病 B

血友病 B(hemophilia B)(OMIM #306900)是凝血因子Ⅸ缺乏或其凝血功能降低而导致的凝血障碍性疾病。其临床症状与血友病 A 基本相同,发病率为 1/10 万~1.5/10 万,占血友病类疾病总数的 15%~20%。其分子病因是位于 X 染色体上的 F9 基因突变所致,故该病的遗传方式与血友病 A 相同,呈 X 连锁隐性遗传。

血友病 B 致病基因 F9 基因(OMIM *300746),位于 Xq27.1,长约 34kb,包含 8 个外显子,编码 mRNA 长约 2.8kb,F9 基因编码的成熟 FIX 包含 433 个氨基酸。FIX 主要与Ⅷ因子、Ca^{2+} 及 PF3 一起作用,促使第X因子活化为Xa。FIX缺乏时会使凝血活酶生成减缓,同上延缓凝血过程导致内源性凝血途径障碍及出血倾向。全球不同种族人群中已报道的*F9*基因突变有300多种,突变类型同*F8*一样呈高度的异质性,主要也以点突变为主,其他包括缺失、插入和置换等。通常大的缺失、无义突变和多数的移码突变会引起重型血友病B,错义突变可以引起重型、中型或轻型血友病B,具体需视突变的不同位置或碱基替代情况而定。*F9*基因的CpG岛是一个突变热点位置,中国人群中常见的基因突变类型以发生在*F9*基因CpG的G→A转换,非CpG上的G→A和A→G变异,以及小的缺失和插入为主。

血友病B的实验室凝血功能分析与血友病A基本一样,主要表现在PTT延长、APTT有不同程度的延长、PT正常。此外,检测FIX凝血活性是血友病B分型的基础,基因诊断可明确患者基因突变类型,帮助临床预后,还可用于携带者筛查和产前诊断,以及进行植入前诊断避免血友病B患儿出生。血友病B和A一样目前也尚无根治疗法,与血友病A治疗方案基本一样,也是输注血浆、FIX浓缩剂等进行替代治疗为主。

三、结构蛋白缺陷病

由于基因突变引起构成细胞的基本结构和骨架的蛋白发生缺陷导致的一类遗传性疾病。这类疾病主要包括肌营养不良症、胶原蛋白病等。

(一)肌营养不良症

肌营养不良症是一组原发于肌肉组织的遗传性疾病,临床上常见的有Duchenne型和Becker型肌营养不良症。进行性假肥大性肌营养不良症(Duchenne Muscular Dystrophy,DMD)(OMIM #310200)是X连锁隐性致死性遗传病,是最常见的遗传性肌肉疾病之一,群体发病率高达1/3 500男性活婴,人群中女性携带者频率约为1/2 300。该病没有明显的地理或种族差异,患儿多呈明显家族聚集性,但也有约1/3的病例由新发突变而引起。

DMD的临床症状主要表现为进行性肌萎缩和肌无力伴小腿腓肠肌假性肥大,患儿出生时临床症状并不明显,但伴有血清肌酸激酶(creatine kinase,CK)增高和肌纤维坏死,主要累及青少年男性。本病通常3~5岁起病,开始出现肌无力等临床症状,主要表现为骨盆带肌肉无力,走路缓慢,用脚尖着地,呈典型的鸭步式走路;腰椎过度前凸,爬楼及蹲位站立困难,患儿卧位站立时表现为Gowers征是本病的一大特征。90%患儿5~6岁后表现为肌张力减弱,肌肉假性肥大,触之坚韧,其中以腓肠肌最为明显。患儿8~9岁时开始出现呼吸肌无力,一般在9岁丧失站立和行走的能力,多数病人在20~30岁因心肌和呼吸肌无力死于心力衰竭或呼吸衰竭。女性携带者一般无临床症状,少数有肌肉假性肥大和盆带肌轻度无力,以及血清CK增高。

DMD的致病基因为*DMD*基因(OMIM *300377),位于Xp21.2-21.3,全长约2 300kb,约占整个人类基因组长度的0.05%,包含有79个外显子,是迄今为止发现的人类最大的基因,此也是*DMD*基因极易发生自发突变的原因之一。在肌肉组织中,*DMD*基因编码的产物为抗肌萎缩蛋白(dystrophin蛋白),分子量为427kDa,共含3 685个氨基酸。Dystrophin蛋白是一种细胞骨架蛋白,广泛存在于机体的骨骼肌、心肌、平滑肌和脑中。其主要生理功能为与肌纤维膜糖蛋白(sarcoglycan)结合在一起形成抗肌萎缩蛋白结合蛋白(dystrophin-associated protein,DAP),然后与肌细胞的黏附蛋白(laminin)相互联结,共同协助肌肉减轻由肌纤维收缩产生的应力,从而起到细胞支架、抗牵拉、防止肌细胞膜在收缩活动时撕裂的作用,从而保护肌细胞免受损伤。

DMD患者就是由于*DMD*基因缺陷导致肌细胞dystrophin蛋白生成减少或缺乏,不能抵抗肌纤维的舒缩牵拉而导致肌肉易于受到损伤;同时由于病变的肌肉组织发生质膜结构异常,导致大量富含钙离子的细胞外成分内流,造成肌细胞膜不稳定并导致肌细胞坏死和功能缺失,从而发生肌肉萎缩。DMD的发生多为缺失突变,约占总突变的45%,其余突变类型包括点突变、重复和插入等,其中基因重复约占5%~15%,点突变约占40%。

*DMD*基因缺失导致dystrophin蛋白表达的差异,可引起两种症状轻重不同的疾病,如果基因缺失后不能编码有正常功能的dystrophin蛋白,其临床则表现为DMD;如果基因缺失仍能编码产生有部分

功能的 dystrophin 蛋白，比如基因整码缺失并未造成阅读框的破坏，其临床表型较轻的另一种假肥大型肌营养不良症，即称为 Becker 型肌营养不良症（Becker muscular dystrophy，BMD）（OMIM #300376）。

（二）胶原蛋白病

胶原（collagen）是组成人体结缔组织重要的蛋白质，约占人体蛋白质总量的 20% 以上，在不同的组织中分别由成纤维细胞、平滑肌细胞、成骨细胞、软骨细胞和某些上皮细胞合成分泌。胶原蛋白分子由三条相同或不同的 α 多肽链（α_1、α_2、α_3）组成。

目前已发现组织中的胶原类型有 10 多种，分别具有不同的化学及免疫学特性，是不同结构基因的产物。Ⅰ、Ⅱ、Ⅲ型胶原合称间质胶原（interstitial collagen）。Ⅰ型胶原主要由 2 条 α_1 链和 1 条 α_2 链组成，Ⅱ、Ⅲ型胶原都由 3 条 α_1 链组成。3 条 α 链均以右手超螺旋结构盘绕在一起形成原胶原分子，由原胶原分子组合成原纤维或微原纤维，再由原纤维黏合成胶原纤维。Ⅰ型胶原分布很广，主要存在于皮肤、肌腱和韧带中，具有很强的抗压能力；Ⅱ型胶原的分布局限于透明软骨、椎骨髓核及玻璃体中，具有较强的抗压能力；Ⅲ型胶原广泛分布于伸展性较大的组织，如结缔组织、血管壁及胎盘等处。Ⅳ型胶原由 2 条 α_1 链和 1 条 α_2 链组成，再聚合成交叉结构的巨分子，主要分布于各种基膜之中。

胶原蛋白病（collagen disorder）也称为"结缔组织遗传病"，是由胶原蛋白发生缺陷而引起的一组遗传性疾病，主要包括成骨不全、埃勒斯-当洛综合征（Ehlers-Danlos 综合征）、奥尔波特综合征（Alport 综合征）、表皮松解症等。下面以成骨不全为代表进行此类疾病的阐述。

成骨不全（osteogenesis imperfecta）是一组因Ⅰ型胶原异常而引起的遗传异质性疾病，患者表现为骨质疏松、易骨折并伴有骨骼畸形等症状。该病的患病率约为 1/15 000，是常见的一种常染色体显性遗传病。成骨不全分为四个类型（表 9-2）。

表 9-2　成骨不全的遗传与临床特征

类型	临床特征	遗传方式	分子变化	遗传缺陷
Ⅰ型	蓝巩膜、易骨折但无骨畸形	AD	Ⅰ型胶原结构正常但量减少 50%	突变致 Proα1（Ⅰ）mRNA 合成量下降
Ⅱ型	围生致死型：严重骨折畸形、黑巩膜，生后一周内死亡	AD	Ⅰ型胶原结构变异（特别是羧基端）	编码甘氨酸的密码子突变（包括 α_1 或 α_2 基因）
Ⅲ型	进行性畸变：进行性骨畸变、畸形蓝巩膜、听觉丧失	AD	Ⅰ型胶原结构变异（特别是氨基端）	同Ⅱ型
Ⅳ型	正常巩膜性畸变：轻度畸形、矮小、听觉丧失	AD	同Ⅲ型	①同Ⅱ型；②α_2 基因外显子跳跃突变

Ⅰ型成骨不全（OMIM #166200）又称为蓝色巩膜综合征，有轻中度骨脆性增加、蓝巩膜及听力丧失"三联征"表现。病变累及骨骼、肌腱、韧带、筋膜、牙本质及巩膜等，主要临床症状为骨质疏松、致脆性增加而易反复骨折，巩膜呈蓝色，关节可过度活动而易于受伤并导致肢体畸形，部分牙齿呈牙本质发育不良。多在青春期后发病，伴传导性耳聋。本病重症者矮小，X 线显示多发生骨痂。Ⅰ型成骨不全基因定位于 17q21.33，病因为胶原基因各种点突变导致的胶原成熟缺陷。

Ⅱ型成骨不全（OMIM #166210）又称先天性致死性成骨不全，其临床症状比Ⅰ型成骨不全严重，为成骨不全的严重类型。主要表现为长骨短宽，宫内即可因骨质疏松、发脆而引起四肢、肋骨多发性骨折；蓝色巩膜；耳硬化性聋；身材矮小；患者一般为死胎或生后早期死亡。存活者伴有进行性脑积水，长骨囊性变。Ⅱ型成骨不全的胶原基因突变比Ⅰ型更复杂多见，主要涉及 α_1 链胶原基因 *COL1A1* 和 α_2 链胶原基因 *COL1A2* 上的甘氨酸密码子点突变或重排。

Ⅲ型成骨不全（OMIM #259420）患者一般足月出生，出生时体重、身长接近正常，常伴有蓝色巩膜，但多在一岁左右消失。超过 50% 患儿出生时即有骨折，1~2 岁时均有多处骨折，常见躯干变短及严重脊柱后凸。新生儿 X 线片可见干骺端增宽，骨干成角畸形。约 1/4 患儿在一年内死亡，死亡原因与严重骨脆性，脊柱畸形，心肺衰竭有关。患儿可呈现头颅不对称增大，额颞部隆起呈三角形面型。头部 CT 可见脑室广泛扩张和皮质萎缩。该型病例散发较多,约3/4为新发常染色体显性突变,1/3为常染色体隐性遗传。

Ⅳ型成骨不全(OMIM #166220)型骨骼脆性较重,儿童期易发生骨折,但到青春期后骨折发生率明显下降,但患者骨骼畸形呈进行性发展,牙齿也会出现乳光牙的表型。患儿出生时常也见有骨折,面部特征与Ⅰ型相似,而巩膜颜色则与Ⅲ型相同。成人约有30%会发生听力损害,关节活动幅度增加,有关节脱位及疝气发生。

四、受体蛋白病

受体是位于细胞膜、细胞质或细胞核内的一类具有特殊功能的蛋白质,由于这类蛋白的遗传性缺陷导致的疾病称为受体蛋白病(receptor protein disease)。20世纪70年代MS Brown和JL Goldstein曾对家族性高胆固醇血症细胞膜上低密度脂蛋白受体作了深入的研究,并因此获得了诺贝尔生理学或医学奖。

家族性高胆固醇血症(familiar hypercholesterolemia,FH)(OMIM #143890)为遗传性高脂蛋白血症中的一个类型,遗传性高脂蛋白血症患者血浆中的胆固醇和甘油三酯增高,从而导致冠心病、心肌梗死等心血管疾病。家族性高胆固醇血症是由于细胞膜上的低密度脂蛋白(low density lipoprotein,LDL)受体缺陷而导致。在正常情况下,LDL与细胞膜上的LDL受体结合,通过内吞作用进入细胞,被溶酶体吞噬,为溶酶体酸性水解酶水解,释放出游离胆固醇。游离胆固醇在细胞内可激活脂酰辅酶A,将游离胆固醇脂化;游离胆固醇同时可抑制细胞内的β羟基β甲基戊二酰辅酶A还原酶,从而减少细胞内胆固醇的合成。本病患者由于LDL受体缺陷,致使血浆中的LDL不能进入细胞,并使细胞内胆固醇的反馈抑制解除,使细胞内胆固醇合成增加并进入血浆,加重血浆胆固醇的堆积(图9-7)。

本病目前报道的致病基因有LDL受体基因(*LDLR*)(OMIM *606945)、载脂蛋白B(*APOB*)(OMIM *107730)、前蛋白转化酶枯草溶菌素9(*PCKS9*)(OMIM *607786),以及LDL受体衔接蛋白1(*LDLRAP1*)(OMIM *605747)等,*LDLR*、*APOB*、*PCKS9*所致FH呈常染色体显性遗传,*LDLRAP1*所致FH呈常染色体隐性遗传。其中85%~90%的FH由*LDLR*基因突变引起,该基因定位于19p13.2,*LDLR*基因突变导致LDL受体功能受损或数量减少,从而影响血液中低密度脂蛋白的转运和清除障碍。

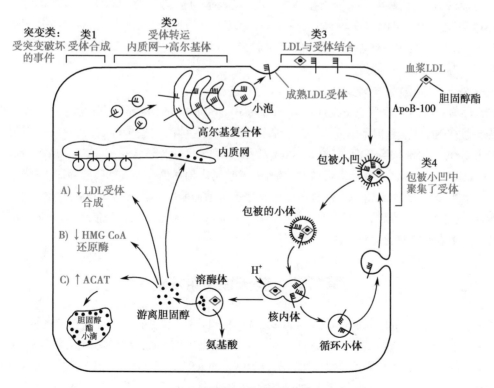

图9-7　LDL受体的细胞生物学功能及突变类型
ACAT:脂酰辅酶A-胆固醇酰基转移酶。

五、膜转运蛋白病

由于膜转运蛋白的遗传缺陷导致的疾病称为膜转运蛋白病。如囊性纤维化病、胱氨酸尿症及先天性葡萄糖、半乳糖吸收不良症等。

(一) 囊性纤维化病

囊性纤维化病（cystic fibrosis，CF）（OMIM #219700）是一种典型的膜转运蛋白疾病，属常染色体隐性遗传，它是高加索人种中最常见的遗传性疾病之一，每 2 000~3 000 例新生儿中即有一例罹患此病，携带者的频率高达 1/29。CF 致病基因为 CFTR 基因，该基因定位于 7q31.2，长约 250kb，包含 27 个外显子，编码一种细胞膜整合蛋白，为 Cl⁻等物质的转运通道蛋白。目前已报道超过 2 000 种 CFTR 基因变异会影响 CFTR 蛋白的结构或功能从而导致 CF 发生。

CFTR 基因缺陷会导致腺体的上皮细胞无法正常分泌氯离子，从而引起 Na^+与 H_2O 的重吸收增加，因而造成黏液水含量减少，导致分泌物变得黏稠，无法顺利排出；分泌液 pH 降低，也可使管腔黏液黏稠度和酸碱性发生变化而引起一系列病理变化。此外，黏稠黏液使细菌容易残存，而增加感染和发炎的风险。囊性纤维化病主要累及肺、胰腺等多个器官，最后因肺衰竭、感染和营养不良而死亡。

(二) 胱氨酸尿症

胱氨酸尿症（cystinuria）（OMIM #220100）是一种肾小管的遗传性缺陷疾病，主要是由于患者的肾小管及小肠黏膜上皮细胞的膜转运蛋白缺陷，使肾小管对胱氨酸、赖氨酸、精氨酸和鸟氨酸的重吸收障碍而致。患者血浆中这四种氨基酸的含量偏低，而尿液中的含量增高，尤其是胱氨酸在酸性尿中很少溶解，当它的浓度超过其溶解度时就发生沉淀，形成结晶或结石，导致尿路结石发生。胱氨酸尿症最常见的症状是肾绞痛，此外，由于尿路梗阻可引起尿路感染和肾功能衰竭。

根据携带杂合突变的患者尿中胱氨酸的分泌量，可将胱氨酸尿症分为三个亚型：I 型杂合子尿液中胱氨酸分泌量正常；II 型和 III 型杂合子尿液中的胱氨酸分泌量显著增加，而 III 型的症状相对较轻一些。目前，根据致病基因的不同有了新的分型，已报道的胱氨酸尿症致病基因有 SLC3A1（OMIM *104614）和 SLC7A9（OMIM *604144），由 SLC3A1 基因突变引起的为 A 型，由 SLC7A9 基因突变引起的为 B 型；由 SLC3A1 和 SLC7A9 双基因突变引起为 AB 型。三型均为常染色体隐性遗传，但也有部分患者表现为不完全显性遗传。

(三) 先天性葡萄糖、半乳糖吸收不良症

先天性葡萄糖、半乳糖吸收不良症（congenital glucose/galactose malabsorption，CGGM）（OMIM #606824）又称先天性葡萄糖-半乳糖不耐受症，是一种罕见的常染色体隐性遗传性病，其致病基因为编码人类小肠黏膜绒毛膜刷状缘表面的钠依赖性葡萄糖转运体 1（sodium dependent glucose transporter-1，SGLT-1）的 SLC5A1 基因。该转运蛋白发生缺陷，导致肠内葡萄糖和半乳糖吸收障碍，进而在肠腔内堆积转化为大量乳酸，患者出现水样腹泻。婴儿喂食含葡萄糖和半乳糖的食物后随着腹泻加重继而出现脱水、代谢性酸中毒、营养不良等症状，如果诊治不及时，甚至会危及生命，但本病随着年龄增加对葡萄糖和半乳糖的耐受性会增加。

第二节 ｜ 先天性代谢缺陷

先天性代谢缺陷（inborn errors of metabolism）也称遗传性代谢病，指由于遗传上的原因（通常是基因突变）而造成的酶蛋白质分子结构或数量的异常所引起的疾病，其发病机制见图 2-6。根据酶缺陷对机体代谢的影响不同，将先天性代谢缺陷分为糖代谢缺陷、氨基酸代谢缺陷、脂类代谢缺陷、核苷酸代谢缺陷、金属离子代谢缺陷、溶酶体沉积病和维生素及其辅助因子代谢缺陷等，各类代表性疾病见表 9-3。

表9-3 先天性代谢缺陷病的分类及代表性疾病

代谢途径	代表性疾病	致病基因	OMIM	基因定位	遗传方式
糖代谢缺陷	半乳糖血症	*GALT*	230400	9p13.3	AR
	葡萄糖-6-磷酸脱氢酶缺乏症	*G6PD*	305900	Xq28	XD
	糖原贮积症	*AGL*	232400	1p21.2	AR
氨基酸代谢缺陷	苯丙酮尿症	*PAH*	261600	12q23.2	AR
	白化病	*TYR*	203100	11q14.3	AR
	尿黑酸尿症	*HGD*	203500	3q13.33	AR
脂类代谢缺陷	肾上腺脑白质营养不良	*ABCD1*	300100	Xq28	XR
	尼曼-皮克病	*NPC1*	257220	18q11.2	AR
	GM2 神经节苷脂病	*GM2A*	272750	5q33.1	AR
核苷酸代谢缺陷	自毁容貌综合征	*HPRT1*	300322	Xq26	XR
	着色性干皮病	*ERCC2*	278730	19q13.32	AR
金属离子代谢缺陷	肝豆状核变性（Wilson 病）	*ATP7B*	277900	13q14.3	AR
	Menkes 病	*ATP7A*	309400	Xq21.1	XR
溶酶体贮积病	戈谢病	*GBA*	230900	1q22	AR
	Wolman 病	*LIPA*	278000	10q23.31	AR
	Fabry 病	*GLA*	300644	Xq22.1	XD
维生素及其辅助因子代谢障碍	抗维生素 D 佝偻病	*PHEX*	307800	Xp22.11	XD

一、先天性代谢缺陷的共同规律

从分子水平上看,先天性代谢缺陷可能有两种原因:一是由于编码酶蛋白的结构基因发生突变,引起酶蛋白结构异常或缺失;二是基因的调控系统发生异常,使之合成过少或过多的酶,引起代谢紊乱。绝大多数先天性代谢缺陷为常染色体隐性遗传,也有少数为 X 连锁隐性遗传。

先天性代谢缺陷的种类繁多,但它们有一些共同的特征。这些特征有助于人们理解这类疾病,在临床上正确处理这些疾病。

（一）酶缺陷与酶活性

在机体内,酶的正常数量是大大超过维持机体新陈代谢所必需的数量,因此杂合状态下所残存的50%的活性能保证杂合体的正常代谢。事实上,5%~10%的酶活性即可使该酶所催化的代谢反应正常进行并维持底物和产物在适当的水平上。当然也有一些酶需要有较高活性才能使机体代谢途径正常进行。

（二）底物、中间代谢产物堆积和产物缺乏

由于酶的生理功能是催化底物转变为产物,故几乎所有因酶缺陷所引起的病理改变都直接或间接地与底物、中间代谢产物的堆积或产物的缺乏或兼而有之有关。当然,在不同的疾病类型中常以某一种情况(或底物、中间代谢产物堆积或产物缺乏)为主造成病理损害。

（三）底物分子的大小与性质

先天性代谢缺陷有时是全身性的,有时是局部性的,这取决于底物分子的大小和理化性质。大分子物质(如黏多糖)不易扩散,因而在酶缺陷时常堆积在某些组织、细胞或细胞器中;而小分子物质(如苯丙氨酸)则易于扩散,由酶缺陷所引起的堆积往往弥漫至全身多种组织、细胞而引起全身性病变。

（四）临床表型与酶缺陷

在某些情况下,某一基因的不同突变可导致多种不同的酶活性改变,表现为多种复杂的临床表型;在另一些情况下,同样的病理、临床特征可由多种不同的基因所引发。这些都为先天性代谢缺陷的病理、生化及临床分析带来了一定的困难,需谨慎对待。

二、糖代谢缺陷病

由于参与糖代谢的酶发生缺陷,使体内的糖代谢异常而产生糖代谢缺陷病。主要的糖代谢缺陷病包括半乳糖血症、葡萄糖-6-磷酸脱氢酶缺乏症、黏多糖贮积病和糖原贮积症等。

(一) 半乳糖血症

半乳糖血症(galactosemia)主要是由于半乳糖代谢过程中转移酶的缺陷导致半乳糖在体内堆积而引起的代谢性疾病,临床主要表现为患儿对乳糖不耐受,婴儿哺乳后呕吐、腹泻,继而出现白内障、肝硬化、黄疸、腹水、智力发育不全,同时伴发有肾功能损伤及低血糖症状等。发病率约为 1/50 000。

此病主要的临床表现为患儿对乳糖不耐受,出生时除部分患儿表现为体重稍轻外其他基本正常。大多患儿在 4~10 天出现症状,常在喂食人乳或牛乳后出现呕吐、腹泻、厌食、体重不增、肌张力减退和嗜睡等表现。

乳类所含乳糖经消化道乳糖酶分解产生葡萄糖和半乳糖。半乳糖先后经半乳糖激酶(galactokinase,GALK)、半乳糖-1-磷酸尿苷酰转移酶(galactose-1-phosphate uridylyltransferase,GALT)和尿苷二磷酸半乳糖表异构酶(uridine diphosphate galactose-4-epimerase,GALT)催化,生成半乳糖-1-磷酸和葡萄糖-1-磷酸,进一步代谢供组织利用,其代谢图见 2-8。代谢中三种酶任何一种发生缺陷都可导致半乳糖血症的发生,三种酶的缺陷都表现为常染色体隐性遗传。其中 GALT 缺乏引起的半乳糖血症人群中最为常见,又称之为经典型半乳糖血症(classic galactosemia)(OMIM #230400)。经典型半乳糖血症患者由于 GALT 基因缺陷使该酶缺乏,导致半乳糖和半乳糖-1-磷酸在血中累积,部分随尿排出。半乳糖-1-磷酸在脑组织累积可引起智力障碍;在肝累积可引起肝损害,甚至肝硬化;在肾累积可致肾功能损害,引起蛋白尿和氨基酸尿。半乳糖在醛糖还原酶作用下生成半乳糖醇,可使晶状体渗透压改变,水分进入晶状体,影响晶状体代谢而致白内障。血中半乳糖升高会抑制糖原分解成葡萄糖,出现低血糖。

GALT 的表达是由一组复等位基因控制的,决定 GALT 的野生型基因 GALT 基因(Gt^+)位于 9p13,Gt^+突变后形成隐性致病基因(gt),gt 决定 GALT 不能生成,此外还有另一突变基因(Gt^D),其纯合体($Gt^D Gt^D$)表型正常,但 GALT 活性降低。这一组复等位基因可以组合成 6 种基因型,它们的群体频率与临床表型的关系见表 9-4。

表 9-4　*GALT* 基因型与表型关系

基因型	群体频率/%	相对酶活性	表型
Gt^+Gt^+	91.2	100	正常
Gt^+Gt^D	7.6	75	正常
$Gt^D Gt^D$	0.16	50	正常
$Gt^+ gt$	0.96	50	正常
$Gt^D gt$	0.04	25	发病边缘
$gt\, gt$	0.0025	0	半乳糖血症

(二) 葡萄糖-6-磷酸脱氢酶缺乏症

葡萄糖-6-磷酸脱氢酶缺乏症(glucose-6-phosphate dehydrogenase deficiency,G6PD deficiency)(OMIM #305900)是由于葡萄糖-6-磷酸脱氢酶(G6PD)缺乏而引起的一种常见的 X 连锁隐性遗传病。临床上主要表现为一组溶血性疾病,包括"蚕豆病"、药物性溶血、新生儿黄疸、某些感染性溶血和慢性非球形细胞溶血性贫血。在我国多数 G6PD 缺乏者没有临床症状,但可在诱因作用下发病。

红细胞内的糖代谢以无氧酵解为主,但也有少量的是通过磷酸戊糖旁路。G6PD 是磷酸戊糖旁路代谢途径中的第一个酶,也是第一个限速酶,催化葡萄糖-6-磷酸生成 6-磷酸葡萄糖酸内酯,同时生成还原型烟酰胺腺嘌呤二核苷酸磷酸（NADPH）。NADPH作为供氢体，参与体内的多种代谢反应，其作用之一是维持谷胱甘肽的还原状态。还原型谷胱甘肽可以将机体在生物氧化过程中产生的H_2O_2还原为H_2O，避免了组织、细胞的氧化性损伤。葡萄糖-6-磷酸脱氢酶缺乏症患者由于G6PD的活性降低，红细胞内葡萄糖通过磷酸戊糖旁路的代谢障碍，不能产生足够的NADPH，影响GSH的生成，导致H_2O_2堆积，致使红细胞膜遭受氧化性损伤；同时H_2O_2等过氧化物含量增加，使血红蛋白β链第93位半胱氨酸的巯基氧化，使血红蛋白的4条肽链解开，血红蛋白变性成为Heinz小体，含有Heinz小体的红细胞变形性较低，不易通过脾或肝窦而被阻留破坏，最终引起血管内和血管外溶血。

G6PD基因定位于Xq28。男性半合子发病，女性杂合子可能具有不同的表现度。其原因是：女性杂合子细胞内带有一对G6PD等位基因，即野生型等位基因和突变型等位基因。由于其中一条X染色体在胚胎早期发生随机失活，使得女性杂合子体内部分细胞群带有活性的野生型等位基因，而另一部分细胞群带没有活性的突变型等位基因，成为镶嵌体。如果带有活性的突变型等位基因细胞群的比例高，则这个女性杂合子将表现G6PD酶活性的明显降低，因此，G6PD缺乏症有时也表现为X连锁不完全显性遗传病；如果她带有活性的野生型等位基因细胞群的比例高，则将表现G6PD酶活性的轻度降低或正常。酶学检测的方法不能检出G6PD酶活性正常的女性杂合子，基因诊断是检出这些女性杂合子的有效方法。

G6PD缺乏症在世界广泛分布，估计全世界约有4亿人受累。但各地区人群的发病率与基因频率差别较大。我国发病率呈南高北低的特点。广东汉族人可达8.6%，云南德宏傣族高达17.4%，北方各省则较少见。G6PD基因突变具有高度遗传异质性。中国人群中最常见的G6PD基因突变型为c.1376 G>T、c.1388G>A、c.95A>G及c.871G>A。有证据表明，G6PD缺乏症与抗疟疾相关，恶性疟原虫感染G6PD缺陷的红细胞后，由于缺乏还原型辅酶Ⅱ及核苷酸合成的原料核糖-5-磷酸，难以完成红内期的增殖，其细胞器及代谢产物逐渐减少，恶性疟原虫的细胞核逐渐缩小，最后死亡，表现出抗疟疾的作用。

（三）糖原贮积症

糖原贮积症（glycogen storage disease, GSD）是一组罕见遗传代谢病。因参与糖原分解和合成的酶异常改变，使糖原在体内贮积而发病。病变主要累及肝脏及肌肉，但有时也伴有心、肾和神经系统的损伤。根据所缺的酶不同，可将糖原贮积症分为Ⅰ~Ⅷ型（表9-5），除GSDⅡb及GSDⅧ型为X连锁隐性遗传外，其余为常染色体隐性遗传，以Ⅰ型最为常见。

表9-5 糖原贮积症的几种类型

病名	OMIM	缺陷的酶	基因定位	遗传方式	症状
GSDⅠa	232200	葡萄糖-6-磷酸酶	17q21.31	AR	肝肾大、低血糖、酸中毒、生长迟缓
GSDⅠb	232220	微体葡萄糖-6-磷酸转运蛋白	11q23.3	AR	同Ⅰa型，还伴粒细胞减少或功能障碍
GSDⅠc	232240	微体磷酸吡咯转运蛋白	11q23.3	AR	同Ⅰa型，还伴粒细胞减少或功能障碍
GSDⅡ	232300	α-1,4-葡萄糖苷酶D	17q25.3	AR	心力衰竭、肌无力、巨舌
GSDⅡb	300257	溶酶体相关膜蛋白2基因（LAMP2）	Xq24	XR	心力衰竭、肌无力、低智力
GSDⅢ	232400	淀粉-1,6-葡萄糖苷酶	1p21.2	AR	与Ⅰ型相似，但症状较轻
GSDⅣ	232500	糖原分支酶[淀粉(1,4；1,6)转葡萄糖苷酶]	3p12.2	AR	肝脾大、肝硬化
GSDⅤ	232600	肌磷酸化酶	11q13.1	AR	肌无力、肌痉挛
GSDⅥ	232700	肝磷酸化酶	14q22.1	AR	低血糖症、生长迟缓、明显的肝大
GSDⅦ	232800	肌磷酸果糖激酶	12q13.11	AR	肌痉挛、肌无力、肌痛、肌红蛋白尿

续表

病名	OMIM	缺陷的酶	基因定位	遗传方式	症状
GSD Ⅷ（GSD Ⅸa）	306000	α 肝磷酸化酶 b 激酶 PHKA2	Xp22.13	XR	轻型低血糖,肝大、生长迟缓。胆固醇、甘油三酯升高、白内障
GSD Ⅸb	604549	磷酸化酶 b 激酶 PHKB	16q12.1	AR	肝大、饥饿性低血糖
GSD Ⅸc	613027	PHK G2	16p11.2		儿童期发病,肝大、肌无力、生长迟缓

　　Ⅰ型糖原贮积症的致病基因定位于 17q21。由于编码葡萄糖-6-磷酸酶的基因突变,葡萄糖-6-磷酸酶缺陷,使肝、肾及肠黏膜等组织中糖原蓄积,患者易出现低血糖,并有肝、肾肿大等症状,严重时会发生酸中毒。

　　Ⅱ型糖原贮积症(Pompe disease)发病率 1/20 万,其致病基因定位在 17q25.3。由于 α-1,4-葡萄糖苷酶基因的突变引起溶酶体内 α-1,4-葡萄糖苷酶的缺乏,使糖原处理障碍,造成溶酶体内糖原堆积,病变累及心肌及全身肌肉。此病一般在儿童期即发病,患者可因心肌无力、心脏扩大,死于心力衰竭。患者也可由于呼吸肌无力、引起呼吸衰竭而死亡。目前该病可以通过 Myozyme 酶替代进行治疗。通过检测胎儿 α-1,4-葡萄糖苷酶基因的致病性突变进行产前诊断,可以有效地防止患儿出生。

(四) 黏多糖贮积症

　　黏多糖是蛋白质和氨基多糖结合形成的糖蛋白,是结缔组织基质、线粒体、核膜和质膜的重要组成成分。氨基多糖由己糖醛酸和氨基己糖或中性糖组成的二糖单位彼此相连形成的长链。氨基多糖根据二糖单位组成的不同分为:硫酸软骨素、硫酸乙酰肝素、硫酸皮肤素、硫酸角质素和透明质酸等。黏多糖分解时需要多种溶酶体水解酶的参与,这些酶的遗传性缺陷可使氨基多糖降解不完全而蓄积于溶酶体中导致黏多糖贮积症(mucopolysaccharidosis, MPS)。患儿会出现肝脾大、骨骼异常、面容粗陋;智力障碍等症状,蓄积的黏多糖可随患儿的尿液排出。本病可分许多类型,其中Ⅱ型为 X 连锁隐性遗传,其他各型均为常染色体隐性遗传(表 9-6)。

表 9-6　黏多糖贮积症的类型

疾病名称	OMIM	缺陷的酶	基因定位	遗传方式	主要症状
MPS ⅠH	607014	α-L-艾杜糖醛酸酶	4p16.3	AR	角膜混浊、侏儒、进行性智力低下、骨骼异常、10 岁前死亡
MPS ⅠS	607016	α-L-艾杜糖醛酸酶	4p16.3	AR	角膜混浊、主动脉瓣病、智力及寿命正常
MPS Ⅱ	309900	艾杜糖-2-硫酸酯酶	Xq28	XR	智力低下,肝脾大,骨骼异常
MSP ⅢA	252900	硫酸乙酰肝素硫酸酯酶	17q25.3	AR	神经紊乱,肝脾大,骨骼异常
MSP ⅢB	252920	N-乙酰 α-氨基葡萄糖苷酶	17q21.2	AR	同上
MSP ⅢC	252930	乙酰辅酶 A:α-氨基葡萄糖-N-乙酰基转移酶	8p11.21-p11.1	AR	同上
MSP ⅢD	252940	N-乙酰 α-氨基葡萄糖-6-硫酸酯酶	12q14.3	AR	同上
MPS ⅣA	253000	半乳糖胺-6-硫酸盐硫酸酯酶	16q24.3	AR	发育迟缓,骨骼异常,症状重
MPS ⅣB	253010	β-半乳糖苷酶	3p22.3	AR	齿稀、颈椎发育不良其余同上,症状轻
MPS Ⅴ	过去将 MPS ⅠS 型称之为:MPS Ⅴ型				

疾病名称	OMIM	缺陷的酶	基因定位	遗传方式	主要症状
MPS Ⅵ	253200	芳基硫酸酯酶 B	5q14.1	AR	严重骨骼变化、心瓣膜病、白细胞包涵体
MPS Ⅶ	253220	β-葡萄糖苷酸酶	7q11.21	AR	肝脾大,骨发育不良,智力低下

三、氨基酸代谢遗传病

由于参与氨基酸代谢的酶发生缺陷,使体内的氨基酸代谢异常而产生氨基酸代谢缺陷的一类遗传性疾病。主要的氨基酸代谢遗传病包括苯丙酮尿症、白化病和尿黑酸尿症等。

(一) 苯丙酮尿症

苯丙酮尿症是由于人体内苯丙氨酸代谢障碍引起的遗传代谢病,是一种典型的氨基酸代谢障碍性疾病。苯丙氨酸是人体必需的氨基酸之一,机体内约 2/3 的苯丙氨酸在苯丙氨酸羟化酶(phenylalanine hydroxylase,PAH)酶作用下在肝细胞内的转化为酪氨酸(tyrosine,Tyr)。此外,代谢过程中还需要辅基四氢生物蝶呤(tetrahydrobiopterin;BH4)的参与,而 BH4 的合成依赖于鸟苷三磷酸环化水合酶(GTP-CH)、6-丙酮酰四氢蝶呤合成酶(6-PTS)、二氢生物蝶啶还原酶(DHPR)及蝶呤-4α-甲醇胺脱水酶(PCD)等酶类的存在,苯丙氨酸代谢途径见图 2-9。因此,除了 PAH 酶基因缺陷,GTP-CH、6-PTS、DHPR 和 PCD 这四种酶编码基因发生致病突变都可能导致相应酶蛋白的活性下降,而使苯丙氨酸羟化为酪氨酸的代谢通路发生障碍,也可导致苯丙酮尿症发生。

依据上述致病酶缺陷的不同,临床上将 PAH 酶缺陷所致的 PKU 称为经典型 PKU,TP-CH、6-PTS、DHPR 和 PCD 之一的酶缺陷所致的 PKU 称为非经典型 PKU。

1. **经典型苯丙酮尿症**(phenylketonuria,PKU)(OMIM #261600) 首次发现于 1934 年,因患者尿中排泄大量的苯丙酮酸而得名。国外发病率约 1/100 000~1/4 500,我国发病率约为 1/16 500。典型 PKU 患者由于肝脏内苯丙氨酸羟化酶(PAH)缺乏,苯丙氨酸不能转变为酪氨酸,而转变为苯丙酮酸和苯乳酸并在体内累积,并导致血液和尿液中苯丙氨酸及其衍生物排出增多(见图 2-9)。同时由于酪氨酸生成不足,导致多巴胺、5-羟色胺、γ-氨基丁酸等重要神经递质缺乏,引起神经系统的功能损害。临床上表现为精神发育迟缓,皮肤、毛发和虹膜色素减退,头发呈赤褐色,癫痫,湿疹,特殊的鼠样臭味尿。患儿在出生后若不及早得到低苯丙氨酸饮食治疗,便出现不可逆的大脑损害和严重的智力发育障碍。

2. **非典型苯丙酮尿症**(BH4 deficiency) 主要是由于四氢生物蝶呤合成或循环利用过程中所需要的酶 TP-CH、6-PTS、DHPR 和 PCD 之一缺乏时,四氢生物蝶呤生成减少,苯丙氨酸不能羟化生成酪氨酸。同时造成多巴胺、5-羟色胺等重要神经递质缺乏,加重神经系统的功能损害,引起非典型苯丙酮尿症。临床表现为:智力低下、肌张力异常、惊厥、发育迟缓等。非经典型 PKU 患者一般神经系统症状出现较早且较严重,又称之为恶性 PKU,但临床较为少见,约占 1%~3%。

(二) 白化病

白化病(albinism)是一组较为常见的眼、皮肤及其附属器官黑色素缺乏所引起遗传性皮肤病,分为非综合征白化病和综合征白化病两大类。非综合征白化病包括眼皮肤白化病及眼白化病。眼皮肤白化病是最常见的一种白化病,具有基因座遗传异质性,根据致病突变基因的不同分为 4 型。

眼皮肤白化病I型(OMIM #203100):致病基因为酪氨酸酶(tyrosinase,TYR)基因(OMIM *606933)。*TYR* 基因定位于 11q14.3 含 5 个外显子,转录子长 2 384bp,编码 529 个氨基酸残基,生成相对分子量为 60KD 的酪氨酸酶。正常情况下,人体黑素细胞中的酪氨酸在酪氨酸酶催化下,经一系列反应,最终生成黑色素。白化病患者体内酪氨酸酶基因突变,使该酶缺乏,故不能有效地催化酪氨酸转变为黑色素前体,最终导致代谢终产物黑色素缺乏而呈白化。患者全身皮肤、毛发、眼睛缺乏黑色素,全身白化,终身不变。

患者眼睛视网膜无色素,虹膜和瞳孔呈现淡红色,畏光,眼球震颤,常伴有视力异常。患者对阳光敏感,暴晒可引起皮肤角化增厚,并诱发皮肤癌。该病发病率约 1/12 000~1/10 000,呈常染色体隐性遗传。

眼皮肤白化病Ⅱ型(OMIM #203200)的致病基因为 OCA2 基因(OMIM *611409)。基因定位于 15q11-q13.1 含 24 个外显子,转录子长 3 186bp,编码 838 个氨基酸残基。生成相对分子质量为 110kDa、位于黑色素小体膜上的跨膜蛋白。黑色素由决定黑棕色的真黑素和决定红黄色的褐黑素组成。OCA2 基因的产物是真黑素合成所必需的物质。基因突变引起真黑素合成减少,患者皮肤、毛发和眼中的真黑素缺乏。出现皮肤白,毛发黄白或黄棕色,虹膜灰色或棕色,常伴有视力异常。此型临床症状较Ⅰ型为轻,患者出生时毛发和虹膜有少量色素沉着。呈常染色体隐性遗传。

眼皮肤白化病Ⅲ型(OMIM #203290):致病基因为酪氨酸酶相关蛋白 1(tyrosinase-related protein 1,TYRP1)基因(OMIM *115501)。TYRP1 基因定位于 9p23,含 8 个外显子,转录子长 2 848bp,编码 536 个氨基酸残基,生成相对分子质量为 61KD 的酪氨酸酶相关蛋白 1,该蛋白具有稳定酪氨酸酶的作用。患者可表现为淡棕色皮肤和头发,蓝灰色虹膜,部分患者有眼球震颤或斜视,呈常染色体隐性遗传。

眼皮肤白化病Ⅳ型(OMIM #606574):致病基因为膜相关转运蛋白(membrane-associated transporter protein,MATP)(SLC45A2)基因(OMIM *606202)。MATP 基因定位于 5p13.2,含 7 个外显子,转录子长 1 714bp,编码 530 个氨基酸残基,生成相对分子质量为 58KD 的膜相关转运蛋白。患者的临床表现与眼皮肤白化病Ⅱ型有重叠,呈常染色体隐性遗传。

(三)尿黑酸尿症

1902 年,英国著名的内科医生 Archibald Edward Garrod 仔细观察了尿黑酸尿症(alkaptonuria)(OMIM #203500),并发现这种病具有家族聚集现象。例如,在某些病例中,常有两个或多个同胞患病,但其父母正常。Garrod 为此请教了当时的生物学家 William Bateson(第一个使用 genetics 的学者),他们在共同调查分析了家族患病史后一致认为尿黑酸尿症是孟德尔隐性遗传的结果。从此,尿黑酸尿症就作为人类隐性遗传的首例而载入史册。Garrod 关于尿黑酸尿症的推测于 1958 年由 LaDu 等予以证实。后来,Garrod 还研究了白化病、胱氨酸尿症和戊糖尿症等类似疾病,并由此提出了"先天性代谢缺陷"的概念。

尿黑酸尿症呈常染色体隐性,其致病原因为尿黑酸 1,2-双加氧酶(homogentisate-1,2-Dioxygenase,HGD)缺乏所致。患者由于 HGD 基因缺陷导致尿黑酸氧化酶缺乏,因而体内代谢生成的尿黑酸不能进一步分解为乙酰乙酸,致使过多的尿黑酸由尿排出,并在空气中曝光后氧化为黑色的物质。这种病症在婴儿期就可表现出来,到成年时由于尿黑酸大量沉积于结缔组织引起褐黄病(ochronosis),在皮肤、面颊、耳郭、巩膜等处出现色素沉着。尿黑酸沉积于关节引起褐黄病性关节炎,严重者并发心脏病。

四、核酸代谢遗传病

由于参与核酸代谢的酶发生缺陷,导致体内的核酸代谢异常而产生疾病称为核酸代谢遗传病。主要的核酸代谢缺陷病包括次黄嘌呤-鸟嘌呤磷酸核糖转移酶缺陷症和着色性干皮病等。

(一)次黄嘌呤-鸟嘌呤磷酸核糖转移酶缺陷症

1964 年,Michael Lesch 和 William L Nyhan 曾描述了这样一种病例:患儿发作性地用牙齿咬伤自己的指尖和口唇,或将自己的脚插入车轮的辐条之间,患儿的知觉是正常的,一边由于疼痛而悲叫,一边仍继续这种自残行为。当时医学界将这种疾病称为 Lesch-Nyhan 综合征(Lesch-Nyhan syndrome)(OMIM #300322)或自毁容貌(self-mutilation)综合征。

本病是一种由于次黄嘌呤鸟嘌呤磷酸核糖转移酶(hypoxanthine guanine phosphoribosyl transferase,HGPRT)缺陷所致的疾病,故又称为 HGPRT 缺陷症。HGPRT 是体内核酸补救合成途径的关键酶,此种酶发生缺陷会使次黄嘌呤、鸟嘌呤向相应核苷酸的转化受阻,底物在体内堆积,特别是在神经系统中的堆积,进而引起发病(图 9-8)。

次黄嘌呤-鸟嘌呤磷酸核糖转移酶缺陷症呈 X 连锁隐性遗传,致病基因 HPRT1 定位于 Xq26.2-q26.3,患者多为男性,患者的母亲为致病基因携带者。检测酶的活性可为诊断该病提供依据。

（二）着色性干皮病

着色性干皮病（xeroderma pigmentosum，XP）（OMIM #278700~278750）为一种常染色体隐性遗传病，发病率约 1/25 万。该病患病原因是患者体内"DNA 切除修复系统"功能受损，不能有效清除紫外线所致的嘧啶二聚体，曝光处角质形成细胞易发生病变或死亡，或进而发展为癌细胞。本病在出生后到青少年期均可发病。皮肤对阳光过敏，日照后可出现红斑、水肿、色素沉着、干燥、角化过度及萎缩等皮损。部分患者还表现为智力低下，感音性耳聋及共济失调。皮损易突变为基底细胞癌、鳞癌、恶性黑色素瘤等，均伴有免疫系统的异常。如不进行治疗，患者常在 10 多岁前死亡，1/3 患者在 20 岁前因肿瘤转移或感染死亡。

目前该病可分为 8 种亚型：A~G 型和 1 个变异型，已报道的各型致病基因有 *XPA*、*ERCC3*、*XPC*、*ERCC2*、*DDB2*、*ERCC4*、*ERCC5*、*POLH* 等。

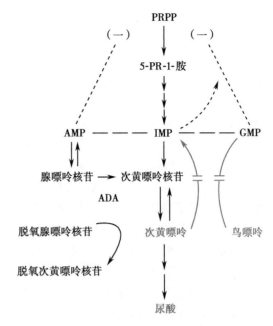

图 9-8　嘌呤合成代谢途径

五、脂类代谢遗传病

脂类代谢遗传病指脂类代谢过程中特异性酶的缺乏所引起的遗传性疾病。主要包括了神经鞘脂贮积症、黏脂贮积症等，代表性疾病有戈谢病（Gaucher 病）、泰-萨克斯病（Tay Sachs）病等。

（一）戈谢病

戈谢病（Gaucher disease，Gaucher 病）又称葡萄糖脑苷脂病，是一种遗传性糖脂代谢疾病，呈染色体隐性遗传。在正常生理条件下，酸性 β 葡萄糖脑苷脂酶（acid beta glucosidase，GBA）催化葡萄糖脑苷脂分解成葡萄糖和神经酰胺。如果 *GBA* 基因（OMIM *606463）发生突变，酶活性降低，单核巨噬细胞内的葡萄糖脑苷脂不能被进一步水解而贮积在溶酶体中，形成 Gaucher 细胞。这些细胞在组织、器官的浸润引起疾病。根据临床表现，Gaucher 病可分为 I 型、II 型和 III 型，均由 *GBA* 基因突变所致，致病基因位于 1q22。

I 型 Gaucher 病（OMIM #230800）是最常见的类型。其临床特点是患者无原发性中枢神经系统的症状。发病年龄从出生几个月至成年，患者多在婴幼儿期表现出生长发育迟缓，肝脾大（可继发门静脉高压），各类血细胞减少，骨髓被 Gaucher 细胞浸润，患者易发生肺部感染而死亡。有的患者还可出现骨和关节的间歇痛和病理性骨折，结膜黄斑，面部及下肢的黄色、棕黄色色素沉着。患者病情的严重程度不一，婴儿患者症状较严重，有些成人患者症状较轻，甚至没有临床症状。通过羊水 β-GBA 酶活性及致病基因突变检测可进行产前诊断。酶替代治疗、骨髓或脐血干细胞移植具有较好的治疗前景。

II 型 Gaucher 病（OMIM #230900）为急性中枢神经系统受累型，多见于婴儿，病情发展迅速，患儿出生时多正常，婴儿期发病，2 岁前死亡。其临床特点是婴幼儿期出现急性的肝、脾、肺等重要器官受累及脑神经异常、锥体外束征等引起的症状，表现为：肝脾大、生长迟缓、反复肺部感染；吸吮、吞咽困难、牙关紧闭、斜视、意识障碍、颈强直、头后仰、肌张力增高、角弓反张、腱反射亢进、进行性痉挛等。患儿常因肺部感染或缺氧而死亡。此外，还有一种类型发病更早、死亡率高，称之为围产期致死性Gaucher 病（perinatal lethal Gaucher）。

III 型 Gaucher 病（OMIM #231000）为亚急性中枢神经系统受累型。其临床特点是病程进展较 II 型 Gaucher 病为慢。最初出现肝脾大，随后出现共济失调、惊厥等症状。III 型 Gaucher 病又可分为 A、B、C 三个亚型，III A 型常出现肌阵挛和痴呆；III B 型出现分离性核上水平凝视麻痹和攻击行为；III C 型患者常伴有心血管的钙化。

（二）泰-萨克斯病

泰-萨克斯病（Tay-Sachs disease，Tay-Sachs 病）（OMIM #272800）属于神经节苷脂贮积病，又称之为家族性黑矇性痴呆，呈常染色体隐性遗传。临床表型以进行性神经变性为特征，多在婴儿时期发病，2~3 岁死亡。本病高发于德裔犹太人群。

在正常生理条件下，氨基己糖苷酶 A（hexosaminidase A，HEXA）催化 GM2 神经节苷脂分解成 GM3 神经节苷脂和 N-乙酰氨基半乳糖。当 HEXA 缺乏时，GM2 神经节苷脂分解受障，在脑组织和内脏器官的溶酶体中贮积、沉淀引起家族性黑矇性痴呆。临床上表现为生长发育迟缓；对声、光及触觉敏感，逐渐出现激惹现象；随后出现瘫痪、痉挛、惊厥、痴呆和失明。由于视神经节细胞中充满了 GM2 神经节苷脂，在视网膜中心凹周围出现灰白色的区域。加之视网膜神经纤维变性使黄斑区血管脉络暴露，检眼镜检查可见有诊断意义的樱桃红色斑点。病理检验可在中枢神经系统中发现气球状神经细胞。

HEXA 基因（OMIM *606869）位于 15q23，致病性突变涉及错义突变、缺失和插入等。本病已能有效地进行基因诊断和产前基因诊断。细胞培养和羊水细胞培养后进行酶学检查也可以协助诊断。目前尚无有效的方法对本病进行治疗。虽然人工合成的 HEXA 替代治疗可以使细胞内的氨基己糖苷酶活性暂时地升高，延缓病情的进展，但是不能逆转已发生的病理损害。因此，做好产前诊断，防止患儿出生仍是当前的主要预防措施。

本章小结

基因突变后通过改变多肽链的质或量，使得其编码的蛋白质发生缺陷，由此引起疾病的发生。如果疾病的发生由一对等位基因控制，即为单基因病或称单基因病。根据缺陷蛋白质对机体所产生的影响不同，通常把这类遗传病分为分子病（molecular disease）和先天性代谢缺陷病（inborn errors of metabolism）两类。分子病包括血红蛋白病、血浆蛋白病、受体病、膜转运蛋白病、结构蛋白缺陷病、免疫球蛋白缺陷病等类型；先天性代谢缺陷包括糖代谢缺陷、氨基酸代谢缺陷、脂类代谢缺陷、核苷酸代谢缺陷、金属离子代谢缺陷、溶酶体沉积病和维生素及其辅助因子代谢缺陷等。

（熊 符）

？

思考题

1. 简述血红蛋白病的种类及分子发病机制。
2. 根据你所掌握的知识谈谈如何降低重型 β-地中海贫血患儿的出生率。
3. 请问苯丙酮尿症的发病机制是什么？主要的临床症状有哪些？
4. 简述先天性代谢病的发病机制。

思考题解题思路

本章目标测试

本章思维导图

第十章 | 多基因病

【学习要点】

1. 连锁分析、关联研究的概念及在多基因遗传病研究中的应用。
2. 精神分裂症发生的遗传因素。
3. 糖尿病发生的遗传因素。
4. 哮喘发生的遗传因素。
5. 阿尔茨海默病。

人类的许多常见病和先天畸形都属于复杂疾病（complex disorder）范畴，也称为多基因病（polygenic disease），如出生缺陷、糖尿病、原发性高血压、精神分裂症、阿尔茨海默病等。复杂疾病的发病涉及多基因与环境因素的共同作用。目前的研究认为多基因遗传因素中，除了微效基因外，还可能存在着主基因。

多基因病是一类发病率较高、病情复杂的疾病。无论是病因及致病机制的研究，还是疾病再发风险的评估，既要考虑遗传因素，也要考虑环境因素，难以用一般的家系遗传连锁分析取得突破，需要在人群和遗传标记的选择、模式动物的建立、数学模型的建立、统计方法的改进等方面进行探索和努力。

第一节 | 精神分裂症

精神分裂症（schizophrenia，SZ）（OMIM #181500）是具有思维情感、行为等多方面的障碍，以精神活动和环境不协调为特征的一类病因未明的功能性精神障碍。全球大约 1% 的人罹患此病。双生子和家族聚集性研究均表明，精神分裂症为多基因病。单卵双生子（monozygotic twins，MZ）的发病一致性为40%~60%；异卵双生子（dizygotic twins，DZ）为 10%~16%。患者的一级和二级亲属的再发风险较高。

一、精神分裂症的临床特征

精神分裂症（SZ）的临床表现比较复杂。多起病于青壮年，具有特征性的思维、情绪和行为互不协调、联想散漫、情感淡漠、言行怪异、脱离现实等多方面的障碍。一般无意识及智力障碍，病程多迁延。SZ 的症状可因疾病的类型、发病阶段有很大不同。在急性阶段，以幻觉和妄想等症状为主；在慢性阶段，则以思维贫乏、情感淡漠、意志缺乏和孤僻内向等为主。

本病尚无特异性实验室检查方法，仅凭临床症状诊断，故可能出现漏诊或误诊。因此，定位和克隆精神分裂症的易感基因，将有助于探讨其分子病因。

二、精神分裂症发生的遗传因素

大量的家系研究、双生子及寄养子研究显示，遗传因素在精神分裂症的发病过程中起着非常重要的作用，且有遗传异质性的特点。SZ 遗传方式不固定，显性、隐性及多基因遗传方式均有报道，SZ 遗传率约为 70%~85%，但有一定的环境因素诱导，如妊娠期间病毒感染、出生时并发窒息以及社会环境发生突然改变（如饥荒、地震）等。

（一）与精神分裂症发生有关的易感基因

精神分裂症的遗传模式具有很高的异质性，所有的易感基因可能仅有较低的相对危险性，或者基因的致病风险是由于大量的单核苷酸多态性（SNP）变异所引起。所谓易感基因（susceptible gene）是指与特定疾病具有"阳性"关联的基因或等位基因，也就是说在相同的环境条件下，携带该基因的人更容易患上某种疾病。

近年来，随着人类基因组计划的完成及人类疾病组计划的进展，应用连锁分析、GWAS 和新一代 DNA 测序技术等，已定位和克隆了许多与神经-精神-生理活动有关的基因，除了已发现的多巴胺、5-羟色胺系统和调节谷氨酸能神经系统的基因外，还有众多基因或位点可能也是精神分裂症的易感基因或候选区域。

1. 常见易感基因

（1）多巴胺受体基因：目前已鉴别出五种不同的多巴胺受体，根据其生理功能的不同，可分为两大家族：D1 和 D2，D1 家族包括位于突触后膜的 *DRD1* 和 *DRD5* 两个亚型，*DRD1* 和 *DRD5* 可以激活腺苷酸环化酶（adenylate cyclase，AC），从而使得 cAMP 量增加，产生兴奋性效应（Gs）；D2 家族包括位于突触前膜和突触后膜的 *DRD2*、*DRD3* 和 *DRD4*，它们可以抑制腺苷酸环化酶活力，使 cAMP 量减少，产生抑制性效应（Gi）。多巴胺受体基因突变和精神分裂症存在较强的关联。

（2）*HTR2A* 基因：5-羟色胺受体主要分布在额叶皮质，其编码基因 *HTR2A* 位于 13q14.2。有研究发现精神分裂症患者脑中的 5-羟色胺受体密度降低。并且 *HTR2A* 多个位点的突变与精神分裂症的发病风险密切相关。临床上使用的利培酮、氯氮平等抗精神病药物的作用靶点就是 5-羟色胺受体，这些药物的疗效也与 5-羟色胺受体的阻断有关。

常见精神分裂症致病基因见表 10-1。

表 10-1 精神分裂症部分致病基因定位与 OMIM 编号

基因定位	基因名	OMIM 编号	基因定位	基因名	OMIM 编号
1p36.2	*SCZD12*	608543	10q22.3	*SCZD11*	608078
1p36.22	*MTHFR*	607093	11q14-q21	*SCZD2*	603342
1q32.1	*CHI3L1*	601525	13q14.2	*HTR2A*	182135
1q42.2	*DISC2*	606271	13q32	*SCZD7*	603176
3p25.2	*SYN2*	600755	13q33.2	*DAOA*	607408
3q13.31	*DRD3*	126451	18p	*SCZD8*	603206
5q23-q35	*SCZD1*	181510	22q11.21	*COMT*	116790
6p23	*SCZD3*	600511	22q11.21	*RTN4R*	605566
6q13-q26	*SCZD5*	603175	22q12.3	*APOL4*	607254
8p21	*SCZD6*	603013	22q12.3	*APOL2*	607252

2. 罕见遗传变异

精神分裂症的罕见遗传变异（rare genetic variants）是指在人群中较为罕见的基因变异，其发生频率相对较低。这些变异可能是点突变、插入/缺失、倒位或基因重排等形式的基因组改变。

（1）Neurexin 1（*NRXN1*）基因突变：*NRXN1* 基因编码突触蛋白，参与神经元间的突触连接。*NRXN1* 基因的突变与精神分裂症的发生相关。

（2）Contactin-associated protein-like 2（*CNTNAP2*）基因突变：*CNTNAP2* 基因参与神经元的迁移和突触连接的形成。*CNTNAP2* 基因的突变与精神分裂症、孤独症谱系障碍等神经发育障碍相关。

（3）Disrupted in schizophrenia 1（*DISC1*）基因突变：*DISC1* 基因是精神分裂症研究中的一个重要候选基因。它参与神经发育、突触形成和信号转导等过程。

这些罕见遗传变异的发生率较低,但它们可能对神经发育和脑功能产生重要影响,从而增加患精神分裂症的风险。

3. 罕见拷贝数目变异　精神分裂症的罕见拷贝数变异(rare copy-number variations,CNVs)是指染色体上的一小段 DNA 序列的拷贝数发生变异,这些变异通常涉及较大的 DNA 片段,包括基因的重复、插入、缺失或倒位等。

(1)22q11.2 缺失综合征:这是最常见的精神分裂症相关 CNV 之一。该综合征涉及 22 号染色体上的一小段缺失,导致多个基因的拷贝数减少。患有 22q11.2 缺失综合征的人患精神分裂症的风险明显增加。

(2)1q21.1 缺失综合征:这是另一个与精神分裂症相关的 CNV。该综合征涉及 1 号染色体上的一小段缺失,可能涉及多个基因。1q21.1 缺失综合征与精神分裂症、智力障碍和其他神经发育障碍有关。

(3)16p11.2 重复综合征:该综合征涉及 16 号染色体上的一小段重复,导致多个基因的拷贝数增加。16p11.2 重复综合征与精神分裂症、孤独症谱系障碍和智力障碍等神经发育障碍有关。

(4)15q11-q13 重复综合征:该综合征涉及 15 号染色体上的一小段重复,可能涉及多个基因。15q11-q13 重复综合征与智力障碍、孤独症谱系障碍和精神分裂症等神经发育障碍相关。

这些罕见拷贝数变异的发生率相对较低,但与精神分裂症的风险显著增加相关。

(二)染色体畸变与精神分裂症

精神分裂症的染色体畸变是指与精神分裂症发生相关的染色体结构或数目的异常。这些染色体畸变可能是遗传的,也可能是在胚胎发育过程中发生的突变。

从 20 世纪 60 年代开始,已报道的精神分裂症患者染色体异常类型包括:①脆性染色体位点:如 8q24 等;②相互易位:如 t(1;7)(p22;q22)等;③部分三体:如 5q11q13 部分三体等;④倒位异常:一些研究发现,染色体倒位与精神分裂症的风险增加相关;⑤缺失异常:如 22q11.2 缺失综合征,患者在 22 号染色体的 q11.2 区域存在部分缺失,导致多个系统的发育异常,包括心脏、面部、免疫系统和神经系统;⑥非整倍体等;⑦X 染色体异常:某些研究发现,男性患者中 X 染色体的结构异常与精神分裂症的发生有关。如 *FMR1* 基因的扩增可能导致精神分裂症患病风险增加。

第二节 ｜ 糖尿病

糖尿病(diabetes mellitus,DM)是一种内分泌系统疾病,是全球最常见、增长最快的疾病之一,全球约有 5.37 亿成年人患有糖尿病,预计到 2045 年将影响 6.93 亿成年人,相比 2017 年统计数字增长 50% 以上。宏观和微血管系统的血管并发症(心血管疾病、糖尿病肾病、糖尿病视网膜病变和神经病变)是糖尿病患者发病和死亡的主要原因。我国糖尿病发病率达 7.97%(2015),已超过世界平均水平(5.71%)。

一、糖尿病的临床特征及分类

糖尿病是一组因胰岛素缺乏或机体对胰岛素抵抗所引发的糖及脂质为主的代谢紊乱综合征,以血糖升高为基本特征。表现为多饮、多尿、多食以及消瘦等症状,若不能及时有效的治疗,极有可能产生一系列的并发症,如心、脑血管动脉硬化、视网膜及肾脏微血管病变,神经病变和下肢坏疽等。

按照世界卫生组织(WHO)及国际糖尿病联盟(IDF)专家组的建议,糖尿病分为 1 型糖尿病(diabetes mellitus type1)(占5%)、2 型糖尿病(占90%)、妊娠糖尿病(占4%)及其他特殊类型糖尿病(占1%)4 类。

(一)1 型糖尿病

简称 1 型 DM(OMIM #222100),旧称胰岛素依赖性糖尿病(insulin dependent diabetes mellitus,IDDM),

患者由于胰岛 β 细胞膜上 *HLA* II 类基因异常表达,使得 β 细胞成为抗原递呈细胞,在环境因素(病毒感染等)作用下,免疫反应被激活,产生自身抗体,导致胰岛细胞炎症,胰岛素分泌减少,演变而成为 DM。IDDM 1 也称为幼年型糖尿病(juvenile onset diabetes)。

(二) 2 型糖尿病

简称 2 型 DM(OMIM #125853),旧称"非胰岛素依赖性糖尿病(NIDDM)",发病多为自主神经类型,表现为副交感神经张力增加,交感神经张力减弱导致低血糖倾向及多食、肥胖。2 型 DM 患者随年龄增长,出现胰岛 β 细胞数目减少,胰岛素分泌缺陷或终末器官对胰岛素产生抗性,导致糖尿病。老化过程中胰岛素原合成减少 16%~39%。

二、糖尿病发生的遗传因素

1 型 DM 和 2 型 DM 的病因、病程有很大差异,但都有显著的遗传基础。

(一) 1 型 DM 发生的遗传因素

遗传因素在 1 型糖尿病发病中起着重要的作用。MZ 发病一致性约为 40%,而 DZ 发病一致率仅为 5%。先证者同胞的患病风险约为 7%。

1. *HLA* 与 1 型 DM   *HLA* 是 1 型 DM 最重要的易感基因,可解释 40%~50% 的 1 型 DM 的遗传易感性,并且主要为 *HLA*-D 区的 *HLA-DQ*、*-DR* 基因。*HLA-DQA1*0301*、*HLA-DQB1*0302*、*HLA-DQB1*0301*、*HLA-DR3* 和 *HLA-DR4* 与 1 型 DM 有关联,*HLA-DQ* α 链 52 位为非精氨酸、*HLA-DQ* β 链 57 位为非天冬氨酸时显示对 1 型 DM 有强烈易感性。*HLA* 的易感性作用并非由单个基因所决定,而是多个 *HLA* 单基因组合成的单体型所产生的综合效应。两种 *HLA* II 类单倍型参与抗原呈递,*HLA-DRB1*0301-DQA1*0501-DQ*B1-0201*(*HLA-DR3*)和 *HLA-DRB1*0401-DQA1*0301-DQB1*0301*(*HLA-DR4-DQ8*),与约 50% 的疾病遗传率相关,在白种人中普遍存在。1 型 DM 可能的 *HLA* 易感单体型为 *HLA-DQA1*0301-DQB1*0302*、*HLA-DQA1*0501-DQB1*0201*;可能的保护单体型为 *MICA5.1* 等位基因结合 *HLA-DRB1*03-QA1*0501-DQB1*0201* 和 / 或 *HLA-DRB1*04-DQA1*0301-DQB1*0302*。这些 *HLA* 单倍型相互作用的机制尚不完全清楚。

2. 与 1 型 DM 发生有关的易感基因   目前全基因组关联研究已经确定了超过 60 个与 1 型糖尿病风险相关的非 *HLA* 位点。这些变异主要与免疫系统和疾病发展的重要途径相关,例如胸腺中的胰岛素基因表达、T 细胞活化调节和病毒反应,其中 IDDM2 的致病基因 *INSVNTR* 定位于 11p15.5,IDDM4 的致病基因 *FGF3* 定位于 11q13,IDDM5 的致病基因 *SUMO4* 定位于 6q25.1;IDDM12 的候选基因 *CTLA4* 定位于 2q33.2。其余的 10 多个 1 型 DM 的候选基因在染色体的定位区域分别是:IDDM1(6p21.3)、IDDM3(15q26)、IDDM6(18q21)、IDDM7(2q31)、IDDM8(6q25q27)、IDDM10(10p15.1)、IDDM11(14q24.3q31)、IDDM13(2q34)、IDDM15(6q21)、IDDM17(10q25)、IDDM18(5q31.1q33.1)、IDDM19(2q24.3)、IDDM20(12q24.31)、IDDM21(6q25)、IDDM22(3p21.31)、IDDM23(4q27)、IDDM24(10q23.31)。

(二) 2 型 DM 发生的遗传因素

1. 2 型 DM 的遗传基础概述   2 型 DM 是糖尿病的最主要类型。单卵双生子 2 型 DM 的发病一致率高达 58%~91%,而异卵双生子发病一致率仅为 17%~40%。遗传因素在 2 型 DM 的发生中扮演着重要角色。阳性家族史可使患 2 型糖尿病的风险增加 2.4 倍。15%~25% 的 2 型糖尿病患者的一级亲属会出现糖耐量受损或糖尿病。据计算,如果父母一方患有 2 型糖尿病,其终生(80 岁时)患 2 型糖尿病的风险为 38%,如果父母双方均患病,到 60 岁时,后代中 2 型糖尿病的患病率估计接近 60%。在 60 岁以上的个体中,同卵双胞胎患糖尿病的一致性率为 35%~58%,异卵双胞胎为 17%~20%。当糖耐量受损后,显著增加了同卵双胞胎遗传的一致性,可达到 88%。2 型 DM 发生与发展过程涉及众多的基因、蛋白质和代谢小分子及其相互作用。

2. 2 型 DM 的易感基因   到目前为止最大的 2 型 DM GWAS 是对 32 个欧洲队列的约 7.4 万病例和约 82.4 万对照的荟萃分析(meta 分析)。这项全基因组关联研究确定了 243 个达到全基因组范围内的基因座。这些 GWAS 信号解释了 2 型 DM 中超过 17% 的表型变异。

2 型 DM 的易感基因主要包括 4 大类：①胰岛素分泌及其相关基因，如 *KCNJ11*、*ABCC8*、*INSR*、*GPD2*、*IRS1* 和 *IRS2* 等；②葡萄糖代谢及其相关基因，如 *GCK*、*SLC30A8*、*SLC2A4*（17p13.1）等；③脂肪代谢及其相关基因，如 *PPARG* 和 *LIPC* 等；④其他与 2 型 DM 相关的基因，如 *HNF4A*、*IGF2BP2*、*CDKAL1*、*TCF7L2*、*WFS1*、*HMGA1*、*ENPP1*、*PAX4*、*MAPK8IP1*、*MTNR1B*、*HNF1A*、*HNF1B*、*RETN*、*AKT2*、*PTPN1* 等（表 10-2）。

表 10-2　2 型糖尿病部分致病基因定位与 OMIM 编号

基因定位	基因名	OMIM 编号	基因定位	基因名	OMIM 编号
2q24.1	*GPD2*	138430	6p21.31	*HMGA1*	600701
2q31.3	*NEUROD1*	601724	6q23.2	*ENPP1*	173335
2q36.3	*IRS1*	147545	7p15.3	*IL6*	147620
3p25.2	*PPARG*	601487	7p13	*GCK*	138079
3q26.2	*SLC2A2*	138160	7q31.1	*PPP1R3A*	600917
3q27.2	*IGF2BP2*	608289	7q32.1	*PAX4*	167413
4p16.1	*WFS1*	606201	8q24.11	*SLC30A8*	611145
5q34-q35.2	*NIDDM4*	608036			

第三节 │ 支气管哮喘

支气管哮喘（bronchial asthma）（OMIM #600807）简称哮喘，是儿童和成人最常见的慢性非传染性疾病之一。全球成人中哮喘患病率为 4.3%，约有 3.34 亿人受到影响。各国之间差异很大，发达国家患病率高于发展中国家，城市高于农村。

一、哮喘的临床特征

哮喘是一种以咳嗽、胸闷、喘息、气促等呼吸道症状为主要临床表现的异质性疾病，反复发作，且缠绵难愈。哮喘属于肺部呼吸道过敏性疾病，主要特征表现为可逆性气道阻塞，呼吸道对多种刺激性反应增高。呼吸道阻塞的主要因素包括气管平滑肌痉挛、呼吸道黏膜水肿、呼吸道黏液分泌增加、嗜酸性细胞浸润、气道上皮损伤或者脱屑等。随着空气质量、环境状态的不断恶化，支气管哮喘的发病率呈逐年递增状态。支气管哮喘发病机制复杂多样，临床表现也不尽相同，表现出明显的异质性（heterogeneity）。

二、哮喘发生的遗传因素

遗传因素在哮喘发病中占十分重要的地位，遗传率在 80% 左右。哮喘具有家族聚集性，许多研究表明哮喘患者后代与非哮喘患者后代相比，哮喘患病率及其相关的哮喘表型明显增加。这些遗传特征不仅是哮喘发病的危险因素，还决定哮喘的治疗效果。

目前普遍认为哮喘是由多基因所致的复杂遗传病。常见易感基因可分为四类，涉及多条生物学通路。①影响 IgE 介导的气道炎症基因，如 *5q23-31*、*11q12-13*、*12q15-q24*；②影响特异性 IgE 反应的基因，如 *HLA* 抗原系统、*TCR* 基因；③影响非特异性所致气道高反应性的基因，如 β₂ 肾上腺素能受体基因；④影响非 IgE 介导的气道炎症基因，如 *IFN-γ*、*IGF-1*、*NFκB* 基因。

近年来随着分子生物学的发展，国内外学者通过候选基因法、定位克隆法和全基因组关联研究共确定了数百个哮喘易感基因（表 10-3）。其中候选基因法和定位克隆法是较经典的研究方法，在哮喘

表 10-3 与哮喘发生相关的主要基因

功能	基因
参与内质网的蛋白质折叠	*ORMDL3,GSDMB,ZPBPW,IKZFE*
特异反应	*HLAG,FCR1A,CD23,OPN3/CHML,CYF1P2,IL4,IL4RA,IL12,IL13,GATA3,STAT5,STAT6,TBX21,PHF11,IRAKM*
上皮细胞	*IRAKIM,TLR2,TLR4,CD14,GSTP1,GSTMI1,3,5,GSTT*
嗜酸性粒细胞	*MYB,WDR36,ILR1RL1,IL33*
组织反应	*ADAM33,UPAR,NPSR1,IRAKM,IL13,COL29A1,TNC*
屏障功能	*FLG,SPINK5,CTNNA3,C11orf30,COL29A1,PNEDRIN,IL13*

的易感基因领域均取得了一些成功。例如 Haller 等根据候选基因策略采取重测序技术对 *IL-4* 基因所在位点进行测序研究,发现其编码的罕见变异,并显示该变异与哮喘的易感性有关;而 Rogers 等根据定位克隆法鉴定了 *DPP10*、*GPR154* 等多个易感基因。

第四节 | 阿尔茨海默病

阿尔茨海默病(Alzheimer disease,AD)(OMIM #104300)是一种呈进行性发展的致死性神经退行性疾病。表现为认知和记忆功能不断恶化,日常生活能力进行性减退,并有各种神经精神症状和行为障碍。

一、阿尔茨海默病的临床特征

阿尔茨海默病起病隐匿,缓慢进行性加重,数年之后,其脑功能缺陷可能突然被发现,或在躯体疾病时症状变得明朗。临床上以记忆障碍、失语、失用、失认、视空间能力损害、抽象思维和计算能力损害、执行功能障碍,以及人格和行为改变等全面性痴呆表现为特征。一般将 65 岁以前发病者,称早老性痴呆,且家族中较多有同类痴呆患者;65 岁以后起病者称老年期痴呆病,较前者更为常见;以记忆损害为主,病程发展缓慢。

二、阿尔茨海默病发生的遗传因素

基因在阿尔茨海默病的发病中发挥着重要作用,全基因组关联研究(GWAS)为我们了解这种复杂疾病的病因提供了强大的帮助。目前研究发现有 50 多个基因座与 AD 有关(表 10-4)。

阿尔茨海默病的病理标志是 Tau 蛋白聚集在神经元内形成神经原纤维缠结,与神经元损失密切相关。Tau 蛋白由 *MAPT* 基因编码,定位于 17q21,主要在神经元中表达,在微管蛋白聚合与微管稳定

表 10-4 阿尔茨海默病部分基因定位与 OMIM 编号

基因定位	基因名	OMIM 编号
15q21.3	*ADAM10*	602192
7q36.1	*NOS3*	163729
10q22.2	*PLAU*	191840
17q22	*MPO*	606989
21q21.3	*APP*	104760
19q13.32	*APOE*	107741
14q24.2	*PSEN1*	104311

中发挥重要作用。与 AD 患者的非缠结神经元相比,存在缠结的神经元中的突触 *MAPT* 基因失调。

迟发性痴呆患者(大于 65 岁发病)的遗传率在 58%~78%。载脂蛋白 E4 基因(*APOE4*)是常见的高危易感基因。全基因组关联研究(GWAS)进一步确定了许多常见的低风险遗传变异。外显子组芯片分析还发现了非常相似的基因—*SORL1*、*TREM2* 和 *ABCA7* 的罕见变异,这些基因的突变极大地增加了早发 AD 的风险。此外,研究还发现了具有保护作用的变异,如 *APOE2* 等位基因;磷脂酰肌醇特异性磷脂酶 C-γ2(PLCG2)的罕见突变;以及 APP 中基因突变 Ala673→Thr(p.A673T)。

本章小结

多基因病的发病涉及多个基因(除微效基因外,还可能存在主基因)与环境因素的共同作用。随着基因组相关检测技术的快速发展,多基因病的研究方法对遗传变异的分析将会更加精准、高效。精神分裂症、糖尿病、支气管哮喘、阿尔茨海默病等均属高度异质性的多基因病。精神分裂症的易感基因有 *DRD3*、*HTR2A* 基因等 30 多个,所有的单一易感(候选)基因可能仅有较低的相对危险性。1 型糖尿病可分为多种亚型,*HLA* 是 1 型 DM 最重要的易感基因。2 型 DM 易感基因包括 *ABCC8* 基因、*GCK* 基因等。哮喘常见易感基因可分为四类,涉及多条生物学通路。阿尔茨海默病的易感基因有 *APP*、*PSEN1*、*PSEN2* 基因等。

(郑 红)

思考题

1. 什么是易感基因? 如果一个个体查出来带有阿尔茨海默病的易感基因,一定会患阿尔茨海默病吗? 你有什么健康生活方式方面的指导?

2. 归纳复杂疾病(多基因病)的遗传基础,举例说明引起复杂疾病的环境因素的复杂性。

3. 选择一个多基因遗传病,介绍其研究方法及研究进展。

思考题解题思路

本章目标测试

本章思维导图

第十一章 | 线粒体病

【学习要点】

1. 线粒体病的概念及分类。
2. mtDNA 突变引起的线粒体病。
3. 核 DNA 突变引起的线粒体病。
4. 临床工作者的线粒体病诊断思维。

线粒体病（mitochondrial disease）是由线粒体 DNA（mitochondrial DNA，mtDNA）或编码线粒体蛋白的核基因突变所引起的一类疾病，可由线粒体 DNA 异常所导致，可由核 DNA 异常所导致，也可由二者共同作用所导致。线粒体病疾病种类较多，基因型与表型关系复杂，临床表现不尽相同。

第一节 | 疾病过程中的线粒体变化

线粒体是一个对外界环境变化极为敏感的细胞器，某些环境因素的改变可直接导致线粒体结构及功能异常。例如：有害物质的渗入（中毒）或病毒的入侵（感染）可能导致线粒体发生肿胀甚至于破裂，肿胀后体积可达正常体积的 3~4 倍；微波照射可使线粒体出现缺嵴、空化等亚显微结构的变化，从而导致功能的改变；氰化物、CO 等物质可阻断呼吸链的电子传递过程，从而导致线粒体氧化磷酸化过程中断、ATP 合成受阻，细胞出现死亡。

病理状态下，线粒体的结构和功能也会出现异常。例如肿瘤细胞由于氧化磷酸化能力减弱，糖的无氧酵解增加，常表现为线粒体数目和线粒体内嵴数量的减少。人体原发性肝癌的细胞癌变过程中，线粒体嵴的数目将会逐渐下降而最终成为液泡状线粒体。机体缺血性损伤会引起细胞内氧分压下降，线粒体氧化磷酸化减弱甚至停止，线粒体出现凝集、肿胀甚至于崩解等结构异常；坏血病患者的病变组织中有时可见 2~3 个线粒体融合成一个大的线粒体球的现象；某些细胞病变时，可观察到线粒体内累积大量的脂肪或蛋白质，有时可见线粒体基质颗粒大量增加，这些物质的充塞往往影响线粒体的功能甚至于导致细胞死亡。

因此，一方面，线粒体的异常可以导致疾病的发生。另一方面，外界环境的变化、细胞处于病理状态均可能导致线粒体结构及功能的异常。线粒体常被作为环境变化、细胞损伤或病变时最敏感的指标之一，成为细胞病理学检查和环境监测的重要依据。

第二节 | 线粒体病的分类

线粒体病疾病种类较多，发病机制复杂，涉及多个临床学科。因此，根据不同学科角度，可将线粒体病分为不同类型。

从临床角度可根据病变累及的器官或系统对线粒体病进行分类。例如病变以中枢神经系统为主，称为线粒体脑病；病变以骨骼肌为主，称为线粒体肌病；若病变同时累及中枢神经系统和骨骼肌，则称为线粒体脑肌病。

人体很多重要的生化过程都在线粒体中进行,因此,从生化角度可根据线粒体所涉及的代谢功能,将线粒体病分为底物转运缺陷、底物利用缺陷、三羧酸循环(Krebs 循环)缺陷、电子传递缺陷和氧化磷酸化偶联缺陷五种类型(表 11-1)。

表 11-1　线粒体病的生化分类

疾病类型	常见缺陷
底物转运缺陷	肉碱棕榈酰转移酶缺陷、肉碱转运体缺陷等
底物利用缺陷	丙酮酸脱氢酶复合体缺陷、β-氧化缺陷等
三羧酸循环缺陷	延胡索酸酶缺陷、α-酮戊二酸脱氢酶复合体缺陷等
电子传递缺陷	复合体Ⅰ缺陷、复合体Ⅱ缺陷、复合体Ⅲ缺陷、复合体Ⅳ缺陷等
氧化磷酸化偶联缺陷	复合体Ⅴ(ATP 合酶)缺陷等

从遗传学角度可根据缺陷的遗传方式,将线粒体病分为 mtDNA 突变及核 DNA 突变两种类型(表11-2)。

表 11-2　线粒体病的遗传分类

缺陷类型	遗传方式	遗传病举例
mtDNA 突变		
mRNA 基因碱基置换	母系遗传	LHON、NARP 等
tRNA 基因碱基置换	母系遗传	MELAS、MERRF 等
rRNA 基因碱基置换	母系遗传	AAID 等
mtDNA 缺失、插入、倒位、重排突变	母系遗传	KSS 等
核 DNA 突变		
呼吸链复合体结构亚基及组装因子缺陷	孟德尔式	MC1D、MC2D 等
mtDNA 维持缺陷	孟德尔式	PEOA1、MTDPS2 等
其他缺陷(线粒体蛋白转运缺陷、线粒体蛋白合成障碍、线粒体离子平衡缺陷、CoQ10 合成缺陷、线粒体代谢缺陷等)	孟德尔式	MTS、PDHAD 等

注:LHON:莱伯遗传性视神经病变;NARP:神经病变、共济失调和视网膜色素变性综合征;MELAS:线粒体脑肌病伴高乳酸血症和卒中样发作;MERRF:肌阵挛性癫痫伴破碎红纤维综合征;AAID:氨基糖苷类抗生素致聋;KSS:卡恩斯-塞尔综合征;MC1D:线粒体复合体Ⅰ缺乏症;MC2D:线粒体复合体Ⅱ缺乏症;PEOA1:进行性眼外肌麻痹伴线粒体 DNA 缺失常染色体显性 1 型;MTDPS2:线粒体 DNA 耗竭综合征 2;MTS:Mohr-Tranebjaerg 综合征;PDHAD:丙酮酸脱氢酶 E1α 缺乏症。

第三节　mtDNA 突变引起的线粒体病

mtDNA 突变可以发生于线粒体编码蛋白质、tRNA 或 rRNA 的基因,引起的线粒体病可累及多组织、器官或系统。但因中枢神经系统和骨骼肌对能量的依赖性最强,故临床症状常以中枢神经系统、骨骼肌病变为主,包括失明、耳聋、癫痫、卒中样发作、眼肌麻痹、视网膜色素变性等。此外,患者还可出现糖尿病、肿瘤、心肌病、内分泌紊乱、肾功能低下等多种临床症状。

与核 DNA 相比,mtDNA 有其自身遗传特性(如母系遗传、遗传瓶颈及阈值效应等)。因此,mtDNA 突变所引起的线粒体病发病机制复杂,表型差异较大。不同 mtDNA 的突变可引起相同疾病,同一突变亦可引起不同表型,并且通常与突变 mtDNA 的杂质水平和组织分布密切相关。例如 m.8344A>G、m.8356T>C 突变均可导致 MERRF 综合征。又如 m.8993T>G 突变,低比例(70%~90%)时可导致 NARP 综合征,高比例(>90%)时则可导致 Leigh 综合征。再如 m.3243A>G 点突变,低比例时可导致母系遗传的糖尿病伴耳聋,高比例时则可导致 MELAS 综合征。

截至 2023 年 8 月,MITOMAP 数据库报道 mtDNA 有 563 种 mRNA 基因碱基置换、458 种 rRNA/

tRNA 基因碱基置换和 296 种缺失、插入、倒位和重排与线粒体病相关。

mtDNA 碱基置换疾病的命名包含三个部分。以 MTND4*LHON11778A 为例：第一部分是确定位点，"MT"表示线粒体基因突变，"ND4"表示突变发生在线粒体的 *ND4* 基因上。第二部分在星号之后以疾病字母缩略词表示导致的疾病名称，"LHON"代表 Leber 视神经萎缩。第三部分，"11778A"表示 mtDNA 第 11 778 位点的碱基置换为 A（腺嘌呤）。又如 MTTK*MERRF8344G："MT"表示线粒体基因突变，第二个"T"代表 tRNA 基因，"K"表示赖氨酸，这说明突变发生在线粒体的 *tRNA^{Lys}* 基因上；"MERRF"代表肌阵挛性癫痫伴破碎红纤维综合征，"8344G"表示 mtDNA 第 8 344 位点的碱基置换为 G。

mtDNA 突变引起的常见线粒体病包括莱伯遗传性视神经病变、肌阵挛性癫痫伴破碎红纤维综合征、线粒体脑肌病伴高乳酸血症和卒中样发作、氨基糖苷类抗生素致聋、卡恩斯-塞尔综合征、亚急性坏死性脑脊髓病、母系遗传的糖尿病伴耳聋等。此外，衰老、帕金森病、肿瘤等疾病的发生也与线粒体有关。常见线粒体病的碱基置换和缺失位置见图 11-1。

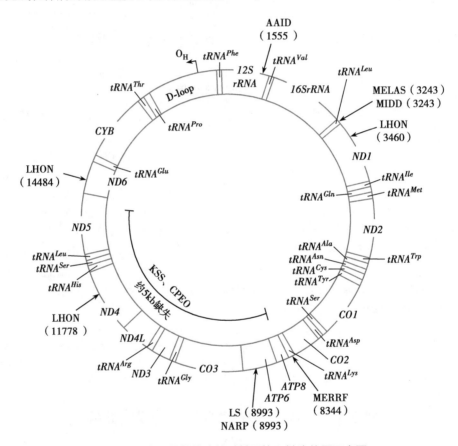

图 11-1　常见线粒体病的碱基置换和缺失位置示意图

一、莱伯遗传性视神经病变

莱伯遗传性视神经病变（Leber hereditary optic neuropathy，LHON）又称为 Leber 视神经萎缩（Leber optic atrophy）（OMIM #535000），以 1871 年首次报道其临床症状的德国眼科医生 Theodore Leber 的名字命名，是最早确诊的人类线粒体病（Wallace，1988）。LHON 最显著的临床症状为双眼同时或先后急性、亚急性无痛性视力减退，可伴有中心视野缺失及色觉障碍。患者视力可在 1~2 年内逐步下降，也可能突然完全丧失。急性期眼底检查通常发现视盘充血水肿、视盘旁毛细血管纡曲、视神经纤维层肿胀。疾病后期视盘水肿和毛细血管扩张消退，视神经出现萎缩，以视盘颞侧最为显著。此外，部分患者可伴有神经、心血管、骨骼肌等系统的异常，如周围神经系统的退化、震颤、心律失常及肌张力的降低等。少数患者可在发病数月或数年后视力有所恢复，出现视觉自愈现象。95% 的患者在 50 岁前发病,平均发病年龄 27~34 岁,男性患者约为女性患者的 5 倍,女性患者发病较晚,但病情较为严重。

LHON 呈现母系遗传。1988 年,著名学者 Douglas C. Wallace 等发现 LHON 患者氧化呼吸链复合体 I（NADH 脱氢酶复合体）的 *ND4* 亚单位基因第 11 778 位点的碱基由 G 置换为 A（MTND4*LHON 11778A,也可表示为 m.11778G>A）,使 ND4 第 340 位上 1 个高度保守的精氨酸被组氨酸取代,ND4 的空间构型改变,NADH 脱氢酶活性降低,线粒体 ATP 合成减少,视神经细胞提供的能量不能长期维持视神经的完整结构,导致视网膜神经节细胞及其轴突退化。近年来,已相继报道更多的 mtDNA 点突变与 LHON 相关,在 10 种编码线粒体蛋白的基因（*MT-ND1*、*MT-ND2*、*MT-CO1*、*MT-ATP6*、*MT-CO3*、*MT-ND4*、*MT-ND4L*、*MT-ND5*、*MT-ND6*、*MT-CYB*）中,至少有 18 种错义突变直接或间接地导致 LHON。

LHON 分为两类:①单一类型 mtDNA 突变导致的 LHON,临床严重程度随突变位点不同有较大差异。约 95% 的病例由三种错义突变引起:MTND4*LHON11778A、MTND6*LHON14484C 及 MTND1*LHON3460A。其中,MTND4*LHON11778A 最为常见,但预后最差,仅 4% 的患者在发病后 36 个月恢复;MTND6*LHON14484C 引起的症状较轻,约 37% 的患者在发病后 16 个月恢复;而 MTND1*LHON 3460A 中,约 22% 的患者在发病后 68 个月恢复。②少见的、需要二次突变或其他变异（如核 DNA 突变）才能引起的 LHON,其发病机制尚未完全清楚。

现有研究表明:虽然 mtDNA 突变是 LHON 的主要分子基础,但核修饰基因、线粒体继发突变、线粒体单体型、环境因素（如吸烟、饮酒等）以及由环境因素造成的表观遗传等因素均可能独立影响 LHON 的外显,也可能与 mtDNA 原发突变协同作用而致病。

LHON 患者的分子遗传学检测可从以下两步进行:①靶向突变分析:先定位检测引起 LHON 的主要致病性 mtDNA 突变（m.11778G>A、m.14484T>C 及 m.3460G>A）;②序列分析和突变筛查:用于检测未发现上述三种常见 mtDNA 突变的 LHON 患者。

二、肌阵挛性癫痫伴破碎红纤维综合征

肌阵挛性癫痫伴破碎红纤维综合征（myoclonic epilepsy associated with ragged red fibers,MERRF）（OMIM #545000）是线粒体脑肌病的一个类型。患者儿童期起病,临床表现为多系统病变,包括肌阵挛性癫痫、共济失调、失忆、视神经萎缩、心肌病、耳聋、智力减退等多系统异常。肌肉活检可观察到患者肌纤维紊乱、粗糙,肌细胞中常可见大量形态异常的线粒体,用 Gomori 三色染色显示为红色,称破碎红纤维。

MERRF 呈现母系遗传,*MT-TK*（*tRNA^{Lys}*）、*MT-TL1*（*tRNA^{Leu}*）、*MT-TH*（*tRNA^{His}*）、*MT-TS*（*tRNA^{Ser}*）、*MT-TF*（*tRNA^{Phe}*）及 *MT-ND5* 基因的突变均可导致 MERRF。主要致病突变位于 *MT-TK*（*tRNA^{Lys}*）基因,突变位点为 m.8344A>G、m.8356T>C、m.8363G>A 和 m.8361G>A。其中,m.8344A>G 突变约占所有突变的 80%,其余三个突变约占 10%。

m.8344A>G 突变是指编码 *tRNA^{Lys}* 基因第 8344 位点的碱基由 A 置换为 G（MTTK*MERRF8344G）,该突变破坏了 tRNA^{Lys} 中与核糖体连接的 TΨC 环,导致呼吸链复合体的缺陷,尤其是复合体 I 和复合体 IV 的合成,从而使氧化呼吸链功能下降,患者出现多系统病变,其病情严重程度与突变型 mtDNA 所占的比例呈正相关。例如:神经和肌肉细胞中,若突变型 mtDNA 达到 90% 时,就会出现典型的 MERRF 症状;而当突变型 mtDNA 所占比例较少时,症状也随之减轻。此外,发病阈值还与年龄相关。20 岁以下的个体,神经和肌肉细胞中 m.8344A>G 突变达到 95% 以上才会出现典型症状;而 60 岁以上的个体,突变达到 85% 以上就会出现典型症状。

三、线粒体脑肌病伴高乳酸血症和卒中样发作

线粒体脑肌病伴高乳酸血症和卒中样发作（mitochondrial encephalomyopathy with lactic acidosis and stroke-like episode,MELAS）即 MELAS 综合征（MELAS syndrome）（OMIM #540000）,是线粒体脑肌病的一个类型。患者通常在儿童期或青年期发病,以脑病、脑卒中样发作、高乳酸血症为主要症状,表现

为骨骼肌不耐受疲劳、眼外肌麻痹、脑卒中、癫痫反复发作、肌阵挛、复发性头痛、皮质盲、耳聋、共济失调和智力障碍等。病理学检查可见脑及肌肉的小动脉和毛细血管管壁有大量形态异常的线粒体,异常线粒体不能代谢丙酮酸,大量丙酮酸生成乳酸,乳酸在血液和体液中累积,导致血液 PH 下降和缓冲能力降低,从而造成乳酸性酸中毒。

MELAS 呈现母系遗传,可由 *MT-TL1*(*tRNA^Leu*)、*MT-TQ*(*tRNA^Gln*)、*MT-TH*(*tRNA^His*)、*MT-TK*(*tRNA^Lys*)、*MT-TC*(*tRNA^Cys*)、*MT-TS*(*tRNA^Ser*)、*MT-ND1*、*MT-ND5* 及 *MT-ND6* 基因的突变引起。其中,约 80% 的 MELAS 由 *MT-TL1* 基因的 m.3243A>G 突变所导致,约 10% 的 MELAS 由 *MT-TL1* 基因的 m.3271T>C 突变所导致。

m.3243A>G 突变是指编码 *tRNA^Leu* 基因第 3243 位点的碱基由 A 置换为 G(MTTL1*MELAS3243G),该位点位于 *tRNA^Leu* 基因与 *16SrRNA* 基因的交界部位,也是转录终止因子的结合部位,进化上高度保守。突变使 *tRNA^Leu* 基因结构异常,转录终止因子不能结合,rRNA 和 mRNA 合成的比例发生改变。一般情况下,m.3243A>G 突变表现为杂质性,当肌肉组织中突变型 mtDNA 达到 40%~50% 时,出现眼外肌麻痹、肌病和耳聋;当突变型 mtDNA ≥90% 时,可致复发性休克、痴呆、癫痫、共济失调等。

四、氨基糖苷类抗生素致聋

氨基糖苷类抗生素致聋(aminoglycoside antibiotics induced deafness,AAID)(OMIM #580000)是患者由于使用链霉素、庆大霉素、卡那霉素、妥布霉素和新霉素等氨基糖苷类抗生素而致聋。

AAID 是一种母系遗传病,其中 28% 有家族遗传史,与 *MT-RNR1*(*12SrRNA*)、*MT-CO1* 及 *MT-TS1*(*tRNA^Ser*)基因的突变相关。其中,*MT-RNR1* 基因是氨基糖苷类抗生素导致的非综合征性听力损失的突变热点区域,以 m.1555A>G 突变为主。

氨基糖苷类抗生素的"天然靶标"是进化上相关的细菌核糖体,而人类线粒体核糖体与细菌核糖体结构相近。*MT-RNR1* 基因 m.1555A>G 突变发生在高度保守的 12S rRNA 与氨基糖苷类抗生素结合区,该突变产生了一个新的碱基对,导致 12SrRNA 与氨基糖苷类抗生素结合部位空间增大、结合更为紧密。由于内耳淋巴液中氨基糖苷类抗生素药物浓度较高,因此,该突变干扰了耳蜗毛细胞中线粒体 ATP 的合成,最终致使毛细胞死亡。

五、卡恩斯-塞尔综合征

卡恩斯-塞尔综合征(Kearns-Sayre syndrome,KSS)又称为 Kearns-Sayre 综合征(OMIM #530000),由卡恩斯(Kearns)和塞尔(Sayre)于 1958 年首次报道。患者表现为慢性进行性眼外肌麻痹,视网膜色素变性,可伴随智力低下、神经性耳聋、小脑性共济失调、周围神经病等临床症状,肌肉活检病理可见到破碎红纤维。患者常在 20 岁以前发病,病程进展较快,尚无有效治疗方法,多数患者在确诊后几年内死亡。

KSS 呈现母系遗传,主要由 mtDNA 的缺失所导致,也可由 *MT-TL1*(*tRNA^Leu*)基因突变所导致。其中,mtDNA 缺失的范围从 1.3kb 到 7.6kb 不等,目前已发现 100 多种缺失类型,约有 1/3 的患者是由 mtDNA 8 470~13 446 之间 4 977bp 片段的缺失所导致。该缺失的断裂点分别位于 *MT-ATP* 和 *MT-ND5* 基因内,缺失导致 *MT-ATP8*、*MT-ATP6*、*MT-CO3*、*MT-ND3*、*MT-ND4L*、*MT-ND4*、*MT-ND5* 及多个 *MT-tRNA* 基因缺失。缺失区两侧为 13 个碱基的同向重复序列(5'ACCTCCCTCACCA3')。由于涉及多个基因的缺失,影响 4 种呼吸链复合体,患者可出现不同程度的线粒体蛋白质合成缺陷。

KSS 患者病情严重程度取决于缺失型 mtDNA 的杂质水平及缺失型 mtDNA 在组织中的分布情况。肌细胞中缺失型 mtDNA >85% 时,表现为 KSS;缺失型 mtDNA 比例较低时,主要表现为慢性进行性眼外肌麻痹(chronic progressive external ophthalmoplegia,CPEO),患者表现为上睑下垂、眼球活动受限,也可有四肢近端无力。当所有组织中缺失型 mtDNA 比例较高,尤其造血干细胞中缺失型 mtDNA 大量存在时,会引起早发、可能致命的 Pearson 综合征(Pearson syndrom)(OMIM #557000),患者表现为胰腺外分泌功能障碍和铁粒幼细胞贫血。KSS、CPEO、Pearson 综合征的症状可以在同一家庭的患者中出现,或在同一患者不同的疾病期发生转换。例如,在 Pearson 综合征中幸存下来的儿童,后期将会出现 KSS 的症状。

六、亚急性坏死性脑脊髓病

亚急性坏死性脑脊髓病又称为 Leigh 综合征（Leigh syndrome,LS）（OMIM #256000）,是一种由线粒体能量生成异常引起的早发性神经退行性疾病,侵犯中枢神经系统,临床症状包括血液和/或脑脊液乳酸水平升高,病理上可见弥漫性神经元坏死、髓鞘脱失、胶质细胞增生。患者常在婴儿期或幼儿期发病,出现呼吸及进食困难、哭声低微、四肢肌张力低下。继而出现视力下降、听力下降、共济失调、智力减退和抽搐,并可能导致早期死亡。

LS 发病机制较为复杂,具有高度遗传异质性,遗传方式可为母系遗传、常染色体显性遗传、常染色体隐性遗传或 X 连锁遗传。线粒体基因组和核基因组中与能量代谢有关的基因突变均可导致 LS,例如呼吸链复合体Ⅰ、复合体Ⅱ、复合体Ⅲ、复合体Ⅳ、复合体Ⅴ、丙酮酸脱氢酶复合体中的基因等,相关基因超过 150 个。

其中,15%~20% 的 LS 患者由 mtDNA 突变所导致。*MT-ATP6*、*MT-ND2*、*MT-ND3*、*MT-ND5*、*MT-ND6*、*MT-CO3*、*MT-TV*（*tRNA^Val*）、*MT-TK*（*tRNA^Lys*）、*MT-TW*（*tRNA^Trp*）和 *MT-TL1*（*tRNA^Leu*）基因的突变均可导致 LS。最常见突变为 *MT-ATP6* 基因的 m.8993T>G 或 m.8993T>C 突变,突变使 ATP 6 第 156 位的亮氨酸置换为精氨酸或脯氨酸,ATP 合酶结构发生改变,大脑及视网膜细胞 ATP 合成活性降低,从而导致细胞死亡。

携带突变 mtDNA 的个体临床表型由突变 mtDNA 的杂质性水平及其器官组织分布等因素决定。不同家庭成员通常遗传不同比例的突变 mtDNA,可能出现不同的临床症状。当 *MT-ATP6* 突变比例为 90%~95% 时,表现为 Leigh 综合征。当 *MT-ATP6* 突变比例在 70%~90% 时,表现为神经病变、共济失调和视网膜色素变性综合征（neuropathy,ataxia and retinitis pigmentosa,NARP）（OMIM #551500）。NARP 患者多在儿童期及青年期早期发病,以近端神经源性肌无力伴感觉神经病、共济失调、色素性视网膜病、癫痫、学习困难和痴呆为主要临床症状。

七、母系遗传的糖尿病伴耳聋

母系遗传的糖尿病伴耳聋（diabetes and deafness,maternally inherited,MIDD）（OMIM #520000）又称为糖尿病-耳聋综合征（diabetes-deafness syndrome）。患者表现为成年后的糖尿病发病及神经性听力损伤（主要为高频音调的感知降低）,部分患者可能出现视网膜色素沉着、眼睑下垂、心肌病、肌病、肾脏问题及脑病等临床症状。

MIDD 呈现母系遗传,主要由 mtDNA 突变所导致,包括 *MT-TL1*（*tRNA^Leu*）基因的 m.3243A>G 突变、*MT-TE*（*tRNA^Glu*）基因的 m.14709T>C 突变及 *MT-TK*（*tRNA^Lys*）基因的 m.8396A>G 突变。其中,以 m.3243A>G 突变最为常见。

m.3243A>G 突变导致线粒体氧化磷酸化功能出现障碍,ATP 合成不足。ATP 在胰岛 β 细胞感知血糖水平变化、分泌胰岛素的过程中起着重要的作用。ATP 不足,则不能通过 ATP 依赖型 K$^+$ 通道机制兴奋胰岛 β 细胞,致使胰岛素分泌降低,从而引发糖尿病。此外,当 ATP 生成低于胰岛 β 细胞所需能量阈值时,还可导致 β 细胞受损而出现功能减退。

八、其他与线粒体有关的病变

（一）衰老

现有研究表明,衰老（aging）（OMIM #502000）与 mtDNA 的渐进性损伤及线粒体功能的下降密切相关。

线粒体正常氧化磷酸化过程会产生大量的氧自由基。正常生理状态下,机体自身的防御系统（如超氧化物歧化酶、过氧化氢酶、过氧化物酶等)可及时清除能量代谢过程中产生的氧自由基。然而在个体衰老的进程中,抗氧化防御系统的作用逐渐减弱,线粒体内氧自由基不能有效清除而出现累积,从而导致线粒体的氧化性损伤,包括 mtDNA 的氧化损伤和生物膜损伤等。这些损伤将使线粒体功能下降,氧自由基渗漏增加,酶活性降低,造成恶性循环,进一步加速机体衰老。

mtDNA 的氧化损伤可引起 mtDNA 突变的累积,人体衰老与 mtDNA 突变的累积呈正相关。作为氧自由基氧化损伤 mtDNA 后形成的产物,8-OH-dG 在衰老组织中含量增多。55 岁以下个体的膈肌中,8-OH-dG 含量低于 0.02%,65 岁以上,8-OH-dG 以每 10 年 0.25% 的比率增加,至 85 岁时可达 0.51%。

mtDNA 突变包括缺失、碱基替换、插入、倒位及重排等。老年人各种组织的 mtDNA 常有多种片段缺失,其中以 4 977~5 000bp 片段缺失最为常见。缺失可累及脑、心肌、骨骼肌等多种器官组织,不同年龄个体各组织细胞中 mtDNA 片段缺失的位置可能不同,但缺失率随年龄的增长而逐渐增加。此外,mtDNA 碱基置换率也随年龄增长而增高,例如老年人 m.150C>T、m.414T>G 突变率增高。这些突变 mtDNA 的累积使线粒体氧化磷酸化能力逐渐降低,细胞产生的能量低于细胞正常功能维持所需的阈值,从而导致细胞死亡,引起衰老和多种老年退化性疾病。

(二) 帕金森病

帕金森病(Parkinson disease,PD)又称为震颤性麻痹,是一种老年发病的神经系统变性疾病。患者主要表现为静止性震颤、运动迟缓、肌强直和姿势步态障碍等。少数患者可出现认知功能损害、神经精神症状和痴呆表现。

现有研究表明,大部分 PD 是遗传因素、环境因素甚至更多因素共同作用的结果。遗传因素涉及核基因突变及 mtDNA 突变。其中,与 PD 相关的核基因突变多通过导致线粒体功能障碍而致病;与 PD 相关的 mtDNA 突变主要为 mtDNA 片段的缺失。PD 患者脑组织,特别是黑质中存在 4 977bp 的 mtDNA 片段缺失,断裂点分别位于 *MT-ATP8* 基因和 *MT-ND5* 基因内,从而导致线粒体呼吸链功能障碍,继而引起神经元能量代谢障碍。PD 患者病变细胞中 mtDNA 的缺失通常为杂质性的,其黑质致密部 mtDNA 的缺失率高于其他老龄化疾病。

(三) 肿瘤

肿瘤与 mtDNA 的突变相关。作为致癌物作用的重要靶点,mtDNA 与化学致癌物的结合比核 DNA 更为充分。现有研究表明:mtDNA 突变在肿瘤中广泛存在,肿瘤中致病性 mtDNA 突变的发生率与最常见的核基因组中肿瘤驱动基因的突变率相当。目前已在人类多种肿瘤及肿瘤细胞系中发现了各种类型的 mtDNA 碱基置换,多为 mtDNA 编码区与 D 环区 T>C 或 G>A 的碱基置换。此外,线粒体微卫星不稳定性、mtDNA 拷贝数异常也在多种肿瘤组织中普遍存在。这些突变通过改变细胞能量产量、提高线粒体氧化压力和/或调控凋亡等途径导致肿瘤。

此外,某些因素(如细胞内线粒体受损伤崩解等)可使 mtDNA 游离出线粒体膜外,当细胞内核酸降解酶活性下降,不能有效清除游离于胞质中的 mtDNA 分子时,mtDNA 有可能像致瘤病毒那样通过核膜,随机整合到核 DNA 中,激活原癌基因或抑制抑癌基因,使细胞增殖分化失控,导致癌变。

第四节 | 核 DNA 突变引起的线粒体病

线粒体是一种半自主性细胞器,受线粒体基因组和核基因组两套遗传系统的共同控制。绝大部分线粒体蛋白由核基因编码,在细胞质中合成后转运至线粒体内发挥作用。因此,编码线粒体蛋白的核基因突变也会引起相应的线粒体病。

截至 2023 年 8 月,MITOMAP 数据库报道与线粒体病相关的核基因突变为 147 种,这些核基因突变引起的线粒体病分类较为复杂,从机制上可以分为呼吸链复合体结构亚基及组装因子缺陷(涉及呼吸链复合体 I~复合体 V)、mtDNA 维持缺陷、线粒体蛋白转运缺陷、线粒体蛋白合成障碍、线粒体离子平衡缺陷、CoQ10 合成缺陷、线粒体代谢缺陷等多种类型。其中,mtDNA 维持缺陷是由参与 mtDNA 维持的核基因致病性变异导致的 mtDNA 合成受损或 mtDNA 稳定性降低,表现为 mtDNA 的多重缺失或 mtDNA 的耗竭。核基因突变引起的线粒体病符合孟德尔遗传方式,可以是常染色体显性遗传、常染色体隐性遗传或 X 连锁遗传。

线粒体复合体 I 缺乏症(mitochondrial complex I deficiency, MC1D)是由核基因突变引起的呼吸链复合体 I 功能缺陷,分为 39 个亚型(呼吸链复合体 I 缺乏症核 1 型~呼吸链复合体 I 缺乏症核 39 型),涉及呼吸链复合体结构亚基缺陷及组装因子缺陷。MC1D 可引起广泛的临床疾病,从致命的新生儿疾病到成人发病的神经退行性疾病,其临床症状包括巨头畸形、非特异性脑病、肥厚型心肌病、肌病、肝病等。不同亚型分别由位于不同染色体上的核基因突变所导致,例如核 1 型由位于 5q11.2 的 NDUFS4 基因突变所导致;核 19 型由位于 11q24.2 的 FOXRED1 基因突变所导致;核 30 型由位于 Xp11.3 的 NDUFB11 基因突变所导致。在遗传方式上,除核 12 型和核 30 型为 X 连锁遗传外,其余 37 个亚型均为常染色体隐性遗传。

线粒体复合体 II 缺乏症(mitochondrial complex II deficiency, MC2D)是一种常染色体隐性遗传病,分为 4 个亚型(核 1 型~核 4 型),分别由位于 5p15.33 的 SDHA 基因、19q13.12 的 SDHAF1 基因、11q23.1 的 SDHD 基因及 1p36.13 的 SDHB 基因突变所导致。患者表型差异很大,部分患者表现为脑、心脏、肌肉、肝脏、肾脏等多系统异常,通常在婴儿期死亡;而另一部分患者则仅仅表现为心脏或肌肉组织的异常,且成年后才发病。

进行性眼外肌麻痹伴线粒体 DNA 缺失常染色体显性 1 型(progressive external ophthalmoplegia with mitochondrial DNA deletions, autosomal dominant 1, PEOA1)(OMIM #157640)是一种常染色体显性遗传病,主要由定位于 15q26,编码特异性 mtDNA 聚合酶 γ 催化亚基的 POLG1 基因突变所导致。患者骨骼肌细胞中出现 mtDNA 的多重缺失,主要表现为进行性肌无力导致的双侧眼睑下垂及运动乏力,并可出现白内障、耳聋、共济失调等其他临床症状。

mtDNA 耗竭主要体现为 mtDNA 数量严重减少而导致能量生成障碍,多为常染色体隐性遗传,临床可分为肌病、脑病、肝性脑病等。例如:线粒体 DNA 耗竭综合征 2(mitochondrial DNA depletion syndrome 2, myopathic type, MTDPS2)(OMIM #609560)是一种常染色体隐性遗传病,由定位于 16q21 的 TK2 基因突变所导致。患者多于儿童期发病,主要临床特征为肌肉的乏力及骨骼肌 mtDNA 的耗竭。

Mohr-Tranebjaerg 综合征(Mohr-Tranebjaerg syndrome, MTS)(OMIM #304700)又称为肌张力障碍-耳聋综合征(dystonia-deafness syndrome),是一种线粒体转运缺陷疾病,符合 X 连锁隐性遗传,由定位于 Xq22.1,编码线粒体内膜运输蛋白的 TIMM8A 基因突变导致。患者主要临床症状为儿童期起病的渐进性耳聋、肌张力障碍、痉挛状态、智力倒退和失明等。

丙酮酸脱氢酶 E1α 缺乏症(pyruvate dehydrogenase e1-alpha deficiency, PDHAD)(OMIM #312170)是一种 X 连锁显性遗传病,由定位于 Xp22.12 的 PDHA1 基因突变导致。患者多在婴儿期或儿童期早期发病,表现出多样的临床症状,包括新生儿致死性乳酸酸中毒、中枢神经系统结构异常的慢性神经系统功能障碍等。

本章小结

线粒体病是由线粒体 DNA 或编码线粒体蛋白的核基因突变所引起的一类疾病,可由线粒体 DNA 异常所导致,可由核 DNA 异常所导致,也可由二者共同作用所导致。

线粒体 DNA 突变导致的线粒体病为母系遗传,与突变 mtDNA 所占的比例及其组织分布相关。主要包括 Leber 视神经萎缩、MERRF 综合征、MELAS 综合征、氨基糖苷类抗生素致聋、Kearns-Sayre 综合征、母系遗传的糖尿病伴耳聋等疾病。

核基因突变导致的线粒体病为孟德尔遗传,包括线粒体复合体 I 缺乏症、线粒体复合体 II

缺乏症、进行性眼外肌麻痹伴线粒体 DNA 缺失常染色体显性 1 型、线粒体 DNA 耗竭综合征 2、Mohr-Tranebjaerg 综合征、丙酮酸脱氢酶 E1α 缺乏症等疾病。

（罗 兰）

思考题

1. 什么是线粒体病？从遗传学角度可将其分为哪些类型？各有何特点？

2. Leber 视神经萎缩的主要分子基础是什么？如何对患者进行分子遗传学检测？

3. 请分别解释以下两种表述方式的含义：①MTTQ*MELAS4332A；②m.4332G>A。

思考题解题思路

本章目标测试

本章思维导图

第十二章 | 染色体病

本章数字资源

【学习要点】

1. 唐氏综合征的遗传分型和表型特点。
2. 18-三体综合征、13-三体综合征、5p-综合征的表型特点和遗传学机制。
3. 性染色体病的遗传学和表型特点。
4. 染色体易位或倒位携带者,在减数分裂时会产生异常配子的情况。
5. 唐氏综合征发生的分子机制。
6. 微小缺失综合征。

染色体数目或结构异常引起的疾病称为染色体病(chromosomal disorder)。其本质是染色体上的基因或基因群的增减或变位影响了众多基因的表达和作用,破坏了基因间的平衡状态,因而妨碍了人体相关器官的分化发育,造成机体形态和功能的异常。严重者在胚胎早期夭折并引起自发流产,故染色体异常易见于自发流产胎儿。少数即使能存活到出生,也往往表现有生长和智力发育迟缓、性发育异常及先天性多发畸形。因此,染色体病对人类危害甚大,且又无治疗良策,目前主要通过遗传咨询和产前诊断予以预防。染色体病表型的轻重程度主要取决于染色体上所累及基因的数量和功能。

染色体病按染色体种类和表型可分为三种:常染色体病、性染色体病和染色体异常的携带者。染色体病在临床上和遗传上一般有如下特点:①染色体病患者均有先天性多发畸形(包括特殊面容)、生长、智力落后或性发育异常、特殊肤纹;②绝大多数染色体病患者呈散发性,即双亲染色体正常,畸变染色体来自双亲生殖细胞或受精卵早期卵裂新发生的染色体畸变,这类患者往往无家族史;③少数染色体结构畸变的患者是由表型正常的双亲遗传而得,其双亲之一为平衡的染色体结构重排携带者,可将畸变的染色体遗传给子代,引起子代的染色体不平衡而致病,这类患者常伴有家族史。

第一节 | 染色体病发病概况

一、染色体病的发生率

染色体异常常见于自发流产胎儿、高龄孕妇的胎儿、先天畸形或发育异常患者、不育或流产夫妇。综合已报道资料,各类染色体畸变的频率如表 12-1。其中以染色体数目异常为主,特别是非整倍体中的三体。

表 12-1 染色体异常发生率

异常类型	怀孕 3 个月以内流产	母龄>35 岁的胎儿	活产儿
异常核型(总计)	50%	2%	0.625%
数目异常	96%	85%	60%
结构异常平衡	—	10%	30%
结构异常不平衡	4%	5%	10%

NOTES

153

（一）新生儿染色体异常发生率

新生儿染色体异常发生率波动于 4.7‰~8.4‰，平均为 0.625%，以数目异常为多。常见的常染色体数目异常有 21-三体、18-三体及 13-三体；常见的性染色体数目异常有 45,X、47,XXX、47,XXY 和 47,XYY。常染色体非整倍体及不平衡的染色体结构重排患者在新生儿期即有明显或严重的临床表现，所以出生时一般容易检出、诊断。但性染色体非整倍体中，除 45,X 外，XXX、XXY 和 XYY 三体患者在出生和年幼时大多无明显异常，要到青春期因第二性征发育障碍才会就诊。对平衡的染色体结构重排携带者，若无家族史，则要到成年后因不育或流产时才会被检出，否则不易被发现。

（二）自发流产胎儿

自发流产胎儿中约有一半为染色体异常所致，其各类染色体异常的频率与活产新生儿不同。自发流产胎儿中三倍体和四倍体占 20%，但在新生儿中罕见；16 三体在流产胎儿中最常见，但尚未见于新生儿中；流产胎儿中 45,X 占 18%~20%，但在新生儿中仅占 0.6%。

（三）产前诊断胎儿

在产前诊断检出中，约有 80% 为大于 35 岁的高龄孕妇，这是因为染色体异常中最常见三体型，尤其是 Down 综合征，其发生率常随母亲生育年龄的增加而增加的倾向，故对大于 35 岁的孕妇要进行产前诊断。表 12-2 为活产儿及胎儿的 Down 综合征发生率与母亲生育年龄的关系。从表 12-2 中可以看出 Down 综合征无论在胎儿期还是出生时，其发生率均随母亲年龄增大而增高；事实上仅有 20%~25% 的 Down 综合征胎儿能发育到出生。在产前诊断中，Down 综合征约占染色体异常的一半。

表 12-2　新生儿与胎儿中 Down 综合征的发生率与母龄关系

母亲年龄	发生率		
	出生时	羊水（16 周）	绒毛（9~11 周）
15~19	1/1 250	—	—
20~24	1/1 400	—	—
25~29	1/1 100	—	—
30	1/900	—	—
31	1/900	—	—
32	1/750	—	—
33	1/625	1/420	—
34	1/500	1/325	—
35	1/350	1/250	1/240
36	1/275	1/200	1/175
37	1/225	1/150	1/130
38	1/175	1/120	1/100
39	1/140	1/100	1/75
40	1/100	1/75	1/60
41	1/85	1/60	1/40
42	1/65	1/45	1/30
43	1/50	1/35	1/25
44	1/40	1/30	1/20
≥45	1/25	1/20	1/10

（四）染色体异常胎儿自发流产后再发风险

流产胎儿的核型如果正常，再流产的胎儿多半核型正常；而当孕妇有过 1 例染色体异常的自发流产胎儿后,再发风险增高。在年龄较大的母亲中,对母龄作校正后,其再发风险未显示出有意义的增高;但在年轻母亲中却显示出较高的再发风险率(表 12-3)。

表12-3 自发流产胎儿染色体异常的再发风险

第一次流产胎儿染色体	第二次流产胎儿染色体			
	总计	正常	三体	其他异常
总计	273	173（63%）	61（22%）	39（14%）
正常	157（58%）	122（78%）	18（11%）	17（11%）
三体	72（26%）	33（46%）	30（42%）	9（13%）
其他异常	44（16%）	18（41%）	13（30%）	13（30%）

（五）生殖细胞的染色体异常

虽然人类卵细胞还不能作细胞遗传学分析,但可通过精子与仓鼠卵细胞融合技术分析人精子中期染色体。还可采用分子细胞遗传学技术直接检测人类精子的非整倍体,即测定间期细胞标本的特定染色体的拷贝数。据报道,在核型正常的男性精子中出现 1%~5% 的非整倍体;相互易位的男性携带者产生正常和平衡的染色体重排的精子近似相等,另有约半数是不平衡核型的精子,但在男性易位携带者的活产子代中不平衡的染色体重排者较少见。

二、染色体分析的临床指征

染色体核型分析是确定患者染色体是否正常的主要方法,但由于染色体核型分析的工作量较大,故通常限于一些特殊面容、发育异常或有致染色体畸变因素接触史者等特殊临床指征的患者,详细内容见第十七章。

第二节 | 常染色体病

常染色体病(autosomal disease)是由常染色体数目或结构异常引起的疾病。常染色体病约占染色体病的 2/3。包括三体综合征、单体综合征、部分三体综合征、部分单体综合征和嵌合体等。常见的主要有 Down 综合征,其次为 18-三体综合征,偶见 13-三体及 5p$^-$ 综合征等。患者一般均有较严重或明显的先天性多发畸形、智力和生长发育落后,常伴特殊肤纹,即所谓的 "三联征"。

一、唐氏综合征

唐氏综合征(Down syndrome, DS)也称 21-三体综合征或先天愚型,是发现最早、最常见的染色体病。英国医生 John Langdon Down(1866 年)首先描述之,故命名为 Down 综合征(Down syndrome, DS)(OMIM #190685)。本病具有母亲生育年龄偏大和单卵双生的一致性两个特点,并很早就引起注意。在建立了人类染色体分析技术后,法国细胞遗传学家 Jérôme Lejeune(1959 年)首先证实本病的病因是多了一个小的 G 组染色体(后来确定为 21 号)。详见本章第三节。

二、18-三体综合征

本病由 John Hilton Edward 等于 1960 年首先报告,故又称为爱德华综合征(Edwards syndrome)。

（一）18-三体综合征的临床特点

新生儿发病率约为 1/8 000~1/3 500。男女性别比为 1:4,可能女性较易存活。患者宫内生长迟缓,小胎盘及单一脐动脉,胎动少,羊水过多,95% 胎儿流产;一般过期产,平均妊娠 42 周;出生时体重低,平均仅 2 243g,发育如早产儿,吸吮差,反应弱,因严重畸形,出生后 1/3 在 1 个月内死亡,50% 在 2

个月内死亡,90% 以上 1 岁内死亡,只有极个别患者活到儿童期(表 12-4)。

表 12-4　几种常见的常染色体病的主要临床特征

发生部位	临床表现			
	Down 综合征	18-三体综合征	13-三体综合征	5p⁻ 综合征
神经系统	严重智力低下、肌张力低下	智力低下、肌张力亢进	严重智力低下、肌张力异常	严重智力低下
头部	小头畸形、枕部扁平	头长、枕部凸出	小头畸形	小头、满月脸、脑萎缩、脑积水
颈部	颈短、颈蹼	颈短		
眼部	眼距宽、外眼角上斜、内眦赘皮	眼距宽、内眦赘皮、眼球小	虹膜缺损、偶有独眼或无眼畸形	眼距宽、内眦赘皮、外眦下斜
耳部	耳廓小、低位	耳廓畸形(动物耳)、低位	耳低位伴耳廓畸形	耳低位
鼻部	鼻梁低平			塌鼻梁
口部	张口伸舌、流涎	小口、小颌、唇裂和/或腭裂	唇裂/腭裂	小颌、腭弓高、牙错位咬合
心脏	先天性心脏病(房中隔缺损与房室畸形常见)	95% 以上有先天性心脏病	各种类型心脏病	
腹部	胃肠道畸形	肠息肉、腹股沟疝或脐疝	胃肠道畸形	
泌尿、生殖系统	男性可有隐睾男性无生育力	肾畸形、隐睾	肾畸形、隐睾双阴道、双角子宫	小阴茎、小睾丸、隐睾、肾畸形
手	短而宽、第 5 指桡侧弯、短	特殊握拳状	多指、特殊握拳状如 18-三体	手小
足	短而宽、第 1、2 趾间距宽	摇椅样足	多趾、足内翻	足小
皮肤纹理	通贯手、atd 角增大、第 5 指一条褶纹	30% 有通贯手、指弓形纹增多	通贯手、atd 角增大、指弓形纹增多	

(二) 核型与遗传学

80% 患者为 47,+18,发生与母亲年龄增大有关;另 10% 为嵌合型,即 46/47,+18;其余为各种易位,主要是 18 号与 D 组染色体易位,双亲是平衡易位携带者而导致 18-三体综合征很少。

三、13-三体综合征

1657 年 Thomas Bartholin 等记述了该病的临床特征。1960 年 Klaus Patau 等确认其为 13-三体,故又称为帕托综合征(Patau syndrome)。

(一) 13-三体综合征的临床特征

新生儿中的发病率约为 1/25 000,女性明显多于男性。发病率与母亲年龄增大有关。患者的畸形比 21-三体和 18-三体综合征严重(表 12-4)。99% 以上的胎儿流产,出生后 45% 患儿在 1 个月内死亡,90% 在 6 个月内死亡。

(二) 核型与遗传学

80% 的病例为游离型 13-三体,即 47,+13;其发生与母亲年龄有关,额外的 13 号染色体大多来自母方第一次减数分裂的不分离。其次为易位型,以 13q14q 为多见,约占易位型的 58%,13q13q 占 38%,13q15q 占 4%;易位可以是新发的,也可能是亲代为平衡易位携带者遗传而得。当双亲之一是平衡易位携带者时,因绝大多数异常胎儿流产死亡,出生患儿的风险不超过 2%;如果双亲之一为

13q13q 易位携带者,也由于只能产生三体或单体的合子,流产率可达 100%,故不宜妊娠。少数病例为与正常细胞并存的嵌合型,即 46/47,+13,一般体征较轻。

四、5p⁻综合征

1963 年由 Jérôme Lejeune 等首先报道,因患儿具特有的猫叫样哭声,故又称为猫叫综合征(cri du chat syndrome)(OMIM #123450)。

(一)5p⁻综合征的临床特征

群体发病率为 1/50 000,在智能低儿中占 1%~1.5%,在小儿染色体病中占 1.3%,在常染色体结构异常病儿中居首位。本病的最主要临床特征是患儿在婴幼儿期的哭声似小猫的"咪咪"声,有关研究认为是喉部畸形、松弛、软弱所引起,但也有认为是中枢神经系统器官性或功能性病变引起呼气时喉部漏气所致(表 12-4)。大部分患者能活到儿童,少数可活到成年。

(二)核型与遗传学

本病缺失片段为 5p15。80% 的病例为染色体片段的单纯缺失(包括中间缺失),10% 为不平衡易位引起,环状染色体或嵌合体则比较少见。大部分病例的染色体畸变是新发生的,呈散发性;但 10%~15% 的患者为携带者的子代。

(三)5p⁻综合征的表型相关的基因

1. **SEMAF 基因**　*SEMAF* 基因(OMIM *60927)编码产物为 semaphorin 5A,是一种与神经轴突导向相关的因子,5p 的缺失可导致该基因的丢失,从而影响正常脑发育,进而导致神经发育迟缓的特征。

2. **Delta catenin 基因**　*Delta catenin* 基因(OMIM*604275)定位于 5p15.2,其产物 δ 连环蛋白是一种黏附连接蛋白,它与神经元的发育密切相关。

3. **DAT1 基因**　*DAT1* 基因(OMIM *126455)定位于 5p15.3,编码神经递质多巴胺转运体(dopamine transporter,DAT1),其缺失被认为与猫叫综合征专注力缺失的表型有关。

4. **hTERT 基因**　人端粒酶逆转录酶基因(telomerase reverse transcriptase,TERT)(OMIM *187270),定位于 5p15.33,其重要基因功能使得它被认为可能与诸多表型有关联。

五、微小缺失综合征

微小缺失综合征(small deletion syndrome)是由于染色体上一些小片段的缺失所引起的疾病的总称,缺失可通过高分辨染色体分析或 FISH 检测确定。表 12-5 介绍了几种常见的常染色体微小缺失综合征,但大部分病例的具体致病基因还未得到鉴定。

表 12-5　常染色体微小缺失综合征

病名称(OMIM #)	基因定位	主要临床症状	遗传学
Langer-Giedion 综合征(150230)	8q24.1	毛发稀疏、皮肤松弛、多发性骨疣、小头、智力低下	AD
Beckwith-Wiedemann 综合征(130650)	11p15	巨人、巨舌、脐疝、低血糖、常发肾上腺肿瘤	不规则显性,所有 11p15 重排都是由母亲遗传而来
Wilms 瘤(194070)	11q13	肾肿瘤、双侧无虹膜、泌尿道畸形、智力低下	AD
WAGR 综合征(109210)	11q13	同上	AD
视网膜母细胞瘤(180200)	13q14.2-14.3	儿童期眼部肿瘤,有染色体缺失者多有小头畸形、智力低下	AD
Prader-Willi 综合征(176270)	15q11-13	智力低下、肌张力低、性腺发育低下、肥胖、手足小、身材矮	缺失染色体是父源的

续表

病名称（OMIM＃）	基因定位	主要临床症状	遗传学
Angelman 综合征（234400）	15q11-13	面孔似"快乐木偶"、智力低下、肌张力低、过度笑容、癫痫	缺失染色体是母源的
Miller-Dieker 综合征（247200）	17p13	智力及发育低下、无脑回、耳畸形、50% 有先天心脏缺陷	可能有染色体缺失，缺失的染色体主要来自父亲
Alagille 综合征（118450）	20p11	神经体征、学习困难、主动脉狭窄、肺动脉瓣狭窄、脊椎异常	AD
Di-George Sprintzen 综合征（188400）	22q11	胚胎第三、四咽囊和第四鳃弓发育缺陷、甲状腺机能减退、免疫缺陷、特殊面容等	AD 母源缺失

第三节 | 唐氏综合征

唐氏综合征很早就引起了一些人类遗传学家的注意。如 Petrus JohannesWaardenburg（1932 年）曾认为"先天愚型"患者千篇一律的一整组症状可能是一个具有特定染色体畸变，他建议检查先天愚型患者是否有"染色体缺陷"或"不分离"，又或"染色体重复"，但由于当时还没有合适的方法对他的这一结论加以验证，故对先天愚型的研究未能深入下去。直到建立了人类染色体分析技术后的 1959 年，法国细胞遗传学家 Lejeune 等分析了先天愚型患儿经培养的成纤维细胞的染色体，首先证实本病为 21-三体。

一、唐氏综合征的发生率

新生儿的发生率约为 1/800~1/600，我国每年大约有 26 600 个唐氏综合征（Down syndrome，DS）患儿出生，平均每 20 分钟就会出生一个唐氏患儿。发生率随母亲生育年龄的增高而升高，尤其当母亲年龄大于 35 岁时，发生率明显增高。这是由于产妇年龄越大，人体包括卵巢所承受的各种有害物质的影响也就越多，这些因素都会导致卵细胞异常，导致染色体在细胞分裂过程中出现不分离现象。有资料表明父亲的年龄也与本病发病率有关，环境污染及接触有害物质均可造成精子的老化和畸形，当父亲年龄超过 39 岁时，出生患儿的风险将可能增高。

二、唐氏综合征的表型特征

DS 患者有多种临床表现，其主要表现为智力低下（患者的 IQ 值在 20~60，平均为 40~50）、发育迟缓和特殊面容。一般情况下，DS 患者还具有其他一些明显的、特殊的微小畸形特征（表 12-6）。尽管一些 DS 患者都因具有这些典型的特征而易于被识别，但并不是所有的患者都表现出这些特征，而具有表 12-6 中所列的所有特征的 DS 患者是罕见的。

本病的一般特征包括：①很明确的综合征，尽管在症状上有所不同，但并不会影响诊断。②多数情况下，都是新发生的、散的病例，家庭中很少有一个以上的患者。③同卵双生具有一致性，但偶尔也会有例外，这可能是由于在形成其中一个时，发生了染色体丢失。④男性患者没有生育力，而极少数女性患者可生育。⑤随母亲年龄增高，本病的发生率也升高，尤其当母亲大于 35 岁时更加明显。⑥患者的预期寿命短，且到中年时大脑呈现淀粉样斑，与 Alzheimer 病相符，伴痴呆症状；易感染表明免疫功能缺陷，易患先天性心脏病。⑦表型特征的表现度不同。⑧急性白血病死亡率增加 20 倍，原因尚不十分清楚。

三、唐氏综合征的遗传分型

根据患者的核型组成不同，可将唐氏综合征分为三种遗传学类型。

表 12-6　唐氏综合征的其他临床特征及其出现的频率

特征	频率/%	特征	频率/%
斜眼裂	82	颈部皮肤松弛	81
腭窄	76	身材矮小	75
多动	73	鼻梁扁平	68
第 1、2 趾间距宽	68	手短而宽	64
颈短	61	齿畸形	61
内眦赘皮	59	第 5 指短	58
张口	58	第 5 指内弯	57
Brushfield 斑	56	舌有沟	55
通贯掌	53	耳廓畸形	50
舌外伸	47		

(一) 游离型

游离型(21-三体型)即标准型。据统计,此型约占全部患者的 92.5%。核型为 47,XX(XY),+21。三体型的发生绝大部分与父母核型无关,而是生殖细胞形成过程中减数分裂不分离的结果。染色体不分离发生在母方的病例约占 95%,另 5% 见于父方,且主要为第一次减数分裂不分离。减数分裂不分离的机制尚不清楚,可能与染色体支架蛋白拓扑异构酶Ⅱ的活性改变有一定关系。此外,不能排除某些表型正常的母亲实际是 21-三体细胞很少的嵌合体,如果其生殖细胞中嵌合 21-三体细胞,她们的子女就有可能遗传获得额外的 21 号染色体,特别是较年轻的、有过 1 个以上的 21-三体型患儿的母亲。

(二) 易位型

约占 5%,增加的一条 21 号染色体并不独立存在,而是与 D 组或 G 组的一条染色体发生罗伯逊易位,染色体总数为 46,其中一条是易位染色体。最常见的是 D/G 易位,如核型为 46,XX(XY),-14,+t(14q21q),其次为 G/G 易位,如核型为 46,XX(XY),-21,+t(21q21q)。患者的易位染色体,如果是由亲代传递而来的,其双亲之一通常是表型正常的染色体平衡易位携带者(balanced translocation carrier),其核型为 45,-D,-21,+t(Dq21q)或 45,-G,-21,+t(Gq21q)。染色体平衡易位携带者在生殖细胞形成时,理论上经减数分裂可以产生 6 种类型的配子(图 12-1),但实际上只有 4 种配子形成,故与正常个体婚配后,将产生 4 种核型的个体。

由此可见,染色体平衡易位携带者虽外表正常,但其常有自然流产或死胎史,所生子女中,约 1/3 正常,1/3 为易位型先天愚型患儿,1/3 为平衡易位携带者。但如果父母之一是 21/21 平衡易位携带者时,1/2 胎儿将因核型为 21 单体而流产,1/2

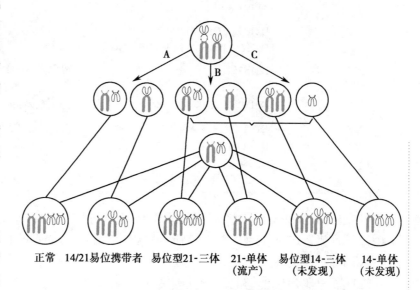

正常　14/21易位携带者　易位型21-三体　21-单体　易位型14-三体　14-单体
　　　　　　　　　　　　　　　　　　　(流产)　　(未发现)　　(未发现)

图 12-1　14/21 染色体平衡易位携带者及其子女核型示意图

核型为 46,−21,+t(21q21q),故活婴将肯定为 21/21 易位型先天愚型患儿(图 12-2)。因此,21/21 平衡易位携带者不应生育。

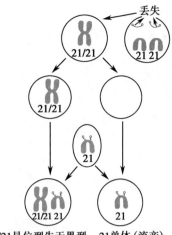

(三)嵌合型

较少见,约占 2%。嵌合型产生的原因一是由于生殖细胞减数分裂不分离,继而因分裂后期染色体行动迟缓引起部分细胞超数的染色体发生丢失而形成含有 47,+21/46 两个细胞系的嵌合体,由此形成的嵌合体的发生率与标准的三体型相同,随母亲年龄的增高而升高;二是合子后(post zygotic)有丝分裂不分离的结果。如果第一次卵裂时发生不分离,就会产生 47,+21 和 45,−21 两个细胞系,而后一种细胞很难存活,因此,导致嵌合体的不分离多半发生在以后的某次有丝分裂,所有嵌合体内都有正常的细胞系。不分离发生得越晚,正常细胞系所占比例越多,则此患者症状越轻。在已有的报道中由于有丝分裂不分离形成的嵌合体占 17%~30%。因本型患者的体细胞中含有正常细胞系,故临床症状多数不如 21-三体型严重、典型。如 47,+21 细胞系比例低于 9% 时,一般不表现出临床症状。

图 12-2 21/21 染色体平衡易位携带者及其子女核型示意图

四、唐氏综合征发生的分子机制

(一)21 号染色体的分子解剖学

21 号染色体是人类染色体中最小的一条,21 号染色体的测序是在 2000 年宣布完成,是人类基因组计划中第二条测序完成的人类染色体。由 4.67×10^7 bp 组成,约长 46cM,包含 600~1 000 个基因,占整个人类基因组的 1.7%。用染色体显带技术显示 21 号染色体短臂分 1 区 3 带,长臂分 2 区,1 区仅有 1 带,2 区分 2 带,各带又可分出亚带,2 区 2 带可分为 3 个亚带(表 12-7)。

表 12-7 21q 各区带特定标记与相关表型

染色体分带	特定标记	相关的 21-三体表型
q11.1	D21S16 D21S13 D21S4	
q21	D21S52 D21S59 D21S1 D21S11 D21S8 D21S18 APP D21S54	智力发育迟缓(次要作用)
q 22.1	D21S93 SOD1 D21S82 D21S58 D21S65 D21S17	
q22.2	D21S55	智力发育迟缓(主要作用)、肌张力低下、关节松弛、身材矮小 8 种外貌特征(面、手、足)
	D21S3 HMG14	6 种外貌特征(面、皮纹)
q22.3	ETS2 D21S15 MX-1/2 BCE1 D21S19 D21S42 CBS CRYA1 PFKL CD18 COL6A1/2 S100B	先天性心脏病

用细胞遗传学和分子生物学方法对多例 DS 患者进行分析,结果表明有一段的重复 DNA 序列(400kb)导致部分 DS 的表型。图 12-3 所示的是引起 DS 部分表型的 DNA 序列以及位于 21 号染色体上基因座的一些资料。

(二)21 号染色体上与 DS 表型相关的基因

通过对部分 21-三体的基因型与表型关系的研究,将 DS 的 24 种特征定位在 21 号染色体的 6 个小区域,D21S58 和 D21S42 位点之间约有 5mb 的区域与智力迟钝和该综合征的大多数面部特征有关。有 2 个区域尤为引人关注:①D21S55:表达 13 种特征的最小区域。13 种特征分别是:智力障碍、身材矮小、肌张力下降、关节松弛和 8 种面貌特征:鼻梁扁平、舌外伸、腭弓高、窄腭、耳郭畸形、手掌宽且短、第五指短且弯、足第一、二趾间距宽。②D21S55-MX1:表达 6 种外貌特征(眼裂斜、内眦赘皮、Brushfield 斑虹膜周围小白

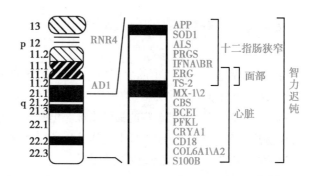

图 12-3　唐氏综合征表型在 21 号染色体的区域定位

斑、通贯手、指纹尺箕和小鱼际肌无侧环)。在 21q22.2 的 DNA 标记 LA68 和 ERG 之间的 1.6mb 区域被命名为唐氏综合征关键区域(Down syndrome critical region,DSCR),许多表型相关的基因定位于该区域。

1. 与智力发育迟缓相关的基因

(1) *DSCAM* 基因:DS 细胞黏附分子(Down syndrome cell adhesion molecule,DSCAM)基因(OMIM *602523),定位于 21q22.2-22.3,长 75Mb,编码一种细胞黏附分子。该基因不同程度地表达在成人脑组织中,研究显示小鼠的 *DSCAM* 基因在中枢及外周神经中都有表达,提示 *DSCAM* 参与神经系统分化,并与 DS 中枢和外周神经缺陷有关。该基因也在人的 7.5~10 周胚胎的胎儿心脏组织中表达,其过度表达与 DS 的先天性心脏病发生也有关系。

(2) *DSCR1* 基因(Down syndrome critical region gene 1)(OMIM *602917):定位于 21q21.1-22.2,编码钙调磷酸酶调节蛋白(regulator of calcineurin 1,RCAN1)。在胎儿及成人心脏、神经组织中高度表达。该蛋白在体内参与调节钙调磷酸酶的活性,而钙调磷酸酶又可调节许多生理过程,如神经递质和激素释放、突触形成和基因转录等,故推测 *DSCR1* 可能与 DS 的学习和行为变化有关。

2. 与先天性心脏病(congenital heart defects,CHD)有关的基因

(1) *COL6A1/COL6A2* 基因(OMIM *120220)/(OMIM *120240):位于 21q22.3,编码胶原特性多肽链,形成胶原Ⅵ(collagen type Ⅵ,α1/α2;COL6A1/COL6A2),此区还可能编码连接肽,把胶原四聚体连接构成特征性串珠状丝。DS 患者编码的这些蛋白在量上的改变,可增加患者发生先天性心脏病的概率。

(2) *KCNE2* 基因(OMIM *603796):编码电压门控性钾离子通道(potassium channel,voltage gated,KCNE2),位于 21 号染色体长臂。在成人心脏中高度表达,在骨骼肌中也有少量表达,转录长度为 35kb,编码 123 个氨基酸残基的可读框。KCNE2 定位于细胞膜上,N 端位于细胞外,KCNE2 被认为参与形成心脏电压依赖型 K^+ 通道,其异常可能与 CHD 有关。

3. 与白血病有关的基因　白血病在 DS 患者中的发生率较正常人高约 20 倍,最常见的类型是急性淋巴细胞白血病和急性髓细胞性白血病。21q22.12 上的 *AML1* 基因(OMIM *151385)又称 *CBFA2* 或 *PEBP2A* 基因,是异二聚体转录因子基因家族成员之一,*AML1* 在造血中起关键作用,其异常可导致白血病的发生。

4. 与肌张力低下有关的基因　肌张力低下几乎出现于所有 DS 患者中,其发生主要与 21 号染色体上 *MNBH/DYRK1* 基因有关。*MNBH* 基因由 17 个外显子组成,横跨 150kb,通过不同启动方式产生两种转录单位 MNBHa 和 MNBHb,MNBHa 在各组织中广泛表达,而 MNBHb 只表达于心脏和骨骼肌中。虽然两种启动方式在成人心脏和骨骼肌中都存在,但由 TATA 式启动子开始的表达只被控制在肌肉组织中。MNBHb 在肌肉组织中表达模式提示 MNBH 与影响大多数 DS 患者的肌张力低下的病理生理有关。

DS 还伴有其他疾病,如内分泌异常、肠道异常和免疫缺陷、耳聋等先天性缺陷,其基因型与表型的关系还尚待研究。

五、唐氏综合征的诊断、治疗及预防

(一)唐氏综合征的诊断

1. **临床筛查** 90%以上的病例根据典型的 DS 面容及智力低下即可作出诊断,如 DS 在新生儿期除特殊面容外还有肌张力低、第三囟门、通贯手、小指短而内弯、小指一条褶纹、足跖沟、足第一二趾间距宽(草鞋足)等易被观察的临床指征。但新生儿期患者有时面容不够典型,又难以观察智力反应,故易被忽视而漏诊,故应进行染色体分析予以确诊,特别是查出易位型患者,追查其家系染色体,检出平衡易位携带者,可预防患儿的再出生。

2. **染色体检查** 绝大部分为游离型,少数为嵌合型和易位型。染色体检查对本病的诊断是决定性的。

3. **血液学改变** DS 患者白细胞计数正常,中性粒细胞相对增多,分叶少且呈核左移。新生儿在感染时易出现类白血病反应,血红蛋白 F 和血红蛋白 A2 升高,无须治疗,能自发恢复,但常在 1~2 年后出现真正的白血病。

4. **酶改变** 21-三体综合征患者细胞中超氧化物歧化酶(SOD1)的含量较正常个体高 50%。中性粒细胞的碱性磷酸酶活性也较正常人高 50%。两种酶的基因均定位于 21 号染色体上。

(二)唐氏综合征的治疗

目前对促进智能发育无特效药物,可试用 γ 氨酪酸、谷氨酸、维生素 B₆、叶酸等,对促进小儿精神活动、提高智商可能有一些作用。对先天性心脏病,可用相关药物和心脏外科手术治疗以延长患者的寿命。

(三)唐氏综合征的预防

为防止 DS 患儿的出生,孕妇可进行唐氏综合征产前筛查。对 35 岁以上的孕妇、30 岁以下但生育过 DS 患儿的孕妇或其双亲之一是平衡易位携带者或嵌合体者则应作产前检查。孕 11~13 周左右 B 超检查 DS 胎儿颈部透明带(nuchal translucency)的宽度,超过 3mm 为异常,应做进一步检查;取孕 16~20 周的羊水细胞或 9~12 周的绒毛膜细胞作染色体检查,如胎儿为 21-三体,则建议终止妊娠。

年龄在 30 岁以下,且生过 21-三体患儿及一级亲属中有 DS 患者或有平衡易位携带者的妇女,应作染色体检查。如孕妇为平衡易位携带者应做产前检查,21/21 易位携带者则不应生育。此外育龄妇女妊娠前后应避免接受较大剂量射线照射,不随便服用化学药物,预防病毒感染。

(四)唐氏综合征的预后

3/4 的 DS 胎儿在怀孕期已自发流产,且大部分发生在妊娠 3 个月内,仅约 1/4 胎儿能活到出生。患者智力低下,缺乏抽象思维能力,精神运动性发育缺陷,但许多患者经过训练可以学会读和写,以及一些基本的生活技能,如穿衣、吃饭等。一些人还可以达到接近边缘的社会适应力。但绝大部分人都不能靠自己在社会上活动。DS 患者在 30 多岁时智能便开始下降,通常伴随着社交能力的逐渐丧失和情绪衰退,这些表现是 Alzheimer 病的症状,但这些症状出现过早。随着医疗水平的不断提高,现在的 DS 患者的生存期比以前要长。许多人可以活到成年。但一般寿命比正常人短,只有 8% 的患者能活过 40 岁。

(五)唐氏综合征的遗传咨询

适龄孕妇应知情选择进行唐氏综合征产前筛查,评估唐氏儿的妊娠风险。特别是高龄孕妇(大于 35 岁)的胎儿应作产前诊断。孕妇外周血唐氏筛查包括血清学筛查和孕妇外周血胎儿游离 DNA 检测即无创 DNA 检测(Non-invasive Prenatal Testing,NIPT)。血清学筛查即孕中期用孕妇血清标记物筛查 DS 胎儿。由于 DS 胎儿的孕妇血清的 AFP(甲胎蛋白)及 UE3(雌三醇)低于平均水平,HCG(绒毛膜促性腺激素)高于平均水平,故对妊娠期(孕 15~21 周)的孕妇测定此三项值,即所谓的"三联筛查",再结合孕妇年龄,计算出危险度,以决定是否行产前诊断,其检出率为 48%~83%,假阳性率约 5%。1995 年,Wallance 等发现在孕早期(孕 11~13 周)DS 胎儿的母血清中二聚体抑制素 A(由黄体与

胎盘分泌的一种异二聚糖蛋白)含量明显升高,也可筛查 DS 胎儿,是一种敏感、特异的新方法,且可提早诊断,减轻孕妇痛苦,较三联筛查更具优越性;其检出率为 65%,假阳性率为 4%。

无创 DNA 检测的适宜孕周为 12~22 周,是通过检测孕妇外周血中胎儿游离 DNA 片段,评估胎儿患唐氏综合征等常见染色体异常的风险。无创 DNA 检测是针对唐氏综合征进行风险评估、介于血清学筛查和产前诊断之间的一种高精度筛查手段,不能替代产前诊断,也不能作为终止妊娠的依据,检测结果高风险者,需接受产前诊断及后续遗传咨询,其产前诊断方法包括羊水染色体检查或者绒毛膜染色体检查。

对于各种平衡易位型携带者,其遗传后果也不完全相同。Dq21q 平衡易位的携带者理论上通过减数分裂可以形成 6 种配子,但受精后除不能发育者外,仅可产生三种胎儿:正常胎儿、平衡易位者、易位型三体患儿,即产生患儿的风险为 33.3%。但实际风险较低,其再发风险可根据经验估计,这与双亲哪一方为携带者有关。Dq21q 易位携带者若是母亲,生育患儿的风险为 10%~15%;如为父亲,则风险为 5% 或更小。21q22q 易位的情况与之大体相同,但易位染色体由父方传递的百分比比 D/G 易位多,风险率在 10% 以下。21q21q 易位携带者虽不常见,但尤为重要,因为其只能产生三体或单体的合子,即不可能有正常表型的胎儿;因单体不能存活,故此种易位型携带者的后代将 100% 为三体型患儿,不宜生育。从上述几种易位型携带者子代再发风险率看,均明显高于典型的三体型,尤其是21q21q 携带者。因此,检出平衡易位携带者的双亲具有重要意义。

第四节 │ 性染色体病

性染色体病(sex chromosomal disease)指性染色体 X 或 Y 发生数目或结构异常所引起的疾病。性染色体虽然只有 1 对,但性染色体病约占染色体病的 1/3;新生儿中性染色体病的发病率列于表12-8,总发病率为 1/500。性染色体病的表型与性染色体有关,一般而言,因 X 染色体失活、Y 染色体外显基因少,使性染色体不平衡的临床表现减少到最低限度,故没有常染色体病严重。除 Turner 综合征(45,X)及个别患者外,大多在婴儿期无明显临床表现,要到青春期因第二性征发育障碍或异常才就诊。

表 12-8　性染色体异常发病率

性别	疾病	核型	近似发病率
男	Klinefelter 综合征	47,XXY	1/1 000
		48,XXXY	1/25 000
		其他(48,XXYY、49,XXXYY、嵌合型)	1/10 000
	XYY 综合征	47,XYY	1/1 000
	其他 X 或 Y 异常		1/1 500
总计			1/400
女	Turner 综合征	45,X	1/10 000
		46,X,i(Xq)	1/50 000
		其他(缺失,嵌合)	1/15 000
	X-三体综合征	47,XXX	1/1 000
	其他 X 异常		1/3 000
总计			1/650

一、性染色体的数目异常

(一)克兰费尔特综合征

克兰费尔特综合征(Klinefelter syndrome)由 Harry Klinefelter 等于 1942 年首先报道,也称先天性

睾丸发育不全。1956 年 Bradbury 等证实患者体细胞间期有一个 X 染色质(或 Barr 小体),1959 年,Patricia Jacob 和 John Strong 发现其核型为 47,XXY,故本病亦称为 XXY 综合征。

1. 发生率 本病发生率相当高,在男性新生儿中占 1/1 000~2/1 000,在身高 180cm 以上的男性中占 1/260,在不育的男性中占 1/10。

2. 临床表现 以身材高、睾丸小、第二性征发育不良、不育为特征。患者四肢修长、身材高、胡须和阴毛稀少、成年后体表脂肪堆积似女性;音调较高,喉结不明显;约25%病例有乳房发育,皮肤细嫩;外阴多数正常无畸形,6% 病例伴尿道下裂或隐睾。新生儿期睾丸大小正常,但至青春期时睾丸小而硬,体积为正常人的 1/3;睾丸精曲小管基膜增厚,呈玻璃样变性,无精子。典型病例的血浆睾酮仅为正常人的一半;个别患者睾酮正常,血中雌激素增多。少数患者可伴骨髓异常、先天性心脏病,智能正常或有轻度低下。一些患者有精神异常或精神分裂症倾向。就不同核型患者临床表现分析,个别嵌合型患者可有生育;X 染色体数目越多,性征和智力发育障碍愈严重,伴有的体格异常更多。此外,患者易患糖尿病、甲状腺疾病、哮喘和乳腺癌。

3. 核型与遗传学 80%~90% 的病例为 47,XXY;约 10%~15% 为嵌合型,常见的有 46,XY/47,XXY、46,XY/48,XXXY 等;此外还有 48,XXXY、49,XXXXY、48,XXYY 等。嵌合型患者中若 46,XY 的正常细胞比例大时临床表现轻,可有生育力。本病额外的染色体由细胞分裂时染色体的不分离产生,约 1/2 病例来自父方第一次减数分裂不分离,1/3 来自母方的第一次减数分裂,余为母方的第二次减数分裂或合子的有丝分裂不分离,母亲年龄在母方第一次减数分裂时发生染色体不分离的病例中是增加的,但其余可能与母亲年龄无关。

(二) XYY 综合征

本病的发生率为 1/900。核型为 47,XYY,额外的 Y 染色体肯定来自父方精子形成过程中第二次减数分裂时发生 Y 染色体的不分离。XYY 男性的表型一般正常,患者身材高大,常超过 180cm,偶尔可见尿道下裂、隐睾、睾丸发育不全并有生精过程障碍和生育力下降;但大多数男性可以生育,个别患者生育 XYY 的子代,然大多生育正常子代。

(三) 多 X 综合征

本病发生率在新生女婴中为 1/1 000。X 三体女性可无明显异常,约 70% 病例的青春期第二性征发育正常,并可生育;另外 30% 患者的卵巢功能低下,原发或继发闭经,或过早绝经,乳房发育不良。1/3 患者可伴先天畸形,如先天性心脏病、髋脱位;部分可有精神缺陷;约 2/3 患者智力稍低。X 染色体越多,智力发育越迟缓,畸形亦越多见。核型多数为 47,XXX,少数为 46,XX/47,XXX,极少数为 48,XXXX、49,XXXXX。体细胞间期核内 X 小体数目增多,额外的 X 染色体,几乎都来自母方减数分裂的不分离,且主要在第一次,母亲年龄增高的影响见于来自母方第一次减数分裂不分离的病例。

(四) 特纳综合征

特纳综合征(Turner syndrome)由 Henry Turner 于 1938 年首先报道,也称为女性先天性性腺发育不全或先天性卵巢发育不全综合征,又称 45,X 综合征。1954 年,Polani 证实患者细胞核 X 染色质阴性;1959 年,Charles Ford 发现其核型为 45,X。

1. 发生率 在新生女婴中约为 1/5 000,但在自发流产胎儿中可高达 18%~20%,本病在怀孕胎儿中占 1.4%,其中 99% 流产,即在宫内不易存活。

2. 临床表现 典型患者以性发育幼稚、身材矮小(120~140cm 左右)、肘外翻为特征。患者出生体重轻,新生儿期脚背有淋巴样肿,十分特殊;面容:内眦赘皮,上睑下垂,小颌;后发际低,约 50% 有蹼颈,乳间距宽,第四、五掌骨短,皮肤色素痣增多,性腺为纤维条索状,无滤泡、子宫,外生殖器及乳房幼稚型。此外,约 1/2 患者有主动脉狭窄和马蹄肾等畸形。患者常因身材矮小或原发闭经就诊。智力可正常,但低于同胞,或轻度障碍。

3. 核型和遗传学 约 55% 病例为 45,X,还有各种嵌合型和结构异常的核型,最常见的嵌合型为 45,X/46,XX,结构异常为 46,X,i(Xq)。嵌合型的临床表现较轻,轻者有可能有生育力,而有 Y 染色体的嵌合型可表现出男性化的特征;身材矮小和其他 Turner 体征主要是由 X 短臂单体性决定的;但卵巢发育不全和不育则更多与长臂单体性有关。

本病的单个 X 染色体大多来自母亲,也即约 75% 的染色体丢失发生在父方,约 10% 的丢失发生在合子后卵裂早期。

4. 预后及治疗 除少数患者由于严重畸形在新生儿期死亡外,一般均能存活。青春期用女性激素治疗可以促进第二性征和生殖器官的发育,月经来潮,改善患者的心理状态,但不能促进长高和解决生育问题。

二、X 染色体的结构异常

常见的 X 染色体结构异常有各种缺失、易位和等臂染色体,临床表现多样,主要取决于涉及染色体上的哪些区段异常。

(一) X 短臂缺失(XXp-)

Xp 远端缺失患者有诸如身材矮小等 Turner 综合征的特征,但性腺功能正常。Xp 缺失如包括整个短臂,则患者既有 Turner 综合征的体征,又有性腺发育不全。有研究显示 Xp11 片段对卵巢的发育具有重要作用,此片段缺失会引起不孕。X 染色体长臂等臂染色体[X,i(Xq)]的临床表现与此类似,因为也缺失了整个短臂。

(二) X 长臂缺失(XXq-)

缺失在 q22 远端以远者,一般仅有性腺发育不全,原发闭经,不孕,而无其他诸如身材矮小等 Turner 综合征体征。缺失范围较大,包括长臂近端者,除性腺发育不全外,一些患者还有其他体征。X 染色体短臂等臂染色体[X,i(Xp)]与此类似。Xq 中间缺失累及 q13-q26 者性腺功能正常,但有其他体征,可见中段缺失与 Turner 体征出现有关。

通常部分缺失、形成环状或等臂染色体的 X 染色体均选择性地失活,从而保证有一条正常的 X 染色体。

第五节 | 染色体异常携带者

染色体异常携带者是指带有染色体结构异常,但染色体物质的总量基本上仍为二倍体的表型正常个体,也即表型正常的平衡的染色体结构重排(rearrangement)者。

主要可分为易位、倒位两类,至今已记载 1 600 余种,我国已记载有 1 200 多种,几乎涉及每号染色体的每个区带。其共同的临床特征是在婚后引起不育、流产、死产、新生儿死亡、生育畸形和智力低下儿等。有些类型的携带者生育染色体异常患儿的可能性甚至高达 100%。在不育与流产夫妇中,染色体异常携带者占 3%~6%。因此,为了防止染色体病患儿的出生,检出携带者、进行产前诊断具有重要意义。

一、易位携带者

(一) 相互易位携带者

1. 非同源染色体相互易位 如果夫妇中的一方为某一非同源染色体间的相互易位携带者,如 46,XX(XY),t(2;5)(q21;q31)携带者,根据配子形成中同源染色体节段相互配对的特性,在第一次减数分裂中期将形成相互易位型的四射体(图 12-4),经过分离与交换,理论上至少将形成 18 种类型的配子。它们分别与正常的配子相结合,则可形成 18 种类型的合子(表 12-9),其中仅一种正常,一种为表型正常的平

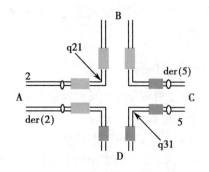

图 12-4 **相互易位染色体在减数分裂中期I形成四射体图解**

表 12-9 相互易位携带者产生的 18 种配子及与正常配子受精后的合子类型

分离后配子类型		与正常配子受精后产生的合子类型
对位	AB CD	46,XX(XY)
	AD CB	46,XX(XY),-2,-5,+der(2),+der(5),t(2;5)(q21;q31)
邻位 1	AB CB	46,XX(XY),-5,+der(5),t(2;5)(q21;q31)
	AD CD	46,XX(XY),-2,+der(2),t(2;5)(q21;q31)
邻位 2	AB AD	46,XX(XY),-5,+der(2),t(2;5)(q21;q31)
	CB CD	46,XX(XY),-2,+der(5),t(2;5)(q21;q31)
	*AB AB	46,XX(XY),+2,-5
	*CD CD	46,XX(XY),-2,+5
	*CB CB	46,XX(XY),-2,-5,+2der(5),t(2;5)(q21;q31)
	*AD AD	46,XX(XY),-2,-5,+2der(2),t(2;5)(q21;q31)
3∶1	AB CB CD	47,XX(XY),+der(5),t(2;5)(q21;q31)
	AD	45,XX(XY),-2,-5,+der(2),t(2;5)(q21;q31)
	CB CD AD	47,XX(XY),-2,+der(2),+der(5),t(2;5)(q21;q31)
	AB	45,XX(XY),-5
	CD AD AB	47,XX(XY),+der(2),t(2;5)(q21;q31)
	CB	45,XX(XY),-2,-5,+der(5),t(2;5)(q21;q31)
	AD AB CB	47,XX(XY),-5,+der(2),+der(5),t(2;5)(q21;q31)
	CD	45,XX(XY),-2

注:* 着丝粒与互换点之间发生交换。

衡易位型携带者,其余 16 种均不正常。

2. 同源染色体间的相互易位 按照分离定律,同源染色体间的相互易位不可能形成正常配子,也不能分娩正常的后代。但在配子形成的减数分裂中,却可形成易位圈,经过在易位圈中的奇数互换,可形成 4 种类型的配子,其中 3 种具有部分重复和缺失的染色体,一种为正常配子,即可形成正常的后代。因此,在遗传咨询中不能简单地根据分离比率劝止妊娠,而应建议在宫内诊断的监护下选择生育正常胎儿。

(二)罗伯逊易位携带者

1. 同源罗伯逊易位 如果夫妇中一方为同源染色体之间的罗伯逊易位携带者,如 t(13q;13q)、t(14q;14q)、t(15q;15q)、t(21q;21q)、t(22q;22q),其在配子形成中仅能产生两种类型的配子,其与正常配子相结合,则形成三体型和单体型的合子(见图 12-2)。

2. 非同源罗伯逊易位 夫妇中一方为非同源罗伯逊易位携带者时,其配子在形成过程中,根据染色体的同源节段相互配对的规律,一条易位的染色体和两条未易位的染色体配对,即三条染色体配对形成三价体,三价体不同的分离形式可形成 6 种不同的配子(见图 12-1),受精后则形成 6 种合子,其中只有一种可发育为正常个体,一种为与亲代类似的携带者,其余 4 种均为染色体异常患者或流产胚胎。

二、倒位携带者

由于臂间倒位和臂内倒位在减数分裂中形成不同的染色体结构重排,故两者有不同的遗传效应及与之相应的临床表现。

(一)臂间倒位携带者

根据在配子形成中同源染色体的同源节段相互配对的规律,在第一次减数分裂中将形成特有的倒位圈,经过在倒位圈内的奇数互换,理论上将形成 4 种不同的配子(图 12-5),一种具有正常染色体,一种具有倒位染色体,其余两种均带有部分重复和缺失的染色体。由于这些异常染色体仅含一个着

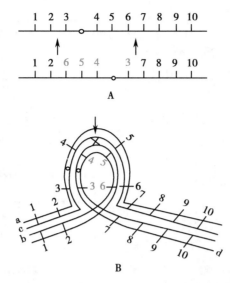

图 12-5　臂间倒位染色体在减数分裂时的遗传效应
A. 同源染色体配对；B. 倒位圈形成；C. 配子与合子类型。

丝粒,属稳定性畸变,会干扰胚胎早期的有丝分裂,因此,其遗传效应主要决定于重复和缺失片段的长短及其所含基因的致死效应。7、8、9、13、14、18、21、22 号和 X 染色体都曾有三体型或单体型的活婴的报道,对于这几号染色体,一般来说其倒位片段越短,则重复和缺失的部分越长,配子和合子正常发育的可能性越小,临床上表现的婚后不育、月经期延长、早期流产以及死产的比例越高,而分娩出畸形儿的可能性却越低;若倒位片段越长,则重复和缺失的部分越短,其配子和合子正常发育的可能性越大,分娩出畸形胎儿的危险率越高。因而对后者必须加强宫内诊断,以防止染色体病患儿的出生。对其他染色体来说,除了倒位片段的长短以外,更重要的是应考虑重复和缺失片段上所携带的基因的致死效应。

（二）臂内倒位携带者

根据在配子形成中同源染色体的同源节段相互配对的规律,在第一次减数分裂中期将形成特有的倒位圈。倒位圈内发生的奇数互换,将形成 4 种不同的配子(图 12-6),一种含有正常染色体,一种含有倒位染色体,其余 2 种分别含有部分重复和缺失的无着丝粒片段或双着丝粒染色体。重复和缺失片段的大小及其所含基因的致死作用,使得半数配子的形成出现障碍,或产生半数畸形或无功能的配子,致使婚后多年不孕;同时,双着丝粒染色体和无着丝粒片段在有丝分裂中是一种不稳定性畸变,因为双着丝粒染色体在合子的早期分裂中形成染色体桥,这将使合子在早期卵裂中致死;但由于流产发生的时期过早,临床上往往仅可观察到月经期延长、多年不孕,而无明显的停经史;无着丝粒片段在合子卵裂中,将被丢失而造成单体型胚胎。除 X、21 和 22 号染色体单体以外,其他的单体均不可能发育成熟,常常在妊娠的头 3 个月内发生流产。

综上所述,婚后多年不孕,月经期延长,早期流产,分娩出倒位携带者或正常儿,都是臂内倒位携带者遗传效应的主要临床表现。因此,除 21、22 号和 X 染色体的倒位携带者外,一般可不作产前诊断。

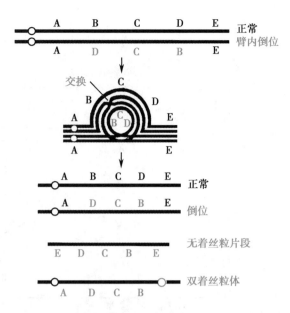

图 12-6　臂内倒位染色体在减数分裂时的遗传效应

本章小结

染色体病是染色体数目或结构异常引起的疾病。其特征为生长和智力发育迟缓、性发育异常及先天性多发畸形。染色体病可分为三种:常染色体病、性染色体病和染色体异常的携带者。常染色体病发生率较高的有唐氏综合征、18-三体综合征、13-三体综合征和 5p-综合征,患者一般均有较严重或明显的先天性多发畸形、智力和生长发育落后,常伴特殊肤纹。性染色体病常见的有克兰费尔特综合征和特纳综合征,性发育异常是这类疾病的典型特征。染色体易位或倒位携带者,表型正常但带有染色体结构异常,在减数分裂时会产生异常配子,导致产生染色体异常后代或流产。

(刘　雯)

?

思考题

1. 为什么母亲年龄超过 35 岁生育染色体病患儿的风险会显著增加?
2. 唐氏综合征的临床特征和遗传类型有哪些?
3. 平衡易位携带者与正常人婚配生育正常子女的概率是多少?

思考题解题思路

本章目标测试

本章思维导图

第十三章 | 遗传性免疫缺陷

【学习要点】

1. 遗传性免疫缺陷的概念及分类。
2. T 细胞免疫缺陷典型病例的临床特征和病因。
3. 重症联合免疫缺陷典型病例的临床特征和病因。
4. B 细胞免疫缺陷典型病例的临床特征和病因。
5. 吞噬细胞缺陷典型病例的临床特征和病因。
6. 补体缺陷典型病例的临床特征和病因。

免疫遗传学（immunogenetics）是研究生物体免疫系统和免疫应答的遗传基础的科学，是免疫学和遗传学的交叉学科。免疫遗传学主要对自身免疫性疾病、先天性免疫缺陷、器官移植耐受性和传染病等的免疫机制，尤其是其中基因的作用及分子机制进行研究。免疫应答是机体免疫系统对抗原物质进行识别和应答的过程。抗原物质既包括来自体外的病原或非病原生物分子，也包括机体自身的突变、损伤以及老化产生的异常分子；机体出于维持自身稳态的需要，对抗原的应答既可能是清除，也可能是耐受。

免疫系统可分为固有免疫系统和获得性免疫系统，其对抗原的识别由各自的免疫识别受体及其下游信号转导途径完成。固有免疫系统包括组织屏障，免疫分子如补体、细胞因子、酶类物质等，以及免疫细胞如吞噬细胞、自然杀伤 T 细胞、树突状细胞等，能对各种入侵的病原微生物和其他抗原进行快速反应，是一类非特异性免疫，同时启动并调节特异性免疫。获得性或适应性免疫应答是针对特定抗原表位发生的免疫应答，由 T 淋巴细胞和 B 淋巴细胞完成，其抗原识别主要依赖 T 细胞受体（T cell receptor，TCR）和 B 细胞受体（B cell receptor，BCR），这两种细胞表面分子因其多样性，可以识别多种多样的抗原分子。

由于免疫系统在自身稳态和对外来抗原进行应答中的作用，免疫系统的异常就不仅表现为免疫缺陷和过敏等免疫系统疾病，而且广泛参与恶性肿瘤、组织退行性疾病、代谢病等疾病的发生和进展。目前，免疫遗传学已进入了基因组学时代。免疫基因组学是利用基因组学的技术研究与疾病相关的免疫细胞的分子特征和变化的学科。免疫基因组计划（Immunological Genome Project）的首要目标是为小鼠中的免疫细胞建立基因表达数据库，进一步通过计算重构其基因调控网络。现已包含人免疫细胞表达谱及单细胞测序结果，并可与小鼠的进行比较分析。

免疫缺陷（immunodeficiency）概念和疾病是免疫遗传学的重要内容。免疫缺陷是指免疫系统的一个或多个要素的缺损或低下引起的免疫功能不全。它既可以是先天的、遗传性免疫系统发育不全或错误，称为遗传性免疫缺陷（inherited immunodeficiency）或原发性免疫缺陷（primary immunodeficiency）或先天性免疫错误（inborn errors of immunity）；也可以是后天因素引起的免疫系统损伤，称为获得性免疫缺陷（acquired immunodeficiency）或继发性免疫缺陷（secondary immunodeficiency）。

免疫缺陷造成患者对感染的易感性大幅增加，以反复、慢性和难以控制的感染为主要特征。其感染可大致分为两类。免疫球蛋白、补体蛋白、吞噬细胞缺陷对流感杆菌、肺炎球菌、金黄色葡萄球菌等带有荚膜的细菌易发生反复感染，常常为化脓性感染；另一方面，细胞免疫缺陷或 T 细胞缺陷患者则对环境中广泛存在的、正常人可以抵抗的微生物缺乏抵抗而常常发生致死性感染,被称为共生菌感染,如真菌、疱疹病毒感染等。

遗传性免疫缺陷疾病是一类重要的遗传病,是本章要讲述的主要内容。遗传性免疫缺陷患儿高发各种病原体感染,其种类因免疫缺陷的种类而异,且往往反复发作,难以治愈,是造成患儿死亡的主要原因。由于免疫系统作用的广谱性和免疫细胞之间的协同性,往往累及多器官、多系统,出现复杂的临床表现,包括易患各种肿瘤等。临床上的遗传性免疫缺陷患者,从经典的分类来看,大约 10% 由 T 细胞缺陷单独引起,20% 是 T 细胞-B 细胞联合免疫缺陷类型,50% 由 B 细胞缺陷引起(也是抗体产生缺陷),18% 由吞噬细胞缺陷引起,还有约 2% 是补体系统缺陷造成的。国际免疫学会联合会(International Union of Immunological Societies,IUIS)根据具体病因,于 2022 年将目前的 485 种先天性免疫错误细分为 10 种类型,包括联合免疫缺陷、具有综合征特征的联合免疫缺陷、抗体缺陷为主的免疫缺陷、免疫失调、吞噬细胞缺陷、固有和先天免疫缺陷、自身炎症性疾病、补体缺陷、骨髓衰竭、先天性免疫缺陷拟表型。在治疗上,除了抗感染等对症治疗外,针对不同的免疫缺陷,还可采用胸腺移植、骨髓移植和造血干细胞移植等措施,而基因治疗可能是先天性免疫缺陷病的根本治疗方法。下面就几种经典免疫缺陷类型的典型疾病进行介绍。

第一节 | T 细胞免疫缺陷

T 淋巴细胞是关键的免疫细胞群,分为 CD4$^+$ 辅助性 T 细胞、CD8$^+$ 细胞毒性 T 细胞、调节性 T 细胞等亚群,在固有免疫和适应性免疫中都发挥十分重要的调控作用。T 细胞在胸腺中发育,其发育过程一方面受到多种细胞因子(如 IL-7)及其相应信号转导分子的调控,另一方面还要受到 T 细胞抗原受体形成的调控。而 T 细胞抗原受体的形成需要进行精密的位点特异性 DNA 重组——TCR 基因重排。无论是细胞因子及其信号转导通路,还是 TCR 基因重排,都涉及大量的关键调控分子。这些分子的基因突变可引起 T 细胞发育异常,导致适应性免疫和固有免疫的异常。T 细胞缺陷或功能低下患者由于固有免疫系统异常,故易发共生菌感染。人的 B 细胞功能明显依赖于 T 细胞,所以 T 细胞缺陷也伴有 B 细胞功能障碍(图 13-1)。

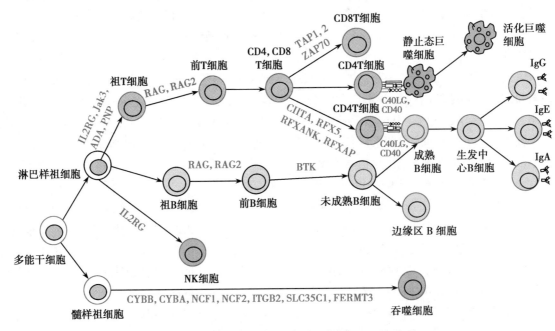

图 13-1 T、B 细胞发育异常导致免疫缺陷病的分子机制
图示 T 细胞、B 细胞的发育过程、与免疫缺陷相关的部分突变基因及其主要作用点。

一、先天性胸腺发育不全

先天性胸腺发育不全常伴随其他先天性异常,如 DiGeorge 综合征(DiGeorge syndrome,DGS)(OMIM #188400),或称为 22q11.2 缺失综合征、胸腺和甲状旁腺发育不全(低钙血症),主要表现为常染色体显性遗传。

该病的临床表现为反复严重感染、特殊面容、脏器畸形和甲状旁腺功能低下(低钙血症)等。由于 T 细胞缺乏,导致反复发生念珠菌及其他真菌感染、病毒感染。患儿特殊面容,眼距加宽,耳郭低位,鼻唇沟缩短,下颌过小,五官间距离过短,伴有心脏和大动脉畸形、甲状旁腺缺陷等异常。由于甲状旁腺功能缺陷,造成新生儿低钙血症,可能表现为抽搐或癫痫发作。主动脉弓和心脏的缺陷是常见的死亡原因。

染色体 22q11.2 位点 1.5~3.0Mb 的杂合性缺失是常见原因,大部分是散发或新发生的缺失,该缺失区域常涉及 TBX1 基因。人的胸腺上皮在胚胎 6 周末从第 3、4 咽囊发育而来,然后来自内胚层的淋巴祖细胞植入,并在胸腺微环境的作用下分化发育成为成熟的 T 细胞,迁出胸腺参与免疫应答。第 3、4 咽囊的先天性发育缺陷,使胸腺和甲状旁腺发育不全,T 细胞功能缺陷,导致 DiGeorge 综合征。免疫缺陷程度随胸腺发育缺陷的程度而变化,轻者胸腺轻微缺陷伴 T 细胞功能自发的正常化,重者胸腺缺如伴 T 细胞功能严重缺陷以致影响 B 细胞功能。由于甲状旁腺也是由第 3、4 咽囊弓发育而来,因此该病患者常常伴有甲状旁腺发育不良,有时还伴有主动脉弓和心脏的先天性缺陷。其他可引起先天性胸腺发育不全的基因有 CHD7、SEMA3E、FOXN1,以及 10p13-p14、11q23 的染色体缺失等。

当新生儿出现不易纠正的低钙血症时,应仔细检查面容和心脏,若有异常,特别是 X 线检查不见胸腺影,则支持本病的诊断。对于低钙血症轻微的病例,往往是在发现先天性心脏病或右位主动脉弓后再疑及该病。辅助检查可见患儿血清免疫球蛋白水平正常,抗体反应能力基本正常或略低于正常。外周血淋巴细胞数目低下,主要是 T 细胞数量显著减少,T 细胞功能试验常常显示"无反应"。临床可采用胸腺移植治疗或胸腺激素治疗。

二、重症联合免疫缺陷

重症联合免疫缺陷(severe combined immunodeficiency,SCID)是细胞和体液免疫功能都缺陷的一类遗传异质性疾病。SCID 的发病率为 1/50万~1/10万,95% 为男孩,是最严重的遗传性细胞免疫缺陷,伴有发育障碍,临床表现多样。一般 SCID 患儿出生后 6 个月出现病症,易患复发性、持续性严重感染,典型表现还包括体重不增、长期念珠菌感染和慢性腹泻。特别是机会致病菌、病毒、真菌和肺囊虫感染,如皮肤和黏膜的念珠菌病,胃肠道的 Lota 病毒和细菌感染引起的腹泻,多种原虫感染引起的肺炎。脊髓灰质炎或结核(BCG)的活菌预防接种时,减毒株微生物会意外造成 SCID 患者进行性感染,引起患者死亡。

由于 T 细胞发育缺陷而导致的 T 细胞介导的细胞免疫的缺乏是各种类型 SCID 的共同特征。患儿淋巴细胞严重减少(血中少于 $0.05×10^9$/L),免疫球蛋白减少或缺失。如果不进行治疗,患者通常会在 1 岁内夭折。

SCID 的最佳治疗方法是完全相合的骨髓移植,通常是健康的兄弟姊妹来源的骨髓,但由于 70% 的兄弟姐妹间的组织相容性不相合,也可采用半相合的父母来源的骨髓。成功进行骨髓移植后可形成供体来源的淋巴细胞的嵌合体状态,从而恢复正常。该病的发病机制复杂多样,在新生儿筛查中,大约 15% 的 SCID 病因未明。按照遗传方式的不同,重症联合免疫缺陷病主要可分为 2 种。

(一)X 连锁隐性遗传 SCID

X 连锁 SCID(severe combined immunodeficiency,X-linked;SCIDX)(OMIM #300400)是最常见的一种 SCID(T-B+NK-,SCID),占 SCID 的 50% 左右。SCIDX 由 IL2RG 基因突变引起。IL2RG 位于 Xq13.1,编码 IL-2、IL-4、IL-7、IL-9、IL-15、IL-21 受体的 γc 链,作为信号转导的关键组分起作用,其

下游分子是 Jak3 酪氨酸激酶。IL-2 是 T 细胞活化和增殖的生长因子，IL-7 对于 T 细胞发育至关重要，IL-15 对于 NK 细胞发育很重要，IL-21 也参与了固有免疫和适应性免疫。IL2RG 突变使得淋巴祖细胞增殖和成熟必需的多个信号途径受阻，引起 T 细胞和 NK 细胞早期分化无法正常进行，患者 T 细胞、NK 细胞数量少，B 细胞数目正常但功能异常（图 13-1）。目前已知 X 连锁 SCID 的突变包括点突变、缺失、插入、移码突变、剪接缺陷等。由于突变的位点不同，造成 γ 链功能丧失或减弱，导致严重程度不等的临床表现。因此，*IL2RG* 突变也是轻症 X 连锁联合免疫缺陷（combined immunodeficiency，X-linked，CIDX）的病因。

（二）常染色体隐性遗传 SCID

根据 T、B 细胞水平，常染色体隐性遗传 SCID 可大致分为两类，T-B– 和 T-B+。两种的 T 细胞水平极低，B 细胞则极少或正常。

腺苷脱氨酶（ADA）缺陷症（adenosine deaminase deficiency）（OMIM #102700）比较常见，占 SCID 病例的 15%，占所有常染色体隐性遗传 SCID 的 1/3，为 T-B– 类型。患者临床表现为易感染，外周血淋巴细胞数严重减少和低免疫球蛋白血症。细胞 ADA 活性低，dATP 水平升高。

致病基因 *ADA* 位于 20q13.12，编码腺苷脱氨酶，催化腺苷转化为肌苷和氨。大多数 *ADA* 突变是无义突变，导致 ADA 缺乏及体内脱氧腺苷水平升高，脱氧腺苷逐渐磷酸化形成三磷酸脱氧腺苷（dATP）。细胞内大量脱氧腺苷及其代谢产物的蓄积，对细胞具有毒性，干扰 DNA 合成中所必需的核糖核酸还原酶的作用。ADA 存在于所有组织细胞内，但是 *ADA* 缺陷引起明显病理改变的主要涉及淋巴细胞，使 T、B 细胞发育不全并产生功能障碍，导致严重的细胞、体液免疫缺陷。此外，患者还有骨生长停滞和神经功能损害、肾脏、肾上腺损害等，这可能是不同组织对毒性代谢产物易感性不同所致。

另外一个与嘌呤分解代谢障碍相关的免疫缺陷，是嘌呤核苷酸磷酸酶（purine nucleoside phosphorylase，PNP）的基因（OMIM *164050）缺陷造成的，*PNP* 位于 14q13。患者表现为胸腺缺乏，淋巴细胞减少，易感染和低尿酸血症，常伴随自身免疫性溶血性贫血和神经损伤。

这些嘌呤分解酶的缺陷造成淋巴祖细胞中毒性的 dATP 和 dGTP 的蓄积，抑制核苷酸还原酶的活性，阻断 DNA 合成和细胞增殖。虽然 ADA 和 PNP 在所有的哺乳类细胞中都存在，但在其他细胞中含有核苷酸酶，可以防止 dAMP 和 dGMP 的蓄积，代偿 ADA 和 PNP 的缺陷，所以这些基因缺陷只影响到淋巴祖细胞。

ADA 水平降低可明确 SCID 诊断。治疗上除一般的合理使用抗生素、定期注射免疫球蛋白外，还可肌内注射结合聚乙二醇的牛 ADA。骨髓移植为治疗该病的有效方法之一，但受到骨髓配型的制约。此外，还可考虑基因治疗。事实上，ADA 缺陷造成的 SCID 是人类第一种应用体细胞基因治疗技术进行治疗的疾病。

其他的常染色体隐性遗传的 T-B-SCID 可由 *RAG1*、*RAG2*、*DCLRE1C*、*PRKDC*、*NHEJ1*、*LIG4*、*RAC2*、*AK2* 等基因缺陷引起。其中 *RAG1*、*RAG2* 突变引起的 SCID（T-B-NK+），可占总 SCID 病例的 10%~15%。T-B+SCID 可由 *JAK3*、*IL7R*、*PTPRC*、*CD3D* 等基因缺陷造成（图 13-1）。

三、MHC I 类、II 类分子缺陷

MHC I 类、II 类分子表达缺陷的联合免疫缺陷（combined immunodeficiency，CID），症状较上述的 SCID 为轻。呈常染色体隐性遗传。

MHC I 类分子表达缺陷（OMIM #604571）是由 *TAP1* 或 *TAP2* 基因突变引起，呈常染色体隐性遗传。TAP1、TAP2 蛋白形成一种抗原处理相关转运蛋白（transporter associated with antigen processing，TAP）复合物，定位于内质网膜，将内源多肽转运到内质网腔，使多肽与 MHC I 类分子结合，并移至细胞表面，与免疫细胞相互作用。其缺陷使得细胞表面缺少抗原肽-MHC I 类复合物，而不能与此复合物充分结合的未成熟 T 细胞将发生凋亡，造成患儿 CD8+T 淋巴细胞缺乏。

MHC-II 类分子表达缺陷（OMIM #209920），则造成辅助性 T 细胞缺陷，呈常染色体隐性遗传。正常

情况下,胸腺上皮细胞中 MHC Ⅱ 分子的表达,可向 CD4⁺ T 淋巴细胞提供外源性肽,导致胸腺发育过程中的 CD4⁺T 淋巴细胞的阳性选择,进而启动适应性免疫应答。由于 CD4⁺T 细胞的发育依赖于胸腺中的 MHC Ⅱ 类分子,所以 MHC Ⅱ 类分子缺陷患者有 CD4⁺T 细胞缺陷。CD4⁺T 细胞的缺陷可进而引起抗体产生的缺陷,因此这种患者一方面缺乏 CD4⁺T 细胞,另一方面虽然 B 细胞数正常但血中无 γ 球蛋白。

MHC Ⅱ 类分子缺陷的发病机制复杂,其致病基因为与 MHC Ⅱ 类分子基因 5′ 端结合的反式调节因子(CⅡTA,RFX5,RFXANK,RFXAP)的基因突变,它们作为转录激活因子对 MHC Ⅱ 分子的表达至关重要(图 13-1)。

四、共济失调毛细血管扩张症

共济失调毛细血管扩张症(ataxia telangiectasia,AT)(OMIM #208900),以共济失调、毛细血管膨大和感染敏感性增加为主要特征。AT 为常染色体隐性遗传。

患者除了进行性小脑共济失调、毛细血管扩张、高发肿瘤外,还表现为免疫缺陷及对辐射敏感。患儿生后 18 个月出现摇摆步态,6 岁前出现眼和皮肤的毛细血管膨大。AT 伴有各种各样的 T 细胞缺陷,70% 的 AT 患者有 IgA 缺陷,有些患者还有 IgG2、IgG4 缺陷。血中 T 细胞数和 T 细胞功能都大幅下降,细胞免疫功能低下,重症患者有鼻窦和肺部感染。

其致病基因是 ATM(ataxia telangiectasia mutated)(OMIM*607585),编码一个重要的细胞周期检查点激酶,负责 DNA 损伤修复反应。该基因缺陷使得 AT 患者基因组具有自发性染色体断裂和重排的特征,进而造成淋巴细胞发育障碍。核型分析频见 TCR 所在的 7 号染色体和 Ig 重链所在的 14 号染色体的断裂。

五、Wiskott-Aldrich 综合征

Wiskott-Aldrich 综合征(Wiskott-Aldrich syndrome,WAS)(OMIM #301000),患者以血小板减少、湿疹和反复性感染为主要特征。

WAS 属于 X 连锁隐性遗传的免疫缺陷,通常仅累及男孩。患者血小板变小,形状异常,被脾脏清除和破坏,致使血小板数量下降。皮肤呈湿疹样改变,多发生于头、面及肢体屈侧,类似特应性皮炎或脂溢性皮炎。因为易出血、T 细胞功能缺陷及免疫球蛋白水平低,患者有血性腹泻、反复性感染、肝脾大的症状。10% 的患者合并有恶性淋巴瘤。患儿大多于 10 岁前死亡。

实验室检查血小板减少,血清 IgA 和 IgE 增加而 IgG 正常、IgM 降低。电镜下 T 细胞结构异常,细胞骨架有缺陷,细胞表面绒毛减少,这些可能导致 T 细胞功能及 T、B 细胞相互作用异常。

致病基因为 WAS(OMIM *300392),位于 Xp11.23。编码的蛋白通过与 Cdc42 和 Arp2/3 复合体作用,参与微丝的形成。

第二节 | B 细胞免疫缺陷

B 细胞免疫缺陷即以抗体缺陷为主的免疫缺陷。B 淋巴细胞是高度特化的适应性免疫细胞群。B 细胞在骨髓中发育。与 T 细胞一样,B 细胞的发育过程受到来自微环境的细胞因子及其信号转导通路分子的调控,也取决于 B 细胞抗原受体基因的成功重排。成熟后的 B 细胞通过血流分布于全身的次级淋巴器官和体腔如腹腔、胸腔等。一些静息态的 B 淋巴细胞可以产生特异性较低的天然抗体,通常是 IgM,如抗血型抗原的抗体。在抗原刺激后,在 T 细胞的辅助下,B 细胞在外周淋巴器官的生发中心进行增殖,其抗体基因进行进一步的突变(体细胞超突变)和重排(类别转换),形成大量的、能够表达高亲和性 IgG 抗体的 B 细胞。常见的 B 细胞免疫缺陷患者表现为抗体缺陷为主的特征,有反复化脓性感染如肺炎、中耳炎、鼻窦炎等。由于治疗困难,反复的肺部感染造成气道弹性破坏,最终可合并重症阻塞性肺炎。

一、X 连锁无丙种球蛋白血症

X 连锁无丙种球蛋白血症（X-linked agammaglobulinemia，XLA）（OMIM #300755）又称 Bruton 低丙种球蛋白血症，是代表性的 B 细胞缺陷病，呈 X 连锁隐性遗传。患病男子淋巴结很小，扁桃体缺失。通常血液中检测不到 IgA、IgM、IgD、IgE，而 IgG 含量极低（低于 100mg/dl），成熟 B 细胞没有或极少。婴儿早期可以依靠通过胎盘来自母亲的 IgG 防止感染，大约 6 个月后血中 IgG 水平下降，出现反复的化脓性感染。静脉注射大量丙种球蛋白可维持患者的健康生活。

XLA 的致病基因是 *BTK*，位于 Xq22.1，编码产物 BTK 属 Btk/Tec 家族酪氨酸激酶，定位于胞质。BTK 是 BCR 信号通路不可缺少的组分，该通路对于 B 细胞的活化及 B 细胞介导的适应性体液免疫应答发挥着重要作用（图 13-1）。XLA 患者骨髓中存在正常数量的 Pre-B 细胞，但因 BTK 的缺陷阻碍了 B 细胞的进一步发育，导致患者以血中和淋巴组织中缺乏成熟 B 细胞和 IgG 重链不能正常重排为主要特征。患者血清中主要免疫球蛋白亚类的水平显著降低，所以常有严重和慢性细菌感染。

二、IgA 缺陷及 IgG 亚型缺陷

IgA 缺陷（immunoglobulin A deficiency）及 IgG 亚型缺陷（immunoglobulin G subclass deficiency）是最常见的免疫缺陷，在欧美人中患病率约 1/700，呈常染色体显性或隐性遗传。IgA 缺陷又称选择性 IgA 缺陷，指血清 IgA 水平低于 7mg/dl，而 IgG、IgM 水平正常的情况。IgA 缺陷有两个类型，IgA 缺陷 1（OMIM #137100）和 IgA 缺陷 2（OMIM #609529）。IgG 包括 IgG1、IgG2、IgG3 和 IgG4 四种亚型，IgG 缺陷指总 IgG 水平正常而其中一个或多个 IgG 亚型持续较低时的情况。

由于患者存在 B 细胞终末分化异常，易发生免疫复合物病（Ⅲ型过敏反应）。IgA 缺陷患者约 20% 同时患有 IgG2、IgG4 缺陷，易发生化脓性感染，这是因为人针对化脓性细菌的荚膜多糖的抗体多为 IgG2。IgG3 的缺陷也容易发生反复感染，原因不明。一些患者会发展为常见变异型免疫缺陷（见下文）。

IgA 缺陷症的诊断取决于所测血清中单体 IgA 浓度，而二聚体形式的 IgA 是管腔分泌物中的主要免疫球蛋白，因此，IgA 缺乏的个体可能在黏膜系统中存在二聚体 IgA，为个体提供一些保护，这可能是很多 IgA 缺陷患者没有明显的临床表现的原因。

IgA 缺陷 1 型病因定位于 6p21，与 *HLA-B8* 单倍型、MHC 的Ⅲ类、Ⅱ类区域的易感基因有关。而 *TNFRSF13B* 基因突变是 IgA 缺陷 2 型患者的病因。

三、高 IgM 综合征

高 IgM 综合征（hyper-IgM syndrome，HIGM），以 HIGM 1 型（OMIM #308230）最常见，该型呈 X 连锁隐性遗传。HIGM 的主要特征是 IgM 正常或高水平以及其他免疫球蛋白缺乏或低水平，结果导致患者更容易感染细菌。

依赖于 T 细胞的抗体应答，需要辅助性 T 细胞的共刺激信号，即 T 细胞表面的 CD40L 与 B 细胞表面 CD40 蛋白相互作用，T 细胞通过 CD40 信号通路使 B 细胞进行 IgM 向 IgG、IgA、IgE 的类别转换（图 13-1）。由于患者不能进行免疫球蛋白重链类型（恒定区）类别转换，即使得 IgG、IgA 缺陷而多克隆 IgM 大量产生，IgM 可高于 200mg/dl。此外，本病由于 CD40 刺激信号的缺陷，巨噬细胞功能也存在异常，易发原虫感染。患者容易产生针对组织抗原、嗜中性粒细胞、血小板等血液成分的 IgM 自身抗体，出现免疫缺陷合并自身免疫的现象。因患者易发化脓性感染，必须静脉注射丙种球蛋白才能治疗。

HIGM 有 5 种类型，70% 属于 HIGM1，是由 X 染色体上的 *CD40LG* 突变导致。其他有 *AICDA* 突变导致的 HIGM2，*CD40* 突变导致的 HIGM3，*UNG* 突变导致的 HIGM5，都为常染色体隐性遗传。HIGM4 的报道较少。

四、普通变异型免疫缺陷

普通变异型免疫缺陷(common variable immune deficiency, CVID)是相对最常见的原发性免疫缺陷,临床过程以及血清免疫球蛋白缺乏的程度因患者而异(因此得名"普通变异型")。

CVID是一类具有临床和遗传异质性的疾病,临床表现上与XLA类似,主要特征有抗体缺乏、低丙种球蛋白血症、复发性细菌感染和无法对抗原产生抗体反应。CVID患者较XLA患者起病较晚,在20岁、30岁以后呈现获得性低丙种球蛋白血症,男女都可罹患,反复发作EBV类型的病毒感染。CVID患者易发化脓菌感染、重症痢疾,还对肠道内原虫易感。许多患者合并自身免疫病,如免疫性血小板减少症、自身免疫性溶血性贫血、恶性贫血、类风湿性关节炎等。80%患者B细胞本身正常,但是由于来自T细胞的信号缺陷,导致B细胞未成熟或功能缺陷。静脉注射缺失的丙种球蛋白可以预防和治疗化脓性感染。

大多数患者的分子病因仍然不明,但是根据已知的致病基因,CVID至少已有14种类型,如CVID1~8分别由*ICOS*、*TACI*、*CD19*、*BAFFR*、*CD20*、*CD81*、*CD21*、*LRBA*基因的突变导致。

五、婴儿期短暂性低丙种球蛋白血症

婴儿期短暂性低丙种球蛋白血症(transient hypogammaglobulinemia of infancy, THI),表现为婴儿自身IgG产生延迟,血清中IgG水平低下,IgA水平也下降。THI的发生率占确诊遗传性免疫缺陷的5%以下。婴儿最初有来自母亲的IgG,半衰期约30天。但是THI患儿不能像正常婴儿自3~6个月开始产生自身的IgG。大部分患儿的低IgG和症状可在36个月时恢复正常,在此之前容易发生化脓性感染。也有一小部分患者会发展成为CVID。THI的病因不明,有证据表明异常的细胞因子合成,如TNF-α、TNF-β、IL-10,可能与此有关。

第三节 | 吞噬细胞免疫缺陷

先天性吞噬细胞缺陷(congenital defects of phagocytes)是由吞噬细胞数目异常(中性粒细胞减少症)、运动能力异常、呼吸爆发缺陷等造成的免疫缺陷。临床表现为化脓性细菌或真菌反复感染,重症感染可累及重要器官,危及生命。

吞噬细胞包括多形核白细胞和单核巨噬细胞系细胞,对于化脓性感染和其他的细胞内寄生微生物的宿主防御发挥重要作用。多形核白细胞的严重减少(中性粒细胞减少症),吞噬细胞发育或者功能相关分子缺陷或多态性,可对机体的抗感染免疫应答和自身稳态产生重要影响。

吞噬细胞作为固有免疫细胞,其识别抗原的主要受体分子是在进化上高度保守的模式识别受体(pattern-recognition receptor, PRR),可识别病原体表达的病原相关分子模式(pathogen-associated molecular pattern, PAMP),也可以识别机体细胞损伤、老化等状态下产生的危险相关分子模式(danger-associated molecular pattern, DAMP)。作为识别抗原的受体,模式识别受体由有限数量的胚系基因编码,呈组成型表达。Toll样受体(Toll-like receptors, TLR)是最重要的一类模式识别受体,在人类中已发现11个家族成员,其基因分别定位于4号染色体(*TLR1*、*2*、*3*、*6*、*10*)、9号染色体(*TLR4*)、1号染色体(*TLR5*)、3号染色体(*TLR9*)和X染色体(*TLR7*、*8*)。TLR信号通路分子缺陷可导致伴细菌易感性的TLR信号通路缺陷(TLR signaling pathway deficiency with bacterial susceptibility)。

一、慢性肉芽肿病

慢性肉芽肿病(chronic granulomatous disease, CGD)是吞噬细胞功能异常的免疫缺陷病。呈X连锁隐性遗传或常染色体隐性遗传。CGD患儿常发生肺炎、淋巴结感染(淋巴结炎)、皮肤和肝脏等脏器的脓肿。

吞噬细胞中的 NADPH 氧化酶是活性氧的主要来源,每消耗 1 分子 NADPH 形成 2 个超氧自由基(O_2^-)。患者的 NADPH 氧化酶缺陷,因此不能将 O_2 还原生成 O_2^-。这样,患者的吞噬细胞在吞噬微生物后,由于不能产生 O_2^-、过氧化氢(H_2O_2)等活性氧,因此不能通过呼吸爆发杀灭吞噬的细菌或真菌,尤其是可以产生过氧化氢酶的细菌。这样,病原体得以在患者的吞噬细胞中生存,而持续存在的病原体可以诱导针对其抗原的细胞免疫应答,形成肉芽肿。

CGD 的诊断依靠激活的吞噬细胞不能还原硝基四氮唑蓝(NBT)色素的现象。NBT 为淡黄色透明的色素,吞噬细胞在吞噬颗粒的同时可吞噬 NBT,NADPH 氧化的结果使 NBT 接受 H 而还原,吞噬细胞内呈现深紫色的沉淀物。CGD 患者的吞噬细胞不能形成这种沉淀物。NADPH 氧化酶含有 5 个亚基,催化的反应十分复杂。静止期吞噬细胞的膜含有吞噬细胞特异的细胞色素(Cytb558),这一细胞色素由 91kD、22kD 两个蛋白分子组成,分别由位于 X 染色体短臂的 *CYBB*(*gp91phox/NOX2*)基因和位于 16 号染色体的 *CYBA*(*p22PHOX*)基因编码。吞噬作用开始后,胞质中的数个蛋白被磷酸化后向膜移位,与 Cytb558 结合,形成吞噬细胞 NADPH 氧化酶复合体,催化 NADPH 氧化及超氧自由基形成。

吞噬细胞 NADPH 氧化酶复合体的亚基基因突变,常常导致 CGD。CGD(OMIM #306400)最常见的突变是 X 染色体上 *CYBB* 基因的缺陷,其他的还包括常染色体上 *CYBA*、*NCF1*(*p47phox*)和 *NCF2*(*p67phox*)的缺陷等(图 13-1)。

二、白细胞黏附缺陷

白细胞黏附缺陷(leukocyte adhesion deficiency,LAD)是由于吞噬细胞向血管外感染部位迁移缺陷,白细胞黏附性、趋化性等功能异常,导致牙周炎、皮肤溃疡等临床特征。呈常染色体隐性遗传。

LAD 有 3 种类型。白细胞黏附缺陷 I 型(leukocyte adhesion deficiency,type I,LAD1)(OMIM #116920)患者,容易发生重症细菌感染,尤其是口腔和胃肠道感染。LAD1 由整合素 *ITGB2* 基因缺陷造成。*ITGB2* 基因位于 21q22.3,编码几种整合素的共同的 β2 亚基(CD18)。微生物体的调理素化的 C3bi 与吞噬细胞膜上的受体结合,是吞噬细胞进行吞噬的必要步骤。*ITGB2* 基因缺陷使得 LAD1 患者的 C3bi 受体(补体受体 3/CR3;噬细胞分化抗原 1/Mac-1;整合素/$\alpha_M\beta_2$)缺陷。该受体是异二聚体,由 165kD 的 α 链(CD11b)和 95kD 的 β 链(CD18)组成。其中 β 链也是淋巴细胞功能相关抗原 1(lymphocyte function associated antigen-1,LFA-1)和补体受体 4(p150/95)两种整合素的共同亚基,其亚基组成分别为 "CD11a/CD18" 和 "CD11c/CD18"。LFA-1 为重要的细胞黏附分子,与血管内皮细胞及其他细胞上的 ICAM1 相结合。LFA-1 的缺陷使 LAD1 患者的吞噬细胞不能与血管内皮细胞黏附,从而不能经血管向感染部位游走,因此感染部位不易化脓而使侵入的细菌很快播散。

此外,还有表型与此相似的由 *SLC35C1* 缺陷引起的 LAD2 和 *FERMT3* 缺陷引起的 LAD3。

第四节 | 补体缺陷

补体(complement)包括广泛存在于血清、组织液和细胞膜表面的 30 多种可溶性蛋白和膜结合蛋白,是一个精密调控的蛋白质反应系统,故又称补体系统(complement system)。按照生物学功能,补体系统成分可分为补体固有成分、补体调节蛋白和补体受体。许多补体系统成分以酶原的形式存在,需要在多种内源或外源因子的刺激下,各成分以级联反应方式被依次激活,进而产生各种生物学效应,如裂解细菌、去除凋亡细胞和碎片、增强炎症反应、作为 B 细胞活化和抗体产生的共刺激物增强固有和适应性免疫反应。

补体系统的激活主要有经典途径、凝集素途径和旁路途径三条。各途径都可通过酶切激活补体成分 3(C3),使其与病原体表面分子共价结合,行使调理素的功能,并最终形成攻膜复合物,溶解靶细胞(图 13-2)。这些信号通路的缺陷或 C3 自身缺陷,都会增加个体感染链球菌等化脓性细菌、肺炎的易感性。补体缺陷(complement deficiency),指因补体系统中特定成分的缺陷所导致的免疫缺陷。

一、补体固有成分缺陷

补体系统的固有成分一般指参与补体激活途径的必要成分,包括参与经典途径的 C1、C4、C2,参与凝集素途径的 MBL、MASP1/2,参与旁路途径的 B、D、P 因子,以及补体激活的共有成分 C3、C5~C9 等(图 13-2)。多数呈常染色体隐性遗传,也有常染色体显性遗传和 X 连锁遗传。患者可有反复细菌感染、荚膜细菌感染、系统性红斑狼疮等表型特征。

补体固有成分缺陷造成免疫复合物的除去、炎症、吞噬作用和溶菌的障碍。经典途径的早期补体成分 C1q、C1r、C1s、C4、C2 缺损患者,易感染和发生全身性狼疮样免疫复合物病,这与不能激活经典补体通路、抑制清除免疫复合物及清除凋亡细胞有关。其机制见图 13-2。

其中,C2 缺陷是最常见的高加索人的遗传性补体缺陷,发生率约为 1/10 000,但是大多数人无症状。C2 缺陷易感染肺炎链球菌、金黄色葡萄球菌、萘瑟菌和流感嗜血杆菌,易发生败血症、脑膜炎、肺炎等。有 20%~40% 的 C2 缺陷会发展成为系统性红斑狼疮。

C3 缺陷较少见,但是症状较为严重。约 1/3 患者有肾小球肾炎,而系统性红斑狼疮少见。C3 缺陷易感染金黄色葡萄球菌、肺炎链球菌及萘瑟菌等,极易发生化脓性感染,以及败血症、脑膜炎、肺炎等,这是因为 C3 具有促进化脓性细菌调理素化的重要功能。由于 C3 缺陷导致不能有效去除免疫复合物,可能会出现血管炎性皮疹。

经典途径的后期补体成分 C5、C6、C7、C8 以及替代途径的组分 D 因子、备解素(P 因子)的缺陷造成对淋球菌和脑膜炎球菌易感,因为这些细菌的溶菌需要替代途径和高分子膜攻击复合物的作用。

造成这类补体缺陷的致病基因主要有 *C1QA*、*C1QB*、*C1QC*、*C1R*、*C1S*、*C4A*、*C4B*、*C2*、*C3*、*C5*、*C6*、*C7*、*C8A*、*C8G*、*C8B*、*C9*、*MASP2* 等(图 13-2)。

二、补体调节蛋白缺陷

补体调节蛋白是存在于体液或细胞膜表面能够调控补体活性的补体成分,包括 C1 抑制物(C1 inhibitor,C1INH)、C3b 灭活因子(I 因子)、C3b 灭活促进因子(H 因子)、C4 结合蛋白(C4BP)、攻膜复合物抑制物(S 蛋白)、衰变加速因子(DAF)、膜辅助蛋白(MCP)等。由于补体系统的功能与各补体蛋白成分密切相关,所以一些补体调节蛋白的缺陷也会引起与补体固有成分缺陷类似的表型,如补体调节蛋白 H 因子、I 因子的缺陷和 C3 的缺陷一样,都易引发化脓性感染。除了可能造成和补体固有成分缺陷相同的症状外,补体调节蛋白缺陷也有独特的临床表现(图 13-2)。

遗传性血管性水肿(hereditary angioedema,HAE)又称遗传性血管神经性水肿(hereditary angioneurotic edema),是代表性的补体调节蛋白缺陷病,多数为常染色体显性遗传。根据病因,HAE 可分为至少 8 种类型,其中 HAE1 型占所有类型的 85%。HAE 通常累及皮肤、上呼吸道和胃肠道的黏膜组织。患者体内不同部位出现反复发作的肿胀(血管性水肿)。当出现在肠道时,引起剧烈腹痛和呕吐;发生在上呼吸道时可引起气道闭塞甚至窒息,需要迅速采取措施保持呼吸通畅。HAE 常伴有感染和系统性红斑狼疮。

HAE 1 型和 2 型(OMIM #106100)由补体调节蛋白 C1 抑制物的缺陷造成,呈常染色体显性或隐性遗传。*C1INH*(*SERPING1*)基因位于 11q12.1,其各类突变、*C1INH* 内含子的 *ALU* 元件介导的缺失和重复,导致 C1 抑制蛋白的不完整表达或错误折叠。HAE1 型表现为不能正常分泌、因而缺乏 C1 抑制物的表型,往往不到正常水平的 35%。HAE2 型是因 C1 抑制物表达但功能下降所造成。作为血清中的补体活化调节蛋白,C1 抑制物可与经典途径的 C1r2s2 或凝集素途径的 MASP 结合,阻止其构象改变,阻断 C3 转化酶的活化。

由于 C1 抑制物的作用不仅限于补体经典通路的抑制,还与激肽(kinin)、血纤维蛋白溶酶(plasmin)等凝血相关因子有关。C1 抑制物缺陷,对补体系统和接触凝血系统的抑制不足,使得 C2 活化产生的 C2 激肽与接触凝血反应产生的缓激肽(bradykinin)增多。这两种多肽可作用于毛细血

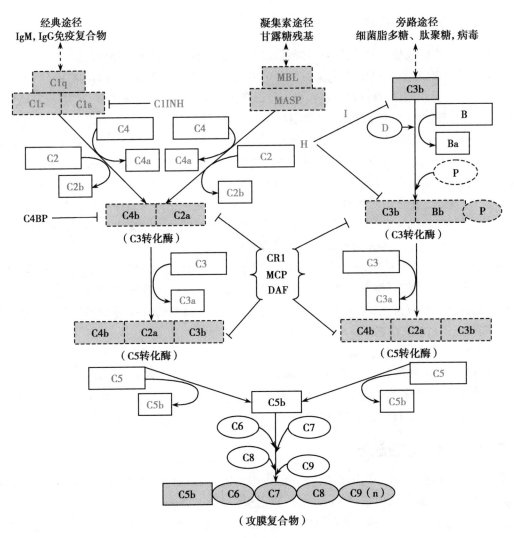

图 13-2　补体系统激活的途径及主要补体成分
图示补体系统激活的三条途径、补体固有成分(方框或椭圆)及主要补体调节蛋白。

管微静脉,引起血管内皮细胞收缩,血管通透性增加,血浆外渗,从而引起组织水肿。

值得注意的是 HAE 2 型因 *C1INH* 突变导致 C1 抑制蛋白功能异常,但 C1 抑制蛋白表达水平正常或增加,因此不能单纯依靠 C1 抑制物的定量来诊断,而需要同时测定 C4 的含量。血浆中 C4 含量的下降,是因为 C1 抑制物缺陷不能抑制 C1 活化,而促使 C3 转化酶活化并使其底物 C4 耗竭造成的。

此外,HAE 3~HAE8 型,可分别由 *F12*、*PLG*、*ANGPT1*、*KNG1*、*MYOF*、*HS3ST6* 等基因的突变引起。

本章小结

先天性或遗传性免疫缺陷病是先天性的免疫系统发育异常或功能异常引起的疾病。正常的免疫系统通过多种细胞亚群的协同作用完成免疫识别和免疫应答,实现抵抗感染、自身稳态和免疫监视的功能。基因组编码的大量分子参与免疫系统的发育和免疫反应。这些分子的突变一方面造成免疫细胞的发育障碍,引起患者抗感染免疫缺陷而容易发生反复的重症感染,或者自身稳态功能的缺陷而易发肿瘤。另一方面,免疫识别、免疫效应相关分子的缺陷使得患者的免疫细胞不能针对抗原发挥细胞毒作用、中和作用等免疫应答,同样造成患者易发生反复感染等临床表现。先天性免疫缺陷病的临床诊断依据常常是反复感染的临床表现和相关的实验室检查,在治疗上难度较大,除对症治疗外,基因治疗有可能成为关键治疗手段。

(潘有福)

?

思考题

1. 为什么 DNA 损伤修复相关基因的缺陷往往表现出 T 细胞免疫的异常?

2. X 连锁隐性遗传 SCID 的临床特征及其致病机制是什么?

3. 如何对不同类型的先天性免疫球蛋白缺陷进行鉴别? 其依据是什么?

思考题解题思路

本章目标测试

本章思维导图

第十四章 | 出生缺陷

【学习要点】

1. 出生缺陷的概念。
2. 出生缺陷的分类。
3. 常见的出生缺陷类型和临床表现。
4. 出生缺陷的发病机制。

出生缺陷（birth defect）又称先天异常（congenital anomalies），是指胚胎发育紊乱引起的形态、结构、功能、代谢、行为等方面的异常的总称。先天畸形（congenital malformation）是指以形态结构异常为主要特征的出生缺陷。出生缺陷可由遗传因素或环境因素引起，也可由这两种因素交互作用所致。

人体的胚胎发育始于受精卵，历时约 266 天，38 周。受精卵经过增殖、分化等复杂的生物学过程，发育成为一个成熟的胎儿，此即胚胎发育。人体胚胎发育通常分为 3 个阶段，即胚前期、胚期和胎儿期。胚前期是指受精之后的前 2 周，此期主要是胚胎细胞的增殖和分化。胚期是指从受精后的第 15 天至 56 天，胚期历时 6 周。此期胚胎细胞继续增殖和分化，初具人形，各种组织和器官结构从无到有，明显可见。胎儿期是从第 9 周开始，直至胎儿出生，历时约 210 天。此期主要是组织和器官的继续发育，多数器官出现程度不同的功能活动。由于胚期胚胎细胞增生、分化活跃，是器官原基发生的阶段，如果受到致畸因子的影响，易发生先天畸形，故胚期是致畸因子敏感期。

第一节 | 出生缺陷的发生率

约 50% 的人类妊娠在"孕妇"没有"知觉"的情况下丢失了"胚胎"。在所"知晓"的妊娠中约 15% 在 12 周内发生了自发流产；自发流产的"胎儿"中约 80%~85% 存在形态结构上的异常，这些异常表现为"胚囊"里完全缺乏胚胎、非常扭曲的身体、某一器官系统的缺失等。单体、三体、三倍体等染色体异常是自发流产发生的主要原因，约占自发流产的 50%。目前已知的出生缺陷病种至少有 8 000~10 000 种。《中国出生缺陷防治报告（2012）》指出，我国是出生缺陷的高发国家，出生缺陷总发生率为 5.6%。近年来，我国先天畸形新生儿发生率约为 1.3%。据国家统计局 2021 年统计监测，由于积极预防出生缺陷，严重致残的出生缺陷发生率已从 2010 年的 0.17% 下降至 2020 年的 0.10%。

一、先天畸形和围生期死亡

围生期死亡包括妊娠 28 周后的死产和婴儿出生后一周内的死亡。在所有围生期死亡中，约 25%~30% 死于严重的结构畸形，其中约 80% 与遗传因素有关。在发展中国家，由于结构畸形引起的围生期死亡相对较低，而环境因素引起的围生期死亡则相对较高。

二、新生儿畸形发病率

新生儿畸形可分为严重畸形（major anomaly）和轻度畸形（minor anomaly）两类。所谓严重畸形是指严重影响患者某些功能或社会接受度的畸形,如室间隔缺损等;而轻度畸形则是指没有医学或外观意义上的畸形,如杯状耳(属于耳轮软骨发育异常引起,无功能障碍)。但严重畸形和轻度畸形也不是绝对的,如腹股沟疝有时不那么严重,有时则会导致肠的绞窄,需要外科手术加以处理。

调查显示,约6%的新生儿出生时存在严重畸形,轻度畸形的发生率约为10%(表14-1、表14-2)。严重畸形的后果取决于出生缺陷的严重程度以及是否采取了治疗措施。一般而言,25%的严重畸形患儿在早期死亡,25%具有严重的智能或身体上的残疾,50%经过治疗后预后良好。

表14-1 常见严重畸形的发病率

系统和畸形	新生儿发病率/‰
心血管	10
室间隔缺损(ventricular septal defect)	2.5
房间隔缺损(atrial septal defect)	1
动脉导管未闭(patent ductus arteriosus)	1
法洛四联症(tetralogy of fallot)	1
中枢神经系统	10
无脑畸形(anencephaly)	1
脑积水(hydrocephaly)	1
小头畸形(microcephaly)	1
隐性脊柱裂(lumbosacral spina bifida)	2
胃肠道	4
唇/腭裂(cleft lip/palate)	1.5
膈肌先天缺损(diaphragmatic hernia)	0.5
食管闭锁(esophageal atresia)	0.3
肛门闭锁(imperforate anus)	0.2
肢体	2
横向截肢(transverse amputation)	0.2
泌尿生殖系统	4
双侧肾发育不全(bilateral renal agenesis)	2
多囊肾(polycystic kidneys)(婴儿型)	0.02
膀胱外翻(bladder exstrophy)	0.03

表14-2 结构畸形的发生率或死亡率

分类	发生率或死亡率
自发流产	
前三个月	发生率80%~85%
第二个三个月	发生率25%
所有儿童	
出生时出现严重畸形	发生率2%~3%
后来出现的严重畸形	发生率2%
轻度畸形	发生率10%
围生期死亡	死亡率25%
出生后第一年死亡	死亡率25%
1~9岁死亡	死亡率20%
10~14岁死亡	死亡率7.5%

三、儿童死亡率

先天畸形是儿童期死亡的重要原因,在婴儿期约 25% 的死亡是由严重的结构畸形导致;1~9 岁下降到 20%;10~14 岁下降到 7.5%。

第二节 │ 出生缺陷的临床特征

一、出生缺陷的分类

根据出生缺陷发病机制、缺陷所涉及的器官及临床表现,常把出生缺陷分为:结构异常(先天畸形)和代谢异常。下面主要介绍先天畸形。

根据影响组织或器官的不同,先天畸形可分为简单畸形和多发性畸形两大类。

(一) 简单畸形

简单畸形(simple abnormalities)主要影响身体的单一器官或组织,约占主要畸形的 60%。一般将简单畸形分为畸形、变形、畸化和发育不良(图 14-1)。

1. 畸形 畸形(malformation)是指某一器官或器官的某一部分原发性缺失,其根本原因是遗传缺陷导致的发育过程的阻滞或方向错误。常见的例子有:包括房间隔缺损和室间隔缺损在内的先天性心脏病、唇裂和/或腭裂、神经管缺损等。许多仅涉及单个器官的畸形通常属于多基因遗传,是基因和环境因素之间交互作用的结果。

2. 畸化 畸化(disruption)是环境因素干扰了正常的发育过程导致器官或组织的异常,有时也称为继发性畸形,环境因素包括缺血(ischemia)、感染(infection)和外伤(trauma)等。

3. 变形 变形(deformation)是一种因为不正

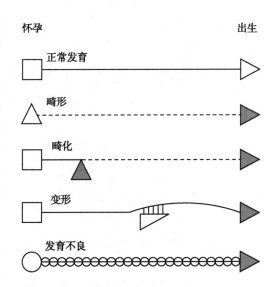

图 14-1 形态发生过程导致出生缺陷的不同机制

常的机械力扭曲牵拉正常的结构所形成的缺陷。例如,由于羊水减少(oligohydramnios)或孪生使宫内拥挤或子宫异常而导致的髋部转位、畸形脚(talipes)。变形常发生于妊娠的后期,因此其器官的基本结构和功能是正常的,可以进行必要的治疗。变形是非遗传性的,但遗传因素是变形发生的易感因子。

4. 发育异常 发育异常(dysplasia)是指细胞不正常地形成组织。这一异常可出现于机体所有的组织中,如致死性骨发育异常(thanatophoric dysplasia)是由于成纤维细胞生长因子受体(fibroblast growth factor receptor 3,FGFR3)基因突变所致,患者全身骨骼都出现发育异常;外胚层发育异常(ectodermal dysplasia)表现在外胚层起源的多种组织中,如毛发、牙齿、皮肤、指甲等。大多数发育异常是由单基因突变引起。

(二) 多发性畸形

多发性畸形通常指一个个体发生两种或两种以上不同形态的缺陷。有的多发性畸形随机出现在某个个体上,无特定规律或形式;有的多发性畸形发生在个体上可以进一步诊断为综合征、序列征和联合征等。

1. 序列征 序列征(sequence)是由单个因素引发的级联反应(cascade)而导致的器官缺陷(图 14-2)。如在 Potter 序列征(Potter sequence)发生中,羊水的慢性渗漏或胎儿尿液排出缺陷使羊水过少

（oligohydramnios），这导致胎儿压迫（fetal compression），表现为被压扁的面部特征（squashed facial features）、髋部转位、畸形脚、肺发育不全（pulmonary hypoplasia），新生儿常死于呼吸衰竭。

2. 综合征　综合征（syndrome）是指已知致病病因，并具有一定的可识别的畸形模式（pattern）。如染色体畸变引起的 Down 综合征、单基因缺陷引起的 van der Woude 综合征 1（van der Woude syndrome 1）（OMIM #119300）（由编码干扰素调节因子 6，IRF-6 基因突变所致）等。

3. 关联征　关联征（association）是几种畸形在发生机制上并不能用上述的序列征、综合征发生的机制来解释，但又非随机地一起发生。关联征的名字通常是首字母缩略词，如 VATER 关联征（OMIM #192350）是脊椎（vertebral）、直肠（anal）、气管食管（tracheoesophageal）、肾脏（renal）畸形的总称。一般认为，关联征的发生与遗传因素没有关系，所以再发风险低。

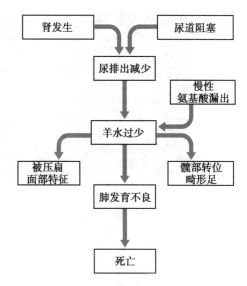

图 14-2　Potter 序列征发生序列示意图

二、出生缺陷的诊断

产前筛查是预防出生缺陷的必要措施。随着医学的发展，越来越多的畸形可以在出生前作出明确诊断，有些畸形还可进行宫内治疗。曾生育过严重畸形儿的孕妇，多次发生自然流产、死胎、死产的孕妇，孕早期服用过致畸药物或发生过致畸感染或接触过较多射线，长期处于污染环境及羊水过多或过少的孕妇，均应进行产前筛查。常用的产前诊断方法包括 B 超检查、羊膜穿刺术、绒毛膜吸取术、脐带穿刺术以及胎儿镜技术等。

第三节 ｜ 常见的出生缺陷

一、神经管缺陷

在胚胎发育的第 4 周，中枢神经系统形成一个与表面外胚层脱离的、关闭的位于胚体背部中轴线上的神经管，神经管的头部发育增大形成脑，其余部分仍保持管状，形成脊髓。如果由于某种原因导致神经沟未能关闭，神经组织就仍然露在外面，这样的缺损可长达胚胎的全长，也可以只局限于一个小的区域，通常称为开放性神经管缺陷。如果缺损局限于脊髓的部分，称为脊髓裂，而头端部分的未关闭则称无脑儿。脊髓裂必然合并脊柱裂，无脑儿和各种类型的脊柱裂是常见的神经管缺陷畸形（图 14-3），其他为裸脑、脑膨出和脑积水等。

神经管缺陷的病因比较复杂，有遗传因素和环境因素（叶酸缺乏、高热、酒精及药物致畸等）以及二者的交互作用共同干扰神经管的闭合。此病常造成死胎、死产和瘫痪。

（一）脊柱裂

脊柱裂（spina bifida）最简单的形式是脊椎的背部没有互相合并。脊柱裂常位于腰骶部，外面有皮肤覆盖，并且除了在患部的表面有一小簇毛外，常不引起注意，称为隐性脊柱裂（spina bifida occulta）。在这种情况下，脊髓和脊神经通常是正常的，没有神经症状。如果缺陷涉及一两个脊椎，则脊膜就从这个孔突出，在表面就能看到一个用皮肤包着的囊，称为脊膜突出；有时这个囊很大，不但包含脊膜，而且还包含脊髓及其神经，这种异常称为脊髓脊膜突；另一种脊柱裂是由于神经沟没有关闭而形成的，神经组织广泛地露在表面，称为脊髓突出或脊髓裂（myelocele）。偶尔，这种神经组织呈现

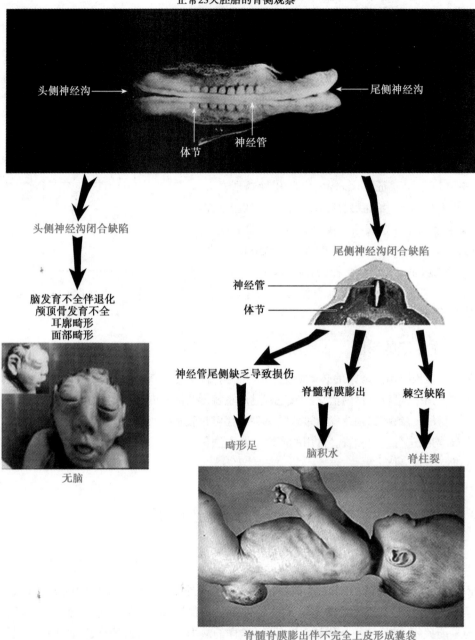

图 14-3　各种类型脊柱裂示意图

过度的生长,而过多的组织通常在出生前或出生后不久即坏死。

　　脊髓脊膜突出通常合并延髓和一部分小脑向尾端移位到椎管。上位的颈神经根往往从其椎间孔的水平向着尾端固定在骶部的脊髓下降。由于枕骨大孔被延髓或小脑阻塞,脊髓脊膜突出往往合并脑积水。这些异常的合并发生被称为 Arnold-Chiari 畸形(Arnold-Chiari malformation)。

(二)无脑儿

　　无脑儿(anencephaly)的特点是神经管的头部没有合拢,并且在出生时脑是一块露在外面的变性组织。这种缺损几乎总是通连到一个颈部开放的脊髓,头部因没有颅盖而呈现特别的外观:眼向前突出,没有颈部,脸面和胸部的表面处在一个平面上。由于无脑儿缺少吞咽的控制机构,故妊娠最后两个月羊水过多(hydramnios)。因没有颅盖,在用 X 线检查胎儿时,这种异常很容易辨别。无脑儿是一种常见的出生缺陷(1:1 000),女性比男性多 4 倍,白种人比黑种人多 4 倍。

(三) 神经管缺陷的产前诊断

对有神经管缺陷生育史的孕妇、夫妇双方或一方有神经管缺陷家族史、常规产前检查为神经管缺陷者,都应该考虑实施产前诊断。

检查内容包括:①在孕16~18周,抽取孕妇静脉血检测其血清甲胎蛋白(AFP),当受试者血清AFP值高于标准值时,则可视为阳性;②孕14~18周即可作超声检查,一般可明确诊断;③当孕妇血清AFP测定结果两次阳性,而B超检查不能明确诊断时应做穿刺检查,穿刺最佳时间为孕16~20周,将穿刺所取羊水进行AFP和乙酰胆碱酯酶检测;④于孕20周后进行X线检查,可作为神经管缺陷的补充诊断;⑤其他实验室检查可辅助神经管缺陷的诊断。

二、先天性心脏病

先天性心脏病(congenital heart disease,CHD)是指胎儿时期心脏血管发育异常而导致的畸形疾病,是儿童期最常见的心脏病。近年来,心血管外科发展迅速,绝大多数先天性心脏病大血管畸形均能得到矫治,成功率逐步提高。

随着诊断水平不断提高,目前存活新生儿中先天性心脏病发生率在10‰,我国为8.9‰。由于心脏和血液在发生上均起源于中胚层血岛,故不少血液病(地中海贫血、凝血系统疾患等)均可伴有先天性心脏病。其病因是遗传和环境相互作用的结果。

从遗传学的角度看,先天性心脏病的病因包括三大类:①多基因遗传所致的先天性心脏病,此类患者以心血管畸形为唯一的临床异常;②染色体畸变所致先天性心脏病;③单基因遗传的先天性心脏病。在后两类病变中,先天性心脏病患者多伴有心外其他系统的畸形或病损,仅极少数单基因病以先天性心脏病为唯一病损。据Pexieder(1981)的统计,由遗传因素决定或与遗传有关的先天性心脏病占本病总数的95%~98%。而单纯由环境因素引起的先天性心脏病仅占2%~5%。房间隔缺损、室间隔缺损、法洛四联症等为先天性心脏病常见类型。

(一) 房间隔缺损

房间隔缺损(atrial septal defect,ASD)简称房缺,是原始心房间隔在发育过程中吸收和融合时出现异常,左右心房之间仍残留未闭的房间孔。房缺可单独存在,也可与其他心血管畸形合并存在。本病发病率为1/1 500,约占先天性心脏病的6%~10%。约84%的病例为单独出现。按缺损部位可分为六类:①中央型房缺也称为卵圆孔型、Ⅱ孔型房缺,为最常见的类型,位于房间隔中心,此型约占76%;②上腔型房缺也称为静脉窦型,位于房间隔后上方,缺损与上腔静脉入口没有明确的界限,常合并右上肺静脉畸形引流,此型约占3.5%;③下腔型房缺位于房间隔后下方,没有完整的房间隔边缘,左心房后壁构成缺损的后缘,此型约占12%;④原发孔房缺又称Ⅰ孔型房缺,常为心内膜垫缺损的一部分,呈半月形,常伴二尖瓣和/或三尖瓣裂,形成二尖瓣和/或三尖瓣关闭不全,此型也称为部分型房室管畸形;⑤冠状窦型房缺是由于胚胎时冠状窦与左房分隔不全或全无分隔,使左心房的血能经冠状窦入右心房,此型常伴有左上腔静脉存在;⑥混合型房缺同时存在两种以上缺损。房缺伴先天性或后天性二尖瓣狭窄者称为Lutembacher综合征。

典型房缺病例只需经过心脏听诊、心电图和超声心动图无创检查就能明确诊断,无须进行右心导管或心脏造影检查,但当合并肺动脉高压时应作右心导管检查测定肺动脉压力,估计手术危险性和预后。本病主要的治疗方法是外科手术修补。

(二) 室间隔缺损

室间隔缺损(ventricular septal defect,VSD)简称为室缺,是常见的先天性心脏病。本病约占成活新生儿的0.3%,占所有先天性心脏病的25%~30%。女性患病率稍高,但男女性别间无显著差异。其发病原因为室间隔在胚胎期发育不全,形成异常血流交通,从而在心室水平产生左向右的血流分流。室缺通常是单独发生,但也可是某种复杂心脏畸形的一部分。本病也是合并其他系统出生缺陷最多的一种先天性心脏病,24%~50%的室缺伴心外畸形,包括骨骼畸形(15%)、先天愚型(15%)、肾畸形

（8%）、唇或腭裂（8%）等。根据胚胎发育情况可将室缺分为膜部缺损、漏斗部缺损和肌部缺损三大类型,其中膜部型最多见,而肌部型最少见,各型还可分出若干亚型。缺损大小可从筛孔状到整个室间隔缺如。一般缺损直径多在 10mm 左右,大者可达 20mm。希氏束（又称房室束）与膜部缺损的后下角关系密切,它总是隐行于肌肉之中,而缺损边缘的纤维环中无传导组织。

根据病史、体征和心电图检查,并结合超声心动图、心导管检查和心血管造影等可对室缺进行明确诊断。外科手术修补是本病的主要治疗方法。

（三）法洛四联症

法洛四联症（tetralogy of Fallot）（OMIM #187500）也称发绀四联症,群体发病率为 0.3‰~1‰,约占先天性心脏病的 5%~7%。法洛四联症在发绀型心脏畸形中占首位,为 50%~90%。法洛四联症是一种属于大血管圆锥动脉干转位的发育畸形,主要缺陷包括肺动脉狭窄、室间隔缺损、升主动脉骑跨及右心室肥厚。法洛四联症可根据临床表现、心电图、X 线检查、超声心动图、右心导管检查和右室造影进行明确诊断。

第四节 | 出生缺陷的发病机制

一、出生缺陷的发生因素

（一）遗传因素与出生缺陷

许多先天畸形的原因已经明确,但还有多达 50% 的先天畸形尚不清楚其病因。染色体畸变及基因突变参与了某些出生缺陷的发生（表 14-3 ）。

表 14-3　常见出生缺陷的遗传方式

分类	遗传方式	临床表现
单一系统畸形		
中枢神经系统		
脑积水（hydrocephalus）	XR	
巨脑畸形综合征（megalencephaly）	AD	
小头畸形（microcephaly）	AD/AR	
视觉系统		
无虹膜（aniridia）	AD	
白内障（cataract）	AD/AR	
小眼畸形（microphthalmia）	AD/AR	
肢体		
短指畸形（brachydactyly）	AD	
缺指畸形（ectrodactyly）	AD/AR/XR	
多指/趾畸形（polydactyly）	AD	
其他		
婴儿型多囊肾	AR	
多发性畸形		
Apert 综合征	AD	颅面畸形、并指
EEC 综合征	AD	外胚层发育异常、缺指、唇/腭裂
Meckel-Gruber 综合征	AR	脑膨出、多指、多囊肾
Roberts 综合征	AR	唇/腭裂、海豹肢畸形
Van der Woude 综合征	AD	唇/腭裂、先天性唇凹

注:EEC 综合征（ectrodactyly ectodermal dysplasia clefting syndrome）。

1. **染色体畸变** 染色体畸变是6%可识别先天畸形的原因。常染色体畸变,如重复、缺失、三体、单体等均可引起严重的结构和发育上的畸形,进而导致妊娠早期流产。常见的染色体病如Down综合征、Turner综合征、Klinefelter综合征、5p⁻综合征等均有先天畸形的临床表现。

2. **单基因突变** 先天畸形中约7%~8%是由于单基因突变而引起,部分病例仅涉及单个器官的畸形,但也可引起多器官、多系统的多发性畸形。

3. **多基因遗传** 绝大多数先天畸形是多基因遗传所致,包括一些累及心脏、中枢神经系统、肾脏的单一畸形。对于多基因遗传所致的先天畸形,基于流行病学研究可以获得经验风险,对于已经生育一个患儿的夫妇可进行再发风险评估。

(二)环境因素与出生缺陷

环境因素的致畸作用早在20世纪40年代就已被确认,能引起出生缺陷的环境因素统称为致畸剂(teratogen)。影响胚胎发育的环境包括三个方面,即母体周围的外环境、母体的内环境和胚体周围的微环境。这三个环境中引起胚胎发育畸形的因素均称为环境致畸剂。外环境中的致畸剂有的可穿过内环境和微环境直接作用于胚体,有的则通过改变内环境和微环境而间接作用于胚体。环境致畸剂主要包括:生物致畸剂、物理致畸剂、化学致畸剂、致畸性药物和其他致畸剂等。

1. **生物致畸剂** 包括各种传染性病原体,特别是病毒。虽然胚胎或胎儿对这些微生物的侵袭有一定的抵抗力,但有些可导致流产,有些则导致出生缺陷或疾病。有些致畸微生物可穿过胎盘屏障直接作用于胚体,有些则作用于母体和胎盘,引起母体发热、缺氧、脱水和酸中毒等,或干扰胎盘的转运功能,破坏胎盘屏障,从而间接地影响胚胎发育。目前已经确定对人类胚胎有致畸作用的生物因子有风疹病毒、巨细胞病毒、单纯疱疹病毒、弓形虫和梅毒螺旋体等。

(1)风疹病毒(rubella virus):风疹病毒是传染性致畸剂中最常见的例子。孕妇怀孕前4周感染该病毒,致畸风险为61%,5~8周时为26%,9~10周时为6%。风疹病毒诱发的出生缺陷除白内障外,还包括耳聋(破坏内耳柯替器)和心脏畸形(动脉导管未闭、心房和心室间隔缺损)。此外,偶尔出现脉络膜视网膜炎、青光眼、小眼、小头、智能发育不全和牙釉缺损等。上述这些畸形的发生与胚胎发育时感染病毒的时间有关。在妊娠第6周感染该病毒,则发生白内障;第9周感染发生耳聋;第5~10周感染引起心脏畸形;第6~9周感染引起牙釉缺损;第4~6个月感染引起中枢神经系统的异常。

(2)水痘病毒(chickenpox virus):妊娠前16周感染水痘病毒可致畸,包括白内障、小眼球、视神经萎缩以及脑损伤和肢体发育不全等。孕妇分娩前4天感染水痘病毒,可导致约20%的新生儿死亡。

(3)巨细胞病毒(cytomegalovirus):巨细胞病毒感染主要损害中枢神经系统,产生小头、脑积水、微小脑回、小脑发育不全、脑软化、脑钙化和脑的囊性损害等畸形。除中枢神经系统外,还表现为眼的异常(如脉络膜视网膜炎、视神经萎缩)、先天性心脏病、脐疝、腹股沟疝、畸形足、腹直肌分离和肝脾大,以及软组织损伤。本病通常是致死性的,存活的病例则因脑膜脑炎而存在严重的智力发育不全。由于妊娠妇女感染巨细胞病毒时无可见的症状,故尚无法确定胚胎发育早期或晚期感染有何差异。可能妊娠早期(前3个月)感染,胚胎不能存活而引起流产;而在妊娠后期感染,则发生上述畸形。进行病毒分离和尿中脱落细胞查找病毒包涵体,均可对该病毒感染进行诊断。

(4)弓形虫(toxoplasma):弓形虫感染主要表现为眼的疾患,90%发生脉络膜炎,50%~60%存在癫痫、小头和脑积水等临床表现。

(5)其他生物因素:除上述几种比较肯定的致畸生物因素外,还有因母亲感染单纯疱疹病毒、亚洲流感病毒、流行性腮腺炎、脊髓灰质炎、麻疹、柯萨基等病毒和梅毒螺旋体而引起胎儿出生缺陷的报道。单纯疱疹病毒的感染通常发生在妊娠晚期,可能大多数在临分娩时。在出生前数周被感染的胎儿有小头、小眼、视网膜发育异常、肝脾大和智能发育不全等表现;分娩时胎儿在母体产道中受感染则发生炎症反应(如脉络膜视网膜炎)。

2. **物理致畸剂** 目前已确认的对人类有致畸作用的物理因素包括射线、机械性压迫和损伤等。另外,高温、严寒和微波等对动物确有致畸作用,但对人类的致畸作用尚证据不足。

（1）电离辐射包括 α、β、γ 和 X 射线,有较强的致畸作用,其致畸作用与各射线的穿透力有关。人们在日常生活中都或多或少地接触射线,有的人因居住环境或职业关系可能接触更多的射线,但对其致畸作用要具体分析。非电离辐射,包括短波、微波及紫外线等,其致畸作用较弱。其中紫外线对存在 DNA 修复机制缺陷的患者是一种致畸敏感因子。

（2）一般情况下,诊断性 "X 线" 检查对胎儿的危害不大,但也与照射部位有关,如胆囊造影使胎儿接受 0.000 006Sv（Sv 是剂量当量单位,1Sv=100rem）;而钠灌肠造影检查,由于直接照射骨盆,则可使胎儿接受 0.003 5Sv。另外,治疗剂量要大得多,如治疗脑肿瘤、乳腺癌（单侧）均可使胎儿接受 0.09Sv,治疗肺癌可接受 0.25Sv。因此,用于治疗的 X 线有致畸危险。

（3）各种组织对不同的放射性核素吸收量不同,如口服 5mci 的 ^{131}I,甲状腺可吸收 100Sv,而性腺只有 0.12Sv;口服 4mci 的 ^{32}P,有 1.0Sv 进入骨髓、肝、脾,而其他部位则不过 0.1Sv;胎儿对放射性核素的吸收程度还与胎龄有关,例如胚胎发育第 10 周,胎儿从循环中结合的碘比母亲甲状腺结合的还要多。因此,如孕妇必须用放射性碘进行诊断时,应在胎龄第 5~6 周之前进行,即在胎儿甲状腺发育之前完成。

X 线、核素及其他外源性离子辐射对分裂细胞的影响,包括杀伤细胞、抑制有丝分裂、改变细胞的正常迁移和黏附,造成染色体畸变和基因突变等。植入前期,大剂量照射可导致胚胎死亡;胚胎发育两周后的任何时期接受超过 1.0Sv 的射线,均可造成器官畸形或生长受阻,其中以中枢神经系统最为敏感,0.25Sv 时就可发生小头畸形,智力低下。胎儿接受 0.25Sv 以上的照射,有致畸风险。通常以 0.1Sv 作为阈值来推断致畸危险。有时尽管不发生畸形,但轻微的损伤可引起智力下降,未来的癌变也很难排除与辐射的关系。

3. 化学致畸剂 某些多环芳香碳氢化合物、亚硝基化合物、烷基和苯类化合物等化学物质具有致畸作用。工业 "三废（废气、废水、固体废弃物）"、农药、食品添加剂和防腐剂中含有致畸作用的化学物质。某些农药如敌枯双和某些重金属如铅、砷、镉、汞等也有致畸作用。

4. 致畸性药物 "反应停事件" 后,药物的致畸作用引起了人们的普遍重视,并开始对药物进行严格的致畸检测。反应停（thalidomide）又名沙利度胺,20 世纪 60 年代在欧洲和日本曾广泛用于治疗妊娠呕吐,结果导致大量 "海豹肢（phocomelia）" 畸形儿的出生,酿成了举世震惊的 "反应停事件"。据报道,"反应停" 在德国造成的先天畸形约为 20%。

（1）多数抗肿瘤药物具有明显的致畸作用。如氨基蝶呤可引起无脑、小头及四肢畸形;白消安、苯丁酸氮芥、环磷酰胺、6 巯基嘌呤等可引起多种畸形。

（2）某些抗生素也有致畸作用。如孕期大剂量服用四环素可引起胎儿牙釉质发育不全,大剂量使用链霉素可引起先天性耳聋,大剂量使用新生霉素可引起先天性白内障和短指畸形等。

（3）某些抗惊厥药物,如唑烷、乙内酰脲、三甲双酮均有致畸作用。其中三甲双酮可造成胎儿智力低下、发育缓慢、面部发育不良、唇腭裂、房间隔缺损及两性畸形等。

（4）某些抗凝血药,如华法林、肝素也有致畸作用。华法林可引起胎儿软骨发育不良,低出生体重及智力低下,中枢神经系统发育异常。孕妇于孕早期服用此药,可导致约 1/3 胎儿发生畸形。

（5）碘化钾、丙硫氧嘧啶和 ^{131}I 可引起先天性甲状腺肿。丙硫氧嘧啶干扰胎儿甲状腺的形成,从而引起先天性甲状腺肿。

（6）激素类药物可致畸形。如雄激素去甲睾酮衍生物用于避孕,可使女胎男性化;雌激素复合物氯底酚胺可使非整倍体发生率增加,并导致椎骨、心脏、肢体的畸形;皮质激素可诱发缺肢、先天性心脏病;胰岛素可使神经管缺陷增多,还可造成先天性心脏病和肢体缺陷。

5. 其他致畸因素 酗酒、吸烟、吸毒、缺氧、严重营养不良等均有一定的致畸作用。孕期过量饮酒可引起多种畸形,如发育迟缓、小头、小眼、短眼裂、眼距小等,称胎儿酒精综合征（fetal alcohol syndrome）。流行病学调查显示,吸烟孕妇所生的新生儿平均体重明显低于不吸烟者,且吸烟越多者其新生儿的体重越轻。一天吸烟 10 支的孕妇,其胎儿出现畸形的风险增加 90%。吸烟引起胎儿畸形的主要原因是由于尼古丁使胎盘血管收缩,进而导致胎儿缺血和缺氧。另外,吸烟所产生的其他有害物质,如氰酸盐,也可影响胎儿的正常发育。吸烟不仅可引起胎儿出生缺陷,严重者可导致胎儿死亡和流产。

(三) 环境因素与遗传因素的相互作用

在胎儿畸形的发生中,环境因素与遗传因素存在相互作用。一方面,环境致畸剂通过引起基因突变和染色体畸变而导致出生缺陷;另一方面,胚胎的遗传特性,即基因型决定和影响了胚胎对致畸剂的易感性。流行病学调查显示,在同一地区同一自然条件下,同时怀孕的孕妇在一次风疹流行中都受到了感染,但其新生儿有的出现畸形,有的却完全正常。原因在于每个胚胎对风疹病毒的易感性不同。决定这种易感性的主要因素是胚体的结构和生化特性,而这又取决于胚体的遗传特性。对致畸剂的易感性的种间差异更是如此,如可的松对小白鼠有明显的致畸作用(引起腭裂),但对猪、猴等则几乎无致畸作用。人类和其他灵长类动物对反应停非常敏感,可引起残肢畸形,但反应停对其他哺乳动物几乎无致畸作用。

在环境因素与遗传因素相互作用引起的出生缺陷中,衡量遗传因素所起作用的大小用遗传率表示。某种畸形的遗传率越高,说明遗传因素在该畸形发生中所起的作用越大。

二、致畸剂诱发出生缺陷的机制

(一) 影响致畸剂起作用的因素

致畸剂的作用还取决于下列一些因素:①孕妇对致畸剂的易感性。②胎儿发育不同阶段对致畸剂的敏感性不同,大多数致畸剂有其特定的作用阶段(图 14-4)。③致畸剂的作用机制有所不同,许多药物和病毒对某种组织、器官有特别亲和性,如所谓亲神经性或亲心脏性等,从而损伤特定的器官,影响其发育。④致畸剂的损伤与剂量有关,通常剂量越大,毒性越大。理论上讲,致畸剂应该有安全剂量。但由于致畸过程受很多因素影响,难以一概而论,故已经确定的致畸剂在妊娠期间应绝对避免。⑤致畸剂的作用后果,包括胎儿死亡、生长发育迟缓、畸形或功能缺陷。究竟出现何种后果,则取决于致畸剂、母体及胎儿胎盘的相互作用。

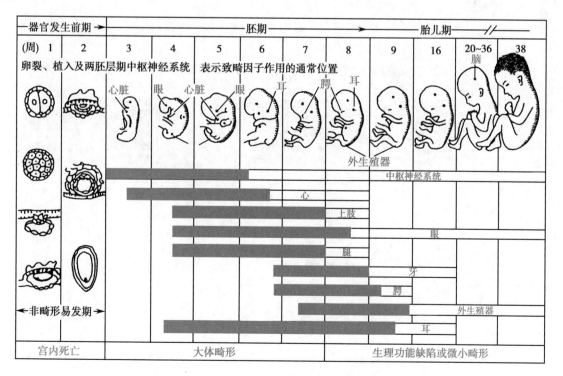

图 14-4 人胚胎主要器官的致畸敏感期

（二）致畸剂作用的机制

1. 诱发基因突变和染色体畸变 致畸剂作用于生殖细胞或体细胞,可诱发基因突变或染色体畸变,造成胚胎发育障碍和畸形发生。

2. 致畸剂的细胞毒性作用 致畸剂可干扰细胞的 DNA 复制、基因转录和翻译或细胞分裂等过程,引起某些组织细胞死亡,从而导致出生缺陷。如果接触致畸物的剂量较低,也可引起细胞死亡,但速度及数量可被存活细胞的增殖所补偿,故出生时未能形成畸形。若致畸物剂量较高,在短期内造成大量细胞死亡,胚胎出现无法代偿的严重损伤,则表现出胚胎致死作用。

3. 细胞分化过程的某一特定阶段、步骤或环节受到干扰 此种机制与上述细胞毒性作用引起死亡机制不同。例如,除草醚(nitrofen)的立体结构与甲状腺激素相似,可引起心脏、膈、肾畸形和肺发育不全,其作用机制主要是干扰甲状腺激素的功能。

本章小结

出生缺陷是指由于胚胎发育紊乱而引起的形态、结构、功能、代谢、行为等方面的异常的总称。先天畸形是以形态结构异常为主要特征的出生缺陷。出生缺陷发生的原因包括遗传因素(基因突变和染色体畸变)、环境因素(生物致畸因子、物理致畸剂、化学致畸剂、酗酒、吸烟、吸毒、缺氧和严重营养不良等)以及遗传与环境的协同作用。先天畸形分为两大类,即简单畸形(包括畸形、畸化、变形、发育异常)和多发性畸形(包括序列征、综合征、关联征)。在胎儿期发育缺陷导致 80%~85% 发生自然流产、围生期因发育缺陷引起 20%~25% 的死亡、新生儿期出生缺陷发生率为 5%~10%。产前诊断是降低出生缺陷发生率的有效措施。常见且严重的出生缺陷包括神经管缺陷(脊柱裂和无脑儿)、先天性心脏病(房间隔缺损、室间隔缺损、法洛四联症)。

（马长艳）

思考题

1. 什么是出生缺陷? 出生缺陷包括哪些类型? 影响出生缺陷发生的因素有哪些?

2. 出生缺陷的产前诊断措施有哪些?

3. 神经管缺陷的发生与哪些因素有关? 妊娠期可以通过哪些检测对其进行早期诊断?

思考题解题思路

本章目标测试

本章思维导图

【学习要点】

1. 肿瘤发生的遗传因素。
2. 基因组不稳定性与肿瘤发生。
3. 肿瘤遗传基础与细胞增殖和凋亡。
4. 肿瘤发生的遗传理论。
5. 肿瘤的分子诊断与靶向治疗。

肿瘤（tumor）是细胞异常增殖所形成的细胞群。肿瘤的发生发展是一个多因素、多基因参与的多阶段、多途径的复杂过程。环境因素和遗传基础决定肿瘤的发生。化学、物理和生物等环境因素可以引起细胞遗传物质损伤，是诱发肿瘤的主要环境因素。肿瘤是一种体细胞遗传病，基因突变、染色体异常和表观遗传异常普遍存在于肿瘤细胞中。肿瘤起源于单细胞克隆并发生克隆演化，此过程涉及多种遗传物质损伤事件，从而引起癌基因激活和抑癌基因失活，最终致肿瘤的发生发展。

第一节 | 肿瘤发生的遗传因素

一、肿瘤的遗传现象

家族聚集性、单卵双生子肿瘤发生率与发病部位一致性、种族差异及发病的先天性等是判断包括肿瘤在内的所有疾病是否具有遗传因素的初始证据。

（一）家族聚集性

肿瘤家族聚集性通常是少数常染色体显性遗传性肿瘤的特点之一，也是某些具有肿瘤遗传易感背景家系中比较常见的现象。Lynch 在一个 842 名成员组成的大家系中发现 95 名肿瘤患者，其中结肠腺癌患者（48 名）和子宫内膜腺癌患者（18 名）占多数，13 名患多发性肿瘤。此外，19 名在 40 岁之前发病，72 名患者的双亲之一患癌，男性与女性患者各为 47 人和 48 人，接近 1∶1，符合常染色体显性遗传。根据上述特点，Lynch 将其称为 Lynch 综合征（Lynch syndrome）（OMIM #120435）。Rakover 等在某家系中发现 2 个同胞对分别在 16 岁和 19 岁被确诊为髓系甲状腺癌（medullary carcinoma of the thyroid）（OMIM #155240）。进一步研究发现，在该家系中还有其他 12 名成员患相同肿瘤，而且，与 *RET*（RE arranged during transfection）基因（OMIM *164761）突变有关。

（二）双生子发病一致性

双生子发病一致性是指双生子患同一肿瘤的发病率（发病一致率）和发病部位的一致性。有研究表明在 77 对白血病双生子患者中，单卵双生子比二卵双生子发病一致率显著增高。在另一项调查中，20 对单卵双生子均患同一部位的同类肿瘤。这些都说明共同的遗传基础在肿瘤发病中所发挥的作用。利用单卵双生子发生肿瘤的一致性可判断遗传因素在各种肿瘤中的重要性，同时，利用双生子肿瘤发生的不一致性可判断环境因素在肿瘤发生中的作用，体现了双生子法在肿瘤遗传学研究中的重要意义。

（三）种族差异

某些肿瘤的发病率在不同种族中有显著差异。在新加坡的中国人、马来人和印度人鼻咽癌发病率的比例为 13.3∶3∶0.4。黑种人很少患 Ewing 骨瘤、睾丸癌和皮肤癌。群体遗传背景的不同是造成种族差异的主要原因，同样证明遗传因素在肿瘤发生中起着重要作用。

二、遗传性肿瘤综合征

某些隐性遗传病患者的染色体容易断裂或对紫外线特别敏感，发生肿瘤的风险高，表明这些疾病与染色体不稳定性之间存在某种联系，因此，将此类疾病统称为遗传性肿瘤综合征或染色体不稳定综合征。

尽管遗传性肿瘤综合征占全部肿瘤不足 5%，但由于其具有不同程度的癌变倾向，因此，已成为肿瘤遗传学研究中的热点之一。遗传性肿瘤综合征主要表现是染色体的不稳定，共同特点是患者的体细胞染色体出现自发或诱发的畸变率明显高于正常人群（表 15-1）。对这类疾病患者及其家族成员进行细胞生物学筛选并设法避免一切环境诱发因子的损害，对减少和预防肿瘤可能具有一定的实际意义。

表 15-1　常见遗传性肿瘤综合征

疾病名称	主要表现	染色体异常	易患肿瘤
Fanconi 贫血（Fanconi anemia，FA）（OMIM #227650）	儿童期的骨髓疾病，表现为全血细胞减少	染色体自发断裂增高，单体断裂、裂隙、双着丝粒、核内复制	白血病
Bloom 综合征（Bloom syndrome，BS）（OMIM #210900）	患者身材矮小，对日光敏感，面部血管扩张性红斑	四射体、姊妹染色单体交换比正常人高 10 倍、各种类型染色体畸变	肿瘤或白血病
共济失调毛细血管扩张症（ataxia telangiectasia，AT）（OMIM #208900）	小脑性共济失调	染色体断裂、14/14 易位、DNA 修复能力下降	淋巴细胞白血病、淋巴瘤、网织细胞瘤等
着色性干皮病（xeroderma pigmentosum，XP）（OMIM #278780）	对 UV 敏感，表现为皮疹、色素沉着	染色体自发断裂、DNA 修复酶缺乏	血管瘤、基底细胞癌等

三、遗传性肿瘤

遗传性肿瘤一般以常染色体显性遗传方式传递，常为双侧性和单侧多发性，发病早于散发型，但发生率较散发性低。

（一）家族性结肠息肉

家族性结肠息肉（familial polyposis of the colon，FPC）（OMIM #175100）患者在青少年时期表现为结肠和直肠多发性息肉，继发性恶变，90% 未经治疗的患者死于结肠癌。该病为遗传性癌前病变的一种。*FPC* 是致病基因，属于抑癌基因，定位于 5q22.2。

（二）I 型神经纤维瘤

Ⅰ型神经纤维瘤（neurofibromatosis Ⅰ，NF1）（OMIM #162200）患者的躯干外周神经有多发的神经纤维瘤，皮肤上可见多个浅棕色的"牛奶咖啡斑"，腋窝有广泛的雀斑，少数恶变为纤维肉瘤、鳞癌和神经纤维肉瘤。*NF1* 基因（OMIM *613113）是致病基因，属于抑癌基因，定位于 17q11.2。

（三）Wilms 瘤

Wilms 瘤（Wilms tumor，WT）即肾母细胞瘤（nephroblastoma）是一种婴幼儿肾脏的恶性胚胎瘤。遗传型 Wilms 瘤占 38%，呈常染色体显性遗传，发病早，双侧发病。散发型占 62%，发病晚，多为单侧。Wilms 瘤（WT）染色体异常存在遗传异质性，例如，Ⅰ型 Wilms 瘤 WT1（OMIM #194070）在染色体 11p13 发生畸变，致病基因为 *WT1*；Ⅱ型 Wilms 瘤（OMIM #194071）在染色体 11p15.5 发生畸变，致病基因为 *H19*。

此外，部分基底细胞痣综合征和恶性黑色素瘤等也属于遗传性肿瘤。

第二节 | 基因组不稳定性与肿瘤发生

受严格调控的基因组稳定性是细胞正常生长、分裂和分化的重要基础。基因组不稳定在肿瘤发生发展中发挥重要作用。基因组不稳定性（genomic instability）是指因 DNA 复制异常所致的 DNA 序列改变和因染色体分离等异常所致的染色体畸变，前者称为 DNA 序列不稳定性，后者称为染色体不稳定性。

一、DNA 序列不稳定性与肿瘤发生

DNA 序列不稳定性是指因 DNA 修复系统缺陷所致的 DNA 序列异常，表现为碱基置换（点突变）、插入或缺失。与 DNA 序列不稳定性相关的 DNA 修复系统主要包括核苷酸切除修复系统和错配修复系统。DNA 序列不稳定性主要包括核苷酸切除修复（nucleotide excision repair，NER）相关不稳定性和微卫星不稳定性。

（一）肿瘤细胞 NER 相关不稳定性

核苷酸切除修复系统缺陷可引起肿瘤细胞发生点突变，称为 NER 相关不稳定性（NER-related instability，NI），属于点突变不稳定性（point mutation instability，PIN）。此外，PIN 还包括小片段 DNA 序列的插入和缺失。

（二）肿瘤细胞微卫星不稳定性

错配修复（mismatch repair，MMR）系统缺陷可致碱基插入或丢失，在肿瘤细胞中常表现为可变数目串联重复序列（VNTR）的插入或丢失，其中，微卫星序列的插入或丢失称为微卫星不稳定性（microsatellite instability，MSI）。在大肠杆菌 E.Coli 中，与 MSI 发生相关的基因编码一种修正错误的系统，即 MMR 系统，主要涉及 *Mut S* 和 *Mut L* 基因。目前，在人类中已发现并克隆了 6 种 *Mut S* 和 *Mut L* 同源基因，DNA 序列改变（如突变）和表遗传改变（如 DNA 甲基化）是其失活的主要机制。其中一个或几个 *MMR* 基因失活时，可致 MSI 发生，后者可引起相关区域抑制肿瘤生长基因（抑癌基因）的失活。正常情况下，错配修复基因具有错配修复的功能，此时 MSI 表现为阴性。当错配修复基因失活时，MSI 表现为阳性。MSI 是 Ⅱ 型遗传性非息肉性结肠癌（hereditary non-polyposis colon cancer 2，HNPCC2）（OMIM #609310）的主要特征。*MLH1* 基因是 HNPCC2 致病基因，属于抑癌基因，其失活导致遗传性非息肉性结肠癌的发生。*MLH1* 基因失活与 *MMR* 基因失活密切相关，即 *MMR* 基因失活致 MSI 发生，进而引起 *MLH* 基因失活。NER 系统仅修复外源性突变剂如紫外线所引起的突变，而微卫星多态序列遍布于整个基因组中，因此，在肿瘤细胞中，MSI 较 NI 更为常见。

二、染色体不稳定性与肿瘤发生

染色体不稳定性（chromosome instability，CIN）是实体瘤中最常见的基因组不稳定性，包括染色体数目异常、结构畸变和端粒异常，其中，肿瘤染色体数目异常是 CIN 最常见类型。染色体不稳定性体现了肿瘤的细胞遗传学基础。

（一）肿瘤细胞染色体数目异常

除少数肿瘤如子宫颈癌和前列腺癌表现为二倍体外，大多数实体瘤表现为非整倍体，包括亚二倍体、亚三倍体、亚四倍体、超二倍体、超三倍体和超四倍体等，但多为三倍体左右。染色体不分离是致肿瘤细胞染色体数目异常的主要原因，也是非整倍体产生的重要机制。

（二）肿瘤细胞染色体结构异常

染色体结构异常如易位、缺失、重复、环状染色体和双着丝粒染色体等是肿瘤细胞染色体的基本结构特点，其中，易位和缺失最为常见。染色体结构异常是由于染色体在各种理化因素的作用下发生了断裂并异位重接，从而形成特殊结构的标记染色体（marker chromosome）所致。标记染色体分为非特异和特异两种类型。其中，非特异性标记染色体只见于某种肿瘤的少数细胞中，对该肿瘤不具有代表性。而特异性标记染色体常见于某种肿瘤的大多数或全部细胞，是该肿瘤的特征性表现。

费城染色体（Philadelphia chromosome, Ph 染色体）是人类肿瘤细胞中最具代表性的特异性标记染色体。Nowell 和 Hungerford 在慢性髓细胞白血病（chronic myelocytic leukemia, CML）（OMIM #608232）患者中发现一个小于 G 组的近端着丝粒染色体，因在美国费城（Philadelphia）发现而得名。Ph 染色体即 t(9;22)(q34;q11)，是由 22 号染色体长臂和 9 号染色体长臂末端相互易位所致（图 15-1）。超过 90% 的 CML 患者具有 Ph 染色体，可作为该病的诊断依据；Ph 染色体先于临床症状出现，故可用于 CML 的早期诊断；第一个针对 Ph 染色体融合基因编码蛋白的靶向药物尼罗替尼已问世，而且治疗效果良好。

除染色体不分离外，DNA 损伤修复异常、微生物如幽门螺杆菌等感染、细胞周期调控相关基因功能以及端粒功能异常均可致 CIN 发生。CIN 和 MSI 等基因组的不稳定均可引起人类基因组的遗传学和表遗传学改变如癌基因激活、抑癌基因失活、杂合性丢失和信号转导通路调节异常等，在肿瘤如胃癌的启动和进展中发挥重要作用。

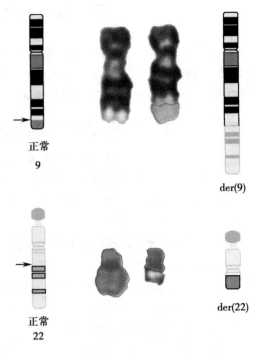

图 15-1　慢性髓细胞白血病特异性标记染色体（Ph 染色体）

（三）肿瘤的端粒异常

端粒（telomere）是真核细胞染色体末端的一种特殊结构，由端粒 DNA 和蛋白质组成。端粒 DNA 是富含 G 的高度保守的核苷酸重复序列，保护染色体末端免受损伤。不同物种的端粒 DNA 重复序列并不一致，人和其他哺乳动物的端粒 DNA 序列由 5′ 到 3′ 方向的（TTAGGG）n 串联重复序列组成。端粒长度由一个特殊的 RNA 酶即端粒酶（telomerases）维持。端粒酶存在于人类生殖系中，而大多数正常体细胞缺乏这种酶，端粒的长度在每代细胞中缩短 50~100bp，因此，端粒长度与细胞寿命有关。

肿瘤发生早期端粒缩短，可引起端粒末端融合和重组事件发生，致染色体结构和数目异常。TP53、RB1 基因缺陷或含有病毒癌基因的成纤维细胞不经过衰老而持续分裂，其中大多数细胞死亡，但是，存活下来的千万分之一左右的细胞获得了端粒酶，出现染色体畸变并发生永生化。正常组织细胞无端粒酶活性，而多种肿瘤细胞中端粒酶却呈阳性，85%~90% 的成熟转移癌还具有不断更新的端粒酶活性，因此，端粒酶是肿瘤细胞永生化必备的条件，可能是一个广泛的肿瘤标志物，可用于肿瘤的诊断。目前，某些特异的端粒酶抑制物已用于肿瘤治疗的研究。

第三节 | 肿瘤遗传基础与细胞增殖和凋亡

肿瘤细胞的基本特征是原本停止增殖的细胞仍然持续地进行细胞分裂，这是调节细胞增殖的基因异常改变的结果。这些基因主要包括癌基因和抑癌基因等。DNA 转染实验和微细胞融合实验结果提示正常细胞中存在促进和抑制肿瘤细胞增殖的基因，开辟了肿瘤分子遗传学机制研究的历程。促进肿瘤细胞增殖的基因（癌基因）激活和抑制肿瘤细胞增殖基因（抑癌基因）的失活是肿瘤发生发展中的重要分子遗传学事件。

一、癌基因

（一）癌基因的发现

1. 病毒癌基因的发现　20 世纪初，Rous 在禽类中相继发现了许多能使细胞恶性转化的"可移植因子"。1970 年，Martin 证明能使细胞恶性转化的"可移植因子"是 Rous 肉瘤病毒（RSV）基因组中的一个特定基因 src。因此，将这类存在于病毒中使细胞恶性转化的"可移植因子"称为病毒癌基因（viral oncogene，v-onc），继而命名 src 为 v-src。

2. 细胞癌基因的发现　1976 年，Bishop 等用 v-src 的 cDNA 为探针与正常鸡细胞基因组进行杂交，结果发现鸡细胞基因组中存在与 v-src 同源的序列，进一步证实在动物细胞中也存在具有使细胞发生癌变潜能的基因，称为细胞癌基因（cellular oncogene，c-onc），命名为 C-SRC，这是首个在细胞中鉴定的癌基因。1981 年，体外转染实验在美国三个实验室同时获得成功，发现并克隆了首个人类癌基因 RAS，经测序发现该基因与病毒癌基因 ras（v-ras）高度同源。

（二）癌基因的概念与功能分类

1. 癌基因的概念　正常细胞生长发育所必需的，并具有使细胞癌变潜能的基因，称为原癌基因（proto-oncogene），其编码产物可分布在细胞外、细胞膜、细胞质和细胞核中（图 15-2）。癌基因（oncogene）泛指能够使细胞发生癌变的一类基因，具体而言，是指引起细胞无限增殖和恶性转化的被激活的原癌基因。

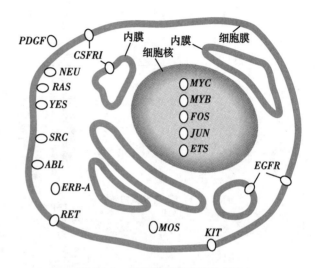

图 15-2　原癌基因编码产物分布

2. 基因编码产物的功能分类

（1）生长因子类：此类原癌基因编码产物为生长因子（growth factor），属于分泌性生长因子，常位于细胞间的空隙内，可刺激细胞生长。例如，EGF 癌基因编码产物为表皮生长因子（epidermal growth factor，EGF），后者可与表皮生长因子受体结合。

（2）生长因子受体类：此类原癌基因编码产物为生长因子受体（growth factor receptor），位于细胞膜上，与相应的生长因子结合后被激活，进一步激活下游分子，将信号传递给细胞质或细胞核，启动细胞的一系列信号转导过程。例如，ERBB1 癌基因编码产物为表皮生长因子受体（epidermal growth factor receptor，EGFR），后者与表皮生长因子结合将激活 EGFR 介导的信号通路。

（3）信号转导分子类：此类原癌基因编码产物为信号转导分子，多为蛋白或脂类激酶，使下游蛋白质残基发生磷酸化，影响细胞的生长、分化和凋亡等功能。例如，PI3Ks 为脂类激酶，具有多个家族成员，并由相应基因编码。包括 EGFR 在内多种细胞因子可激活 PI3Ks，后者使磷酸肌醇磷酸化，形成磷酸肌醇 3 磷酸（phosphatidylinositol-3-phosphate，PIP3），后者继续介导细胞内级联反应，调节细胞增殖、存活和迁移等活动。

（4）DNA 结合蛋白和转录因子类：此类原癌基因编码产物为 DNA 结合蛋白和转录因子，位于细胞核内，属于反式作用因子，通过调节相关基因的转录和复制，促进细胞的增殖。例如，NFκB 属于转录因子，在 PIP3 介导的信号通路中，AKT 通过级联反应使 NFκB 释放出来，入核后与相应 NFκB 位点结合从而调节相关基因的转录过程，进一步发挥相应生物学功能。

（5）细胞周期蛋白和细胞周期蛋白依赖性激酶类：此类原癌基因编码产物为细胞周期蛋白（cyclin）和细胞周期蛋白依赖性激酶（cyclin-dependent kinase，CDK），也位于细胞核内，对细胞周期进程具有促进作用。例如，CDK4 和 CDK6 与 cyclin D（D1、D2 和 D3）的结合可促进细胞由 G1 期进入至 S 期。

（6）凋亡抑制因子类：此类原癌基因编码产物为凋亡抑制因子。细胞凋亡的调控分为细胞外和细胞内两种机制，分别称为死亡受体介导凋亡通路（图 15-3）和细胞色素 c（Cyt c）介导凋亡通路

（图 15-4）。例如，FLIP 和 BCL2 在死亡受体介导凋亡通路和 Cyt c 介导凋亡通路中分别发挥抑制细胞凋亡作用。

　　根据上述编码产物的功能及其所在的信号转导通路的不同，原癌基因主要发挥促进细胞生长、增殖、分化、迁移、侵袭、转移和抑制凋亡的功能，而且，针对某个原癌基因，其可发挥一种或多种作用。

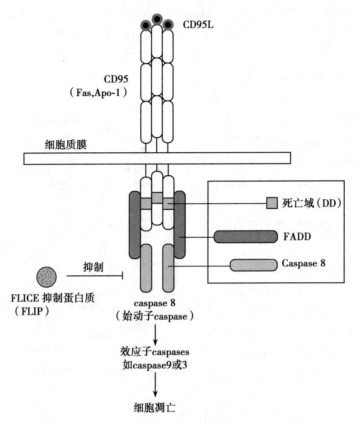

图 15-3　死亡受体介导的凋亡途径

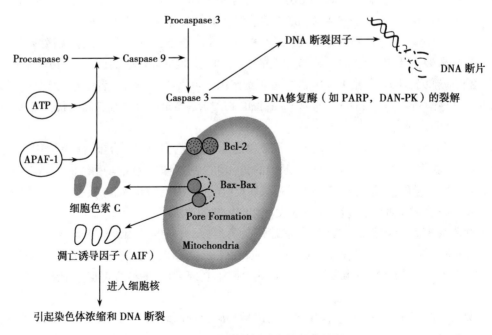

图 15-4　细胞色素 C 介导的凋亡途径

（三）原癌基因激活机制

原癌基因被激活后其编码产物过度表达或活性增强，通过激活各自所在的信号转导通路，促进肿瘤的发生发展。

1. 遗传学水平激活机制

（1）基因扩增（gene amplification）：基因扩增是原癌基因 DNA 序列拷贝数的增加，将使其过度表达，是癌基因激活机制之一。在细胞遗传学水平，基因扩增表现为双微体（double minutes，DMs）和均质染色区（homogeneously staining region，HSR）。在某些情况下，扩增小片段会脱离染色体，连在一起时常形成双点样结构，即 DMs（图 15-5A）。当扩增片段未脱离某染色体时，染色体某个节段则相对解旋、长度增加从而形成浅染的均匀一致区域，即 HSR（图 15-5B）。

（2）启动子插入：一旦在其附近被插入的是一个强大的启动子如长末端重复序列（long terminal repeat，LTR）时，癌基因也可被激活。

（3）点突变：点突变可发生在原癌基因的编码区和非编码区，从而引起原癌基因的激活。例如，*RAS* 基因

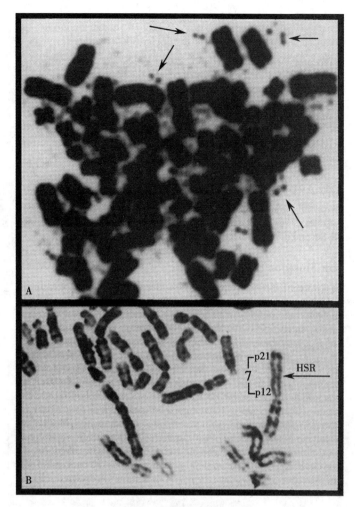

图 15-5　癌基因扩增激活
A. 双微体；B. 均质染色区。

第 12、13 或 61 密码子编码序列点突变在肿瘤中普遍存在。在正常情况下，活性和失活类型 RAS 蛋白之间可相互转换，处于一种平衡状态，调控细胞正常生理功能。*RAS* 点突变阻止了 RAS 从活性形式向失活形式的转变，使 RAS 蛋白始终处于活性状态（图 15-6）。

（4）染色体易位与重排：在原癌基因基因座位或其附近发生的染色体易位与重排时，可形成融合基因或类似启动子插入形式，进而激活相应原癌基因。例如，染色体 9q 和 22q 易位使位于染色体 9q 的 *ABL* 原癌基因和位于染色体 22q 的 *BCR* 基因发生融合，产生的嵌合性 BCR-ABL 蛋白致蛋白激酶活性增强，是慢性髓细胞白血病发生的重要原因。大多数 Burkitt 淋巴瘤表现为 8q24 和 14q32 平衡易位，此染色体区分别是 *MYC* 原癌基因和免疫球蛋白重链基因所在基因座，易位结果使 *MYC* 基因移至免疫球蛋白基因下游，因后者具有强大的增强子功能，结果使易位的 *MYC* 基因过度表达（图 15-7）。

2. 表观遗传水平激活机制

（1）DNA 去甲基化：原癌基因调控序列如启动子序列去甲基化可增强反式作用因子如转录因子与之结合能力，是原癌基因激活的一种机制。

（2）非编码 RNA 调控异常：调控原癌基因的非编码 RNA 特别是 microRNA 表达下调，可致原癌基因激活。

（3）组蛋白乙酰化：组蛋白乙酰化使组蛋白与 DNA 之间相互作用减弱，DNA 易于解链，便于相关基因转录，也是癌基因表观遗传学水平激活机制之一。

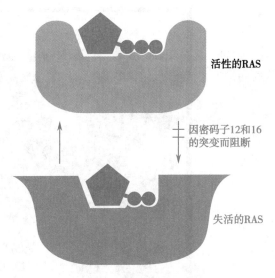

图 15-6　*RAS* 癌基因激活

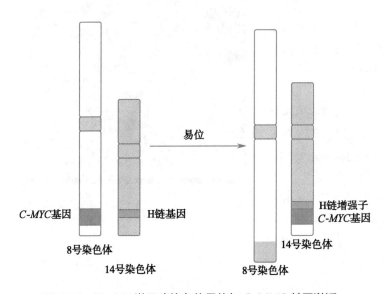

图 15-7　Burkitt 淋巴瘤染色体易位与 *C-MYC* 基因激活

二、抑癌基因

抑癌基因（tumor suppressor gene，TSG）是指在正常细胞中存在的对细胞的增殖、分裂和分化等起负调控作用的一类基因。失活的 TSG 在肿瘤发生发展中发挥与激活的原癌基因同等重要作用。

（一）抑癌基因的发现和研究途径

1. 细胞融合实验　1971 年，Harris 应用微细胞技术，将含有一条正常染色体的鼠成纤维细胞与 HeLa 肿瘤细胞在体外进行融合（微细胞融合实验）时发现，杂种细胞的生长受到抑制并具有相对正常的表型。当这条染色体丢失后，杂种细胞又恢复肿瘤表型，表明正常染色体中含有抑制肿瘤细胞生长的因子，为抑癌基因的研究提供了重要线索。

2. 家族性视网膜母细胞瘤的研究　最初研究发现，家族性视网膜母细胞瘤（retinoblastoma，RB）患者肿瘤细胞 13 号染色体长臂存在中间缺失，虽然各患者缺失片段范围不同，但是，都包括同样的最小区域 13q14，称为最小重叠区（smallest overlapping region，SOR）。进一步研究发现，13q14 区段与视网膜母细胞瘤紧密连锁，提示该区域存在与视网膜母细胞瘤发生密切相关的基因。最终，人们通过相关

NOTES

分子生物学技术在此区域克隆并鉴定了第一个人类抑癌基因 *RB1*。

3. 杂合性丢失研究　与同一个体的癌旁正常组织相比,肿瘤细胞的杂合性等位基因(或遗传多态标记)中的一个丢失,称为杂合性丢失。抑癌基因杂合性丢失是肿瘤细胞中普遍存在的现象。通过杂合性丢失研究可以发现并精确定位抑癌基因,也是抑癌基因缺失突变的主要检测手段。

(二) 抑癌基因编码产物的功能分类

1. 转录抑制因子类　此类抑癌基因编码产物为转录抑制因子,可抑制其靶基因的转录水平。

2. 错配修复蛋白类　此类抑癌基因编码产物为 DNA 损伤修复蛋白,对 DNA 复制错误具有修复能力,在基因组稳定性中发挥重要作用。

3. 信号转导分子类　此类抑癌基因编码产物在相关信号通路中发挥抑制作用。例如,PTEN 通过抑制 PI3K 功能抑制 PI3K/AKT/NFκB 信号转导通路。

4. 细胞周期抑制因子类　此类抑癌基因编码产物为细胞周期抑制因子,包括细胞周期抑制蛋白和细胞周期蛋白依赖性激酶抑制因子。例如,p53 通过 p21 解除 CDK4/6 对 RB 的控制,后者通过抑制 E2F 阻止细胞由 G1 期进入 S 期,其中,p53、p21 和 RB1 均属于细胞周期抑制蛋白。另一类细胞周期抑制因子为细胞周期蛋白依赖性激酶抑制因子(cyclin-dependent kinase inhibitor,CDKI),通过抑制相应 CDKs 活性抑制细胞周期进程。

5. 凋亡诱导因子类　此类抑癌基因编码产物为凋亡诱导蛋白,包括直接参与凋亡调节的人类凋亡通路中多数基因编码蛋白和间接参与凋亡调节的其他基因编码蛋白如 p53 等。当细胞中存在大量的 DNA 损伤,而且,直接修复 DNA 损伤的抑癌基因对其无法修复时,p53 将对损伤修复的过程进行监控并通过凋亡形式对自身细胞进行破坏,致细胞死亡(图 15-8)。

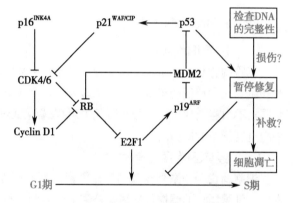

图 15-8　G1/S 期调控相关基因

(三) 抑癌基因失活机制

1. 遗传学水平失活机制

(1)点突变:点突变可发生在抑癌基因编码区和非编码区,使抑癌基因不产生编码蛋白或蛋白表达水平降低或产生无功能突变蛋白。

(2)缺失:缺失可致抑癌基因整个拷贝或部分序列丢失,后者可发生在编码区和非编码区。

(3)插入:可使某些抑癌基因失活。例如,PTEN 第 7 外显子不同部位的碱基插入可引起不同类型突变,致 PTEN 基因失活。

2. 表观遗传学失活机制

(1)启动子区高甲基化:启动子区高甲基化可抑制抑癌基因的转录水平,使其不产生有功能蛋白或蛋白表达水平降低。

(2)非编码 RNA 调控异常:microRNA 等非编码 RNA 表达水平异常增高时,将抑制其靶向(抑癌)基因的表达水平。

(3)组蛋白去乙酰化:组蛋白去乙酰化使带正电的组蛋白与带负电的 DNA 紧密结合,染色质呈致密卷曲的阻抑结构,从而抑制相关抑癌基因转录。

三、肿瘤发生与细胞周期调控

人和哺乳类细胞生长和发育受细胞周期检查点的精确调控。检查点(checkpoint)是指细胞内的一系列监控机制,通过鉴别细胞周期中出现的错误,诱导产生特异的抑制因子,以阻止细胞周期的进程。

(一) 细胞周期检查点

涉及肿瘤发生发展的细胞周期检查点包括:①G1→S 检查点:主要控制细胞进入 S 期。当 DNA

损伤未修复时,DNA 复制将被阻止,无法修复的损伤可导致细胞凋亡。在 S 期内可能有一个额外的独立损伤检查点。②G2→M 检查点:主要控制细胞进入 M 期。当 DNA 复制未完成和损伤未修复时,细胞将被阻止进入有丝分裂期。③纺锤体检查点:主要负责所有染色体正确地附着在纺锤丝上,阻止染色体在有丝分裂中的分离。

多数肿瘤中 G1→S 检查点失活,因此,该检查点在肿瘤的发生中发挥重要作用,其中,三个抑癌基因 RB1、TP53 和 CDKN2A 处于核心地位,也是肿瘤细胞中最常见的异常基因(见图 15-8)。

(二) RB1 基因与细胞周期检查点

RB1 基因在正常细胞中广泛表达,其编码产物 RB1 为核蛋白,分子量为 110kD,磷酸化使其失活,去磷酸化使其激活。去磷酸化 RB1 结合并失活细胞转录因子 E2F,而后者具有促进细胞周期进展的作用。在细胞进入 S 期前 2~4 小时,RB1 被磷酸化,解除了对 E2F 的抑制,使细胞进入 S 期(见图 15-8)。

(三) TP53 基因与细胞周期检查点

与 RB1 基因一样,TP53 基因在正常细胞中广泛表达,其编码产物 p53 为核蛋白,分子量为 53kD。当细胞 DNA 损伤后,p53 蛋白积聚,使 P21 基因表达上调,阻滞细胞于 G1 期,在细胞进入 S 期前修复损伤的 DNA。TP53 基因异常几乎见于人类的所有肿瘤(见图 15-8)。

四、肿瘤与细胞凋亡

(一) 肿瘤细胞凋亡

细胞凋亡(apoptosis)又称作程序性细胞死亡(programmed cell death,PCD),是一种具有自身形态学和生物化学特征的正常生理性细胞死亡。与损伤等引起的细胞坏死(necrosis)有着本质的区别,细胞凋亡不引起炎症反应,因此,避免了组织、器官的进一步损伤。通常,肿瘤细胞凋亡能力下降是肿瘤细胞过度增殖的原因之一。

(二) 经典细胞凋亡信号通路

细胞凋亡受一系列复杂的生化因素的严格调控,以确保细胞凋亡只有在必要的时空条件下才能发生。细胞凋亡的调控包括细胞外和细胞内两种机制。

1. **细胞外凋亡信号通路** 细胞外凋亡调控的主要物质是死亡受体,通过接受细胞外的死亡信号而激活细胞凋亡通路。死亡受体是肿瘤坏死因子受体(tumor necrosis factor receptor,TNFR)家族成员,有一个死亡域(death domain,DD)。CD95(又称为 Fas)和 TNFR1 是两个重要的死亡受体。CD95 突变、表达下调及其配体 CD95L 表达上调可以造成 CD95 介导的凋亡通路异常,与结肠癌、白血病和膀胱癌等多种肿瘤的发生和进展密切相关(见图 15-3)。

2. **细胞内凋亡信号通路** 细胞内有两类凋亡的调控子,即 BCL-2 家族和凋亡蛋白抑制子(inhibitor of apoptosis proteins,IAPs)家族。BCL-2 家族有 15 个成员,每个成员至少拥有一个保守的 BCL-2 同源域(BCL-2 homology domains)。某些成员起抑制细胞凋亡的作用,另一些则促进细胞凋亡的发生(见图 15-4)。促进和抑制细胞凋亡的 BCL-2 家族成员能形成异源二聚体,从而阻断彼此的功能,但它们所占的比例决定了某些细胞发生凋亡的易感性。例如,在乳腺癌、食管癌和喉癌等肿瘤中发现 BAX/BCL-2 的比值降低,从而造成这些肿瘤细胞耐受由细胞色素 C 所介导的细胞凋亡。某些因素如将其上游正常基因 P53 导入肿瘤细胞后可以逆转 BAX/BCL-2 比值,凋亡的肿瘤细胞显著增加,因此,BAX/BCL-2 比值可作为某些肿瘤诊治和预后判定的重要标志。

第四节 | 肿瘤发生的遗传理论

人们对肿瘤的遗传理论虽众说不一,但至少在某些肿瘤中人们普遍接受的肿瘤发生的遗传理论有单克隆起源理论、"二次"打击理论和多阶段遗传损伤理论。

一、单克隆起源理论

大多数肿瘤存在染色体异常,同一个体肿瘤的不同细胞染色体常具有许多共同的异常特征,提示这些细胞来源于一个共同的突变细胞,即肿瘤由起源于单一细胞的克隆构成。由于这样的癌细胞克隆群体受内外环境的影响而处于不断变异之中,结果这个群体中不同细胞的核型又不完全相同,而且,不同核型细胞的生存、繁殖能力也不同。通常情况下,在选择过程中有些细胞逐渐被淘汰,有些细胞则形成增殖优势,使细胞群体始终处于选择之中,类似物种进化的过程,称为克隆演化(clone evolution)。在一个肿瘤的多细胞克隆群体中,因克隆演化形成多克隆群,其中占主导地位的克隆称为干系(stem line),干系的染色体数目称为众数(modal number)。而占非主导地位的克隆称为旁系(side line)。由于细胞内外环境的影响,干系和旁系的地位可以相互转变。

二、Knudson 二次打击理论

视网膜母细胞瘤是"二次打击"理论(two hits theory)最好的模型。在家族性视网膜母细胞瘤中,第一次打击事件发生在生殖细胞,通常造成肿瘤患者所有体细胞中 *RB1* 基因的一个等位基因失活,另外一个等位基因仍然保持活性,其蛋白产物的量仅减少50%,仍然可以发挥抑制肿瘤细胞生长和增殖的功能。该个体任何体细胞一旦接受第二次打击,将使另一个正常等位基因失活,而引起肿瘤的发生。由此可见,发生这样的概率事件相对容易,因此,家族性视网膜母细胞瘤具有发病早、双侧发病、单侧多发等特点。在散发性视网膜母细胞瘤中,某个体的同一体细胞需连续接受两次打击方可发生肿瘤。由于一个个体的体细胞数目十分惊人,一个体细胞连续接受两次打击事件的概率相当罕见,因此,散发性视网膜母细胞瘤具有发病晚、单侧发病、单侧单发等特点(图15-9)。

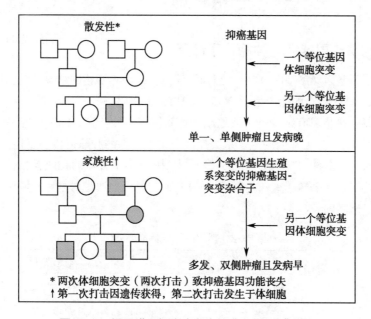

图15-9 视网膜母细胞瘤发生的"二次打击"模型

三、肿瘤发生的多阶段遗传物质损伤理论

对于一些由单基因控制的罕见肿瘤如视网膜母细胞瘤,无论遗传型还是散发型,只要两个等位基因均失活,肿瘤就会发生。但是,对于其他大多数肿瘤,情况则不然。例如,结肠癌的发生发展从正常上皮细胞开始,经历了异性增生、早期腺瘤、中期腺瘤、晚期腺瘤和癌等多个阶段,而且,每个阶段发生了不同的遗传学损伤(打击)事件。依次涉及 5 号染色体长臂的杂合性丢失和 *APC* 基因突变(异性增生阶段)、DNA 去甲基化(早期腺瘤阶段)、*KRAS* 基因突变(中期腺瘤阶段)、18 号染色体长臂的杂合性

丢失和 *DCC* 基因突变(晚期腺瘤阶段)以及 17 号染色体短臂的杂合性丢失和 *TP53* 基因突变(癌阶段)。可见,大多数肿瘤经历了多阶段和多次遗传学打击事件(图 15-10)。

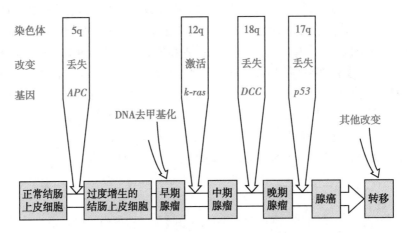

图 15-10　结肠癌发展中的分子事件

第五节 │ 肿瘤的分子诊断与靶向治疗

肿瘤特征性表现为肿瘤分子诊断和治疗的研究提供了方向。肿瘤分子诊断和治疗是指应用相关分子生物学技术在分子水平对肿瘤进行诊断和治疗,是转化医学研究的热点之一。肿瘤分子诊断和基因治疗的靶点主要集中在肿瘤易感基因和/或其编码产物等方面。肿瘤靶向治疗在临床上已取得令人满意的疗效。

一、肿瘤的遗传易感性与肿瘤分子诊断

肿瘤发生是若干基因如癌基因、抑癌基因和错配修复基因等变化的结果,这些基因被称为肿瘤易感基因,构成了某个体患肿瘤的遗传因素,决定其患肿瘤的风险。

肿瘤遗传易感性是指具有某些遗传缺陷或某种基因多态性变异型的个体容易发生肿瘤的特性。在遗传性癌综合征中,癌相关基因的生殖系突变决定了该家系的肿瘤遗传易感性。肿瘤遗传易感性最明显的临床特征是家族史,即在同一个家族的数代中,有多个肿瘤的先证者和患者,这种肿瘤家族聚集现象的临床鉴定近年来颇受重视。家族性肿瘤相对罕见,但通过对家族性肿瘤的研究,人们发现一系列肿瘤遗传易感基因(表 15-2)。

表 15-2　常见肿瘤遗传易感基因

基因名称	基因类型	易患肿瘤
RET	癌基因	多发性内分泌瘤、家族性髓样甲状腺癌
MET	癌基因	家族性乳头状肾癌综合征
APC	抑癌基因	家族性腺瘤性息肉病
VHL	抑癌基因	Von Hippel-Lindau 综合征
RB	抑癌基因	遗传性视网膜母细胞瘤
P53	抑癌基因	Li-Fraumeni 综合征
WT1	抑癌基因	Wilms 瘤综合征
NF1	抑癌基因	I神经纤维瘤病
BCRA1、BCRA2	抑癌基因	遗传性乳腺癌综合征

续表

基因名称	基因类型	易患肿瘤
hMSH2,hMLH1	错配修复	遗传性非息肉病性结直肠癌
BLM	错配修复	Bloom 综合征
ATM	错配修复	共济失调-毛细血管扩张症
XP	错配修复	着色性干皮病

肿瘤是体细胞遗传病,其中,大多数肿瘤涉及多个基因的异常,因此,肿瘤又是多基因病。在分子水平,绝大多数肿瘤发生遗传学和表观遗传学变异,因此,其分子诊断相对复杂。而肿瘤易感基因的发现为预测癌症风险提供了可能性。例如,在家族性乳腺癌(familial breast cancer)中,除 *BRCA1* 和 *BRCA2* 两个主要易感基因,*TP53*、*CHEK2*、*PTEN*、*ATM*、*STK11/LKB1* 和 *MSH2/MLH1* 也是家族性乳腺癌的易感基因,对这些基因进行突变筛查,可以对 50% 的家族性乳腺癌进行分子诊断。尽管如此,仍有近 50% 未知或候选的家族性乳腺癌易感基因或遗传变异需要借用大规模筛查手段去发现。除基因序列突变外,这些基因异常还包括表观遗传学改变如 DNA 甲基化等。因此,在对家族性乳腺癌在内所有肿瘤进行分子诊断时,需同时考虑遗传学和表观遗传学变异的筛查。

二、肿瘤的靶向治疗

(一) 肿瘤基因组学与靶向治疗

肿瘤基因组学(cancer genomics)是在整个基因组水平研究肿瘤发生发展分子基础的快速发展的新兴学科,其最终目标是揭示各种肿瘤发生发展的分子机制,并为肿瘤个体化医学的建立和完善奠定基础。肿瘤基因组计划(cancer genome project,CGP)是后基因组计划的重要组成部分。CGP 于 2006 年开始启动,预计在前三年内完成脑胶质瘤和卵巢癌基因组图谱绘制工作,然后,再完成其他常见肿瘤基因组图谱绘制工作。

在肿瘤基因组计划实施过程中研究人员发现,每个肿瘤患者体细胞突变多达几十甚至上百种,其中,多数突变是肿瘤发生发展过程中的伴发突变,又称为"乘客"突变("passenger" mutation),仅少数突变具有驱动和促进肿瘤发生发展的作用,称为"驱动"突变("driver" mutation)。通过对同类同期肿瘤不同个体基因组信息进行比对分析,人们发现此类肿瘤中存在共同的信号通路异常和一些"驱动"基因,为肿瘤靶向治疗提供了重要线索。

肿瘤靶向治疗或个性化治疗是指针对个体独特的肿瘤基因组信息,选择合适的治疗手段和治疗方案所采取的治疗措施,是个体化医学的重要组成部分。肿瘤个性化治疗的前提是已明确某种肿瘤发生发展分子机制及"驱动"基因突变,后者可作为肿瘤个性化治疗的分子靶标。

(二) 肿瘤靶向治疗的策略

1. 肿瘤蛋白水平的靶向治疗 肿瘤"驱动"基因突变的发现及用于临床实践经历了较漫长过程,始于 20 世纪 80 年代,即发现了第一个人类癌基因 *HRAS*。最初,个性化药物靶点筛查通常采用遗传学手段。例如,通过细胞遗传学和分子遗传学方法发现 90% 以上 CML 患者存在 *BCR/ABL* 融合基因并针对此融合基因设计靶向药物。随着肿瘤基因组学相关技术的建立和研究成果的不断涌现,个性化药物靶点筛选工作更加快捷和方便,肿瘤靶向药物的适用对象更为广泛,个性化治疗方案更加具体。2001 年,美国食品药品监督管理局(FDA)批准了首个肿瘤靶向药物用于具有 *BCR/ABL* 融合基因 CML 患者的靶向治疗。

随着二代测序(NGS)技术日益成熟,人们利用该技术发现了一系列肿瘤发生发展相关新的"驱动"基因突变,为肿瘤新的靶向药物研发提供了重要分子靶点。例如,*KIT* 是通过 NGS 技术筛选出的黑色素瘤"驱动"基因。因此,激酶类抑制剂在临床上也用于 KIT 突变相关肿瘤如黑色素瘤和胃肠间质肿瘤的治疗。类似蛋白水平的靶向药物还包括 EGFR 抗体类药物治疗晚期非小细胞肺癌等。

2. 肿瘤核酸水平的靶向治疗 肿瘤核酸水平靶向治疗又称为肿瘤基因治疗,涉及 DNA 和 RNA 两个水平,包括体内和体外两种基因治疗策略。由于肿瘤分子遗传机制的复杂性,因此,肿瘤核酸水平靶向治疗的基本原理和策略除符合一般遗传性疾病(如单基因病)治疗外,还有其自身的特点。

对于所有肿瘤都可以采用人工杀伤肿瘤细胞的治疗策略,如将编码某些毒素的基因或能增强药物敏感性的基因导入肿瘤细胞。也可以刺激肿瘤细胞的自身杀伤功能,如将编码外源抗原或细胞激酶的基因导入肿瘤细胞以增强免疫系统抗肿瘤的能力,或诱导正常组织产生抗肿瘤物质如干扰素等,或用重组疫苗预防和治疗肿瘤。

针对癌基因激活所引起的肿瘤,可以通过导入外源基因、基因特异性反义寡核苷酸和基因特异性寡核苷酸等抑制癌基因转录或失活癌蛋白,达到治疗肿瘤的目的。将野生型抑癌基因导入肿瘤细胞可以治疗因抑癌基因失活所引起的肿瘤。

在 RNA 水平,首个针对 microRNA122 的靶向药物 SPC3648 治疗丙型肝炎处于临床试验阶段,开辟了包括肿瘤等在内常见病核酸水平治疗的新领域。microRNA 不仅可作为疾病药物治疗分子靶点,还是疾病诊断、预后和疗效判定的重要分子标志物。microRNA 在尿液和血液等 12 种体液中可被检出,因此,在疾病个性化治疗中的潜在临床意义非常巨大,应用前景也十分广泛。目前,针对 microRNA21(胶质母细胞瘤)、*let7*(非小细胞肺癌)和 microRNA34(黑色素瘤、肺癌、肝癌、前列腺癌、结肠癌)分子靶向药物正处于临床前研究阶段。

本章小结

肿瘤是细胞异常增殖的结果,具有环境和遗传因素双重背景。遗传现象、遗传性肿瘤综合征和基因组不稳定性等是肿瘤具有遗传背景的间接证据,癌基因激活和抑癌基因失活等是肿瘤具有遗传背景的直接证据。肿瘤是一种体细胞遗传病,分为遗传性肿瘤和散发性肿瘤。肿瘤起源于单细胞克隆并发生多克隆演化,此过程涉及至少两次遗传学打击事件,因此,肿瘤的发生发展是一个多因素、多基因参与的多阶段、多途径的复杂过程。肿瘤遗传易感基因决定肿瘤的发病风险,可作为肿瘤分子诊断的标志物。基于肿瘤基因组学获得的"驱动"基因不仅可作为肿瘤分子诊断的标志物,还可作为肿瘤治疗的分子靶标。肿瘤分子靶向治疗是当今和未来肿瘤干预的重要手段。

(富伟能)

思考题

1. 简述常见的肿瘤遗传现象并结合这些现象简述肿瘤发生的理论。
2. 简述癌基因概念、种类和激活机制。
3. 简述抑癌基因概念、种类和失活机制。
4. 简述肿瘤核酸水平靶向治疗特点。

思考题解题思路

本章目标测试

本章思维导图

第十六章 | 表观遗传异常引起的疾病

【学习要点】

1. 表观遗传学的概念及其意义。
2. 表观遗传异常引起的疾病及特征。
3. 影响表观遗传异常相关疾病的主要机制。

表观遗传学（epigenetics）研究"无关"DNA序列结构改变的基因表达遗传变化，涉及DNA甲基化、组蛋白修饰和非编码RNA调节等过程。表观遗传的异常可引起细胞表型的改变，导致机体结构和功能的异常，甚至诱导疾病的发生。表观遗传病包括肿瘤、神经精神疾病、心血管疾病和代谢性疾病等。表观遗传学是分子遗传学的新领域，由表观遗传机制控制的疾病性状遗传是医学遗传学的一个重要组成部分。

第一节 | 表观遗传与肿瘤

经典的遗传突变可以诱导肿瘤的发生，而表观遗传结合经典遗传的改变则协同决定着肿瘤的发展。

一、DNA甲基化与肿瘤

DNA甲基化（DNA methylation）是基因组DNA上的胞嘧啶第5位碳原子和甲基基团间的共价结合，胞嘧啶由此被修饰为5-甲基胞嘧啶（5-methylcytosine，5-mC）。哺乳动物基因组DNA中5-mC约占胞嘧啶总量的2%~7%，主要存在于CpG二联核苷酸（CpG doublets）中。CpG二联核苷酸常以成簇串联的形式排列，富集在结构基因5′端附近，该区域称为CpG岛（CpG islands）。

研究发现在恶性肿瘤细胞内基因组在整体上的低甲基化现象普遍存在。在机体内，重复元件构成了基因组的50%，正常时处于高度甲基化状态。而在肿瘤发生时，这些基因组区域，包括着丝粒串联重复序列、ALU序列以及LINE-1序列等均处于低甲基化水平（5-mC缺失）。例如，在结肠肿瘤发生早期，LINE-1表现为低甲基化水平，阻断了基因表达的正常模式。在非小细胞肺癌早期，ALU和LINE-1的低甲基化水平与基因组不稳定密切相关。由于低甲基化的元件能够诱导插入突变，LINE-1反转录酶可以通过对剪接的mRNA进行反转录，并重新插入到基因组中，从而潜在地形成假基因。当LINE-1元件分别启动其3′和5′端时，即可导致元件本身的移动，并插入到新的基因组位点，潜在地导致基因组缺失和倒位，从而诱导重排的发生。这些结果最终可引起染色体异常、基因表达异常以及整个基因组的不稳定，从而导致肿瘤的发生。

肿瘤细胞中甲基化转移酶的异常表达也是肿瘤的常见特征，DNA甲基转移酶（DNA methyltransferases，DNMTs）在肿瘤组织中常呈现出显著性表达增高。研究提示DNA甲基化转移酶的表达量增加与部分区域DNA的高甲基化有关，从而影响肿瘤的发生过程。涉及机制主要是这些酶可以在肿瘤细胞中相互配合起始和维持新建立的甲基化模式，DNMT1和DNMT3b可与癌基因的转录因子形成复合体，在启动子区域的CpG岛诱导从头合成的甲基化修饰。例如，急性粒性白血病患者伴随dnmt3a

突变与恶性预后密切相关。因此,DNMTs 在肿瘤细胞中 CpG 岛的超甲基化状修饰和后续下游作用中非常关键。

在肿瘤细胞基因组中,启动子区域的 CpG 岛呈现超甲基化状态。CpG 岛的超甲基化则通过沉默肿瘤抑制基因的表达而促进肿瘤的发生和发展。例如,在甲状腺肿瘤中,防止快速增殖的基因 pten 处于高度甲基化状态;在肺癌、乳腺癌和结肠癌中,涉及细胞周期调节、细胞黏附和细胞移动的蛋白 APC 由于启动子区域超甲基化从而其表达受到抑制。抑癌基因 p16 启动子区域的超甲基化在多种人类肿瘤中均非常常见。

肿瘤中 DNA 超甲基化和低甲基化模式可在同一肿瘤组织中共存,只是发生在基因组的不同区域。由于超甲基化或低甲基化引起的表观遗传异常以多种方式相互作用,从而产生不同肿瘤的亚型。

二、组蛋白修饰与肿瘤

组蛋白修饰(histone modification)主要指构成核小体的组蛋白氨基端部分可以被多种酶进行各种修饰,如磷酸化、乙酰化、甲基化和泛素化修饰等,其中组蛋白乙酰化和甲基化是最重要的修饰方式。组蛋白的这类修饰可以改变 DNA-组蛋白的相互作用,使染色质的构型发生改变。

肿瘤中组蛋白修饰异常导致局部染色质结构变化,进而引起基因活性的改变,其中组蛋白甲基化是基因表观遗传学调控的重要方式之一。例如,在肝癌中,p73 通过抑制组蛋白 H3 第 9 位赖氨酸残基的乙酰化,增加组蛋白 H3 第 9 位 3 赖氨酸残基的甲基化引起甲胎蛋白(AFP)的表达减少。在肿瘤细胞中,组蛋白 H3 第 27 位赖氨酸残基的三甲基化(H3K27me3)可以不依赖基因启动子甲基化而抑制基因表达。

肿瘤细胞中组蛋白修饰异常的主要原因一般与组蛋白修饰酶的活性及表达量有关。修饰酶包括组蛋白甲基转移酶、组蛋白乙酰转移酶、组蛋白去甲基化酶和组蛋白去乙酰化酶等。例如,在肝癌中,组蛋白甲基化转移酶 SMYD3 将组蛋白 H4 第 4 位赖氨酸甲基化,从而改变染色质的构象,激活相关的原癌基因的转录,促进肝癌细胞的增殖和集落形成。在乳腺癌、淋巴瘤、胶质细胞瘤和其他肿瘤中,赖氨酸甲基转移酶 EZH2 呈现过表达状态。

组蛋白乙酰化转移酶(histone acetyltransferases,HATs)可以催化广泛的非组蛋白的乙酰化,包括肿瘤抑制子和癌基因,如 p53、rb 和 myc,从而调节蛋白质稳定性、DNA 结合、蛋白质相互作用、酶活性或蛋白质定位。染色质上乙酰化的赖氨酸也可以通过与多种含溴结构域的转录因子结合促进染色质的开放,包括染色质重塑复合物中的转录因子,如 BAF 复合物。

在人类中有三个主要的 HAT 家族:GNAT(HAT1、GCN5、PCAF)、MYST(Tip60、MOF、MOZ、MORF、HBO1)和 p300/CBP。每个家族的 HAT 均可通过异常靶基因激活或抑制而促进肿瘤发生。乳腺癌中,WNT 通路通过 HAT Gcn5 介导而异常增强。在许多肿瘤细胞株中,存在着大比例的 p300 或 cbp 的杂合性缺失,P300 和 CBP 可以乙酰化修饰所有四种核心组蛋白以及其他许多非组蛋白蛋白质(P53、RB、E2F 和 MYB 等)。提示 P300 和 CBP 是重要的肿瘤抑制基因。MYST 家族的 HAT 具有重要的造血作用,已经发现其在急性髓细胞白血病中调节异常。在白血病 M4/M5 亚型病例中,一个染色体异位 t(8;16)(p11;p13)可导致 MYST 家族乙酰转移酶 MOZ 基因与 CBP 发生融合,从而诱发异常的染色质乙酰化修饰。在急性单核白血病例中,随着 t(8;22)(p11;q13)移位的发生,也可以诱导 MOZ 与 P300 融合。组蛋白去乙酰化酶(histone deacetylases,HDACs)是催化去除组蛋白乙酰化基团的酶,主要与转录抑制相关。和 HATs 类似,HDACs 也可以将许多非组蛋白蛋白质作为潜在的底物,催化许多在肿瘤发生起重要作用的相关蛋白(P53、YY1 和 STAT3 等)的去乙酰化。

三、染色质重塑与肿瘤

染色质重塑(chromatin remodeling)是染色质结构动态修饰过程,使得浓缩的基因组 DNA 接近转录复合物,从而控制基因的表达。染色质重塑涉及染色质的组装和浓缩,受到 DNA 修饰、组蛋白翻译后修饰、组蛋白变异体结合、ATP 依赖的染色质重塑及非编码 RNA 介导的调节等。

染色质重塑复合物参与染色质结构改变过程,包括 DNA 修复、DNA 合成、有丝分裂和基因组稳定等。ATP 酶依赖的染色质重塑复合物 SWI/SNF(由 8-12 个蛋白亚基构成,包含 ATP 酶、BRG1 和 BRM 等亚基)在部分肺癌、乳腺癌亚型、前列腺癌和胰腺癌中,均存在 BRG1 亚基被沉默。从原癌基因转化的角度出发,SWI/SNF 复合物涉及多个癌症相关通路,该复合物可以直接与 Rb 结合,其亚基 BRG1 和 BRM 则是 Rb 介导细胞周期停滞所必需的。

核小体移动导致的染色质重塑在肿瘤抑制和原癌基因转化中具有关键作用。SWI/SNF 的核心成员 SNF5 是一个潜在的肿瘤抑制因子,但在致死性儿童肿瘤中被特异灭活。正常情况下,SNF5 和 SWI/SNF 复合物可以调节细胞周期,并与 *p53* 相互作用而防止原癌基因的转化。这些复合物可以利用 ATP 水解提供能量去重定位核小体,因此可调控特异基因进入到转录复合物中。

四、非编码 RNA 与肿瘤

在真核细胞中存在大量转录的一类 RNA 分子,一般不被翻译成蛋白质,也缺乏 tRNA 和 rRNA 的功能。但能在各个水平调节基因表达,行使各自生物学功能,这类 RNA 被称之为非编码 RNA(non-coding RNAs,ncRNAs)。

在人类肿瘤中,微小 RNA(microRNA,miRNA)表达谱不同于正常组织,即使在不同类型的肿瘤之间也表现为特异的表达谱。miRNA 既可以行使原癌基因的作用,又可具有肿瘤抑制子的作用。例如,miR-200 启动子 CpG 岛的超甲基化使得 miR-200 沉默,导致锌指 ZEB1 和 ZEB2 转录抑制子上调,进而诱导 ECDH1(E-cadherin)下调,促进肿瘤细胞上皮-间质转化。此外,一些遗传改变可以影响初级 miRNA 转录子的产生和成熟加工过程以及与靶向 mRNA 的相互作用,诱导肿瘤发生。在大多数 B 细胞慢性淋巴细胞白血病中,染色体 13q14 缺失导致 miR-15 和 miR-16 调节失常。位于染色体脆性部位的 miRNA 常与诱发卵巢癌、乳腺癌和黑色素瘤等有关。

长链非编码 RNA(long noncoding RNA,lncRNA)异常表达涉及肿瘤的发生。在肿瘤组织中,不同的 lncRNA 既可以上调,也可以下调。在上皮癌细胞中,lncRNA-HOTAIR 表达增加可诱导基因组范围的多梳蛋白 PRC2 重新占位,并使 H3K27me3 涉及的靶基因沉默,这种改变进而增加肿瘤细胞的侵袭和转移。而当 lncRNA-HOTAIR 表达被抑制,癌症细胞的侵袭能力也降低。说明 lncRNA-HOTAIR 具有调节癌细胞表观遗传组和介导细胞转换的激活作用。最初在人类白血病鉴定的 p15 反义 lncRNA-p15AS 则可通过诱导基因位点异染色质形成,从而促使 p15 肿瘤抑制子的沉默。

第二节 ｜ 表观遗传与神经精神疾病

表观遗传修饰在神经精神疾病的发生、发展中起非常重要的作用。特别是复杂的神经精神疾病的病因受表观遗传调控和影响。

一、DNA 甲基化与神经精神疾病

Rett 综合征是神经发育障碍性疾病,主要由 X 性染色体上的基因 *mecp2* 突变所致。Rett 综合征患者的 *mecp2* 基因突变集中在其甲基化 CpG 结合区(D121G,R133C)和转录抑制区(Q244X,R255X,T308A)。这些突变严重干扰了 MeCP2 蛋白的表观修饰功能,最终可能会对神经系统的生长和发育造成损害。*mecp2* 基因编码的甲基化 CpG 结合蛋白 2(Methyl-CpG-binding protein 2,MeCP2)包含两个主要功能区,即甲基化 CpG 结合区和转录抑制区。因此 MeCP2 能专一性地识别甲基化 CpG 岛并与之结合,其功能是作为分子榫头将染色质修饰复合物(chromatin-modifying complex,CMCs)和 DNA 甲基化区域连接在一起以阻遏基因转录,从而维持与修饰神经元成熟。

DNA 甲基化水平的改变是与精神分裂症密切相关的表观调节机制之一。研究者发现精神分

裂症患者皮质和皮质下的 DNA 甲基转移酶 DNMT1 的表达增加,这可能引起某些基因启动子区域的高度甲基化,严重抑制了大脑中精神分裂症相关基因细胞外基质糖蛋白基因 reelin 的转录水平。REELIN 蛋白参与了神经元的迁移、定位和皮质板形成等过程,在大脑信息存储和中枢神经系统发育过程中至关重要,在精神分裂症患者脑组织中 REELIN 蛋白的表达水平较正常人偏低。另外神经传递障碍在精神分裂症患者中较为常见,这涉及多巴胺能系统、5-羟色胺能系统和谷氨酸能系统的协同作用,上述三种系统相关基因的 DNA 甲基化异常与精神分裂症显著相关。在多巴胺能系统中,多巴胺受体相关基因如 drd2、drd4 的启动子区域在精神分裂症患者中出现差异甲基化。Comt 是参与多巴胺降解的重要基因,而 comt 的高甲基化与男性的精神分裂症呈显著正相关。在一项研究中,接受非典型抗精神病药物治疗的精神分裂症患者的 comt 甲基化水平低于典型抗精神病药物治疗患者。在5-羟色胺能系统中,5-羟色胺受体基因 htr1a、htr2a 和 5-羟色胺转运体基因 5-htt 被观察到在精神分裂症患者中高度甲基化且表达量降低。谷氨酸能系统是大脑中主要的兴奋性神经递质,在精神分裂症的病理生理学中发挥作用。在精神分裂症患者中观察到代谢型谷氨酸受体基因 grm2、grm5 和离子型谷氨酸受体基因 gria3 出现差异甲基化。另有研究表明,相比于服药之前抽取的血液,接受氯氮平治疗一年的精神分裂症患者的血液中的代谢型谷氨酸受体基因和离子型谷氨酸受体基因发生低甲基化。

二、组蛋白修饰与神经精神疾病

一些证据表明组蛋白翻译后修饰在精神分裂症的病理生理学中发挥作用,最初支持这一观点的是使用丙戊酸盐作为情绪稳定剂来治疗精神分裂症患者。当以治疗剂量服用时,丙戊酸盐是一种 HDAC 抑制剂,可以抑制 REELIN 蛋白启动子高甲基化。与对照组相比,患有精神分裂症的受试者 HDAC 活性增加,并同时伴有外周血单核细胞的 H4 低乙酰化。此外,组蛋白乙酰化/去乙酰化调节在调节阿尔茨海默病患者的发病过程和记忆能力中起到重要作用。HDAC 抑制剂万古霉素 A 可增加树突的数量并改善记忆功能;另一种 HDAC 抑制剂苯丁酸可以缓解阿尔茨海默病导致的记忆丧失。这些证据说明干预脑组织中的组蛋白乙酰化/去乙酰化水平可有效对抗神经病理进程。另外,组蛋白甲基化水平的改变也会对神经精神疾病产生关键作用。组蛋白-赖氨酸 N-甲基转移酶(EHMT1)的功能丧失会导致患者伴有癫痫发作,同时可发现与突触功能相关的基因差异表达,包括谷氨酸和 GABA 受体、黏附分子等蛋白的差异表达变化。

三、非编码 RNA 与神经精神疾病

目前大多数非编码 RNA 参与精神分裂症的研究主要集中在 miRNA 方面。miRNA 在大脑发育和功能维持过程中起到了重要作用。无论是遗传因素还是环境因素造成的相关 miRNA 功能障碍,均与精神分裂症的病因和病理生理机制有关。Perkins 等人的开创性发现精神分裂症前额叶皮质中出现 miRNA 表达谱改变,包括 miR-130、miR-181b、miR-497、miR-185、miR-9、miR-195、miR-132 和 miR-137。值得注意的是,miR-137 在一项早期全基因组关联研究中被发现与精神分裂症有关,是大脑发育和功能相关信号网络的关键节点,包括轴突引导信号、肾上腺素受体信号和突触活动。此外 miRNA 还可以作为精神分裂症的血液标记物。在一项全基因组表达研究中,精神分裂症患者血清中的外泌体 miRNA 存在差异表达,在差异表达的 miRNA 中,包括 miR-206 在内的 11 个 miRNA 可用于作为区分精神分裂症患者和对照样本的标志物。尽管不同的独立研究的候选 miRNA 标志物不同,这可能由组织差异等原因引起,但这也反映了精神分裂症表型和病因的异质性。目前也有研究比较了正常老年人和阿尔茨海默病患者脑组织中 miRNA 的差异变化。发现几种直接调节 β 淀粉样前体蛋白分泌的 miRNA 含量显著下调。其中 miR-29a/b-1 的表达下调与 β 分泌酶表达水平的上调呈现正相关性。另有研究分析了不同疾病进展阶段和不同脑区的 miRNA 的功能异同,发现多种 miRNA 在海马、小脑和前额叶等组织中表达模式不同,并且差异表达的 miRNA 的功能在代谢通路中富集。

lncRNA 的异常同样涉及阿尔茨海默病的发展。BACE1-AS 是从 β-分泌酶 1 基因座上转录出的一种 lncRNA。在阿尔茨海默病的动物模型中沉默 BACE1-AS 后可观察到皮层和海马区的 β-分泌酶表达减少并减轻了神经元的损伤。

第三节 │ 表观遗传与心血管疾病

心血管疾病的发生与表观遗传修饰密切相关,表观遗传的调控方式对探索心血管疾病的发生机制具有重要参考意义。靶向表观遗传调节的关键因子可能为心血管疾病的诊断和治疗提供一条新的途径。

一、DNA 甲基化与心血管疾病

DNA 甲基化在高血压的发生发展中起着重要作用。高血压与 DNA 甲基化具有相关性,全血 DNA 甲基化与血压表型的研究发现,在 1 549 368 个 CpG 位点中,有 72 个 DNA 甲基化区域与血压表型显著相关。相比于没有高血压家族史的母亲,有高血压家族史的母亲的胎盘样本具有更高的动脉压,且胎盘具有更低的甲基化水平。高血压患者的线粒体融合蛋白 2 基因 *mfn2* 的甲基化水平明显低于对照组,在高血压患者中 *mfn2* 基因的低甲基化下调了其表达,导致管平滑肌细胞的增殖和内皮细胞的损伤,进而导致了高血压的发展。近年来,DNA 甲基化在心力衰竭和心肌肥大中的作用备受关注。DNA 甲基转移酶 DNMT3a 参与了维持心肌细胞稳态,小鼠中敲除 *dnmt3a* 会改变心肌细胞收缩相关蛋白的表达,并导致线粒体损伤和糖代谢障碍,进而导致心力衰竭的发生。相关研究发现心力衰竭患者的心肌组织中出现了 195 个不同的差异甲基化区域,基因 *hey2*、*msr1*、*myom3* 和 *cox17* 在肥厚型心肌病、缺血型心肌病和扩张型心肌病造成的心力衰竭患者的室间隔组织中高度甲基化,而 *ctgf* 和 *mmp2* 为低甲基化状态。这也表明了 DNA 甲基化在不同临床原因的心力衰竭相关基因调控中的作用,这些在心力衰竭中差异表达的甲基化基因可能成为检测和诊断心力衰竭的新标记物。DNA 甲基化相关基因可作为心力衰竭治疗的靶点。例如,补硒可以抑制 DNMT2 诱导的心肌细胞谷胱甘肽过氧化物酶基因 *gpx1* 启动子的 DNA 甲基化,减少了细胞内活性氧的产生并减少心肌细胞的凋亡,从而在心力衰竭中起到保护作用。动脉粥样硬化所涉及的基因动态改变主要体现在 DNA 甲基化程度的动态变化上。总体上动脉粥样硬化过程在全基因水平呈现低甲基化,而一些基因所在的局部区域却呈现高甲基化。

二、组蛋白修饰与心血管疾病

组蛋白乙酰化与高血压的发生发展密切相关。一项关于 HDAC 在高血压中作用的研究发现,血管紧张素Ⅱ(AngⅡ)上调了 HDAC6 的表达,并损害了内皮功能并加速了高血压的发生发展。组蛋白去乙酰化酶 SIRT 蛋白水平的改变与细胞增殖、炎症和血管病理性重构有关,因此可调节高血压和肺动脉高压的病理过程。SIRT3 的表达下调和氧化还原失活会促进高血压的发生。另有研究发现 AngⅡ可增强 HDAC1/2 的活性,减少了 H3K9/14ac 和 H4K8ac 的组蛋白乙酰化,并通过降低肾和血管的反应性来诱导高血压的发生。心力衰竭以心肌细胞凋亡异常、纤维化瘢痕组织增多和病理性心肌肥大为特征。组蛋白去乙酰化酶 SIRT2 缺乏可加重 AngⅡ诱导的心肌纤维化。而过表达 SIRT6 可减轻苯肾上腺素诱导的心肌肥厚和纤维化。这些说明组蛋白乙酰化对调节心力衰竭过程中的心肌细胞纤维化至关重要。心力衰竭的病理性心脏重构与失调的心肌细胞凋亡有关。SIRT1 通过减少 NOTCH1 的乙酰化并降低其稳定性,进而造成心肌细胞的凋亡。而 SIRT7 通过去乙酰化 P53 和增强应激抵抗来抑制体外培养的心肌细胞的凋亡。这些结果表明,组蛋白乙酰化参与了心肌细胞的增殖和凋亡,并介导了心力衰竭的过程。此外,作为组蛋白共价修饰的主要方式,组蛋白甲基化和乙酰化共同参与了动脉粥样硬化的发展过程。抑制 H3K9 可使得血管平滑肌细胞增殖能力减弱,并减少斑块的形成。HDAC 家族的主要成员 HDAC3 抑制了血管平滑肌细胞的炎症和增殖反应。另一成员 HDAC9 也参与了动脉粥样硬化的炎症反应过程,并影响了血管平滑肌细胞的增殖和凋亡,进而影响斑块的形成。

三、非编码 RNA 与心血管疾病

miRNA 在心血管疾病中的调控作用逐渐被揭示。例如,miR-34c-5p、miR-449b、miR-571 和 miR-765 的上调会间接导致血压升高。上调 miR-181a-5p 降低了 Ang I 的活性并导致血压下降。由于血浆中 miRNA 的高灵敏度、稳定性、易于获取和检测,有望成为未来评估心血管疾病风险分层、诊断和预后的一种新的标志物。急性心力衰竭患者血清外泌体中的 miR-92b-5p 水平升高与左心室射血分数呈负相关,因此 miRNA-92b-5p 可以作为心力衰竭诊断的生物标志物。miRNA 的表达具有器官特异性,一些组织特异性 miRNA 可介导心血管疾病的发生。例如,Ang II 处理后心脏组织中成纤维细胞内 miR-425 和 miR-744 下调,而 miR-425 和 miR-744 可通过 TGFβ 抑制成纤维细胞胶原和纤维素的合成,减少成纤维细胞的激活并改善心脏重构。

lncRNA 的异常变化在心血管疾病发生中扮演重要作用。高血压患者的血浆中检测到 lncRNA-AK098656 表达上调,这介导了血管平滑肌细胞的合成型表型,是高血压病理生理学的一个共同特征。全基因组关联研究显示平均收缩压与 lncRNA-H19 之间存在很强的相关性。除心脏组织之外,与心肌病相关的非编码 RNA 也可存在于血液等其他体液中。近年来,越来越多的证据表明 lncRNA 在心力衰竭的进展中起作用。lncRNA-LIPCAR、COL1A1 和 H19 可被视为预测和评估心力衰竭风险的标志物。lncRNA-MRG3 在晚期心脏重构中下调,进而间接导致心肌的纤维化和肥厚。心肌成纤维细胞特异表达的 lncRNA-WHISPER 可通过缓解心肌纤维化并改善心功能不全。lncRNA 在心血管疾病中的作用和机制被逐渐揭示,有助于诊断能力和治疗策略的上升和改进。

Circular RNA(circRNA)是一类不具有 5′ 末端帽子和 3′ 末端 poly(A)尾巴、并以共价键形成环形的非编码 RNA。CircRNA 通过与 miRNA 相互作用调节 mRNA 的表达或直接结合蛋白质调控生物学进程。circRNA 被认为是心肌纤维化、心肌肥厚、自噬和凋亡的新型调控分子,参与心力衰竭的发生发展,且具有双重作用。例如,circRNA-0005019 通过靶向 miR-449-5p 调节靶基因的表达从而抑制心肌肥大和改善心肌电重构。体外实验也证实,过表达 circRNA-CDYL 可通过靶向 miR-4793-5p 促进心肌细胞的增殖,是延缓心力衰竭的关键因子。circRNA Fndc3b 能通过与 RNA 蛋白的融合作用增加血管生成活性,减少心肌细胞和内皮细胞的凋亡,可改善梗死后的心功能。然而,也存在可加剧心力衰竭的 circRNA。例如,circRNA-000203 通过海绵作用特异性吸附 miR-26b-5p 并加重心肌肥厚,并增加心力衰竭的风险。

第四节 │ 表观遗传与代谢性疾病

代谢是生命的基本特征和生命活动的基础。若物质代谢或能量代谢出现异常或紊乱,则会产生代谢性疾病,如宫内胎儿生长迟缓(intra-uterine growth restriction,IUGR)和代谢综合征(metabolic syndrome,MS)等。目前,不良的生活习惯如酗酒、高脂膳食和运动量少造成的酒精性脂肪肝和胰岛素抵抗等代谢性疾病发病率升高,说明表观遗传因素参与了代谢性疾病的发生。

一、DNA 甲基化与代谢性疾病

宫内胎儿生长迟缓,也称为胎儿生长受限(fetal growth restriction,FGR),是指受到母体、胎儿或胎盘影响,胎儿生长没有达到遗传潜能的病理状态。个体孕期的宫内环境会通过对胎儿基因组进行表观遗传调节来进行发育编程。因此母体的产前环境可直接影响怀孕期间胎盘的表观调节机制,并影响日后胎儿疾病发生的易感性。胰岛素样生长因子 IGF 是与胎儿生长有关的重要蛋白,IGF 1 在 IUGR

的胎盘中表达量减少。病例对照研究显示,胎盘中 *igf1* 的 DNA 甲基化水平升高和表达量减少,通过抑制糖代谢和细胞生长造成了胚胎发育迟缓。羟基类固醇 11-β 脱氢酶基因 *hsd11b2* 是类固醇代谢的关键基因,其甲基化水平和新生儿体重呈现相关性。应激和营养限制会通过增加 HSD11B2 的甲基化,并通过降低类固醇代谢影响胎儿发育。正常婴儿和 IUGR 婴儿的脐带血中存在多个明显的差异甲基化位置。综合这些证据,IUGR 新生儿中的胎盘和脐带血具有不同的 DNA 甲基化特征,并能通过影响代谢的方式来改变成年后疾病的易感性。

胰岛素抵抗是 2 型糖尿病发病的中心环节。2 型糖尿病患者的胰岛组织的 *ins*、*pdx1* 和 *glp1r* 基因的甲基化水平升高,且表达量降低。这些关键基因的表达量降低造成了胰岛素分泌受损和糖尿病的发生。除胰岛组织外,2 型糖尿病患者和对照组的脂肪组织、肝脏和骨骼肌中的 DNA 甲基化水平也出现了许多甲基化差异变化的 CpG 位点。因此,DNA 甲基化也可以成为治疗 2 型糖尿病的靶点。一些研究支持了叶酸在改善 2 型糖尿病和 DNA 甲基化的重要性。叶酸改善了高脂饮食小鼠的脂肪和血糖水平,并改善了 2 型糖尿病相关基因的 DNA 甲基化模式。除饮食外,运动方式的变化也会改变相应表观遗传修饰模式进而改善 2 型糖尿病。例如,长期运动可以改变 *mef2a* 等基因的甲基化水平,并对 2 型糖尿病和肌肉生理产生显著影响。剧烈的运动和耐力训练可以通过减弱 *ampk* 基因甲基化的方式使其激活,并最终促进对葡萄糖的摄取来改善胰岛素抵抗。

二、组蛋白修饰与代谢性疾病

胎盘是由囊胚中的饲养层细胞发育而来,在囊胚中,内细胞团和外围的滋养层细胞存在着差异组蛋白甲基化。相比于滋养层细胞,内细胞团的多能细胞中发现了更高水平的 H3 精氨酸残基的甲基化。这种表观遗传的差异对胎盘的正常形成至关重要。另有检测表明 H3K27ac 在 IUGR 胎盘和健康胎盘中占有率不同。来自 IUGR 胎盘高乙酰化部位的上调转录本参与了胎盘病理过程。特别是低氧诱导因子 HIF1α 转录因子网络的上调,进一步证明了滋养层细胞的增殖高度依赖于 HIF 和组蛋白脱乙酰酶对低氧的反应。总之,核小体组蛋白修饰可以通过高度复杂的方式影响染色质结构并施加转录抑制或转录激活,并导致胎盘功能受损和影响胎儿生长。组蛋白修饰在胰岛素分泌过程中扮演重要角色,并参与了糖尿病的发病过程。胰岛素基因存在着组蛋白 H3/H4 高乙酰化,这种修饰促进胰岛素基因的表达。组蛋白甲基转移酶 SET9 和组蛋白乙酰转移酶 P300 能够促使胰岛素基因上 H3 甲基化和 H4 乙酰化,促进胰岛素分泌。在糖尿病发病过程中,除胰岛细胞外,其他器官的细胞也发生了组蛋白修饰的改变,并且引发糖尿病的并发症。糖尿病小鼠模型中,心肌细胞的组蛋白修饰模式发生了显著改变,其 H3K9Ac、H3K23Ac 和 H3K4me2 的水平显著增加。这种特殊的修饰模式可能是糖尿病心肌病形成的原因之一。

三、非编码 RNA 与代谢性疾病

非编码 RNA 同样参与了人体的代谢进程。miRNA 参与调节了胰岛素的分泌。一种胰岛特异性的 miRNA——miR-375 在 2 型糖尿病患者的胰腺组织中表达增加,并且与胰岛 B 细胞损伤密切相关。miR-375 的过度表达可以抑制由葡萄糖引发的胰岛素分泌。在脂肪和肝脏等胰岛素的靶器官中,miRNA 的表达异常会影响其对胰岛素的摄取并造成胰岛素抵抗。例如,脂肪细胞中 miR-29 的上调会抑制脂肪细胞在胰岛素作用下的对葡萄糖的摄取。在脂肪细胞中抑制 miR-143 会造成三酰甘油堆积并诱发胰岛素抵抗。在肝细胞中,miR-122 可以影响胆固醇的合成并参与肝脏的代谢过程,也能影响肝细胞的胰岛素抵抗。由此可见,miRNA 的相关研究对糖尿病防治具有重要意义。

四、基因组印记与代谢性疾病

基因组印记(genomic imprinting)是表观遗传调节的一种形式,是指两个亲本等位基因的差异性甲基化造成了一个亲本等位基因的沉默,另一个亲本等位基因保持单等位基因活性(monoallelic activity）。印记基因在胎盘中高度表达，对于胎盘的形态和功能维持至关重要。相关研究集中在了影响胎盘功能和胎儿生长的印记基因上。例如，*igf2* 和 *h19* 代表两个相反表达的印记基因，位于 11p15.5 处且相邻。它们共享相同的依赖于发育的表观遗传调控，并且在早期胚胎和胎儿发育中优先表达。*Igf2* 和 *h19* 的表达受印记控制区（imprinting control region，ICR）调控。ICR1 在父亲的等位基因上甲基化并介导 *igf2* 的激活和 *h19* 的沉默；反之，ICR1 在母亲的等位基因上未甲基化，并导致 *igf2* 和 *h19* 的激活。*igf2* 和其交互印记基因在胎儿发育过程中均起到至关重要的作用。而相比于正常妊娠，ICR 在患有 IUGR 孕妇的胎盘上存在差异甲基化。小于胎龄儿（small for gestational age，SGA）的胎盘中 *igf2* 的表达水平显著低于适龄胎盘，而在患有 IUGR 孕妇的胎盘中在 *h19* 的启动子中具有更低的甲基化水平。这说明 *h19* 的印记丢失可能通过下调 *igf2* 的转录和表达水平，从而间接影响胎盘功能并影响胎儿发育。

本章小结

表观遗传异常能够引发各种类型的疾病，如肿瘤、神经精神疾病、心血管疾病和代谢性疾病等。这些异常主要表现在 DNA 甲基化、组蛋白修饰、非编码 RNA 调控、染色质重塑和基因组印记等方面，研究疾病发生发展相应的表观遗传机制有利于我们更好地了解疾病的病因。随着相关机制的阐明，表观遗传策略为治疗疾病提供了巨大的潜能，具有重要的生物医学意义。

（李　丽）

思考题

1. 简述肿瘤细胞中的甲基化模式。
2. 印记基因调控宫内胎儿生长迟缓的机制是什么？
3. 简述环状 RNA 与心力衰竭的关系。
4. *mecp2* 的突变通过何种机制导致 Rett 综合征发生？

思考题解题思路

本章目标测试

本章思维导图

第十七章 | 遗传病的诊断

【学习要点】

1. 常用的基因诊断技术。
2. 二代测序的分类。
3. 产前诊断的对象和方法。
4. 胚胎植入前诊断的概念。

遗传病的诊断是遗传病防治和遗传咨询的基础。遗传病的表型常会涉及身体多个组织器官,因此遗传病的诊断是一项复杂的工作,需要临床多个学科的密切配合,包括儿科、妇产科、生殖医学科、内科、外科、神经科、血液科等。

遗传病的诊断包括常规诊断和遗传学诊断。常规诊断与一般疾病的诊断方法相同,包括病史采集、体格检查、实验室检查、电生理检查、影像学检查等;遗传学诊断是指利用各种遗传学方法进行诊断,如家系分析、生化遗传学检查、细胞遗传学检查、分子遗传学检查等,是诊断遗传病的关键。根据诊断时间不同,遗传病诊断分为临症诊断、症状前诊断、产前诊断、胚胎植入前诊断等。

第一节 | 临症诊断和症状前诊断

临症诊断(symptomatic diagnosis)是根据患者已出现的各种临床表现进行检查和确诊,是遗传病诊断的主要内容。症状前诊断(presymptomatic diagnosis)则是对有较高遗传病发病风险的个体进行检查,使他们在出现症状前能够得到明确诊断,使其在未出现器质性病变前进行必要的治疗和预防,也有助于遗传咨询。目前,症状前诊断的主要方法是基因检测。

一、病史、症状和体征

(一) 病史

病史采集主要是通过采集对象的主观描述和相关个体的病案查询来进行,同时还要收集家族史、婚育史和患者发病年龄等相关信息。遗传病大多有家族聚集倾向和特定的遗传规律,因而病史采集的真实性和完整性对后续的分析和研究至关重要。另外,还要根据不同的遗传病进行一些特定的遗传调查。

(二) 症状和体征

遗传病具有与其他疾病相同或相似的体征,可能还有特异性的症候群,这些都为初步诊断提供线索,比如眼睛的角膜色素环(Kayser-Fleischer ring,K-F 环)提示可能是肝豆状核变性;双下肢细长呈"倒立酒瓶样",提示可能是腓骨肌萎缩症;双小腿腓肠肌假性肥大,走路呈鸭步,提示可能是杜氏肌营养不良。对于婴儿或儿童期的临症患者,除观察体貌特征外,还要注意其身体生长发育、智力情况、性器官和副性征是否存在异常。智力低下伴眼距宽,眼裂小,外眼角上斜,提示可能是唐氏综合征;智力低下伴特殊的腐臭汗液,提示苯丙酮尿症可能。

二、家系分析

完整的家系资料对后续的致病基因分析至关重要。根据对患者及家系成员的发病情况绘制系谱，有助于区分单基因病或多基因病，并有助于明确疾病的遗传方式。系谱分析应注意系谱的系统性、完整性和可靠性。在单基因遗传分析中还要特别注意诸如外显不全、新生突变、遗传早现、延迟显性、遗传印记、动态突变、线粒体遗传等问题，避免误判以及发病风险的错误估计。

三、常规检查

（一）实验室检查

普通的血常规也能为遗传病的诊断提供重要线索，如地中海贫血会出现平均血红蛋白浓度和平均红细胞体积减小，遗传性球形红细胞增多症会出现血红蛋白下降和球形红细胞增多。生化检查是遗传病诊断的重要辅助手段，如苯丙酮尿症血液中苯丙氨酸浓度通常增高，肌营养不良血清肌酸激酶通常会增高数倍甚至上百倍。最常用的标本是血液，此外尿液、粪便、胸腹水、支气管灌洗液等也是遗传病诊断的常用标本。

（二）电生理检查

电生理检查包括心电图、肌电图、脑电图等，这些检查为遗传性心脏病、肌病、周围神经病、癫痫等提供重要诊断线索。

（三）影像学检查

影像学检查包括 B 型超声检查、X 射线、电子计算机断层扫描、磁共振成像等。其中 B 超已广泛应用在产前诊断，用于引导绒毛取样、羊膜穿刺、脐带穿刺等。

四、遗传学检查

（一）生化遗传学检查

遗传性代谢病由于基因突变导致机体代谢过程中葡萄糖、脂肪酸、氨基酸或有机酸代谢异常，导致酶、受体、载体等缺陷，使机体的生化反应和代谢异常，引起一系列临床表现。生化遗传学检查主要是通过检测代谢中间产物或者酶、蛋白质的含量来进行诊断，以血和尿液为主要检材，临床常用的方法是串联质谱、气相色谱-质谱、液相色谱-质谱等。

（二）细胞遗传学检查

1. 核型分析 染色体核型分析（karyotyping）是诊断染色体病的传统方法，能够准确地判定和发现更多的染色体数目和结构异常，并发现新的微小畸变。染色体检查的标本来源，主要包括外周血、绒毛、羊水脱落细胞、脐带血，皮肤、骨髓、病理组织等。

核型分析的指征包括：①有明显智力障碍者；②生长迟缓或伴有其他先天畸形者；③夫妇之一有染色体异常，如平衡结构重排和嵌合体等；④家族中已有染色体异常或先天畸形的个体；⑤多发性流产夫妇；⑥原发性闭经和女性不育者；⑦无精子症和男性不育症者；⑧两性生殖器畸形者；⑨疑为唐氏综合征的患儿及其父母；⑩原因不明的智力低下并伴有大耳、大睾丸和多动症者；⑪ 35 岁以上的高龄孕妇。

2. 荧光原位杂交 荧光原位杂交（fluorescent in situ hybridization，FISH）技术灵敏度高，特异性强，可以检测染色体微小结构异常，也可应用在基因定位等领域。另外，双色 FISH、多色 FISH、染色体涂染等先进技术的应用，大大提高了染色体畸变的检出率和准确性。

3. 染色体芯片分析（chromosomal microarray analysis，CMA） 又称为"分子核型分析"，分为两大类：基于微阵列的比较基因组杂交（array-based comparative genomic hybridization，aCGH）和单核苷酸多态性微阵列（single nucleotide polymorphism array，SNP array）。与 FISH 技术相比，CMA 具有更高的分辨率和敏感度，可以检出微小染色体拷贝数变异。通过 aCGH 芯片能够更好地检出拷贝数变异，而 SNP 芯片除了能够检出拷贝数变异外，还能够检测出大多数的单亲二体和多倍体，并且可以检测到一定水平的嵌合体。

（三）分子遗传学检查

1978 年,华裔科学家 Yuet-Wai Kan(简悦威)首次采用 DNA 重组技术对血红蛋白病进行产前诊断,开创了基因诊断的先河。目前,基因检测已在临床上广泛应用,不仅用于遗传性疾病,还用于感染性疾病和肿瘤的诊断。

基因检测具有以下特点:①以特定基因为目标,检测基因突变和表达信息,特异性强;②采用分子杂交技术和 PCR 技术具有信号放大作用,微量样品即可进行诊断,灵敏度高;③可用于尚无出现临床症状前、胎儿出生前的诊断、群体筛查等,应用广泛;④检测样品获得便利,不受个体发育阶段性和基因表达组织特异性的限制。但由于基因突变的类型多种多样,除了缺失、倒位、点突变、动态突变可以进行基因的检测外,大多数基因突变的分析比较复杂和烦琐,具有一定的难度(图 17-1)。

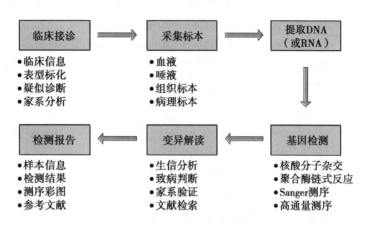

图 17-1　基因检测基本流程

常用的基因诊断技术包括:

1. **核酸分子杂交**　包括 Southern 印迹(Southern blotting,SB)、Northern 印迹(Northern blotting,NB)、反向斑点杂交(reverse dot blotting,RDB)、DNA 微阵列(DNA microarray)等。SB 主要用于 DNA 大片段缺失的检测,部分点突变如果影响到限制性内切酶的酶切位点,也能检测出来。NB 可用于致病基因的筛选及基因突变导致 mRNA 表达量的变化。RDB 可用于基因分型、病原体检测、肿瘤研究等,目前国内常用于 β 地中海贫血和耳聋基因常见突变的检测。DNA 微阵列是一种高效准确的 DNA 分析技术,既可以检测基因突变,又可以检测基因的多态性,特别适用于多个基因、多个位点的同时检测。

2. **PCR**　目前 PCR 已广泛用于基因组学、分子诊断、分子生物学、药物研发、病毒检测等研究。基于 PCR 开发出的荧光定量 PCR(quantitative PCR,qPCR)和数字 PCR(digital PCR,dPCR)也可用于遗传病的诊断,前者主要用在感染性疾病和肿瘤的诊断;后者用于拷贝数变异、基因表达定量和 SNP 分型等。

基于 PCR 技术还衍生出一系列分子技术,如多重链接探针扩增技术(multiplex ligation-dependent probe amplification,MLPA)和限制性片段长度多态性(restriction fragment length polymorphism,RFLP)、短串联重复序列(short tandem repeats,STR)等检测技术。其中 MLPA 在临床使用较广泛,可以检测小的重排(如乳腺癌基因 *BRCA1*,杜氏肌营养不良基因 *DMD*,脊髓性肌萎缩基因 *SMN1* 等)、大范围染色体重排(Prader-Willi 综合征、Angelman 综合征等)、亚端粒区的拷贝数改变、染色体非整倍体改变等。

3. **Sanger 测序**　Sanger 测序主要用于单一基因或区域的测序,包括核苷酸改变及小片段缺失/重复突变,目前在临床上已广泛应用。与 Sanger 测序类似的是焦磷酸测序(pyrosequencing),该技术可用于单核苷酸多态性位点分析、等位基因频率测定、细菌和病毒等微生物的分型鉴定、CpG 甲基化分析等。

4. **二代测序**　又称下一代测序(next-generation sequencing,NGS),是一种高通量测序技术。可分为以下几类:①靶向捕获测序(targeted sequencing)又称目标捕获测序或 Panel 测序,可用于检测同一类或同一致病机制疾病的致病基因,优点是测序通量较 Sanger 测序大,检测速度快,针对性强,费用适中,是临床遗传学分子检测工作中的重要方法之一。②全外显子组测序(whole exome sequencing,WES)是对基因组的所有外显子进行测序,目前已广泛应用于遗传病、肿瘤基因组、药物基因组学等领域。与靶向测序相比,WES 覆盖了全部基因,不仅提高了诊断率,还能提示未知致病基因;缺点是检测周期较长,费用较高,可能发现更多意义未明的变异。③全基因组测序(whole genome sequencing,WGS)是对整个基因组所有碱基进行测序,不仅可以分析编码区变异,还可以分析非编码区及调控区变异和基因的结构变异。④转录组测序(RNA sequencing,RNAseq)是利用高通量测序技术将细胞或组织中的 RNA 进行测序,目前已广泛应用于基础研究、临床诊断和药物研发等领域。单细胞测序(single-cell sequencing,scSeq)是在 RNAseq 基础上发展起来的,是在单个细胞水平上对基因组、转录组及表观组进行测序分析,可应用于辅助生殖、恶性肿瘤、免疫缺陷等领域。⑤表观组测序(epigenomics sequencing)是在全基因组水平检测 DNA 甲基化,组蛋白修饰,染色体重塑,非编码 RNA调控等,以明确表观遗传改变与疾病发生的关系。目前对于表观遗传学的改变及其调控机制和与疾病关系的认识还只是初步,检测方法也有待于进一步发展。

5. **三代测序** 又称单分子测序(single molecule sequencing),是利用物理学方法使读长更长,无须PCR 扩增,同时具有了高通量和长读长的优势。与二代测序相比,三代测序可以完整检测出全长的转录本序列,适合大片段结构变异的检测,在遗传病诊断、病原微生物鉴定等方面具有良好发展前景。

第二节 | 产前诊断

产前诊断(prenatal diagnosis)又称宫内诊断、出生前诊断,是指对可能罹患遗传病的个体在其出生以前,利用物理、生化、遗传学等方法进行明确诊断,以降低出生缺陷风险。产前诊断以羊膜穿刺和绒毛取样等为主要手段,对羊水、羊水细胞、绒毛膜、胎儿脐血进行遗传学和生物化学分析,属于遗传病预防的重要环节。

一、产前诊断的对象

根据遗传病的危害程度和发病率,产前诊断的对象包括:①夫妇之一有染色体畸变,尤其是平衡易位携带者,或生育过染色体病患儿的夫妇;②35 岁以上的孕妇;③夫妇之一有开放性神经管畸形,或生育过神经管畸形患儿的孕妇;④夫妇之一有先天性代谢缺陷,或生育过遗传代谢病患儿的孕妇;⑤X 连锁遗传病致病基因携带者孕妇;⑥有习惯性流产史的孕妇;⑦羊水过多的孕妇;⑧夫妇之一有致畸因素接触史的孕妇;⑨有遗传病家族史,又系近亲结婚的孕妇。应当注意,已出现先兆流产、妊娠时间过长以及有出血倾向的孕妇不宜做产前诊断。

二、产前诊断的方法

产前诊断的方法包括无创性检查和有创性(介入性)检查。无创性检查包括血液检查、尿液检查、B 超和磁共振等影像学检查等;有创性检查包括羊膜穿刺、绒毛取样、脐带穿刺、胎儿镜等。尽管有创性检查可能会对母体及胎儿有一定损害,但诊断结果更为可靠。在熟练掌握这些检查方法后,可以有效避免损害的发生。

(一)无创性检查

1. **B 超** B 超检查相对安全,是首选的诊断方法,能够详细地检查胎儿的外部形态和内部结构,对多种遗传性疾病和畸形进行早期诊断。B 超可进行的诊断主要有:中枢神经系统异常,主要包括神经管缺陷(NTD)、脑积水、小脑畸形等;先天性心脏病;面、颈部异常,如唇、腭裂和颈部囊状淋巴管瘤等;胸部异常,包括支气管、肺发育畸形,先天性膈疝,膈膨出和胸腔积液等;肢体缺陷;其他,如先天性肾缺如、肾囊肿、先天性巨结肠等。由于 B 超对胎儿和孕妇基本无损害,因此 B 超检查仍为目前常用的产前诊断方法。

2. **X 射线检查** 对于无脑儿、脑积水、脊柱裂等骨骼畸形,X 射线检查有一定优势,但目前临床上已很少应用。

3. **无创产前检测** 无创产前检测(non-invasive prenatal testing,NIPT)是一种非侵入性的检查,使孕妇流产的风险大为降低,是产前诊断的一项革命性进展。相对于有创产前检测,抽取母体外周血进行检测更易于被孕妇接受,具有重要的临床意义。

（1）母体外周血胎儿游离 DNA/RNA：1997 年，Yuk Ming Dennis Lo（卢煜明）利用实时定量 PCR 的方法，从孕妇血浆的总游离 DNA 中成功扩增出男性胎儿的 Y 染色体特异性序列（SRY 基因序列），首次证实胎儿 DNA 可以进入母体外周血循环，并以游离 DNA 的形式稳定存在。孕妇外周血中胎儿游离 DNA 的发现，为无创产前诊断带来了希望。胎儿游离 DNA 含量相对高，提取及分析过程也相对简单，易于发展为可用于临床的大样本高通量的检测方法。另外胎儿 DNA 在孕早期就可检出，且分娩后很快被母体清除，不会受前次妊娠的影响。因此，对孕妇外周血中胎儿游离 DNA/RNA 的检测用于临床，其优势要明显大于对胎儿细胞的检测。

孕妇外周血胎儿游离 DNA/RNA 在产前诊断中的应用，主要包括：胎儿性别鉴定，排除患性连锁遗传病的风险；父系遗传的单基因病；胎儿非整倍体染色体病；胎儿 Rh 血型 D 抗原判断；异常妊娠，如先兆子痫等孕妇外周血中胎儿 DNA 水平变化明显且早于临床症状出现，因此有可能把它作为一个高危妊娠的早期筛查指标。

（2）孕妇外周血分离胎儿有核红细胞：研究证实孕妇的外周血中存在胎儿有核红细胞，其表面有多种胎儿特异性的抗原标志物可供鉴别，且半衰期相对较短，能够用于遗传诊断。通过分离胎儿有核红细胞进行某些遗传病、非整倍体染色体病的遗传学分析，从 20 世纪 90 年代就已在实验室开展，并取得良好的实验结果。但该方法存在固有的技术瓶颈限制，导致不能推广到临床应用。胎儿有核细胞在遗传诊断中存在的问题主要有：母体外周血中的胎儿细胞非常稀少；分离富集的方法相对价格昂贵、烦琐复杂；前次妊娠的胎儿有核红细胞在分娩后会存在母体血中若干年，从而影响检测准确性。

（二）有创性检查

1. 羊膜穿刺　又称羊水穿刺（amniocentesis），主要是通过对羊水中脱落的胎儿细胞和羊水上清进行分析，判断胎儿是否有遗传性疾病。该方法是 Fuchs 在 1956 年首次建立，目前成为最常用的产前诊断方法之一。羊膜穿刺需要在 B 超的监护与引导下，严格无菌抽取胎儿羊水（图 17-2），对羊水中的胎儿脱落细胞培养，进行染色体、基因和生化分析。例如，羊水中甲胎蛋白浓度过高时，提示胎儿可能有脊柱裂、脊髓脊膜膨出或脑积水等异常。羊膜穿刺操作一般在妊娠 16~20 周进行，此时的羊水量多，发生感染、流产及其他妇科并发症的风险相对较小。

2. 绒毛取样　绒毛取样（chorionic villus sampling，CVS）在妊娠早期诊断中最为常见，一般于妊娠 10~11 周进行。该技术也是在 B 超监护下，用特制的取样器，从孕妇阴道经宫颈进入子宫，沿子宫壁到达取样部位后，吸取绒毛（图 17-3）。绒毛取样的优点是检查时间早，根据检测结果认为有必要进行选择性流产时，给孕妇带来的损伤和痛苦相对较小。缺点是取样标本容易被污染，胎儿和母体易感染和操作难度较大等，引起流产的风险是羊膜穿刺的 2 倍。绒毛样本可用于诊断染色体病、代谢病、胎儿性别鉴定、生化检测，DNA 分析等。

3. 脐带穿刺（cordocentesis）　在 B 超的监护下，用细针经腹壁、子宫壁进入胎儿脐带，抽取胎儿血液样本进行诊断。一般于妊娠 18 周进行，常作为因错过绒毛、羊膜穿刺取样最佳时机，或羊水检查

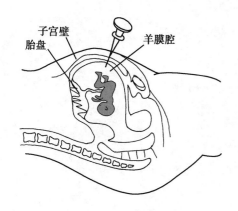

图 17-2　羊膜穿刺示意图

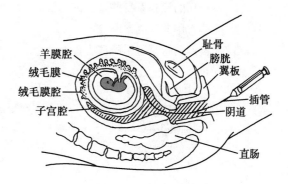

图 17-3　绒毛取样示意图

失败的补救措施,还可检测胎儿血液系统疾病,先天性免疫缺陷等。

4. 胎儿镜检查(fetoscopy) 又称羊膜腔镜或宫腔镜检查。利用宫腔镜进入羊膜腔后,直接观察胎儿是否有畸形、性别和发育状况如何,可以同时抽取羊水或胎儿血样进行检查,还可进行宫内治疗。因此,理论上这是一种最为理想的方法。但由于操作困难和易引起多种并发症,目前还不能被广泛接受。胎儿镜检查的最佳时间是妊娠 18~20 周。

三、胚胎植入前诊断

随着人工授精、体外受精-胚胎移植、卵胞质内单精子注射等辅助生殖技术的开展,以及分子遗传学技术的应用,使人们能够从种植前的早期胚胎中取出部分细胞检测疾病相关基因,从而筛选出正常的胚胎进行宫腔内移植,即胚胎植入前遗传学诊断(pre-implantation genetic diagnosis,PGD)。与传统产前诊断不同,PGD 是在妊娠发生之前进行的,避免了选择性流产。PGD 为降低遗传病发生率、控制遗传病患儿出生等提供了新的途径。

PGD 技术是指在体外受精的胚胎发育到 4~8 细胞期,通过显微操作技术取出单个卵裂球,应用核型分析、单细胞测序、FISH 技术、基因芯片等技术进行快速遗传学分析,包括染色体检测、特定基因检测、性别鉴定等,检测为正常的胚胎再植入母体子宫。PGD 技术将产前诊断时限提早到胚胎植入之前,避免了产前诊断可能引起出血、流产、感染等问题,将人类遗传缺陷的发生掌控在最早阶段,是遗传病产前诊断的重大突破。

本章小结

遗传病的诊断是开展遗传防治和遗传咨询的基础。通过常规检查和各种遗传学诊断技术,综合分析才能为遗传病作出正确判断。生化检查主要是针对酶和蛋白质的定性定量分析。细胞遗传学检查主要是针对染色体分析,检查方法包括核型分析、荧光原位杂交、染色体芯片分析等。基因检测常用的方法包括核酸分子杂交、PCR、Sanger 测序、高通量测序等,正确掌握各种检测方法的原理及优缺点,才能为遗传病的诊断选择最佳策略。

产前诊断是在胎儿出生前进行某种遗传病或先天畸形的诊断,羊膜穿刺、绒毛取样、B 超等方法可对不同孕周的胎儿进行必要的检查。随着辅助生殖技术的开展,建立了胚胎植入前诊断(PGD)技术,将诊断时限提早到胚胎植入之前,避免了产前诊断可能引起出血、流产、感染等问题,是遗传病产前诊断的重大突破。

(吴志英)

思考题

1. 遗传病的诊断有哪些常见的方法?
2. 简述常用的基因诊断技术。
3. 无创产前检测包括哪些方面?

思考题解题思路

本章目标测试

本章思维导图

第十八章 | 遗传病的治疗

1. 遗传病治疗原则的主要内容。
2. 遗传病手术治疗、药物和饮食治疗的代表性适应证。
3. 基因治疗的概念和主要策略。
4. 基因治疗技术路径的主要内容及路径设计的原则。
5. 基因治疗临床应用的代表性遗传病。

遗传病数目繁杂,虽多为罕见病,但总体上累及人群广泛,因此遗传病的治疗意义重大。传统观念认为遗传病是难以治愈的,事实上在临床上能够获得症状或功能显著改善的遗传病确实不多。遗传病难以治疗的主要原因是大多数遗传病发病机制尚未完全清楚,并且遗传病伴有遗传物质的缺陷,要完成"在体"修正缺陷基因尚缺少安全有效的方法。随着分子生物学和基因工程技术的飞速发展,人类遗传病的研究已经取得了许多重要成果。特别是重组 DNA 技术以及基因编辑技术在医学中的应用,使得遗传病治疗有了突破性的进展,已逐步从传统的手术治疗、饮食疗法和药物疗法等跨入了基因治疗,从而从根本上治疗遗传病。

第一节 | 遗传病治疗的原则

由于不同类型的遗传病的发病机制不同,所涉及的器官、组织各异,临床表型也千差万别,因此对于遗传病的治疗而言,针对不同遗传病的发病机制采取个体化的治疗方法是首要原则。另外由于遗传病的特殊性,在遗传病的疗效评估、治疗对象选择等方面也需有所考虑。

一、遗传病的个体化治疗

现代医学已经逐步由传统的经验医疗转变为精准医疗(precision medicine)或者个体化医疗(personalized medicine)的模式,这是一种将个人遗传背景、外部环境等综合考虑的疾病预防和治疗的医学模式,能够针对个体的遗传背景评估其对疾病的易感性及对药物或治疗措施的可能性反应,并利用靶向治疗技术和药物,安全、高效地进行个体化治疗(personalized therapy)。个体的遗传物质缺陷是遗传病发生的物质基础,因此遗传病的有效治疗必须针对具体的遗传缺陷和由其所导致的分子、细胞、组织以及器官水平的病理变化,这也是个性化治疗对于遗传病治疗更为重要的原因。首先,不同的遗传病是由不同的基因突变导致,单基因病、多基因病、染色体病的治疗策略迥异,即使是临床表现类似的疾病,由于实际的分子病理机制的差异,所采取的治疗方案也是不同的;其次,即使是同一种遗传病,由于遗传异质性等原因,不同个体的缺陷基因也不一样,比如苯丙酮尿症既有苯丙氨酸羟化酶缺陷引起,也有四氢生物蝶呤合成障碍引起,所导致的临床症状严重程度不同,治疗方法和手段也有差异;最后,即使同一种疾病同一个基因的突变,不同突变类型也有不同的治疗策略,如囊性纤维化(cystic fibrosis)主要是 *CFTR* 基因的突变导致,该基因的突变有六大类,共 1 000 多种,不同类型的突变需采用不同的方法。其中Ⅱ类突变(*ΔF508* 突变)导致编码产物中苯丙氨酸缺失和折叠异常,可通过摄入能够增强突变分子正确折叠能力的小分子药物来改善功能。而带有无义突变可应用能够诱导突变密码子跳跃的小分子药物,使正常的蛋白含量增加,改善临床症状。对于更为严重的突变或缺失,基因治疗则成为更好的选择。

二、遗传病疗效的长期评估

与一般疾病治疗的疗效不同,遗传病治疗的效果需要进行长期的评估。有些治疗方法虽然在初期效果明显,但长期观察却达不到预期目的。例如,苯丙酮尿症可以在发病的早期(或症状前)通过饮食控制进行预防性治疗,患儿或可不发生严重的智能障碍,具有正常或接近正常的智商,从近期疗效看,治疗是成功的。但随着年龄的增长,苯丙酮尿症患者仍会表现出或轻或重的学习障碍、行为紊乱,故从远期疗效来看,这种治疗至少是不完全成功的。又如,女性半乳糖血症患者在早期的"成功"治疗后,到青春期则发现其卵巢功能早已丧失(半乳糖毒性作用)。胱氨酸病也有类似情况,由于胱氨酸从溶酶体排出缺陷,使其在溶酶体内堆积,最终导致肾衰竭。虽然肾移植可使胱氨酸病达到治疗目的,但长期观察发现患者脑、甲状腺组织的细胞溶酶体内有大量胱氨酸堆积,常导致组织器官功能衰竭;再如,一些遗传病的短期治疗是有效的,长期治疗则会产生一些不良反应。地中海贫血患者输血治疗后导致患者铁过量(iron overload);血友病患者用凝血因子治疗时,会产生针对输入的凝血因子的抗体;青霉胺是一种重金属螯合剂,可用来治疗肝豆状核变性这类铜中毒性遗传病,但长期用药会对患者的生殖系统、神经系统产生不良反应。总之,由于遗传病的特殊性,其治疗效果通常需要更为谨慎而长期的评价。

三、杂合子和症状前患者的治疗

对尚未出现临床表现的杂合子、症状前患者是否采取预防性的治疗措施不能一概而论。不少遗传病的杂合子会表现出临床症状,严重者可致死,症状前患者则在一定条件下会发病,因此对其治疗既取决于这类疾病的严重程度,治疗的近期、远期效果,药物不良反应大小,也取决于患者对这些问题的伦理道德取向,需要认真细致考虑再作决定。

四、遗传病治疗的策略

从基因突变到临床症状的出现,其间涉及许多过程,每一过程都可以成为遗传病治疗的着眼点。遗传病治疗包括:①针对突变基因 DNA 水平的修饰与改善;②针对突变基因的转录表达调控;③蛋白质功能的改善;④在代谢水平上对代谢底物或产物的控制;⑤临床上内、外科治疗以及心理治疗等。在遗传病治疗的具体策略选择上,不同的遗传病根据累及的器官、治疗的效果和费用来综合评估选择适宜的治疗方法。

第二节 │ 手术治疗

当遗传病发展到已出现各种临床症状尤其是器官组织损伤时,应用外科手术的方法对病损器官进行切除、修补或替换可以有效地减轻或改善症状。手术疗法主要包括手术矫正和器官移植两方面。

一、手术矫正治疗

外科手术矫正是手术治疗的主要手段。对遗传病所造成的畸形可采用手术进行矫正或修补,如修补和缝合唇裂、腭裂,矫正先天性心脏畸形及两性畸形等。对某些先天性代谢病可以用手术方法调整体内某物质的生化水平,例如高脂蛋白血症 Ⅱa 型患者在进行回肠空肠旁路手术后,肠道中胆固醇吸收减少,使患者体内胆固醇水平下降。

对患有某些遗传病的胎儿进行宫内手术治疗是遗传病治疗领域的一种有意义的实践。例如,对

NOTES

脑积水症胎儿实施子宫内脑室引流术,将过多的脑积液通过导管引至羊膜腔,可以防止胎儿的脑组织萎缩;对于先天性尿道狭窄或尿道梗阻的胎儿实施子宫外尿道修复手术,术后再放回子宫继续发育,这样可防止胎儿出现肾功能不全以及因胎尿不足、羊水量少,胎儿吞入的羊水不够所致的肺发育不全。如果等胎儿出生后再进行这类手术,则患儿的肾、肺等脏器已经出现严重的功能障碍。

二、器官和组织移植

根据遗传病患者受累器官或组织的不同情况,随着免疫学研究的深入和技术水平的提高,免疫排斥问题得到控制,因此有针对性地进行组织或器官的移植成为治疗某些遗传病的有效方法。例如,对家族性多囊肾、遗传性肾炎等进行肾移植;对重型 β 地中海贫血和某些遗传性免疫缺陷患者实施骨髓移植术;对胰岛素依赖性糖尿病进行胰岛细胞移植术;对遗传性角膜萎缩症患者施行角膜移植术,以及对黏多糖代谢障碍所致的黏多糖病患者实施白细胞或成纤维细胞移植等都可以收到一定的治疗效果。

由于成功的器官移植可以提供所缺乏的酶或蛋白质,故对于特定先天性代谢病患者进行器官移植治疗的方法越来越受到重视。例如,α_1-抗胰蛋白酶缺乏症患者在进行肝移植治疗后,可使血中的 α_1-抗胰蛋白酶达到正常水平;通过肾移植可以治疗胱氨酸尿症。由于移植物能提供正常的酶原,故这种移植又称酶移植(enzyme transplantation)。

第三节 │ 药物和饮食治疗

药物和饮食治疗是目前遗传病治疗中最为常见的手段,在代谢控制、突变蛋白质功能改善和基因表达调控等各个层次都能够开展遗传病的治疗,尤其是先天性代谢缺陷疾病方面有不少颇见成效的案例。药物及饮食控制治疗的主要原则是"禁其所忌""去其所余""补其所缺"等,实施过程可分为出生前治疗、症状前治疗和临症患者治疗。

一、禁其所忌

饮食控制对部分先天性代谢缺陷疾病是传统而有效的方法。1954 年,Horst Bickel 等首次报道用低苯丙氨酸饮食法治疗苯丙酮尿症患儿,治疗后患儿体内苯丙氨酸明显减少,症状得到缓解。随着患儿年龄的增大,饮食治疗的效果就越来越差,故要求早诊断、早治疗。目前,针对不同的代谢病已设计出 100 多种奶粉和食谱。苯丙酮尿症患儿常规进食后,让其服用含有苯丙氨酸氨基水解酶的胶囊,这种酶在肠内释放后,可将食物消化过程中形成的苯丙氨酸转化成苯丙烯酸,使苯丙氨酸在未被肠道吸收前即被选择性清除。

有些遗传病可以在其母亲怀孕期间就进行饮食治疗,使患儿症状得到改善。例如,对有半乳糖血症风险的胎儿,在孕妇饮食中限制乳糖和半乳糖的摄入量而代以其他的水解蛋白(如大豆水解蛋白),胎儿出生后再禁用人乳和牛乳喂养,患儿会得到正常发育。G6PD 缺乏症常因氧化性药物的使用而诱发,避免使用这些药物或避免食用蚕豆,可以对 G6PD 缺乏症起到预防性治疗作用。

二、去其所余

对于一些因酶促反应障碍而导致体内贮积过多的代谢产物,可使用各种理化方法将过多的毒物排除或抑制其生成,使患者的症状得到改善,称为"去其所余",如采用以下方法。

(一)应用螯合剂

肝豆状核变性(Wilson病)是一种铜代谢障碍性疾病,应用青霉胺与铜离子能形成螯合物的原理,给患者服用青霉胺,可除去患者体内堆积的铜离子;地中海贫血患者因长期输血,易发生含铁血黄素沉积症,使用去铁胺 B 与铁蛋白形成螯合物可去除多余的铁。

(二) 应用促排泄剂

对于家族性高胆固醇血症患者可口服考来烯胺 (cholestyramine) 治疗。考来烯胺是一种不被肠道吸收的阴离子交换树脂,可结合肠道中的胆酸排出体外,从而阻止胆酸的再吸收,并促使胆固醇更多地转化为胆酸排出体外,使患者血中胆固醇水平降低。

(三) 使用代谢抑制剂

由于酶活性过高所造成的代谢产物堆积,可使用抑制剂来抑制酶活性,以降低代谢率。例如,用别嘌呤醇 (allopurinol) 抑制黄嘌呤氧化酶可减少体内尿酸的形成,用于治疗原发性痛风和 Lesch-Nyhan 综合征。

(四) 血浆置换或血浆过滤

血浆置换 (plasmapheresis) 可除去大量含有毒物的血液,例如,治疗家族性高胆固醇血症,使患者血中的低密度脂蛋白 (LDL) 在体外与肝素等形成难以通过滤器的不溶性复合物,回输时不能进入患者体内,可使家族性高胆固醇血症患者血中胆固醇水平下降 50%,疗效显著;溶酶体贮积病及某些遗传性溶血性贫血的患者,亦可通过血浆置换的方法得到治疗。

(五) 平衡清除法 (equilibrium depletion)

对于某些溶酶体贮积病,由于其沉积物可弥散入血,可保持血与组织之间的动态平衡。如果把一定的酶制剂注入血液以清除底物,则平衡被打破,组织中的沉积物不断进入血液而被清除,可达到逐渐去除组织沉积物的目的。

三、补其所缺

对于基因缺陷不能形成机体所必需的代谢产物或者蛋白等而导致的遗传病,如给予补充,即可使症状得到明显的改善,达到治疗目的,即称 "补其所缺"。

对于某些因 X 染色体异常所引起的女性疾病,可以补充雌激素,使患者的第二性征得到发育,也可以改善患者的体格发育;垂体性侏儒患者可给予生长激素治疗;先天性肾上腺皮质增生症患者可用类固醇激素予以治疗;对于乳清酸尿症患者,因体内缺乏尿苷而引起贫血、体格和智能发育障碍,如果给予尿苷治疗,症状可得到缓解。对于某些遗传病,采用症状前药物治疗也可以预防遗传病的病症发生而达到治疗的效果。如发现新生儿甲状腺功能减退,可给予甲状腺素制剂终身服用,以防止其发生智能和体格发育障碍。对于先天性无丙种球蛋白血症患者,给予丙种球蛋白制剂,可使感染次数明显减少;糖尿病患者注射胰岛素等均可使症状得到明显的改善,但这种补充常需终身进行才能维持疗效。

四、酶疗法

遗传性代谢病通常是由于基因突变造成酶的缺失或活性降低,可用酶诱导和酶补充的方法进行治疗,酶疗法从本质上来说也是补其所缺。

在某些情况下,酶活性不足不是结构基因的缺失,而是其表达功能 "关闭",酶诱导治疗可使用药物、激素或营养物质使其 "开启",诱导其合成相应的酶。例如,新生儿非溶血性高胆红素 I 型 (Gilbert 综合征) 是常染色体显性遗传病,患者肝细胞内缺乏葡萄糖醛酸尿苷转移酶,致使胆红素在血中滞留而导致黄疸、消化不良等症状,苯巴比妥能诱导肝细胞合成该酶,故予患者苯巴比妥治疗,即可有效缓解症状。雄激素能诱导 α_1-抗胰蛋白酶的合成,因而可应用于 α_1-抗胰蛋白酶缺乏症的治疗。

给患者体内输入纯化酶制剂是酶补充疗法的重要途径。如给脑苷脂病 (Gaucher 病) 患者注射 β-葡萄糖苷酶制剂,可使患者肝和血液中的脑苷脂含量降低,从而使症状缓解;对严重的 α_1-抗胰蛋白酶缺乏症患者每周用强化的 α_1-抗胰蛋白酶静脉注射,连续使用 4 周后便可获得满意的效果;从人胎盘提取的 α 半乳糖苷酶治疗 Fabry 病也可取得一定的疗效。在临床上很多情况下,为了降低外源酶在体内的破坏,采用将纯化酶制剂装入载体后再输入给患者的办法。另外还可采用酶受体介导分子识别法(receptor mediated molecular recognized process)实现细胞特异性的酶补充以提高疗效。

有些遗传代谢病是酶反应辅助因子(如维生素)合成不足,或者是酶与维生素辅助因子的亲和力降低,因此通过给予相应的维生素可以纠正代谢异常,即维生素疗法。例如,叶酸可以治疗先天性叶酸吸收不良和同型胱氨酸尿症;生物素可以用于治疗混合型羧化酶缺乏症和丙酸血症等。近年来,在临床上应用维生素 C 治疗因线粒体基因突变引起的心肌病有一定的疗效。

第四节 | 基因治疗

基因治疗(gene therapy)是运用遗传操作技术,纠正或者替代细胞中的缺陷基因,或者对基因的表达进行干预,实现功能的恢复、替代或补偿,从而达到治疗遗传性或获得性疾病的目的。从 1990 年美国 FDA 批准世界上第一个用于治疗腺苷酸脱氨酶(adenylate deaminase,ADA)基因缺陷导致的严重免疫缺损的临床试验方案以来,全世界批准的基因治疗临床试验方案已经超过 2 000 个,涉及的疾病包括单基因病、多基因病甚至包括肿瘤和感染性疾病。虽然批准上市的寥寥无几,这种现象表明基因治疗在未来遗传病及其他疾病治疗中的巨大潜力,同时也提示基因治疗真正走向临床应用还有许多问题有待解决。

一、基因治疗的策略

基因治疗的应用开始主要是针对单基因病,尤其是发病机制比较清楚的疾病。根据患者病变的不同,设计如何对基因的结构或者表达进行干预,从而达到功能的改善是基因治疗策略的核心。基因治疗的技术类型概括起来主要有下列几种。

(一)基因修复

基因修复(gene repair)是通过特定的方法如同源重组或靶向突变等对缺陷 DNA 进行原位修复或者置换,使细胞内的 DNA 完全恢复到正常状态,这是基因治疗最理想的方法。基因组编辑技术的出现给基因治疗提供了强大的技术支撑。基因编辑是近年来发展起来的可以对基因组进行靶向识别和精确编辑的一种技术,可完成目标基因的定点敲除、突变、敲入等,主要包括锌指核酸酶(zinc-finger nucleases,ZFNs)、转录激活因子样效应物核酸酶(transcription activator-like effector nucleases,TALENs)和 CRISPR/Cas(clustered regularly interspersed short palindromic repeats/CRISPR associated,Cas)技术。三个系统都是通过在特定的靶向序列处引入双链断裂,继而通过细胞内两种 DNA 修复机制完成修复,其中基于同源重组的修复途径在提供外源 DNA 模板的条件下会使基因组 DNA 得到精确的基因修复。其中 CRISPR/Cas 系统由于更为精确、高效、简便、廉价的特点而受到青睐。特别值得一提的是 CRISPR/Cas 系统还能实现多重编辑从而使多个基因的同时修复成为可能(图 18-1)。近年来,基于单缺口酶(Cas9n)技术的碱基编辑能够实现精确碱基替换,可以修复多种形式的基因突变,具有广泛的应用前景。

(二)基因增强

基因增强(gene augmentation)指将目的基因导入病变细胞或其他细胞,目的基因的表达产物可以补偿缺陷细胞的功能或使原有的功能得到加强。这种策略适用单基因突变导致的蛋白缺乏或者功能缺失所引起的疾病。一般目的基因在体内仅少量的表达就可以显著改变症状。例如腺苷脱氨酶缺乏症,患者细胞内在转入正常的腺苷脱氨酶后,ADA 水平由原来正常人的 1% 上升至 25%。近二十年来已经发展了许多有效的方法可将目的基因导入真核细胞并获得表达,因而是目前较为成熟的方法。这一方案最适合隐性单基因病的治疗。

(三)基因失活

反义技术(antisense technology)通过碱基互补配对的方式在转录或者翻译水平抑制某些特定基因的表达。这一技术不仅能用于传统遗传性疾病的治疗,并且已被广泛用于肿瘤和感染性疾病(如艾滋

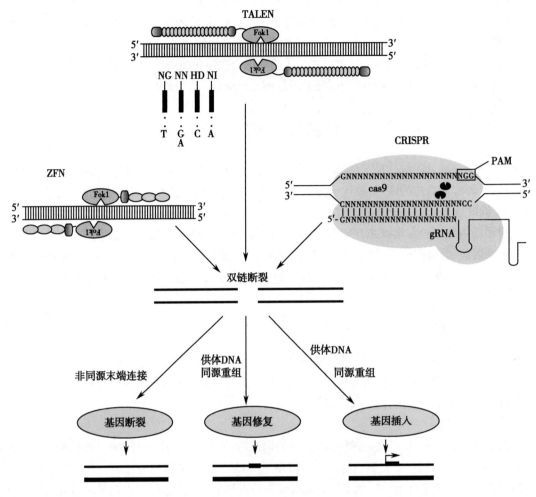

图 18-1 基因编辑技术靶向切割 DNA 并通过同源重组介导基因修复

病)等的基因治疗研究中。

1. 反义寡核苷酸技术 一些遗传病和肿瘤往往是基因突变或过量表达而产生异常的蛋白质所致,通过人工合成寡核苷酸片段与特定基因的 mRNA 片段互补,形成局部双链将这些突变基因转录的 mRNA 阻断在转录或翻译前而达到治疗疾病的目的。目前常用的就是将人工合成的反义寡核苷酸导入细胞,使它识别并结合到靶 mRNA 上,从而使之失活。

2. 三链形成寡核苷酸 三链形成寡核苷酸(triplex-forming oligonucleotides,TFO)是一段 DNA 或 RNA 寡核苷酸在 DNA 大沟中以 Hoogsteen 氢键与 DNA 高嘌呤区结合,形成的三链结构。TFO 可与启动子区或结构基因结合而抑制基因转录。

3. RNA 干扰 RNA 干扰(RNA interference,RNAi)于 1998 年发现。Craig C. Mello 和 Andrew Fire 等发现正义链和反义链 RNA 共存能够高效抑制特异基因表达,这种双链 RNA(dsRNA)介导的转录后基因沉默(post-transcription gene silencing)现象称为 RNA 干扰。从理论上讲,RNAi 技术可望显著抑制致病基因的表达,较传统的基因敲除方法更简单、有效。RNAi 技术已普遍应用于基因治疗的研究,因此 Craig C. Mello 和 Andrew Fire 获得了 2006 年的诺贝尔生理学或医学奖。

(四)其他

有些复杂遗传病或者肿瘤及病毒性疾病的治疗比较复杂,基因及治疗的靶基因可能不是致病基因,但是可以通过转入或者抑制一些功能相关基因的表达从而达到改善症状的目的。

1.“自杀基因”的应用 在某些病毒或细菌中的某基因可产生一种酶,它可将原本无细胞毒或低毒药物前体转化为细胞毒物质,将细胞杀死,此种基因称为"自杀基因"。将自杀基因导入肿瘤细胞联合低毒药物前体的应用,可以起到对肿瘤细胞的杀伤作用。

2. 免疫基因治疗　嵌合抗原受体 T 细胞免疫疗法(chimeric antigen receptor T cell immunotherapy, CAR-T)。该方法的原理是将人工设计的嵌合抗原受体(包括肿瘤抗原识别片段和 T 细胞激活片段)表达于患者体内分离的 T 细胞中,患者体内的肿瘤抗原能够特异性结合并激活 T 细胞并产生肿瘤特异性杀伤的效应。

3. 基因抑制　采用外源基因去干扰、抑制疾病相关的基因表达。例如,向肿瘤细胞内导入肿瘤抑制基因(如 *RB1* 或 *TP53*),以抑制癌基因的异常表达。

二、基因治疗的技术路径

基因治疗的实现有几个关键的技术环节,首先是靶细胞的选择,靶细胞应该是在体内能够有较长的寿命或者具有增殖能力的细胞,这样细胞在进行遗传操作后产生的效应才有可能在体内维持;其次是目的基因表达载体的构建,目的基因的选择是在了解疾病发病机制基础上进行的,而表达载体的选择和构建与目的基因大小、运输途径等密切相关;最后是目的基因的转移,包括转移的路径设计及方法选择等。

(一)靶细胞的选择

基因治疗根据靶细胞的类型可分为生殖细胞、早期胚胎和体细胞基因治疗。从理论上讲,将生殖细胞或者受精卵早期胚胎细胞作为靶细胞进行基因治疗是可行的,并且这种治疗将使遗传病患者获得具有正常基因的后代。但是由于这种治疗的风险高、长期效应评估困难及伦理学方面的障碍,目前生殖细胞基因治疗仍为禁区。体细胞基因治疗只涉及体细胞的遗传物质改变,不影响下一代,是目前基因治疗主要类型,我们以下讨论的靶细胞主要是针对体细胞的基因治疗。

靶细胞的选择需要综合考虑细胞的寿命、可增殖性、易获得性等多方面的因素。以目前的观点看,骨髓细胞是比较理想的靶细胞,骨髓的抽取、体外培养、再植入等所涉及的技术都已成熟;另一方面,骨髓细胞中还包括了许多组织细胞(如单核巨噬细胞)的前体。因此,不仅累及血液系统的疾病如 ADA 缺乏症、地中海贫血、镰状细胞贫血、慢性肉芽肿等以骨髓细胞作为靶细胞,一些非血液系统疾病如苯丙酮尿症、溶酶体贮积病等也以此为靶细胞。除了骨髓以外,肝细胞、成纤维细胞、内皮细胞、肌细胞也可作为靶细胞来研究或实施转基因治疗。理论上干细胞或者前体细胞是理想的基因治疗靶细胞,但是胚胎干细胞的获取有伦理问题,成体干细胞数量少且获取不易,因此近年来出现的诱导性多能干细胞(induced pluripotent stem cells,iPS cells)成为基因治疗靶细胞的重要选择。iPS 细胞由成体细胞重编程而来,赋予细胞可增殖性与多向分化潜能,因此理论上多种组织的疾患可通过植入经过基因改造或修饰的 iPS 来进行基因治疗。

(二)目的基因表达载体的构建

目的基因的选择从基因治疗策略和技术路径层面都需要考虑,治疗策略在本节第一部分已有表述。从技术路径方面考虑,目的基因的大小以及使用何种表达载体是主要的问题。理想的基因治疗表达载体首先是安全的,能够有效表达目的基因,并带有合适的表达调控元件,另外表达载体应易导入靶细胞。目前应用的载体主要包括非病毒载体和病毒载体两大类。

1. 非病毒载体　非病毒载体主要是质粒,质粒可以有效表达蛋白以及非编码 RNA 分子。与病毒载体相比,其安全性好,但是进入靶细胞的效率比较低,表达的维持时间比较短,一般通过脂质体的包裹进行转染。质粒与特定细胞受体蛋白结合分子相耦合还可以实现细胞特异的 DNA 转运。非病毒载体还包括人工染色体,可运载较大的 DNA 片段,并带有各种表达调控元件。

2. 病毒载体　将外源目的基因通过基因重组技术,组装于病毒内,让这种重组病毒去感染受体宿主细胞,这种病毒称为病毒载体(viral vector)。常用的包括属于反转录病毒的 γ 反转录病毒、慢病毒等 RNA 病毒,以及腺病毒、腺相关病毒等 DNA 病毒。

（1）γ反转录病毒（retrovirus）：是 RNA 病毒中反转录病毒科的一类正链 RNA 病毒，基因组为 8.3kb，两端有长末端重复序列，编码基因包括 gag、pol 和 env（图 18-2），具有反转录酶和整合酶，可使 RNA 反转录为 DNA，再整合到细胞基因组。经人工改造的 γ 反转录病毒早期被作为基因治疗的载体，改造的病毒保留病毒颗粒的包装信号，缺失了病毒颗粒包装蛋白基因，不能自我包装成有复制能力的病毒颗粒，但是可以携带并表达外源基因。这种改造后的病毒称为缺陷型病毒。在 γ 反转录病毒载体中，最常用的是人工改造的小鼠白血病病毒（MoMLV）。反转录病毒具有转染效率高、宿主范围广的优点，并可长期稳定表达。但它也有不足之处，主要是病毒基因容量有限，最大插入片段为 7kb 左右；病毒随机插入靶细胞基因组中，因病毒具有强大的启动子和增强子，能使插入位点附近的基因过度表达或失活，有较高致癌风险。

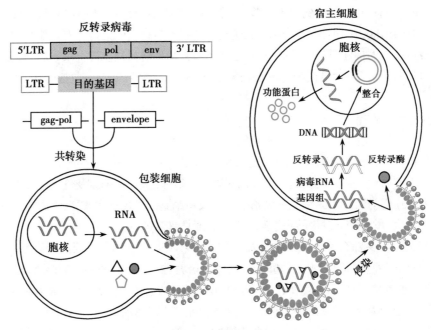

图 18-2　反转录病毒介导的基因转移
包装细胞提供 gag、pol 和 env 蛋白。

（2）慢病毒（lentivirus）：属于反转录病毒科的慢病毒属，HIV 病毒是典型的慢病毒。基因组结构比 γ 反转录病毒复杂，除 gag、pol 和 env 这 3 个基因外，还包括 2 个调节基因和 4 个辅助基因。用于基因治疗的慢病毒载体系统是以 HIV 病毒为基础进行构建的。载体系统的构建原理就是将 HIV 基因组中的包装信号、长末端重复序列等和编码反式作用蛋白的序列进行分离，构建缺陷病毒用于基因治疗。为降低不同元件成分同源重组产生有复制能力的病毒的可能性，可将病毒包装成分进一步拆分，构建三质粒或者四质粒的载体系统。慢病毒载体具有感染非分裂期细胞、容纳外源性基因片段大、可以长期表达等优点。

（3）腺病毒：是双链 DNA 病毒，基因组为 36kb，被一个二十面体的蛋白质外壳包裹。腺病毒目前已鉴定出 40 个以上的血清型，常用作基因转移载体的是 2 型（Ad2）和 5 型（Ad5），它们常被切除 E1 和 E3 基因，造成复制缺陷型。腺病毒可携带较长的外源 DNA 片段，病毒滴度高，能感染分裂和非分裂的细胞，可以原位感染，并能得到大量基因产物。此外，由于腺病毒载体一般不会整合到宿主的基因组中，从而大大减少了插入突变的危险。腺病毒 DNA 不会整合入宿主细胞基因组，因此腺病毒不能在细胞内长期存在，在基因治疗中往往需要反复"给药"。这可能会引起对输注的腺病毒产生免疫反应，从而阻止重复感染。

（4）腺相关病毒（AAV）：是单链 DNA 缺陷型病毒，基因组小于 5kb，该病毒只有在辅助病毒存在的条件下才能在感染的宿主细胞中复制。腺相关病毒对人类无明显致病性。应用于基因治疗的重组腺相关病毒(rAAV)载体删除了基因组中编码病毒包装蛋白的基因,唯一被保留的是反向末端重复序列(ITR),它具有指导基因组的复制和病毒载体组装的作用。腺相关病毒载体具有安全性好、表达稳定等特点,并且能够感染分裂和非分裂细胞,目前被广泛应用于在体基因治疗。不同的血清型的 AAV 具有不同的组织亲嗜性,AAV2 是最早应用的 AAV 载体,可有效感染肌肉、肝脏、神经组织。AAV9 能够透过血脑屏障,并有效侵染神经细胞(图 18-3)。

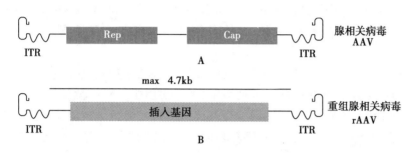

图 18-3　**腺相关病毒结构**
A. 腺相关病毒(AAV)结构;B. 重组腺相关病毒(rAAV)结构。
ITR:末端重复序列;Rep、Cap:腺相关病毒的编码蛋白。

(三)目的基因的转移

基因转移是实现目标基因进入靶细胞的策略和方法,包括转移途径和转移方法两个方面的内容。

1. 转移途径　基因的转移途径有两类:一类是 *in vivo* 称为直接活体转移;另一类为 *ex vivo* 称为回体转移。前者指将含外源基因的重组病毒、脂质体或裸露的 DNA 直接导入体内。后者指外源基因克隆至一个合适的载体,首先导入体外培养的自体或异体(有特定条件)的细胞,经筛选后将能表达外源基因的受体细胞重新输回受试者体内。*ex vivo* 法比较经典、安全,而且效果较易控制,但是步骤多、技术复杂难度大、不容易推广;*in vivo* 法操作简便、容易推广,但尚不成熟,存在疗效短、免疫排斥及安全性等问题,它是基因转移研究的方向。

2. 转移方法　理想的基因治疗是将遗传物质高效率转移到个体细胞中,并且能整合到细胞基因组中,在细胞中长期表达。但目前的基因转移方法很难满足理想基因转移方法的全部要求,故探索理想的基因转移方法是基因治疗的一项重要内容。基因转移方法可分为物理、化学和生物学等方法。

(1)物理法:包括:①直接注射法。在显微镜直视下,离体向靶细胞核内注射外源基因,并使其在靶细胞内得以表达。在小鼠、兔、猪、鱼等转基因动物已有成功的例子。但一次只能注射一个细胞,工作量大。②电穿孔法(electroporation)。将靶细胞置于高压脉冲电场中,通过电击使细胞产生可逆性的穿孔,周围基质中的 DNA 可渗进细胞。③微粒子轰击法(microparticle bombardment)。亚微粒的钨和金能吸附 DNA,将它包裹起来形成微粒,通过物理途径(一般应用可调电压产生的轰击波)使它获得很高的速度即基因枪技术,微粒瞬间即可进入靶细胞,达到了转移基因的目的,而又不损伤靶细胞原有的结构。

(2)化学法:包括:①磷酸钙沉淀法。应用磷酸钙改变细胞膜透性,以加强细胞从培养液中摄取外源 DNA 的能力。但此法转移效率低,其成功率约在 1/1 000~1/100。②膜融合法。利用人工脂质体或红细胞影泡、微细胞、原生质球等(如人工脂质体)通过与靶细胞融合或直接注射到病灶区,令其内含的外源基因表达,可达到基因治疗的目的。③受体载体转移法。将含有目的基因的重组质粒和某些细胞表面受体能识别的特异性多肽(配体)形成复合物,可通过细胞内吞途径达到转移基因的目的,这种方法可使外源基因在活体内导入特异类型的细胞,如可将目的基因和去唾液酸糖蛋白偶联起来,使肝细胞能特异性吸入,并在肝细胞中表达。

（3）生物学法：主要是指病毒介导的基因转移，包括逆转录病毒、慢病毒、腺病毒、腺相关病毒等作为基因载体的转移方法。

三、适于基因治疗的遗传病

目前在临床上经过基因治疗获得确切疗效疾病的包括 ADA、血友病 B、家族性高胆固醇血症和囊性纤维变性等，尚有一类作为基因治疗候选疾病，如 PKU、半乳糖血症、Gaucher 病、α_1 抗胰蛋白酶缺乏症等。成功的基因治疗必须具备的条件是：①选择合适的疾病；②掌握该病分子缺陷的本质；③矫正遗传病的治疗（或正常）基因得到克隆；④克隆基因的有效表达；⑤克隆基因的有效调节；⑥可利用的动物模型。

对于某一疾病进行基因治疗的价值需要进行几方面的评估：①人群中的发病率；②疾病对患者的危害性；③患者对家庭和社会的影响；④其他治疗方面的可用性。人类基因组计划的完成和对疾病生化及分子生物学基础的阐明以及基因编辑技术的飞跃发展，必将大大推动基因治疗的开展。基因治疗除用于上述遗传病外，对于癌症、心血管病、呼吸疾病、创伤愈合、神经性疾病等方面也具有不可估量的应用前景。

四、基因治疗的临床应用

基因治疗的临床试验方案涉及多种类型的疾病，其中大约有 180 个是针对单基因病，包括 20 多种遗传病（表 18-1）。肿瘤基因治疗是开展临床试验最多的，约占临床试验总量的三分之二，另外还有感染性疾病，以及心血管和神经系统的复杂疾病。

表 18-1　常见遗传病治疗方案

疾病	传递的基因或产物	靶细胞或组织	载体
血友病 B	F9	肝细胞	腺相关病毒
α_1-抗胰蛋白酶缺乏症	α_1-抗胰蛋白酶	呼吸道	脂质体
脂蛋白脂肪酶缺乏症	脂蛋白脂肪酶	肌肉、脂肪组织	腺相关病毒
慢性肉芽肿	P^{47PHoX}	骨髓细胞	反转录病毒
囊性纤维化	囊性纤维化跨膜调节蛋白	呼吸道上皮细胞	腺病毒、脂质体
家族性高胆固醇血症	低密度脂蛋白受体	肝细胞	反转录病毒
Fanconi 综合征	互补组 C 基因	造血祖细胞	反转录病毒
Gaucher 病	葡萄糖脑苷脂酶	巨噬细胞	反转录病毒
Hunter 综合征	艾杜糖醛酸-2-硫酸	淋巴细胞	反转录病毒
腺苷脱氨酶缺乏引起的免疫缺陷病	腺苷脱氨酶	淋巴细胞、骨髓干细胞	反转录病毒

（一）单基因病

1. 腺苷脱氨酶缺乏症　腺苷脱氨酶缺乏症呈常染色体隐性遗传，因 ADA 缺乏，致脱氨腺苷酸增多，改变了甲基化的能力，产生毒性反应，患者 T 淋巴细胞受损，引起反复感染等症状。

1990 年，美国学者 William French Anderson 等提出了一项关于 ADA 缺乏症的临床基因治疗方案，该方案得到了美国国家卫生研究院（NIH）重组 DNA 咨询委员会（RAC）批准。该方案的内容是先分离患者外围血 T 淋巴细胞在体外培养，在培养时，用 IL-2 等促细胞生长因子刺激其生长，一旦 T 淋巴细胞分裂后就用含正常 ADA 基因的反转录病毒载体导入这种细胞，然后回输患者，以达到用正常的 ADA 基因代替有缺陷的 ADA 基因的目的，实现基因治疗。

该方案分别于 1990 年和 1991 年对 2 例 ADA 缺乏症女孩进行了临床基因治疗。第一个患者在

10.5 个月内接受了 7 次基因治疗,第二个女孩接受了 11 次基因治疗;经 ADA 基因治疗的这 2 例患者,未见明显的不良反应,导入的正常 ADA 基因能够表达。这一实例表明遗传病的基因治疗首次获得成功,足以说明基因治疗是可行的。在此后的二十余年中,类似策略的基因治疗在全世界多个中心开展了 80 余例,该方法用病毒载体将正常 ADA 基因转入分离的自体 CD34 阳性血液干细胞,然后回输体内,达到显著的治疗效果(图 18-4)。

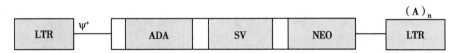

图 18-4　ADA 基因治疗中应用的 ADA 转移和表达载体结构(LASA)
ADA 示 ADA 基因的 cDNA;NEO 示新霉素抗性基因;(A)$_n$ 示多聚腺苷酸;ψ$^+$ 示包装信号;
SV 示 SV40 启动子和增强子。

2. 脂蛋白脂酶缺乏症　脂蛋白脂肪酶缺乏症(lipoprotein lipase deficiency,LPLD)是一种罕见的常染色体隐性遗传病,患者对于饮食中长链脂肪酸代谢障碍,血液中乳糜微粒堆积,胰腺炎反复发作,易患早发性糖尿病和动脉粥样硬化。患者需长期限制饮食中脂肪的含量。针对 LPLD 开展的基因治疗工作已有成效,应用腺相关病毒载体携带 LDL 基因进行肌内注射,可以显著降低血液中的甘油三酯水平。

3. 囊性纤维化　囊性纤维化(cystic fibrosis,CF)是累及少数器官系统的常见的常染色体隐性遗传性综合征,致病基因编码跨膜离子转导调节因子(CFTR)。CF 引起的慢性肺病的发病率和死亡率高。针对 CF 的治疗开发了一些能够增强突变蛋白功能的小分子药物,取得了一些疗效,但是这些小分子药物的疗效是突变类型依赖的,因此长远来看,基因治疗是理想的选择。目前已有数十个临床试验开展基因治疗,遗憾的是这些研究多为安全性评价和概念验证的工作,目前还未有临床试验表明可达到满意的临床症状改善。早期应用腺病毒载体输入正常的 CFTR 基因到达呼吸道上皮,但是由于宿主针对载体的免疫反应限制了持续转染等原因,效果不理想。后来有研究者应用腺相关病毒作为载体进行基因治疗,总体上 CFTR 基因的表达效率不高。近年来 CF 的基因治疗研究中基因编辑技术还有一些非病毒载体的研究工作开始有报道,CF 的基因治疗有望取得进展。

(二)肿瘤的基因治疗

对肿瘤的基因治疗分为对正常细胞的修饰和对肿瘤细胞的修饰。对正常细胞的修饰包括:①将一些对细胞毒性药物有抗性的基因转移至造血前体细胞以降低治疗药物对骨髓的毒性,这样就可以用高剂量的药物杀伤肿瘤细胞而不破坏骨髓细胞。例如向造血干细胞中导入二氢叶酸还原酶(DHFR)基因,可使细胞获得对氨甲蝶呤的抗性。②涉及免疫系统,如果抗肿瘤应答(如 CTL、TIL 等)已经存在,导入细胞因子基因有可能扩大抗肿瘤效应。③嵌合抗原受体 T 细胞免疫疗法(CAR-T)。这是目前进展非常迅速的基于细胞免疫的肿瘤基因治疗方法。该方法的原理是将嵌合抗原受体(包括肿瘤抗原识别片段和 T 细胞激活片段)导入从患者体内分离的 T 细胞中,T 细胞表达这种受体,便可用单个融合分子与肿瘤抗原进行特异性结合并激活 T 细胞,从而产生肿瘤特异性杀伤的效应。大多嵌合抗原由抗原结合区/胞外区/跨膜区以及能够活化 T 细胞的胞内信号区组成。2017 年首个 CAR-T 疗法产品被美国食品药品监督管理局(FDA)批准上市,用于治疗难治性急性淋巴细胞白血病(ALL)。CAR-T 疗法的成功引起了各界的广泛关注,中国在该领域处于加速赶超的阶段,目前登记开展CAR-T 临床研究项目超过 100 项,成为世界上开展 CAR-T 研究项目最多的国家。

对肿瘤细胞的修饰是达到以下三个目标:①改正肿瘤细胞的基因突变,降低其生长率,诱导肿瘤消退。对此目前研究最多的是抑癌基因。许多研究表明,如果细胞内抑癌基因丢失、失活或突变将会导致细胞恶变。野生型 TP53 基因(wt TP53)所编码的蛋白具有抗肿瘤活性,在 TP53 缺失或突变的肿瘤细胞系中,导入 wt TP53 基因后,其表达能明显抑制肿瘤细胞的增殖;②导入酶药物前体(pro drug),形成肿瘤特异的敏感性。其主要原理是让导入基因编码合成的酶在肿瘤细胞中诱导表达,所表达的酶能使无毒的药物前体转变成有毒的药物,从而杀伤肿瘤,而不伤及正常细胞。此方法的优点是不需要所有肿瘤细胞都被转导,因为有旁观者效应(by-stander effect),但缺点是必须确认只有肿瘤细胞被转导,而正常细胞不被转导;③导入目的基因以增强肿瘤的免疫原性,从而被机体的免疫系统所识别。可将 MHC Ⅰ型和Ⅱ型抗原的基因导入到肿瘤细胞中,使 MHC 抗原表达较弱的肿瘤细胞表达足够量的 MHC 抗原,刺激机体肿瘤抗原的 MHC 抗原双识别的免疫应答,提高机体抗免疫功能。增强肿瘤细胞膜表面抗原性的另一手段,就是利用基因转移技术,将某些病毒的基因导入到肿瘤细胞中,细胞膜上出现病毒的某些抗原,增强肿瘤细胞的异质性,更容易被免疫系统识别和杀伤。

(三) 艾滋病的基因治疗

艾滋病是由人类免疫缺陷病毒(HIV)感染引起的。HIV 是一种逆转录病毒,与靶细胞膜上的 CD4 分子结合后进入细胞,HIV 基因组 RNA 在反转录酶的作用下,反转录成 cDNA,然后整合至宿主染色体。

HIV 感染的基因治疗策略主要有抗病毒基因治疗和宿主细胞修饰两方面。前者指将人工构建的一个重组基因导入易感细胞内,该重组的基因可在转染细胞中表达病毒基因的反义核酸或病毒蛋白的突变体,以便有效地干扰野生病毒的复制和增殖,目前大多数的临床试验研究集中在用 RNAi 技术或者反义核酸技术阻断病毒的复制和增殖。后者包括应用基因编辑技术修饰宿主 T 细胞或造血干细胞病毒感染相关的基因如 CCR5 等,使细胞免于感染。有临床试验研究表明用锌指核酸酶(ZFN)技术成功对 12 名 HIV 阳性患者的免疫细胞的 CCR5 分子进行定点突变使之能抵御感染,降低了患者的病毒载量,为 HIV 的治疗提供了非常有前景的治疗手段。

五、基因治疗面临的安全和伦理问题

(一) 安全性问题

安全性问题是基因治疗临床试验前应该首先重视的问题,尤其是 1999 年美国一名 18 岁的患者在接受基因治疗后 4 天不幸死亡,引起领域内的科学家对基因治疗安全性的重新审视。已有的基因治疗临床研究大多应用病毒载体,载体病毒源性蛋白对人体的安全性是需要考虑的,尤其是早期使用的腺病毒载体;另外,虽然目前使用的都是缺陷型病毒,临床试验还未出现野生型病毒感染现象,但反转录病毒基因转移系统的安全性问题必须重视,治疗基因在基因组中随机整合,有可能激活原癌基因或失活抑癌基因,而引起细胞恶性转化。此外,目前被认为是最安全的基因治疗载体腺相关病毒(AAV)也被发现在高剂量注射的情况下可能引起神经和肝脏系统的毒性作用。

正在兴起的基因编辑技术在基因治疗中必然会有广泛的应用,这类技术理论上能够实现完全的基因修复,是最为理想的基因治疗技术,但是目前 CRISPR/Cas9 等基因编辑系统的脱靶效应是需要重点关注的问题,特别是在临床基因治疗上应用时,脱靶效应可能导致无法预测的后果。还有研究显示,人体内原本就存在针对 Cas9 蛋白的体液免疫和细胞免疫,这可能会导致 CRISPR-Cas9 技术在临床应用中引发严重的免疫反应。

(二) 伦理问题

基因治疗技术能够对人类的基因组作出改变,也就引起一些关于转基因治疗的伦理学争论。伦理学问题关注的一些基本原则包括有利原则、自主原则、知情同意原则、保密原则以及公正原则等。基因治疗技术的应用过程中,这些原则的应用一直是有争议。总体而言,体细胞的转基因治疗接受程度较高,而生殖细胞或受精卵的遗传操作争议很大。如果以生殖细胞作为靶细胞,也就是说,当目的基因插入到生殖细胞(或受精卵)的基因组中时,受影响的不仅仅是这个细胞本身(如果这个生殖细胞参与受精,并形成受精卵发育成胚胎的话),还可能影响整个个体,甚至影响由该个体遗传下去的后代,而目前还没有能够对人体细胞遗传操作后的安全性进行长期的甚至是跨世代的评估。

本章小结

　　遗传病治疗包括传统的手术治疗、药物和饮食疗法以及近年来进展迅速的基因治疗。遗传病的个性化治疗是最重要的治疗原则,整体治疗策略的选择要综合考虑患者的遗传基础、所处环境因素、疾病的严重程度、治疗效果等因素。手术治疗可对遗传病所造成的畸形进行矫正或修补,有针对性地进行组织或器官的移植是治疗累及血液系统、免疫系统、肾脏等器官的遗传病的有效方法。药物和饮食疗法主要是按照禁其所忌,去其所余,补其所缺的原则开展治疗。基因治疗涉及的疾病包括单基因病、多基因病,还有肿瘤和感染性疾病。治疗策略包括基因修复、基因增强、基因失活等,技术路径包括靶细胞的选择、目的基因表达载体的构建以及目的基因的转移。目前基因治疗已在 ADA 缺乏症、脂蛋白脂肪酶缺乏症、血友病、β 地中海贫血等单基因病获得成功应用,并在肿瘤和艾滋病等疾病中展现出良好前景。

（刘　炎）

思考题

1. 遗传病治疗方法的选择主要从哪几个方面进行考虑?
2. 单基因病进行基因治疗的主要限制因素有哪些?
3. 基因编辑技术对基因治疗产生怎样的影响?

思考题解题思路

本章目标测试

本章思维导图

第十九章 | 遗传咨询

【学习要点】

1. 遗传咨询的概念,遗传咨询的种类和内容及遗传咨询的目的。
2. 遗传咨询的主要步骤和遗传病再发风险的估计。
3. 遗传病的群体筛查和常见的遗传筛查方法。
4. 遗传咨询的伦理原则。

遗传咨询(genetic counseling)又称"遗传商谈",它应用遗传学和临床医学的基本原理和技术,与遗传病患者及其亲属以及有关社会服务人员讨论遗传病的发病原因、遗传方式、诊断、治疗和预后等问题,解答来访者所提出的有关遗传学方面的问题,并在权衡对个人、家庭、社会的利弊基础上,给予婚姻、生育、防治及预防等方面的医学指导。目的是确定遗传病患者和携带者,并对其后代患病的危险率进行预测,以便商谈应采取的预防措施,减少遗传病患儿的出生,降低遗传病的发病率,提高人群遗传素质和人口质量。20世纪70年代以来,遗传咨询受到社会各个方面的重视,而且在欧美、日本等国都建立了遗传咨询专门机构。20世纪90年代早期,美国遗传咨询委员会(American Board of Genetic Counseling)成立,启动遗传咨询师遗传咨询工作。目前,我国多家大型综合医院和专科医院先后开设遗传咨询门诊,由专业的遗传学家、遗传咨询师或医生提供遗传咨询服务,帮助个体和家庭了解遗传疾病风险,诊断、预防各种遗传隐患。随着遗传学和基因组学研究的不断发展,遗传咨询实际工作中会面临许多伦理、法律和政策难题以待解决。

第一节 | 遗传咨询的临床基础

一、一些常见的遗传咨询问题

(一)遗传咨询的种类及内容

1. **婚前咨询** 婚前咨询主要涉及的问题是:①本人或对方家属中的某种遗传病对婚姻的影响及后代健康估测;②男、女双方有一定的亲属关系,能否结婚,如果结婚对后代的影响有多大;③双方中有一方患某种疾病,能否结婚,若结婚后是否传给后代。

2. **产前咨询** 产前咨询是已婚男女在孕期或孕后前来进行咨询,一般提出的问题是:①双方中一方或家属为遗传病患者,生育子女是否会患病,患病机会大小;②曾生育过遗传病患儿,再妊娠是否会生育同样患儿;③双方之一有致畸因素接触史,会不会影响胎儿健康。

3. **一般咨询** 一般咨询常遇到的问题涉及:①本人有遗传病家族史,这种病是否会累及本人或子女;②习惯性流产是否有遗传方面原因,多年不孕的原因及生育指导;③有致畸因素接触史,是否会影响后代;④某些畸形是否与遗传有关;⑤已诊断的遗传病能否治疗等。

(二)遗传咨询门诊和咨询医师

遗传咨询一般是在遗传医学中心和综合性医院附设的遗传咨询门诊进行。遗传咨询是一项复杂的工作,要有效地进行整个咨询过程,需要有较高素质的医生。遗传咨询医师应该:①对遗传学的基本理论、原理、基本知识有全面的认识与理解。②掌握诊断各种遗传病的基本技术。包括临床诊断、酶学诊断、细胞遗传学诊断和基因诊断等技术。③能熟悉地运用遗传学理论对各种遗传病进行病因分析,确定遗传方式,并能区分出是上代遗传而来还是新产生的突变;由于常染色体显性遗传病的复杂性,能区分出外显不全,表现度不一致和发病年龄不一等问题;对各种遗传病进行再发风险的计算等。④需要掌握某些遗传病的群体资料,包括群体发病率,基因频率、携带者频率和突变率,才能正确估计复发风险。⑤对遗传病患者及其家属在咨询商谈的过程中热情、耐心,具有同情心,进行详细的检查,正确的诊断,尽可能给予必要的诊疗。对患者及其家属耐心地从心理上给予开导,帮助患者减轻痛苦和精神上的压力。

由于遗传病的多样性和复杂性,不论是遗传病的诊断、治疗、预后、再发风险的计算,还是对某一对策的选择与执行,可能都不是某一位临床医师所能承担的。遗传咨询不只是限于提供疾病的信息和计算发病风险,更是一种探究和沟通的过程。因此,可以由临床各科医生与医学遗传学专家、遗传护士(nurse geneticist)组成一支遗传咨询团队,共同来承担这一工作。

(三) 有一定条件的实验室和辅助检查手段

实验室除一般医院常规化验外,还应有细胞遗传、生化遗传学及分子遗传学等方面的检测。辅助性检查手段包括 X 线、超声诊断、心电图、脑电图、肌电图、各种内窥镜、造影技术、断层扫描等。

(四) 有各种辅助性工作基础

有各种辅助性工作基础,例如病案的登记,特别是婚姻史、生育史、家族史(包括绘制系谱图)的记录和管理;产前诊断必需的绒毛、羊水、胎血采集技术的配合;以及处理阶段所需的避孕、流产、绝育、人工授精等手段。

二、遗传咨询的主要步骤

(一) 准确诊断

准确诊断疾病是遗传咨询的第一步,也是最基本和重要的一步。因为只有确定诊断,才能了解病因、预后与治疗,同时准确诊断也能为分析遗传方式与计算再发风险奠定基础。

遗传病的诊断主要是通过病史、家族史的咨询和调查来绘制系谱图,再通过临床诊断、染色体核型分析、生化与基因诊断、携带者筛查、皮纹检查及辅助性器械检查等方法,尽力作出明确的诊断。

(二) 确定遗传方式

不少遗传病的遗传方式是已知的,故确定诊断后,随之也就能了解该病的遗传方式。但对于有表型模拟和遗传异质性的疾病,通过家系调查分析遗传方式,是遗传咨询中极为重要的不可缺少的步骤。例如,两例视网膜色素变性患者,一例在连续几代的垂直传递中,有父-子传代,可确定为常染色体显性遗传;另一例为女性患者,父母正常,但为表兄妹通婚,其兄妹两人中已有一人发病,则极可能为常染色体隐性遗传。

(三) 对再发风险的估计

不同种类的遗传病,其子代的再发风险率均有其各自独特的规律,在明确诊断,确定遗传方式以后,就可分别计算再发风险率。

(四) 提出对策和措施

计算出再发风险率后,就可在此基础上对遗传病患者及其家属提出对策和措施,供其参考与选择。这些对策包括:①产前诊断:在先证者所患遗传病较严重且难于治疗,再发风险高,但患儿父母又迫切希望有一个健康的孩子的情况下,可运用产前诊断,进行选择生育;②冒险再次生育:在先证者所患遗传病不太严重且只有中度再发风险(4%~6%)时,可以作出此项选择;③不再生育:对一些危害严重、致残的遗传病,目前尚无有效疗法,也不能进行产前诊断,再次生育时的再发风险很高,宜采取这种对策;④过继或认领:对一些危害严重且致残或致死的遗传病,目前无治疗方法,再发风险高,又无产前诊断手段,但咨询者又迫切希望有一个健康的孩子,可采取这种对策;⑤植入前诊断:

一对夫妇婚后生出了严重的常染色体遗传病患儿,或丈夫患严重的常染色体遗传病,或丈夫为染色体易位的携带者,而且已生出了遗传病患儿,再次生育时再发风险高,又无产前诊断方法,可采取此对策。

以上只是咨询医师提出可供咨询者选择的若干方案,并要陈述各种方案的优缺点,让咨询者作出选择,而咨询医师不应代替咨询者作出决定。因为在处理方法上往往存在多种选择,各有利弊,而这种选择又必须适应社会、家庭及个人的不同要求。如果医师将某种方法强加于人,必然会引起不愉快的后果。

(五)随访和扩大咨询

为了确证咨询者提供信息的可靠性,观察遗传咨询的效果和总结经验教训,有时需要对咨询者进行回访,以便改进工作。如果从全社会或本地区降低遗传病发病率的目标出发,咨询医师应利用随访的机会,在扩大的家庭成员中,就某种遗传病的传递规律、有效治疗方法、预防对策等方面,进行解说、宣传,了解家庭其他成员是否患有遗传病,特别是查明家庭中的携带者,可以扩大预防效果。

在扩大的家庭遗传咨询(expanded familial genetic counseling)中,确认携带者是一个关键的问题,对 XR 病、染色体易位疾病的预防,更有决定性的作用。例如,Duchenne 营养不良症(DMD)是一种致残和致死的疾病。一位妇女生出了 DMD 患儿,如果家庭中再无 DMD 患者,她不一定是携带者,因为这个患儿更可能是经突变而新生的。如果她的兄弟之一或是肯定携带者,婚后将有生出 DMD 患儿的风险。为了预防 DMD 在这个家庭中的发生,凡有可能是携带者的人都应作磷酸肌酸激酶(CPK)活性检查或是 DNA 的检测,如果证实并非携带者,将来就不会生 DMD 患儿的风险;如果确认为携带者,将来婚后生育时应作产前诊断,保留女胎,选择性流产男胎,即可以预防该病在这个家庭中的发生。

第二节 | 遗传病再发风险率的估计

再发风险率的估计是遗传咨询的核心内容,也是遗传咨询门诊有别于一般医疗门诊的主要特点。再发风险率又称复发风险率,是曾生育过一个或几个遗传病患儿,再生育该病患儿的概率。

一、遗传病再发风险率的一般估计

再发风险的估计一般遵循下列原则:染色体病和多基因病以其群体发病率为经验危险率,只有少数例外。单基因病则根据孟德尔遗传定律作出再发风险的估计。

(一)染色体病

染色体是遗传物质的载体,其数目和结构的相对稳定是个体基因组结构和功能表达正常的保证,更是维持生物遗传性状相对稳定的基础。染色体病一般均为散发性,其畸变主要发生在亲代生殖细胞的形成过程中,因此,再发风险率实际上就是经验危险率或称群体发生率。临床上很少见到一个家庭中同时出现 2 个或 2 个以上染色体病患者。

然而,也有一些例外的情况,如双亲之一为平衡易位携带者或嵌合体,子代就有较高的再发风险率。以易位型唐氏综合征为例,如父亲或母亲的染色体核型是 45,XX(XY),−14,−21,+t(14q21q),由这种核型所产生的生殖细胞与正常生殖细胞形成受精卵时,可产生 6 种不同的核型。其中 21 单体型和 14 单体型是致死的;14/21 易位型 14 三体综合征也很少能成活;剩下的要么是平衡易位携带者,要么是正常个体,且理论上各占 1/3。但实际上 14/21 易位型 21-三体型综合征的出生率要低于上述理论值,原因可能与自发流产有关;另外,母亲是平衡易位携带者,其子代风险要高于父亲是平衡易位携带者,原因可能在于母亲每月只排出 1 个卵细胞,风险相对高。

还应注意的是大多数三体综合征的发生与母龄呈正相关,即随着母亲年龄增大,三体综合征的再发风险率也随之增大。这主要由于 35 岁以上妇女的卵巢开始退化,从而导致卵细胞形成过程中高发染色体不分离之故。

（二）常染色体显性遗传病（AD）

一般情况下，AD患者多为杂合子，AD遗传子女的再发风险率为50%，已生育一胎患儿后，以后再生弟妹发病的风险率也为50%，没有发病的子女其后代通常不发病。在具体工作中常易遇到如下两个问题。

1. 外显率 外显率是指杂合子中的显性基因或纯合体中的隐性基因所产生的可检出遗传病的百分率，当上述个体100%发生相应的遗传病为完全外显。当一个个体携带某一个突变基因而无临床表现时，为不完全外显，此时外显率低于100%。造成不完全外显的原因之一与年龄有关，但另一些外显不全的疾患与年龄或其他可检出因素无关，当外显率降低时会造成许多遗传病与孟德尔分离律的预期值不相符，计算再发风险时应进行校正。若外显率为K，则子女患病概率为1/2K。

例如，视网膜母细胞瘤的外显率为70%，按此公式计算，生育患儿的概率为1/2 × 0.70=0.35（35%）；遗传携带者概率为（此处指携带显性基因而不表现的个体）为1/2（1-K）即0.15（15%）。一般认为常染色体显性遗传病患者的子女如不发病，提示不带有致病基因，其后代也不会发病。但如果该疾病外显不全，临床上没有表现的子女，可能仍带有致病基因，其子代也仍有发病可能。在进行遗传咨询时应充分考虑这一点。

2. 新发突变 对于一个外显完全的规则的常染色体显性遗传病来说，如在一个正常的家系中，突然出现一个新的患者，则该例患者很可能是新发基因突变的结果。此患者的子代再发风险率为50%。但其弟妹再发风险率则并不高于群体中一般的发病率。新发突变者在全部患者中所占比例与该病的适合度有关。

（三）常染色体隐性遗传病（AR）

只有当父母双方均为携带者时，子女才有25%的概率患病，如已生育一个或几个患儿，再发风险仍为25%。一般在小家系中，呈散发性，大家系中可见到同时患病的同胞，患者的子女一般不发病，在少数情况下可能发病，取决于患者的配偶。①患者的配偶如为正常的纯合子，则子女均为杂合子，为外表正常的隐性致病基因的携带者。②患者的配偶如为杂合子，则子女有50%的再发风险率，杂合子由于临床上不呈现疾病症状，故与正常人很难区别，如杂合子频率较高，在遗传咨询时若不予考虑，则可能造成推算再发风险率的错误。人群中杂合子的频率可根据群体患病率算出。大多数常染色体隐性遗传杂合子目前还不能检出，人们只能通过家系分析来估算某个杂合子的概率。③患者配偶如为同类疾病患者，则其子代通常均会发病。在文献中，曾有两个常染色体隐性遗传病的同病患者结婚，但有子代不发病的报道，如白化病、Usher综合征、先天性聋哑等。主要原因是这些疾病具有遗传异质性，因而两个致病基因的纯合子，如果位于不同的基因座上，则其子代在每个基因座上均为杂合子，故不会呈现疾病。近亲婚配，罹患常染色体隐性遗传病的危险将明显增大。

（四）X连锁隐性遗传病（XR）

X连锁隐性遗传的传代在临床上常见的情况为杂合子女性与正常男性婚配，后代中男孩有1/2可能患病，女孩不发病，但有1/2为携带者；正常女性与男性患者婚配，后代中男孩均不患病，女孩均为携带者。

女性杂合子是患者致病基因的主要来源，故检出杂合子对预防遗传病的发生具有重要意义。某些X连锁隐性遗传病已有杂合子检出方法。此外，通过家系分析，也可提供线索。严重的X连锁隐性遗传病一般仅见于男性，而且男孩的再发风险较高，因而可在怀孕时作产前诊断，判断性别。如胎儿为女性，一般不会发病，可以生育；如胎儿为男性，有1/2机会发病，可终止妊娠。对于可以作基因诊断的疾病，如产前诊断结果患儿的基因型正常，仍可让男性胎儿出生。

（五）X连锁显性遗传病（XD）

X连锁显性遗传病较少见，发病率女性大于男性，但女性患者症状轻。男性患者与正常女性婚配所生子女中，男孩都正常，女孩都发病；女性患者与正常男性婚配所生子女各有1/2可能发病。

（六）多基因遗传病

对于多基因遗传病，一般采用经验再发风险（empirical recurrence risk）。即通常会研究许多疾病家系，观测疾病的再发风险，再根据观察到的频率来估算疾病的再发风险。可采用 Edward 公式估算患者一级亲属的再发风险。

二、贝叶斯定理在遗传病再发风险率评估中的应用

贝叶斯定理（Bayes 定理，Bayes theorem）是条件概率中的基本定理之一，又称逆概率定律。Bayes 定理用文字表述，即后概率等于单项前概率乘以条件概率除以各单项前概率乘以条件概率的总和。

前概率（prior probability）根据孟德尔分离律或系谱特点得出的理论概率。条件概率（conditional probability）指从系谱中提供的遗传信息来确定的概率。如家庭成员的健康状况、正常子女数、患儿数、发病年龄、实验检查结果等。联合概率（joint probability）指在某一种基因型前提下，前概率和条件概率之积。后概率（posterior probability）指每一事件的联合概率除以各事件联合概率之和，即联合概率的相对概率。

$$后概率 = \frac{某一事件的联合概率}{各事件联合概率之和}$$

Bayes 定理在遗传咨询中应用于在双亲之一或双方的基因型未知的情况下，估计未发病子女或以后出生子女的再发风险率，从而使遗传咨询结果更为准确。

以眼皮肤白化病（oculocutaneous albinism，OCA）为例，该病是由白化病相关基因突变所致，具有显著的遗传异质性。一对近亲结婚的夫妇前来咨询，他们外婆的哥哥是 OCA 患者，该夫妇已生育一正常男孩，现再次怀孕，欲知生育 OCA 患儿的风险。根据系谱（图 19-1）和 AR 病遗传规律，II 2 是 Aa 概率为 2/3，III 2 和 III 3 是 Aa 概率均为 2/3 × 1/2=1/3，因此，该夫妇（IV 1 和 IV 2）是 Aa 概率为 1/3 × 1/2=1/6，同为 Aa 的前概率为 1/36。该夫妇都是携带者有一个正常孩子的概率为 3/4，他们不同为 Aa 时有一个正常孩子的概率为 1，这是得到的条件概率（表 19-1）。由此求出该夫妇是携带者概率由 1/36 降到 3/143，所以生第二个孩子的患病风险为 3/143 × 1/4=3/572。

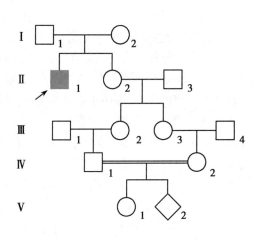

图 19-1　一例眼皮肤白化病的系谱图

表 19-1　IV1 和 IV2 同为杂合子的概率

概率	IV1 和 IV2 同为 Aa	IV1 和 IV2 不同为 Aa
前概率	1/36	35/36
条件概率	3/4	1
联合概率	1/36 × 3/4=3/144	35/36 × 1=35/36
后概率	3/143	140/143

三、人工智能在遗传病再发风险率评估中的应用

人工智能（artificial intelligence，AI）是一种研究和开发用于模拟、延伸和扩展人类智能的理论、方法、技术及应用系统的一门新的技术科学。在医学领域，人工智能在遗传病风险预测方面有着广泛的应用。

传统的基因检测方法通常需要专家进行解读,费时且易出错。而人工智能可以通过机器学习算法和大数据分析,快速准确地进行基因解析,辅助医生实现遗传性疾病的早期诊断,也可以通过建立遗传风险模型,分析个体的基因型数据和家族病史信息,帮助医生快速、准确地评估患者遗传风险,为患者提供相应的遗传咨询和预防措施。在人类基因组中,存在许多未知的基因变异,这些变异对疾病发生和个体治疗反应具有重要的影响,人工智能可以通过挖掘大量的疾病和基因数据,协助医生解释基因变异的意义和潜在的影响,从而指导遗传咨询和治疗方案的制定。人工智能还可以通过分析个体的基因数据和遗传背景,同时整合临床指南、疾病数据库和基因数据,帮助医生更好地为患者提供个性化的遗传咨询服务。

第三节 | 遗传病的群体筛查

遗传病的群体筛查是预防和治疗某些遗传病的有效方法,主要有新生儿筛查、携带者筛查及产前诊断等。

一、新生儿筛查

新生儿筛查(neonatal screening)是对已出生的新生儿进行某些遗传病的症状前诊断,是出生后预防和治疗某些遗传病的有效方法。进行新生儿筛查的这些疾病发病率高,危害大,早期治疗可取得较好的疗效。我国多个省份将苯丙酮尿症(PKU)、先天性甲状腺功能减退症、先天性肾上腺皮质增生症及葡萄糖-6-磷酸脱氢酶缺乏症等新生儿遗传代谢病、先天性甲状腺功能减退症、先天性心脏病和听力障碍列入新生儿疾病筛查范围。

新生儿筛查一般是用静脉血或尿作为材料。血样的采集是在出生后 3~4 天,从足跟部采血用滤纸吸全血,形成血斑。尿样的采集是在新生儿的尿布中夹着滤纸或直接收集新鲜尿液 1~2ml。

(一)Guthrie 细菌抑制法筛查苯丙酮尿症

苯丙酮尿症筛查最早采用 Guthrie 细菌生长抑制试验半定量测定。枯草杆菌(*Bacillus subtilis*)对β-噻吩丙氨酸敏感,将枯草杆菌与琼脂相混,并将β-噻吩丙氨酸加入平皿中,将印有血斑的滤纸用打孔机打下的 3~6mm 直径小片,放置于琼脂上,每个平皿中放置多个小片,在 37℃温箱中培养 24 小时,只在血中苯丙氨酸升高的血斑滤纸周围,才能看到枯草杆菌在苯丙氨酸、苯丙酮酸、苯乙酸含量高的情况下形成增殖环,与平皿中央的标准相比较即可知其含量,从而作出诊断。

(二)嗜菌体抗性检测法筛查半乳糖血症

将半乳糖通路阻断的大肠杆菌(*E.coli*)与琼脂相混加入平皿中,在半乳糖存在的情况下,这种细菌对嗜菌体溶解有抗性,血斑滤纸小片周围细菌生长的情况与血中半乳糖的含量成正比,依此可作出判断。

(三)用血斑滤纸的提取液筛查家族性甲状腺肿

以 ELISA 法测定 T_4 和 TSH,可予以确诊并开始治疗。

(四)串联质谱法筛查遗传代谢病

传统的新生儿筛查通过一次实验只能筛查一种疾病。而串联质谱技术(tandem mass spectrum,MS/MS)可以通过一滴足跟血、一次实验检测分析氨基酸、肉碱、琥珀酰丙酮等几十个指标,通过代谢指标的变化筛查包括苯丙酮尿症、甲基丙二酸血症、希特林蛋白缺乏症、原发性肉碱缺乏症等在内的数十种氨基酸、有机酸、脂肪酸代谢紊乱等遗传代谢性疾病。目前,串联质谱检测因其采样方便、检测快速、特异性好,已逐步成为新生儿遗传代谢病筛查的主要方法。

二、携带者筛查

携带者是指表型正常,但带有致病遗传物质(致病基因或染色体畸变),能传递给后代使之患病的个体。一般包括:带有隐性致病基因的个体(杂合子);带有平衡易位(或倒位)染色体的个体,带有显性致病基因而暂时表现正常的顿挫型或迟发外显者。

携带者筛查是指当某种遗传病在某一群体中有高发病率,为了预防该病在群体中的发生,采用经济实用、准确可靠的方法在群体中进行筛查,筛出携带者后则进行婚育指导,即可达到预期目标。携带者筛查对遗传病的预防具有积极意义,表现在人群中许多隐性遗传病的发病率较低,但杂合子的比例却相当高,如遇到两个携带者婚配,及时检出这些隐性基因携带者,进行婚育指导,意义很大;染色体平衡易位者可有较大比例出生死胎或染色体异常患儿,如母亲是染色体 14/21 的平衡易位携带者,其子女中,正常儿、携带者和患儿各占 1/3,一部分缺少一条染色体的胎儿不能存活而中途流产,所以及时检出有助于对该病的确诊和发病风险的推算,也便于进行遗传咨询和指导;对显性遗传病的携带者,如能及时检出,更可以预先控制发病的诱因或中间环节,预防或阻止病情进展,意义更大。例如,用血清氨基己糖苷酶活性筛查法,在犹太人群中筛查黑朦性痴呆(Tay-Sachs 病)基因的携带者,凡此酶活性降低者可确认为携带者,再辅以婚育指导,即可控制该病在人群中的发生。

三、产前诊断

产前诊断又称宫内诊断(intrauterine diagnosis)是对胚胎或胎儿在出生前是否患有某种遗传病或先天畸形作出准确的诊断。在遗传咨询的基础上,对高风险的妊娠进行产前诊断,如果确认为正常胎儿则继续妊娠至足月生产,如果确认胎儿患有一种遗传病则选择性流产,这是预防遗传病患儿出生的有效手段。

(一) 产前诊断的适应证

产前诊断的适应证的选择原则:一是有高风险和危害较大的遗传病;二是目前已有对该病进行产前诊断的手段。

(二) 产前诊断的实验室检查

产前诊断主要通过胎儿形态特征检查、生物化学检查、染色体分析、DNA 分析来进行诊断。

第四节 │ 遗传伦理

遗传伦理学(genethics)是运用伦理学方法研究和评估由于遗传学发展所产生的伦理问题的一门新兴学科,也称基因伦理学。20 世纪人类遗传学和基因组学研究已经深入影响到医学的各个领域,且随着对人类基因组神秘面纱的逐步揭开和测序技术的进步,这种影响愈发明显,同时也带来了新的遗传伦理问题和社会问题,涉及胎儿、新生儿、儿童、相关双亲和成人等各个年龄段的人群,以及产前诊断、症状前诊断、患者家庭成员的知情权、遗传病诊断及治疗带来的医疗卫生政策改革等。

遗传伦理学是医学伦理学的重要分支,其遵循医学伦理学的四项基本原则。①尊重个体自主权(respect for autonomy)原则:意即医师尊重患者的自主性,保证患者自主、理性地选择诊疗方案,不强迫、不施压,尊重患者知情同意权和隐私保护。而对于缺乏或丧失自主决定能力的患者,应该尊重家属或监护人的知情同意和选择的权利。②有利原则(beneficence):也称有益原则或行善原则。一切医疗活动应以患者的利益为重,要求医务人员的诊疗、护理行为对患者有利,既能减轻痛苦,又能促进健康。③无害原则(non-maleficence):也称不伤害原则或避恶原则。指医务人员在诊治、护理过程中避免患者受到不应有伤害的原则,坚决杜绝有意和责任伤害,防范无意但可知的伤害,把可控伤害降低到最低程度。④公平原则(justice):指在医学服务中公平、正直地对待每一位病人。要求人人享有基本医疗服务,医务人员应以同样的医疗水平、同样的服务态度对待所有患者。当与这些准则发生冲突时,即产生复杂的伦理问题。因此,在处理社会与医学遗传学研究及遗传服务之间的矛盾时,应当基于以上准则,权衡利弊,再作决断。

一、临床中的伦理问题

随着遗传学和基因组研究的不断深入,临床实际工作中会面临许多伦理、法律和政策难题,例如,如何保护人类基因组计划成果问题;如何防止基于基因缺陷而造成的基因歧视问题;对缺陷基因的遗传普查或筛选及其相应的基因治疗问题等(表 19-2),这些问题都对传统伦理提出了严峻的挑战。

表 19-2　遗传医学的主要伦理和政策难题

遗传学措施	主要伦理和政策难题
遗传检测	产前诊断,尤其是检测非疾病性状的基因多态性或胎儿的性别 针对无症状成人进行的晚发性遗传病的易感基因分型 针对无症状儿童进行的成年期发病遗传病的易感基因分型 检测中发现可导致遗传病的次见突变或被检者恰好有未知的有害突变,而这些遗传病可以被改善或预防
遗传信息的隐私权	发出预告的职责和许可 遗传信息被滥用 由于求职者的基因型导致的求职歧视 由于基因型导致购买人寿保险和医疗保险时遭受歧视
遗传筛查	新生儿筛查项目中的滥用和不信任 隐私问题

(一)遗传检测的伦理难题

1. 产前遗传检测　产前遗传检测和辅助生殖技术是帮助夫妇避免生育有严重遗传病患儿的重要工具。但某些遗传病,尤其是那些导致身体残疾和智力障碍却并不致死的疾病,产前诊断常常引发不少的争议,形成伦理难题。医务工作者在胎儿畸形产前诊断与干预处理的临床实践中,应该尽可能符合人类道义精神,应遵循两个最基本原则:患者利益第一和尊重患者自主选择。因此,遗传学家和临床医生需要与夫妇充分沟通并提供精准的遗传咨询,严格掌握产前遗传检测的适应证,以确保最佳的决策结果和情感支持。

2. 疾病易感性的遗传检测　检测某个个体的任何易感突变基因,都有可能徒增个体的严重心理压力,使其在社会生活中背负"污名",并可能在保险和求职中遭受歧视等。在医学遗传学和基因组学中经常遇到的伦理难题是对晚发性疾病的无症状个体进行的遗传检测。此时,应遵循两个原则,即尊重个体自主性和仁爱。疾病易感性的遗传检测可能涉及个人敏感的遗传信息,包括患病风险和携带遗传突变的信息。因此,保护个人隐私和保密性是非常重要的。遗传学家和医务工作者需要遵守相关规定和隐私保护法律,确保这些敏感信息不被未经授权的人获得或滥用。

3. 无症状儿童的遗传检测　儿童的遗传检测既涉及被检儿童自身,又牵扯其双亲,更会引起复杂的伦理争议。某些父母很希望其子女做疾病的易感等位基因检测,以便及时进行干预,降低死亡风险。如中链酰基辅酶 A 脱氢酶缺乏症为常染色体隐性遗传,多数患者于 3~15 月龄发病,某些患儿迟至 14 岁才发病,约 20% 的患儿在首次发作时便突发性死亡。通过对患儿的无症状同胞进行 *ACADM* 基因突变检测,可确诊本病,及时进行有效的饮食治疗,显著改善预后。大多数生物伦理学家认为,除非对医疗处理明显有益,否则对成年期发病的无症状儿童的遗传检测以及携带者筛查,最好在儿童意志成熟时(如青少年期),由该个体自行决定是否需要进行检测。

4. 全外显子和全基因组测序所产生的偶见突变或次见突变　全外显子(whole-exome sequencing, WES)或全基因组测序(whole genome sequencing, WGS)是诊断遗传病的利器。然而,WES 和 WGS 可能发现被检者携带了临床上尚未诊断的疾病基因突变,这些突变是检测人员在进行 WES 和 WGS 结果的生物信息学分析时偶然发现的致病基因突变,过去称偶见突变(incidental finding),现称次见突变(secondary finding)。然而,如果这些次见突变将导致的遗传病目前可以改善或预防,是否应该及时告诉被检者？目前争议颇多,也没有形成统一和规范的准则。

（二）新生儿疾病筛查中的伦理问题

新生儿疾病筛查项目对家庭健康以及提升公共卫生水平的贡献毋庸置疑,但也面临许多必须思考和解决的伦理学问题。我国在新生儿疾病筛查工作中遵循自愿和知情选择的原则,在筛查前必须获得新生儿监护人的知情同意,并签署知情同意书。在筛查之前告知筛查目的、可能的结果、后果及风险,便于孕产妇及其家属进行知情选择。筛查及治疗过程中,涉及个人信息、患儿病历资料及相关遗传性疾病等隐私问题,医务人员应遵照伦理学自主、尊重原则,保守秘密。新生儿筛查的最终目的是早期发现潜在的疾病或遗传缺陷,以便及时进行治疗和干预。忽视治疗将剥夺患儿获得必要护理和治疗的权利,因此,筛查后治疗可以确保新生儿筛查的效益最大化,符合伦理学原则。在推广和实施新生儿疾病筛查的过程中,应该充分考虑和解决这些伦理问题,确保筛查的公正、准确和有意义。

二、遗传隐私

（一）遗传信息的隐私权

个体的基因组成和序列的不同决定了个体携带不同的遗传信息,这使得遗传信息成为个人的天然识别码和生物身份证。通过基因检测技术,可以对个体的基因组进行分析,从而确定个体的遗传特征、人种背景、性别、亲子关系及对某些疾病的易感性等信息。然而,由于遗传信息的敏感性,个人对其信息的控制和隐私保护变得尤为重要。

个人的遗传信息应该受到保护,他人不得未经授权获取、使用或披露这些信息的权利称为遗传信息的隐私权（privacy of genetic information）。遗传信息隐私保护涉及个人基因组数据、遗传特征、遗传疾病风险和家族遗传背景等敏感信息。因此,个人遗传信息收集、使用、存储和共享过程需要获得个人的知情同意,并采取严格的措施,如数据加密、匿名化处理等,以防止遗传信息泄露或被滥用。随着科技的发展和个人基因组数据的不断积累,需要不断研究和探索新的技术和方法,确保个人遗传信息隐私权得到有效保护。

（二）家族史阳性的家族成员的个人隐私权

家族史阳性的家族成员有向医生提供完整家族史或家庭状况的自主权。如果基因信息显示家族成员患某种遗传病,并具有阳性家族史,在这种情况下,了解基因状况对于直系亲属来说非常重要,因为他们携带有害基因突变或患有遗传病的风险可能更大。为了确保直系亲属的健康和帮助他们作出相关决策,应该考虑告知与其相关的基因状况。但在获取和使用与家族史阳性相关的个人信息时,需要获得家族成员明确的知情同意,并采取适当的保护措施,以确保个人隐私的保密性。医生或其他专业人员应尊重和维护这一权利,并提供合适的咨询和支持。

（三）发出预告的职责和许可

患者有权保密自己的医学信息,这是患者自主权的一部分。患者也有权作出是否将其个人的遗传信息告知他人的决定。然而,遗传学与其他临床专业不同,个人的信息不仅涉及患者自身,还牵扯到家庭。因此,当患者坚持不让其亲属知晓自己的遗传信息——即使这些信息对其自身及其子女的健康都有好处,便产生棘手的伦理和法律难题。在这种情况下,多数学者认为,当医学上确定该家族对某一种疾病具有易感性,且会出现严重的、不可避免的疾病时,应该解除保密,告知当事家族。

（四）雇主和保险业使用遗传信息的情况

随着越来越多的特定基因用于健康状况、智力、行为倾向等的评估,可利用基因检测来预测某些疾病的风险,但这并不意味着一个人应该因此受到歧视或限制,公民不能因为遗传特征不同而影响其就业、保险等权利,这在保险、雇佣关系中意义甚大。基因检测结果的运用需要遵循平等、公正的原则,保险公司或雇主等不得在提供健康保险或招聘过程中,区别对待那些基因检测显示易患某些疾病的人。同时,法律规定除家族遗传病史之外,保险公司不得基于被保险人其他遗传信息、基因检测资料进行区别定价。随着基因检测技术的发展,我们需要平衡个人隐私权和保险公司及雇主的知情权,确保基因数据的安全和隐私保护,防止基因信息被滥用,如用于歧视或不当营销。

三、人工智能在遗传咨询中面临的问题

基因数据的隐私和安全问题是人工智能应用的重要考虑因素,在遗传咨询过程中要保护患者的基因数据安全,防止数据泄露和滥用。另外,人工智能的算法和模型仍需要进一步优化和验证。当前的人工智能算法在遗传咨询中的应用主要依赖于机器学习技术,但这些算法仍然具有一定的局限性,对于复杂的遗传疾病和基因变异解释仍有一定的困难。除此之外,人工智能在遗传咨询中的应用还需要建立更丰富的数据资源和数据共享机制。目前,由于数据的匮乏和分散,人工智能在遗传咨询中的应用受到了限制。建立完善的数据资源和数据共享平台,将为人工智能在遗传咨询中的应用提供更加有效的支持。

本章小结

遗传咨询是遗传病患者及其亲属与遗传咨询医师讨论遗传病的发病原因、遗传方式、发病风险、诊断、治疗和预后等问题,并给予婚姻、生育、防治等方面的医学指导的交流过程。主要步骤包括准确诊断、确定遗传方式、对再发风险的估计、提出对策和措施、随访和扩大咨询。其目的是确定遗传病患者和携带者,并对其后代患病的危险率进行预测,以便商谈应采取的预防措施,减少遗传病患儿的出生,降低遗传病的发病率,提高人群遗传素质和人口质量。遗传病再发风险率的估计是遗传咨询的核心内容。遗传病的群体筛查是预防和治疗某些遗传病的有效方法,主要有新生儿筛查、携带者筛查和产前诊断等。遗传咨询和遗传诊断所涉及的医学伦理问题应尊重个体自主权原则、有利原则、无害原则、公平原则。

(岳丽玲)

思考题

1. 什么是遗传咨询? 遗传咨询包括哪些步骤? 遗传咨询的意义是什么?

2. 什么是新生儿筛查? 怎样进行新生儿筛查?

3. 一对青年夫妇,女方的姐姐生了两个孩子均智力低下,患儿毛发淡黄,皮肤白皙,虹膜黄色,肌张力高,尿有霉臭味。现这位妇女已妊娠 8 周,担心孩子的健康,请给予咨询。

思考题解题思路

本章目标测试

本章思维导图

推荐阅读

［1］TURNPENNY PD，ELLARD S，CLEAVER R. Eery's Elements of Medical Genetics and Genomics. 16th ed.Amsterdam：Elsevier Science，2020.

［2］KREBS JE，GOLDSTEIN ES，KILPATRICK ST. Levin's Genes Ⅻ. 12th ed. Oxford：Oxford University Press，2018.

［3］CHEN H. Atlas of Genetic Diagnosis and Counseling. 3rd ed. Springer，2017.

［4］WONG LC. Next Generation Sequencing Based Clinical Molecular Diagnosis of Human Genetic Disorders. Springer，2017.

［5］McGOWAN-JORDAN J.，A. SIMONS A.，SCHMID M. An International System for Human Cytogentic Nomenclature. Basel：Karger，2020.

［6］MURPHY KM，WEAVER C. Janeway's Immunobiology. 10th ed. Oxford：Garland Science，2022.

［7］NUSSBAUM RL，MCLNNES RR，WILLARD HF. Thompson & Thompson Genetics in Medicine.8th ed. 北京：北京大学医学出版社，2016.

［8］JORDE LB，CAREY JC，BAMSHAD JB. Medical Genetics.6th ed. Mosby：Elsevier，2023.

［9］GALPERIN MY，FERNáNDEZ-SUáREZ XM，RIGDEN DJ. The 24th annual Nucleic Acids Research database issue：a look back and upcoming changes. Nucleic Acids Res，2017，45（D1）：D1-D11.

［10］STENSON PD，Mort M，Ball EV，et al. The Human Gene Mutation Database：towards a comprehensive repository of inherited mutation data for medical research，genetic diagnosis and next-generation sequencing studies. *Hum Genet*，2017，136（6）：665-677.

中英文名词对照索引

Ⅰ型神经纤维瘤　neurofibromatosis Ⅰ,NF1　192

Arnold-Chiari 畸形　Arnold-Chiari malformation　184

B 细胞受体　B cell receptor,BCR　169

C1 抑制物　C1 inhibitor,C1INH　177

CpG 岛　CpG islands　205

C 带　C band　97

D-环区　displacement loop region,D-loop　83

DiGeorge 综合征　DiGeorge syndrome,DGS　171

DNA 甲基化　DNA methylation　205

DNA 指纹　DNA fingerprint　28

Down 综合征　Down syndrome,DS　155

DSCR1 基因　Down syndrome critical region gene 1　161

G 带　G band　96

Hardy-Weinberg 定律　Hardy-Weinberg law　72

Hardy-Weinberg 平衡　Hardy-Weinberg equilibrium　72

IgA 缺陷　immunoglobulin A deficiency　174

IgG 亚型缺陷　immunoglobulin G subclass deficiency　174

Leber 视神经萎缩　Leber optic atrophy　146

Lesch-Nyhan 综合征　Lesch-Nyhan syndrome　134

Lynch 综合征　Lynch syndrome　191

Mohr-Tranebjaerg 综合征　Mohr-Tranebjaerg syndrome, MTS　151

Potter 序列征　Potter sequence　182

Q 带　Q band　96

RNA 干扰　RNA interference,RNAi　224

RNA 诱导的沉默复合体　RNA-induced silencing complex,RISC　39

R 带　R band　97

T 带　T band　97

T 细胞受体　T cell receptor,TCR　169

van der Woude 综合征 1　van der Woude syndrome 1　183

Wilms 瘤　Wilms tumor,WT　192

Wiskott-Aldrich 综合征　Wiskott-Aldrich syndrome, WAS　173

X 连锁 SCID　severe combined immunodeficiency, X-linked;SCIDX　171

X 连锁联合免疫缺陷　combined immunodeficiency, X-linked,CIDX　172

X 连锁无丙种球蛋白血症　X-linked agammaglobulinemia,XLA　174

X 连锁显性　X-linked dominant,XD　51

X 连锁隐性　X-linked recessive,XR　53

X 染色体失活　X chromosome inactivation　59

X 染色体失活特异转录因子　X inactivation-specific transcript,XIST　93

X 染色质　X chromatin　92

Y 连锁遗传　Y-linked inheritance　55

Y 染色质　Y chromatin　93

α-地中海贫血　α-thalassemia　122

β-地中海贫血　β-thalassemia　32,123

A

阿尔茨海默病　Alzheimer disease,AD　142

癌基因　oncogene　195

爱德华综合征　Edwards syndrome　155

氨基糖苷类抗生素致聋　aminoglycoside antibiotics induced deafness,AAID　148

暗修复　dark repair　25

B

白化病　albinism　38,133

白细胞黏附缺陷　leukocyte adhesion deficiency, LAD　176

白细胞黏附缺陷Ⅰ型　leukocyte adhesion deficiency,type Ⅰ,LAD1　176

半合子　hemizygote　51

半乳糖血症　galactosemia　37,130

半致死突变　semi-lethal mutation　79

包涵体　inclusion body　34

包涵体细胞　inclusion-cell,I-cells　34

贝叶斯定理　Bayes theorem　236

苯丙酮尿症　phenylketonuria,PKU　37,133

比较基因组杂交　comparative genomic hybridization, CGH　98

变形　deformation　182

标记染色体　marker chromosome　193

表观遗传学　epigenetics　205

表皮生长因子　epidermal growth factor,EGF　195

表皮生长因子受体　epidermal growth factor receptor, EGFR　195

表现度　expressivity　57

表型　phenotype　44

丙酮酸脱氢酶 E1α 缺乏症　pyruvate dehydrogenase e1-alpha deficiency,PDHAD　151

病毒癌基因　viral oncogene,v-onc　195

病毒载体　viral vector　225

病原相关分子模式　pathogen-associated molecular pattern,PAMP　175

补体　complement　176
补体缺陷　complement deficiency　176
补体系统　complement system　176
不完全确认　incomplete ascertainment　49
不完全外显　incomplete penetrance　57

C

测序　sequencing　2
插入　insertion　112
长链非编码 RNA　long noncoding RNA,lncRNA　207
常染色体　autosome　95
常染色体病　autosomal disease　155
常染色体显性　autosomal dominant,AD　46
常染色体隐性　autosomal recessive,AR　47
常染色质　euchromatin　91
长末端重复序列　long terminal repeat,LTR　197
成骨不全　osteogenesis imperfecta　126
成骨不全症Ⅰ型　osteogenesis imperfect,typeⅠ　34
成熟的 miRNA　mature-miRNA　39
程序性细胞死亡　programmed cell death,PCD　200
持家蛋白　housekeeping protein　39
持家基因　housekeeping gene　7
持久性有机污染物　persistent organic pollutants,POPs　80
重复　duplication　110
重排　rearrangement　23
重组修复　recombination repair　25
出生缺陷　birth defect　180
初始 miRNA　pri-miRNA　39
串联重复　tandem repeats　5
纯合子　homozygote　44
次黄嘌呤鸟嘌呤磷酸核糖基转移酶　hypoxanthine guanine phosphoribosyl transferase,HGPRT　36
从性遗传　sex-influenced inheritance　58
脆性位点　fragile site　100
错配修复　mismatch repair,MMR　193
错义突变　missense mutation　21

D

代谢综合征　metabolic syndrome,MS　210
带型　banding pattern　96
单倍体　haploid　94
单倍型块　haplotype block　81
单等位基因活性　monoallelic activity　211
单核苷酸多态性　single nucleotide polymorphism,SNP　27,80
单基因病　single-gene disorder　44
倒位　inversion　110
地中海贫血　thalassemia　118
等臂染色体　isochromosome　111

等位基因　allele　44
等位基因频率　allele frequency　71
颠换　transvertion　20
点突变　point mutation　19
电穿孔法　electroporation　227
丢失功能　loss of function　30
动态突变　dynamic mutation　23
端粒　telomere　94,194
端粒酶　telomerases　194
端着丝粒染色体　telocentric chromosome　95
短串联重复序列　short tandem repeat,STR　27
顿挫型　forme fruste　57
多基因病　polygenic disease　61,137
多基因风险评分　polygenic risk score,PRS　82
多基因遗传　polygenic inheritance　61

E

二倍体　diploid　94
"二次打击"理论　two hits theory　201

F

发育异常　dysplasia　182
法洛四联症　tetralogy of Fallot　186
反义技术　antisense technology　223
反应停　thalidomide　188
房间隔缺损　atrial septal defect,ASD　185
非编码 RNA　non-coding RNAs,ncRNAs　207
腓骨肌萎缩症 1B 型　Charcot-Marie-Tooth disease 1B,CMT1B　35
费城染色体　Philadelphia chromosome,Ph 染色体　194
分离负荷　segregation load　80
分子病　molecular disease　38,118
分子医学　molecular medicine　2
复等位基因　multiple alleles　17,44
复杂疾病　complex disorder　137
复制分离　replicative segregation　86

G

肝豆状核变性　Wilson 病　221
干系　stem line　201
高 IgM 综合征　hyper-IgM syndrome,HIGM　174
戈谢病　Gaucher disease　135
隔代遗传　skipped generation　57
个体化医疗　personalized medicine　219
宫内胎儿生长迟缓　intra-uterine growth restriction,IUGR　210
宫内诊断　intrauterine diagnosis　238
共济失调毛细血管扩张症　ataxia telangiectasia,AT　173
共显性　codominance　57
关联分析　association study　81

光复活修复　photoreactivation repair　24
胱氨酸尿症　cystinuria　128

H

罕见拷贝数变异　rare copy-number variations, CNVs　139
罕见遗传变异　rare genetic variants　138
核苷酸切除修复　nucleotide excision repair, NER　193
核基因组　nuclear genome　4
核小体　nucleosome　93
核型　karyotype　98
核型分析　karyotype analysis　98
环状染色体　ring chromosome　111
回复突变　reverse mutation　17
获得功能　gain of function　31
获得新性状　gain of novel property　31
获得性免疫缺陷　acquired immunodeficiency　169

J

肌阵挛性癫痫伴破碎红纤维综合征　myoclonic epilepsy associated with ragged red fibers, MERRF　147
基因　gene　4
基因表达　gene expression　6
基因多态性　gene polymorphism　16
基因多效性　pleiotropy　56
基因流　gene flow　79
基因突变　gene mutation　16
基因芯片　gene chip　28,97
基因型　genotype　44
基因修复　gene repair　223
基因增强　gene augmentation　223
基因治疗　gene therapy　223
基因组　genome　94
基因组不稳定性　genomic instability　193
基因组印记　genomic imprinting　56,211
基因座　locus　44
基于染色体微阵列分析　chromosomal microarray analysis, CMA　98
畸化　disruption　182
畸形　malformation　182
急性间歇性卟啉病　acute intermittent porphyria, AIP　32
脊髓裂　myelocele　183
脊柱裂　spina bifida　183
继发性免疫缺陷　secondary immunodeficiency　169
继发性损害　secondary abnormalities　32
加性效应　additive effect　61
家族性高胆固醇血症　familiar hypercholesterolemia, FH　127
家族性结肠息肉　familial polyposis of the colon, FPC　192
甲基丙二酸尿症　methylmalonic aciduria　33
假常染色体区　pseudoautosomal region, PAR　55

假常染色体遗传　pseudoautosomal inheritance　55
兼性异染色质　facultative heterochromatin　92
简单畸形　simple abnormalities　182
碱基替换　base substitution　19
建立者(奠基者)效应　founder effect　78
健康生殖　healthy birth　1
交叉遗传　criss-cross inheritance　51
胶原　collagen　126
胶原蛋白病　collagen disorder　126
结构畸变　structural aberration　104
结构异染色质　constitutive heterochromatin　92
截短确认　truncate ascertainment　49
进行性假肥大性肌营养不良症　Duchenne Muscular Dystrophy, DMD　125
近端着丝粒染色体　acrocentric chromosome　95
近婚系数　inbreeding coefficient, F　74
近亲　consanguinity　50
近亲婚配　consanguineous marriage　49,50,74
经验再发风险　empirical recurrence risk　236
精确医学　precision medicine　2
精神分裂症　schizophrenia, SZ　137
精准医疗　precision medicine　13,219
静态突变　static mutation　19
均质染色区　homogeneously staining region, HSR　197

K

抗维生素 D 性佝偻病　vitamin D-resistant rickets　51
抗原处理相关转运蛋白　transporter associated with antigen processing, TAP　172
克兰费尔特综合征　Klinefelter syndrome　163
克隆　clone　16
克隆演化　clone evolution　201
框内突变　in-frame mutation　22
扩大的家庭遗传咨询　expanded familial genetic counseling　234

L

莱昂作用　Lyonization　59
莱伯遗传性视神经病变　Leber hereditary optic neuropathy, LHON　146
连锁不平衡　linkage disequilibrium　81
联合免疫缺陷　combined immunodeficiency, CID　172
镰变　sickling　121
镰状细胞贫血　sickle cell anemia　120
临床遗传学　clinical genetics　1
罗伯逊易位　Robertsonian translocation　110

M

慢性肉芽肿病　chronic granulomatous disease, CGD　175

慢性髓细胞白血病 chronic myelocytic leukemia, CML 194

猫叫综合征 cri du chat syndrome 157

酶移植 enzyme transplantation 221

美国遗传咨询委员会 American Board of Genetic Counseling 232

免疫基因组计划 Immunological Genome Project 169

免疫遗传学 immunogenetics 169

模式识别受体 pattern-recognition receptor, PRR 175

母系遗传 maternal inheritance 85,89

母系遗传的糖尿病伴耳聋 diabetes and deafness, maternally inherited, MIDD 149

N

钠依赖性葡萄糖转运体 1 sodium dependent glucose transporter-1, SGLT-1 128

囊性纤维化 cystic fibrosis, CF 229

囊性纤维化病 cystic fibrosis, CF 128

拟表型 phenocopy 58

黏多糖贮积症 mucopolysaccharidosis, MPS 132

尿黑酸尿症 alkaptonuria 48,134

P

帕金森病 Parkinson disease, PD 150

帕托综合征 Patau syndrome 156

旁观者效应 by-stander effect 230

旁系 side line 201

嘌呤核苷酸磷酸酶 purine nucleoside phosphorylase, PNP 172

平衡清除法 equilibrium depletion 222

葡萄糖-6-磷酸脱氢酶缺乏症 glucose-6-phosphate dehydrogenase deficiency, G6PD deficiency 130

普通变异型免疫缺陷 common variable immune deficiency, CVID 175

Q

前体 miRNA pre-miRNA 39

嵌合抗原受体 T 细胞免疫疗法 chimeric antigen receptor T cell immunotherapy, CAR-T 225

嵌合体 mosaic 107

切除修复 excision repair 25

亲缘系数 coefficient of relationship 50,74

轻度畸形 minor anomaly 180

全基因组关联分析 genome wide association study, GWAS 81

全男性遗传 holandric inheritance 55

缺失 deletion 109

群体 population 71

群体遗传学 population genetics 71

R

染色单体 chromatid 94

染色体 chromosome 91

染色体病 chromosomal disorder 153

染色体不分离 nondisjunction 107

染色体不稳定性 chromosome instability, CIN 193

染色体带 chromosomal band 96

染色体多态性 chromosomal polymorphism 99

染色体畸变 chromosome aberration 16,104

染色体平衡易位携带者 balanced translocation carrier 159

染色体显带 chromosome banding 96

染色质 chromatin 91

染色质修饰复合物 chromatin-modifying complex, CMCs 207

染色质重塑 chromatin remodeling 206

人工选择 artificial selection 76

人工智能 artificial intelligence, AI 236

人类基因组 human genome 4,5

人类朊粒蛋白病 human prion disease 8

人类遗传学 human genetics 1

S

三核苷酸重复扩增病 trinucleotide repeat expansion diseases, TREDs 23

三体型 trisomy 107

色氨酸加氧酶缺乏症 tryptophan dioxygenase 37

奢侈蛋白 luxury protein 39

奢侈基因 luxury gene 7

肾母细胞瘤 nephroblastoma 192

生长因子 growth factor 195

生长因子受体 growth factor receptor 195

生殖腺嵌合 germline mosaicism 58

视网膜母细胞瘤 retinoblastoma, RB 198

室间隔缺损 ventricular septal defect, VSD 185

受体蛋白病 receptor protein disease 127

数量性状 quantitative trait 62

数目畸变 numerical aberration 104

数目可变的串联重复 variable number tandem repeat, VNTR 27

双重杂合子 double heterozygote 56

双等位基因 biallelic 27

双微体 double minutes, DMs 197

双着丝粒染色体 dicentric chromosome 111

死亡域 death domain, DD 200

索引病例 index case 45

T

胎儿酒精综合征 fetal alcohol syndrome 188

胎儿生长受限　fetal growth restriction,FGR　210

泰-萨克斯病　Tay-Sachs disease,Tay-Sachs 病　136

唐氏综合征　Down syndrome,DS　155

糖尿病　diabetes mellitus,DM　139

糖原贮积症　glycogen storage disease,GSD　131

特纳综合征　Turner syndrome　164

提前终止密码子　premature translational-termination
　codon,PTC　35

体细胞突变　somatic mutation　16

体细胞遗传病　somatic cell genetic disorder　9

同型胱氨酸尿症　cystinuria type 1　34

同义突变　same sense mutation　20

同源嵌合体　mosaic　58

同源染色体　homologous chromosome　99

突变　mutation　16

突变蛋白　mutant protein　31

突变负荷　mutation load　79

突变率　mutation rate　17

W

外显率　penetrance　57

完全确认　complete ascertainment　49

完全外显　complete penetrance　57

完全显性　complete dominance　47

危险相关分子模式　danger-associated molecular pattern,
　DAMP　175

微粒子轰击法　microparticle bombardment　227

微缺失或微重复　microdeletion and
　microduplication　112

微卫星　microsatellite　80

微卫星不稳定性　microsatellite instability,MSI　193

微小 RNA　microRNA,miRNA　207

微小插入　micro-insertion　23

微小缺失　micro-deletion　22

微小缺失综合征　small deletion syndrome　157

微效基因　minor effect gene　61

无脑儿　anencephaly　184

无义突变　non-sense mutation　20

X

稀有变异型　rare variants　27

系谱　pedigree　45

系谱分析　pedigree analysis　45

系统生物学　systems biology　13

系统医学　systems medicine　13

细胞癌基因　cellular oncogene,c-onc　195

细胞凋亡　apoptosis　200

细胞周期蛋白依赖性激酶　cyclin-dependent kinase,
　CDK　195

先天畸形　congenital malformation　180

先天髓鞘发育不良性神经病　congenital hypomyelinating
　neuropathy,CHN　35

先天性代谢缺陷　inborn errors of metabolism　36,128

先天性肌强直　myotonia congenita　35

先天性肾上腺皮质增生症　congenital adrenal
　hyperplasia　38

先天性吞噬细胞缺陷　congenital defects of
　phagocytes　175

先天性心脏病　congenital heart disease,CHD　185

先天异常　congenital anomalies　180

先证者　proband　45

显示杂合子　manifesting heterozygote　59

显性　dominance　45

显性等位基因　dominant allele　45

显性负效应　dominant negative effect　31

限性遗传　sex-limited inheritance　58

限制性片段长度多态性　restriction fragment length
　polymorphism,RFLP　27,81

线粒体　mitochondrion　83

线粒体 DNA　mitochondrial DNA,mtDNA　83,144

线粒体病　mitochondrial disease　144

线粒体复合体Ⅰ缺乏症　mitochondrial
　complex Ⅰ deficiency,MC1D　151

线粒体复合体Ⅱ缺乏症　mitochondrial
　complex Ⅱ deficiency,MC2D　151

线粒体基因组　mitochondrial genome　4

腺苷酸脱氨酶　adenylate deaminase,ADA　223

腺苷脱氨酶（ADA）缺陷症　adenosine deaminase
　deficiency　172

携带者　carrier　48

锌指核酸酶　zinc-finger nucleases,ZFNs　223

新生儿筛查　neonatal screening　237

性别决定区域 Y 基因　sex-determining region Y,
　SRY　95

性染色体　sex chromosome　95

性染色体病　sex chromosomal disease　163

性染色质　sex chromatin　92

序列征　sequence　182

选型婚配　assortative mating　76

选择偏倚　selection deviation　49

选择系数　selection coefficient,s　76

血红蛋白　hemoglobin,Hb　118

血红蛋白病　hemoglobinopathy　118

血浆置换　plasmapheresis　222

血清肌酸激酶　creatine kinase,CK　125

血友病 A　hemophilia A　124

血友病 B　hemophilia B　124

Y

亚急性坏死性脑脊髓病　Leigh syndrome,LS　149

亚中央着丝粒染色体 submetacentric chromosome 95

延迟显性 delayed dominance 57

严重畸形 major anomaly 180

医学遗传学 medical genetics 1

移码突变 frame-shift mutation 22

遗传标记 genetic marker 28

遗传负荷 genetic load 16,79

遗传流行病学 genetic epidemiology 71

遗传伦理学 genethics 238

遗传率 heritability 65

遗传漂变 genetic drift 77,86

遗传性持续性胎儿血红蛋白综合征 hereditary persistence of fetal hemoglobin,HPFH 123

遗传性酶病 hereditary enzymopathy 36

遗传性免疫缺陷 inherited immunodeficiency 169

遗传性胎儿血红蛋白持续存在症 hereditary persistence of fetal hemoglobin,HPFH 32

遗传性血管神经性水肿 hereditary angioneurotic edema 177

遗传性血管性水肿 hereditary angioedema,HAE 177

遗传医学 genetic medicine 1

遗传异质性 genetic heterogeneity 56

遗传印记 genetic imprinting 56

遗传早现 genetic anticipation 59

遗传中心法则 genetic central dogma 36

遗传咨询 genetic counseling 232

遗传作图 genetic mapping 28

异染色质 heterochromatin 91

异时或异位基因表达 heterochronic or ectopic gene expression 31

易感基因 susceptible gene 138

易感性 susceptibility 64

易患性 liability 64

易位 translocation 110

隐性 recessive 45

隐性等位基因 recessive allele 45

隐性脊柱裂 spina bifida occulta 183

印记控制区 imprinting control region,ICR 212

婴儿期短暂性低丙种球蛋白血症 transient hypogammaglobulinemia of infancy,THI 175

荧光原位杂交 fluorescence in situ hybridization,FISH 97

诱变剂 mutagen 18

诱导性多能干细胞 induced pluripotent stem cells,iPS cells 225

诱发突变 induced mutation 18

阈值 threshold 64

原癌基因 proto-oncogene 195

原发性免疫缺陷 primary immunodeficiency 169

原发性损害 primary abnormalities 32

Z

杂合子 heterozygote 44

杂合子优势 heterozygote advantage 77

在线《人类孟德尔遗传》 Online Mendelian Inheritance in Man,OMIM 10

正向突变 forward mutation 17

支气管哮喘 bronchial asthma 141

质量性状 qualitative trait 61

致畸剂 teratogen 187

中间型 β-地贫 β-thalassemia intermedia,TI 123

中性突变理论 neutral mutation theory 79

中央着丝粒染色体 metacentric chromosome 95

终止密码突变 terminator codon mutation 20

肿瘤 tumor 191

肿瘤坏死因子受体 tumor necrosis factor receptor,TNFR 200

肿瘤基因组计划 cancer genome project,CGP 203

肿瘤基因组学 cancer genomics 203

种群 population 16

众数 modal number 201

重型 β-地贫 β-thalassemia major,TM 123

重型成骨不全 osteogenesis imperfecta,type 1,OI1 31

重症联合免疫缺陷 severe combined immunodeficiency,SCID 171

主基因 major gene 44

主效基因 major effect gene 61

转换 transition 19

转录激活因子样效应物核酸酶 transcription activator-like effector nucleases,TALENs 223

自发突变 spontaneous mutation 17

自然选择 natural selection 76

组蛋白修饰 histone modification 206

组蛋白乙酰化转移酶 histone acetyltransferases,HATs 206

着色性干皮病 xeroderma pigmentosum,XP 135

着丝粒 centromere 94